消化道早期肿瘤内镜诊治思路与策略

——"秀出镜彩"LCI/BLI菁英病例大赛获奖病例精析

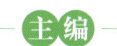

张澍田

李 鹏 唐涌进 陈光勇

上海科学技术出版社

图书在版编目（CIP）数据

消化道早期肿瘤内镜诊治思路与策略："秀出镜彩"LCI/BLI菁英病例大赛获奖病例精析 / 张澍田主编. 上海：上海科学技术出版社，2025. 4. -- ISBN 978-7-5478-7038-9

Ⅰ．R735.04

中国国家版本馆CIP数据核字第2025WY2799号

消化道早期肿瘤内镜诊治思路与策略
——"秀出镜彩"LCI/BLI菁英病例大赛获奖病例精析
主　编　张澍田
副主编　李　鹏　唐涌进　陈光勇

上海世纪出版(集团)有限公司
上海科学技术出版社　出版、发行
(上海市闵行区号景路159弄A座9F-10F)
邮政编码 201101　　www.sstp.cn
山东韵杰文化科技有限公司印刷
开本 889×1194　1/16　印张 18
字数：500 千字
2025年4月第1版　2025年4月第1次印刷
ISBN 978-7-5478-7038-9/R·3203
定价：198.00元

本书如有缺页、错装或坏损等严重质量问题，请向工厂联系调换

内容提要

本书精心收录"秀出镜彩"LCI/BLI菁英病例大赛中的86例消化道早期肿瘤病例的诊治资料,展示了各类病变于LCI/BLI下呈现的典型图像特征,且均附病理论证及术者诊疗心得等。借此,读者可直观且深入地研习并掌握各类消化道早期肿瘤病变的内镜诊断标准与分型方式,明晰其临床诊治思路。

本书图文并茂,资料丰富,其中68个病例配有完整的讲解视频,对病例详尽的诊治流程予以深入阐释。在阅读纸质文本之际,读者可通过扫码观看视频,身临其境般深刻体会编者在病例诊治的过程中所遇到的难点与困惑,从而为其临床工作带来有益启示,有效提升消化道肿瘤的诊疗水平。

编写人员名单

主 编
张澍田　首都医科大学附属北京友谊医院

副主编
李　鹏　首都医科大学附属北京友谊医院
唐涌进　中华消化内镜杂志
陈光勇　首都医科大学附属北京友谊医院

编委（按姓氏汉语拼音排序）
柏健鹰　陆军军医大学第二附属医院（新桥医院）
包　郁　四川省肿瘤医院
柴宁莉　解放军总医院第一医学中心
常廷民　新乡医学院第一附属医院
陈　洁　上海长海医院
陈晓琴　兰州市第一人民医院
丁士刚　北京大学第三医院
樊超强　陆军军医大学第二附属医院（新桥医院）
龚　伟　南方医科大学深圳医院
郭　强　云南省第一人民医院
韩　霜　西安交通大学附属红会医院
何　松　重庆医科大学附属第二医院
何池义　皖南医学院附属弋矶山医院
何咖鲒　北海市人民医院
侯英勇　复旦大学附属中山医院
黄思霖　深圳大学附属华南医院
季大年　复旦大学附属华东医院
姜　泊　北京清华长庚医院

姜春萌	大连医科大学附属第二医院
金　珠	北京大学第三医院
金震东	上海长海医院
黎建军	中山大学附属肿瘤医院
李　滨	桂林医科大学第一附属医院
李红灵	贵州省人民医院
李连勇	解放军总医院第九医学中心
李异玲	中国医科大学附属第一医院
梁运啸	广西壮族自治区人民医院
林香春	北京大学国际医院
蔺　蓉	华中科技大学同济医学院附属协和医院
凌亭生	南京中医药大学附属医院（江苏省中医院）
刘　梅	华中科技大学同济医学院附属同济医院
刘思德	南方医科大学南方医院
刘芝兰	青海省人民医院
罗庆锋	北京医院
马颖才	青海省人民医院
孟凡冬	首都医科大学附属北京友谊医院
潘　杰	温州市中心医院
戎　龙	北京大学第一医院
沈　磊	武汉大学人民医院
时昭红	武汉市第一医院
舒　徐	南昌大学第一附属医院
孙明军	中国医科大学附属第一医院
孙思予	中国医科大学附属盛京医院
王　东	上海交通大学医学院附属第九人民医院
王　雷	南京大学医学院附属鼓楼医院
王　雯	联勤保障部队第九〇〇医院
王宏光	吉林市人民医院
王亚雷	安徽医科大学第一附属医院
王拥军	首都医科大学附属北京友谊医院
吴　齐	北京大学肿瘤医院
谢欣宇	新疆生产建设兵团第四师医院

徐美东	同济大学附属东方医院
杨　卓	北部战区总医院
姚　方	中国医学科学院肿瘤医院
姚应琴	安康市中医医院
于红刚	武汉大学人民医院
于庆功	大连大学附属中山医院
张明鑫	西安医学院第一附属医院
张筱凤	西湖大学医学院附属杭州市第一人民医院
周平红	复旦大学附属中山医院
庄　坤	西安市中心医院
邹多武	上海交通大学医学院附属瑞金医院

编者（按姓氏汉语拼音排序）

安　萍	武汉大学人民医院
白　璇	云南省第一人民医院
蔡　轶	安徽医科大学第一附属医院
陈　希	上海交通大学医学院附属瑞金医院
陈　镇	西安交通大学附属红会医院
陈龙平	联勤保障部队第九〇〇医院
初　元	同济大学附属东方医院
邓　磊	重庆大学附属中心医院
段本松	同济大学附属东方医院
段廷旺	兰州市第一人民医院
冯歆夏	华中科技大学同济医学院附属同济医院
高　杰	上海长海医院
高　勇	重庆大学附属沙坪坝医院
顾伟刚	西湖大学医学院附属杭州市第一人民医院
郭娜娜	大连大学附属中山医院
郭先文	广西壮族自治区人民医院
韩　斌	贵州省人民医院
何　旭	云南省第一人民医院
贺　娟	南方医科大学南方医院
胡尚志	四川省肿瘤医院

黄　旭	武汉大学人民医院
李　凤	复旦大学附属华东医院
李瑞娇	新乡医学院第一附属医院
李晓林	青海省人民医院
廖素环	深圳大学附属华南医院
林世永	中山大学附属肿瘤医院
刘　辉	大连医科大学附属第二医院
刘　磊	安康市中医医院
刘　嵩	武汉市第一医院
刘　文	中国医科大学附属盛京医院
刘义鸣	中国医科大学附属第一医院
刘志宏	吉林市人民医院
卢俊宇	重庆医科大学附属第二医院
卢克宇	南方医科大学深圳医院
逯艳艳	青海省人民医院
吕　杨	南方医科大学深圳医院
罗凌玉	南昌大学第一附属医院
马晓宇	中国医科大学附属第一医院
孟令君	南方医科大学南方医院
聂绪彪	陆军军医大学第二附属医院（新桥医院）
潘晓林	南昌大学第一附属医院
彭　学	陆军军医大学第二附属医院（新桥医院）
齐　健	中山大学附属第七医院
钱爱华	上海交通大学医学院附属瑞金医院
乔伟光	南方医科大学南方医院
时　强	复旦大学附属中山医院
谭　丽	北海市人民医院
汪得胜	南方医科大学深圳医院
王　翀	南昌大学第一附属医院
王　佳	西安医学院第一附属医院
王　警	北京大学肿瘤医院
王　丽	北京大学国际医院
王　敏	解放军总医院第九医学中心

王　雨　　西安市中心医院
王敬斋　　云南省第一人民医院
王瑞刚　　北京清华长庚医院
肖　君　　南京中医药大学附属医院（江苏省中医院）
肖绪华　　桂林医科大学第一附属医院
谢欣宇　　新疆生产建设兵团第四师医院
徐春玲　　南方医科大学深圳医院
阳　光　　深圳大学附属华南医院
杨　歆　　重庆医科大学附属第一医院
杨根华　　南方医科大学深圳医院
于　航　　北京大学第一医院
余　超　　南京中医药大学附属医院（江苏省中医院）
岳柯琳　　云南省第一人民医院
曾冉冉　　北京大学国际医院
张　军　　武汉大学人民医院
张　妍　　皖南医学院附属弋矶山医院
张　昱　　云南省第一人民医院
张观坡　　联勤保障部队第九〇〇医院
张惠晶　　中国医科大学附属第一医院
张继伟　　吉林市人民医院
张鹏丽　　云南省第一人民医院
张文华　　广西壮族自治区人民医院
赵　莉　　北京医院
郑林福　　联勤保障部队第九〇〇医院
周　环　　中国医科大学附属第一医院
周乐盈　　温州市中心医院
朱　颖　　南方医科大学深圳医院
朱振华　　南昌大学第一附属医院
俎　明　　北京大学第三医院

序　言

在探索医学这片广阔天地时，我们总是期待着新的突破和进步。

消化道肿瘤是威胁人类健康的重要疾病之一，对其进行早期诊断和治疗的重要性不言而喻。而消化道内镜检查作为早期发现、诊断消化道肿瘤最为准确且直接的方法，其发展和进步显得尤为重要。随着新型内镜技术和设备的不断更新、发展，内镜医师的诊疗技术水平也不断提高，消化道早期病变的内镜下发现及诊断越来越及时和可靠。

本书的出版是对消化道肿瘤诊治工作的一次重要推进。这是一本集结众多优秀内镜医师经验与体会的著作，通过深入的研究和分享，旨在为临床医生在消化道肿瘤的早诊早治上提供更多的启示和参考。

感谢所有参与这本书编纂工作的专家们，他们的辛勤工作和无私奉献，使得这本书得以面世。也要感谢每一位读者，正是这么多年轻医师追求精益求精的信念，让我们有动力去探索、去进步。

希望这本书能够成为你医学道路上的良师益友，为你的成长和进步提供助力。

是为序，敬祝阅读愉快！

首都医科大学附属北京友谊医院
中华医学会消化内镜学会名誉主任委员

2024 年 12 月

前 言

众所周知,消化道肿瘤的早诊、早治对于降低消化道肿瘤病死率、改善患者预后具有重要意义,而消化道内镜检查是早期发现、诊断消化道肿瘤最为准确及直接的方法。随着新型内镜技术和设备的不断发展,内镜医师诊疗技术的不断提高,消化道早期病变内镜下的发现及诊断越来越及时和可靠,内镜下治愈消化道早癌也逐渐成为可能。

联动成像技术(linked color imaging,LCI)与蓝光成像技术(blue light imaging,BLI)是由富士胶片公司开发的新型内镜图像技术。LCI 是指短波光和图像处理的联合呈现,与白光成像技术相比,LCI 提高了血红蛋白的对比度,能更好地、有选择性地获取黏膜表面的血管或结构信息。通过扩张"发红"黏膜附近的颜色,信号处理增加了颜色对比度,从而提高了对细微病变的识别性,更有利于对消化道病变的筛查。BLI 模式下,易被血红蛋白吸收的短波长光谱强度最高,故 BLI 常被用于结合放大内镜对微细血管和结构进行观察、判断,从而实现对消化道早癌的精准筛查。为了让更多的内镜医师更好地使用这些新型内镜技术,富士胶片(中国)投资有限公司与《中华消化内镜杂志》编辑部联合举办了"秀出镜彩"LCI/BLI 菁英病例大赛。

本书收集了第一届至第五届"秀出镜彩"LCI/BLI 菁英病例大赛的优秀获奖病例共计 86 个,对于每个病例,编者阐述了他们的诊断思路及诊断体会,同时附上了部分病例的详细解说视频。希望通过本书,可以让临床医生特别是青年医生有所收获、有所体会。

本人作为大赛的评审主席,参与了五届大赛的所有评审工作。对于书中收录的病例,本书编委专家们也已一一审阅,诚望对读者有益。

2024 年 12 月

目　　录

第一章　上消化道病变

第一节　下咽 ... 003
　病例 1　下咽部鳞状上皮高级别异型增生 ... 003

第二节　食管 ... 005
　病例 1　贲门 Barrett 食管腺癌 ... 005
　病例 2　食管胃交界部 Barrett 食管腺癌 ... 009
　病例 3　食管鳞状细胞癌 ... 012
　病例 4　食管鳞状细胞癌 ... 015
　病例 5　食管鳞状细胞癌 ... 018
　病例 6　食管鳞状细胞癌 ... 020
　病例 7　食管鳞状细胞癌 ... 022
　病例 8　食管鳞状细胞癌 ... 024
　病例 9　食管鳞状细胞癌 ... 027
　病例 10　食管鳞状细胞癌 ... 029
　病例 11　食管多灶性早癌 ... 031

第三节　胃 ... 035
　病例 1　胃窦高分化管状腺癌 ... 035
　病例 2　胃窦高分化管状腺癌 ... 038
　病例 3　胃窦体交界高分化管状腺癌 ... 042
　病例 4　胃窦高分化管状腺癌 ... 045
　病例 5　胃窦高分化管状腺癌 ... 048
　病例 6　胃角高分化管状腺癌 ... 051
　病例 7　胃窦高分化管状腺癌 ... 054
　病例 8　胃体上部高分化管状腺癌 ... 058
　病例 9　胃体下部高分化管状腺癌 ... 061
　病例 10　胃体小弯高分化管状腺癌 ... 064
　病例 11　胃角高分化管状腺癌 ... 067
　病例 12　胃体下部高分化管状腺癌 ... 069
　病例 13　胃体上部高分化管状腺癌 ... 071
　病例 14　胃体下部高分化管状腺癌 ... 075
　病例 15　胃窦高分化管状腺癌 ... 077

病例 16	胃窦体交界高分化管状腺癌	080
病例 17	胃窦体交界高分化腺癌	083
病例 18	胃窦高分化-中分化管状腺癌	085
病例 19	胃窦高分化-中分化管状腺癌	088
病例 20	胃体下部中分化管状腺癌	090
病例 21	胃窦中分化管状腺癌	093
病例 22	胃角中分化管状腺癌	096
病例 23	胃窦大弯中分化管状腺癌	100
病例 24	胃体小弯中分化管状腺癌	103
病例 25	胃体小弯中分化管状腺癌	105
病例 26	胃窦大弯中分化管状腺癌	107
病例 27	胃角中分化-高分化管状腺癌	110
病例 28	胃窦大弯中高分化管状腺癌	115
病例 29	胃体上部胃底腺型胃癌	119
病例 30	胃体上部高分化管状腺癌	123
病例 31	胃体上部未分化型腺癌	125
病例 32	胃窦体交界印戒细胞癌	128
病例 33	胃体印戒细胞癌	132
病例 34	胃窦印戒细胞癌	136
病例 35	胃窦印戒细胞癌	138
病例 36	胃窦印戒细胞癌	142
病例 37	胃窦印戒细胞癌	145
病例 38	胃窦混合型腺癌	147
病例 39	胃体中部混合型腺癌	150
病例 40	胃窦混合型腺癌	154
病例 41	胃多发混合型腺癌	158
病例 42	胃混合型腺癌	161
病例 43	胃混合型腺癌	165
病例 44	胃混合型腺癌	168
病例 45	胃窦体交界混合型胃癌	172
病例 46	胃多发早癌	175
病例 47	胃多发早癌	179
病例 48	多原发早癌	182
病例 49	同时性多发早癌	185
病例 50	胃窦同时性多发早癌	189
病例 51	异时性多发早癌	193
病例 52	胃窦高级别异型增生	198
病例 53	胃窦高级别异型增生	201
病例 54	胃窦高级别异型增生	204
病例 55	胃窦高级别异型增生	206
病例 56	胃窦高级别异型增生	208

第四节　十二指肠　　　　　　　　　　　　　　　　　　　　　　　211
　　病例1　十二指肠低级别管状腺瘤　　　　　　　　　　　　　211
　　病例2　十二指肠高分化-中分化管状腺癌　　　　　　　　　216

第二章　下消化道病变

病例1　直肠传统锯齿状腺瘤　　　　　　　　　　　　　　　　221
病例2　直肠传统锯齿状腺瘤　　　　　　　　　　　　　　　　225
病例3　直肠传统锯齿状腺瘤　　　　　　　　　　　　　　　　227
病例4　直肠绒毛管状及锯齿状腺瘤　　　　　　　　　　　　　229
病例5　结肠锯齿状病变伴腺上皮高级别异型增生　　　　　　　233
病例6　回盲瓣无蒂锯齿状病变　　　　　　　　　　　　　　　236
病例7　直肠高级别管状绒毛状腺瘤　　　　　　　　　　　　　239
病例8　结肠高级别管状绒毛状腺瘤　　　　　　　　　　　　　243
病例9　直肠低级别绒毛管状腺瘤　　　　　　　　　　　　　　245
病例10　直肠低级别绒毛管状腺瘤　　　　　　　　　　　　　248
病例11　直肠高级别管状腺瘤　　　　　　　　　　　　　　　250
病例12　直肠高级别管状腺瘤（De novo癌）　　　　　　　　　254
病例13　直肠高-中分化腺癌（De novo癌）　　　　　　　　　257
病例14　直肠中分化腺癌　　　　　　　　　　　　　　　　　261
病例15　结肠中分化腺癌　　　　　　　　　　　　　　　　　264
病例16　直肠中-高分化腺癌　　　　　　　　　　　　　　　　267

第一章

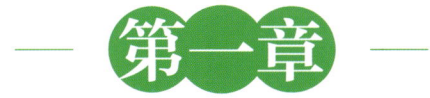

上消化道病变

第一节　下咽

第二节　食管

第三节　胃

第四节　十二指肠

第一节 下 咽

病例 1　下咽部鳞状上皮高级别异型增生

该病例讲解视频二维码

病例提供 ➤ **顾伟刚**　西湖大学医学院附属杭州市第一人民医院

简要病史

性别：男。
年龄：64 岁。
主诉：因"发现下咽部黏膜病变 1 天"入院。
病变部位：下咽部。

内镜表现

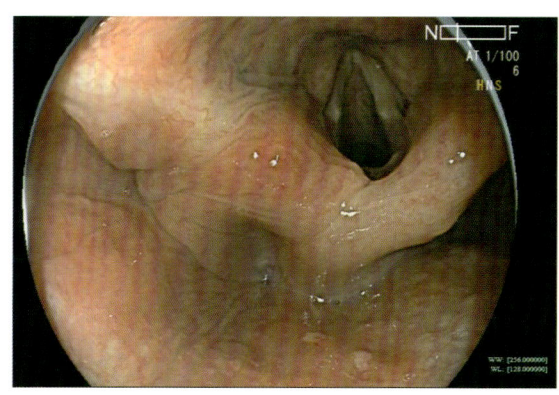

图 1-1-1　白光观察

进镜时下咽部咽喉壁可见一病灶局部略发红，0-Ⅱb 型，病灶大小约 1.0 cm×1.2 cm。

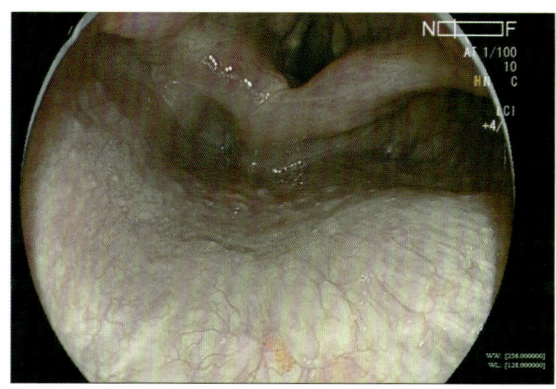

图 1-1-2　LCI 观察

切换至 LCI 模式观察，发红的病灶部位更加明显；同时，远景可观察到口侧还有另外一小范围炎性病变。

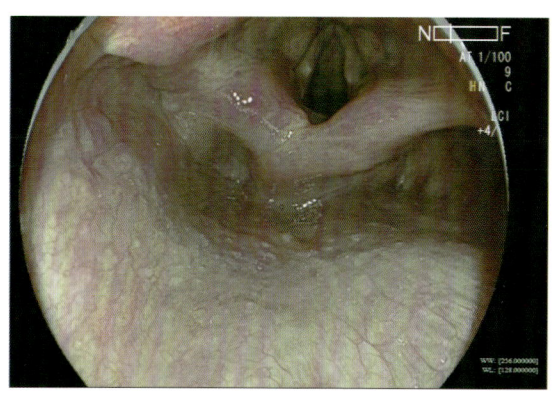

图 1-1-3　LCI 观察

切换至 LCI 模式，发红的病灶部位更加明显。

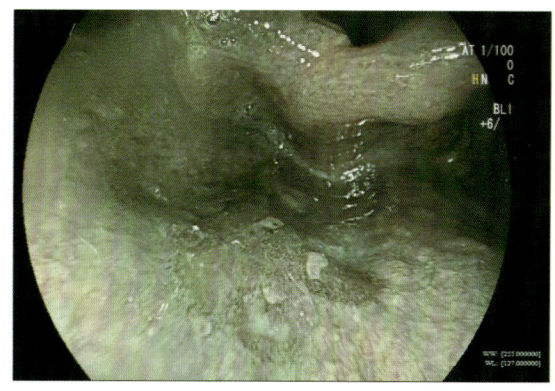

图 1-1-4　BLI 观察

BLI 观察可见病灶部位呈茶褐色改变。

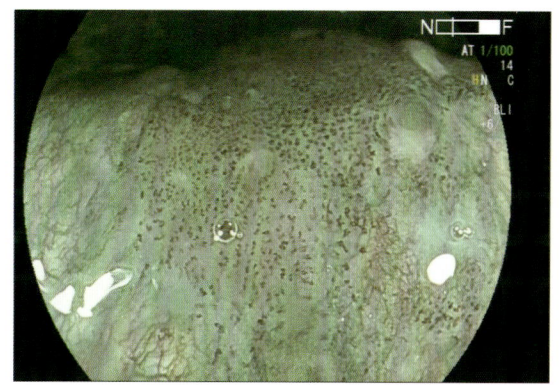

图 1-1-5　BLI 观察

BLI 弱放大观察，可看到食管上皮内乳头状毛细血管襻（IPCL）呈 B1 型改变，边界线明显。

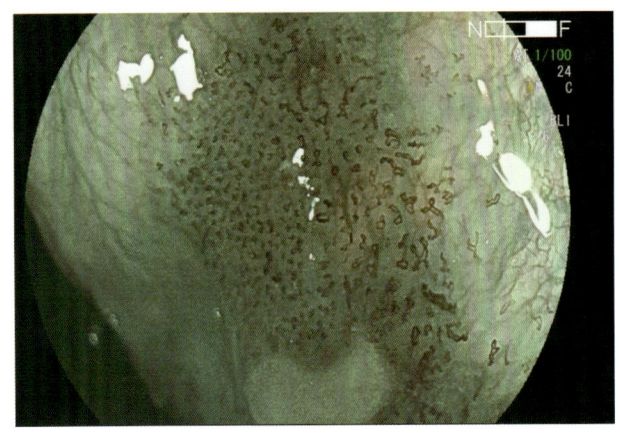

图 1-1-6　BLI 观察

进一步观察，Loop 结构存在，有极性改变。

病理所见

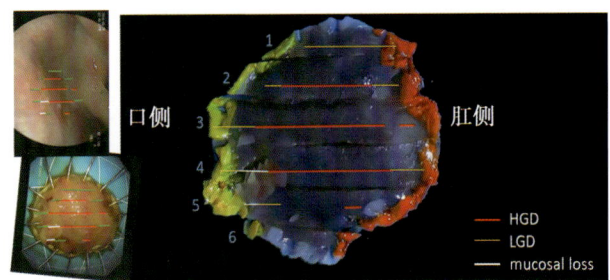

图 1-1-7　ESD 术后病理对照

HGD：高级别异型增生；LGD：低级别异型增生；mucosal loss：黏膜损伤。

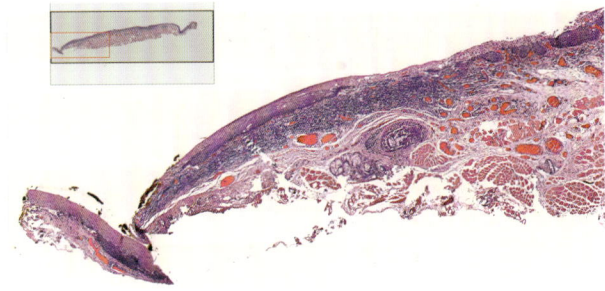

图 1-1-8　病理所见（病理-3，口侧）

鳞状上皮低级别异型增生，口侧切缘未累及。

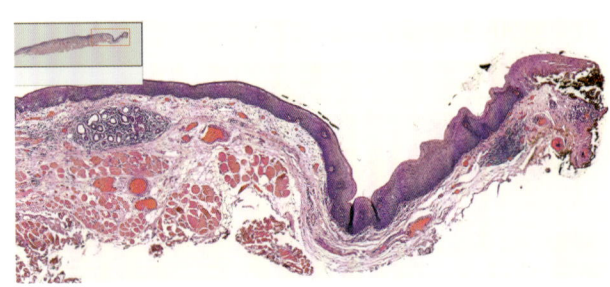

图 1-1-9　病理所见（病理-3，肛侧）

局灶鳞状上皮低级别异型增生，肛侧切缘未累及。

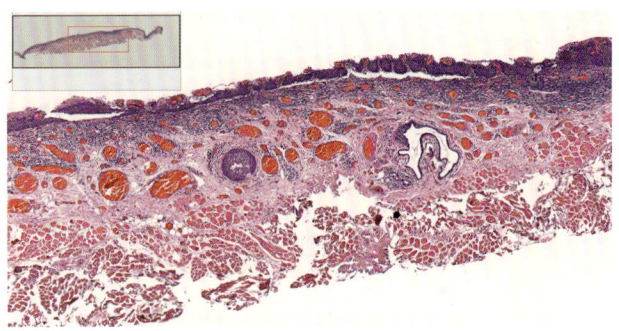

图 1-1-10　病理所见（病理-3）

局灶鳞状上皮高级别异型增生累及腺体。

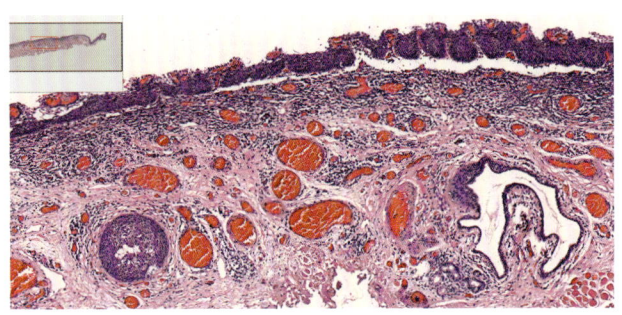

图 1-1-11　病理所见（病理-3）

局灶异型鳞状上皮累及全层，符合高级别异型增生，黏膜下腺体见高级别异型鳞状上皮累及。

病理诊断

- 组织学类型：鳞状上皮高级别异型增生。
- 病灶最大径：0.9 cm。
- 其他：肿瘤区部分黏膜上皮缺损伴糜烂。
- 水平切缘：局灶肛侧切缘轻度异型增生。
- 垂直切缘：阴性。
- p53 部分强阳性（突变型表达），Ki-67 25%～30%（＋），p16（－）。

诊断体会

- 一定要重视胃镜在咽部的观察及规范留图。
- 电子染色及放大内镜有助于咽部早癌的发现。
- 内镜黏膜下剥离术（ESD）为有效治疗咽部早癌的方法之一。

（病例指导老师：张筱凤）

第二节 食 管

病例 1　贲门 Barrett 食管腺癌

该病例讲解视频二维码

病例提供 ▶ 王　佳　西安医学院第一附属医院

简要病史

性别：男。
年龄：85 岁。
主诉：间断反酸 2 年，门诊胃镜提示贲门黏膜病变。
病变部位：贲门。

内镜表现

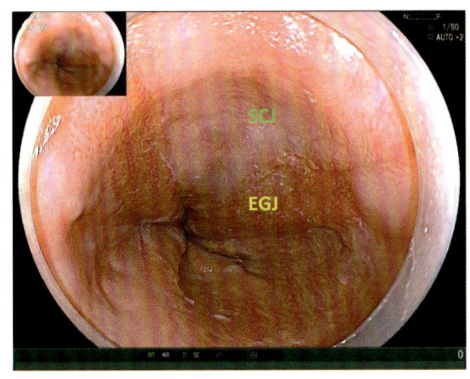

图 1-2-1　白光观察

胃皱襞上缘和栅状血管下端几乎一致，此处为食管胃交界 (EGJ)，而鳞-柱交接部线 (SCJ) 在口侧，两线明显分离，在 EGJ 和 SCJ 之间可以见到栅状血管，因此内镜下诊断为 Barrett 食管 (BE)。

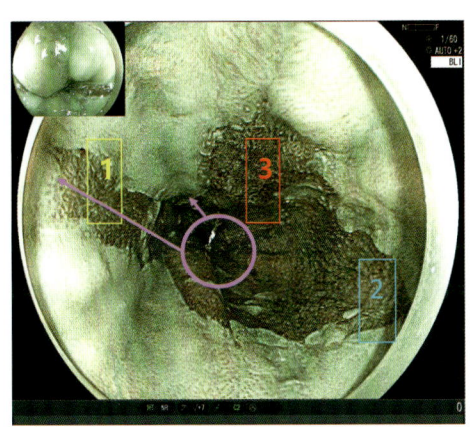

图 1-2-2　BLI 观察

切换至 BLI 模式观察，图中 3 处舌状上移分别标注为 1、2、3 号区域，该病灶布拉格分型为 C1M3，考虑为短节段 Barrett 食管。

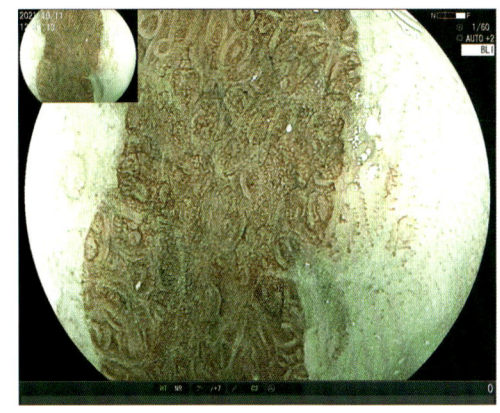

图 1-2-3　BLI 观察

BLI 模式下对这 3 个区域黏膜分别进行观察，沿着 1 号区域向肛侧放大观察，BLI 下病灶对比明显，没有见到异常微血管和腺管，因此，1 号区域不考虑肿瘤。

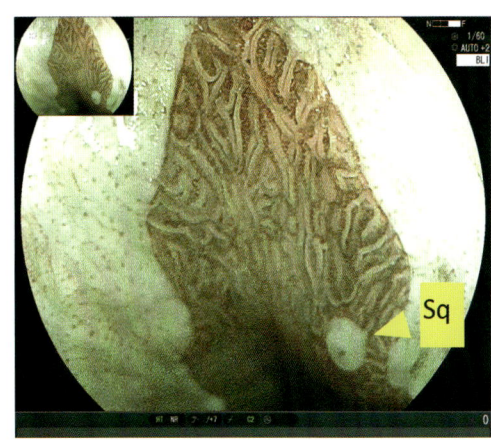

图 1-2-4　BLI 观察

BLI 放大观察 2 号区域，可以看到规则的腺管排列，没有异常的微血管，因此不考虑肿瘤，可以见到残留的鳞状上皮岛。

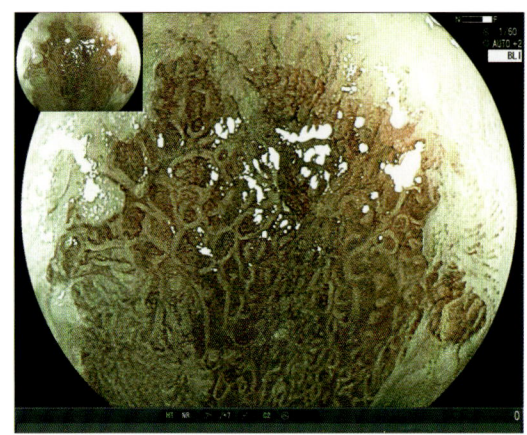

图 1-2-5　BLI 观察

BLI放大观察3号区域,BLI模式下可以清晰显示界限和细微结构,3号区域可见腺管大小不等、极性紊乱,同时在鳞柱交界的区域边界并不十分清晰,病灶的边缘还可以见到鳞状上皮岛。

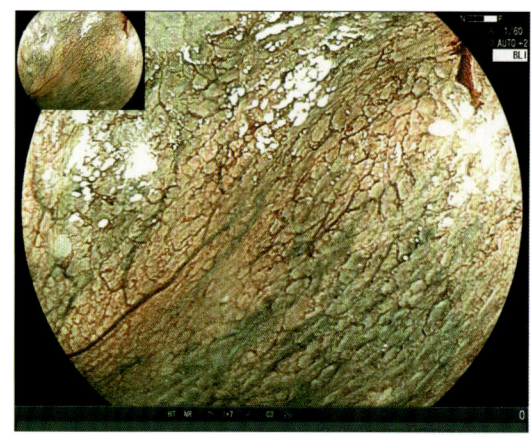

图 1-2-8　BLI 观察

BLI放大模式下,继续向肛侧移动寻找,在这个区域见到了有趣的结构,首先没有见到明确的边界,可以看到棕色的血管形成网格样结构,类似胃癌诊断中的规则的 mesh pattern(网状血管无断裂、消失等现象),黏膜下可透见较粗的绿色血管。

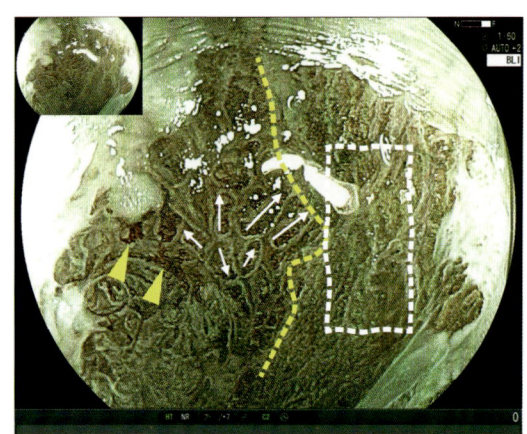

图 1-2-6　BLI 观察

再仔细观察可以发现以中间黄线为界,两侧的腺管并不相同,左侧腺管白区存在,但极性紊乱,大小不等,同时也可以见到异常增粗的微血管,考虑为高分化腺癌,在黄线右侧区域白区不鲜明化,因此对该区域继续放大观察。

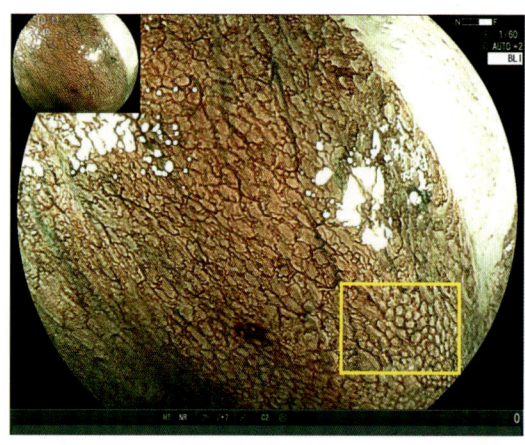

图 1-2-9　BLI 观察

BLI放大观察,可以看到更明显的网格样血管,无明显腺管结构,黄框圈出的区域可以见胃底腺黏膜改变,两个区域间没有明显的边界线,这里到底是癌还是非癌?值得探讨。

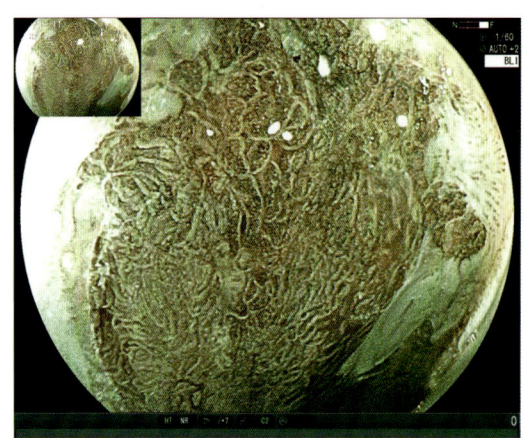

图 1-2-7　BLI 观察

BLI放大图中可以看到白区存在,但腺管排列密集紊乱,因此导致白区不鲜明化,没有见到腺管缺失或CSP(corkscrew pattern,指所有腺体结构几乎完全消化,"螺旋状"的异常血管结构)样血管,该区域依旧考虑为分化型癌。

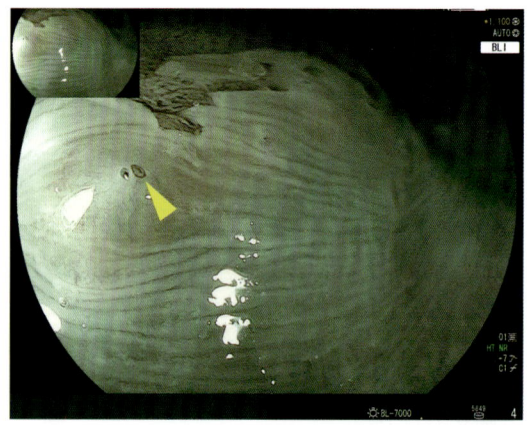

图 1-2-10　BLI 观察

Barrett腺癌在鳞状上皮下浸润是比较常见的现象,可以通过黏膜下肿瘤(SMT)样改变、黏膜下不规则环状血管以及小白征帮助判断。本例中BLI放大观察下可以见到小白征,因此口侧应尽量扩大切除范围。对病灶进行充吸气试验,病灶柔软,明显变形。

第一章　上消化道病变

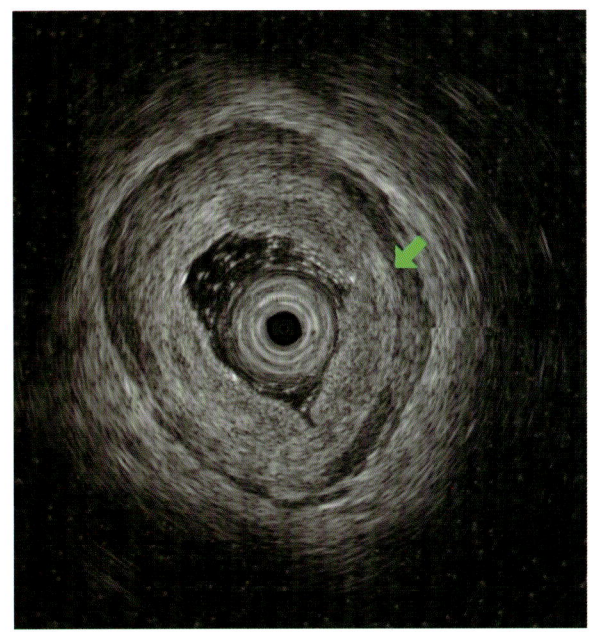

图1-2-11　超声内镜检查(EUS)

提示病灶呈偏低回声,前两层增厚,黏膜下层及固有肌层结构完整。

病理所见

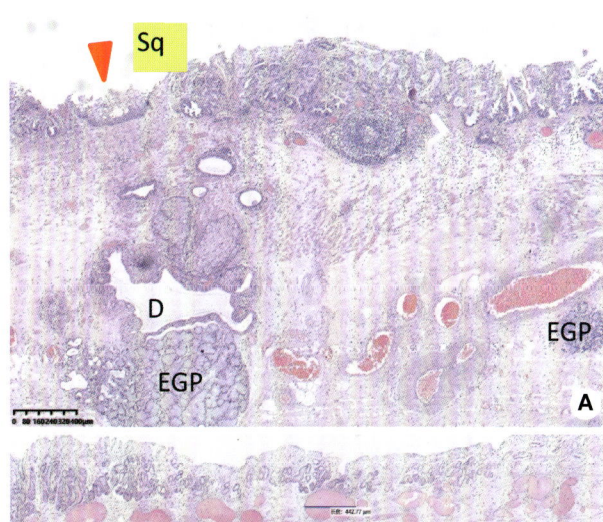

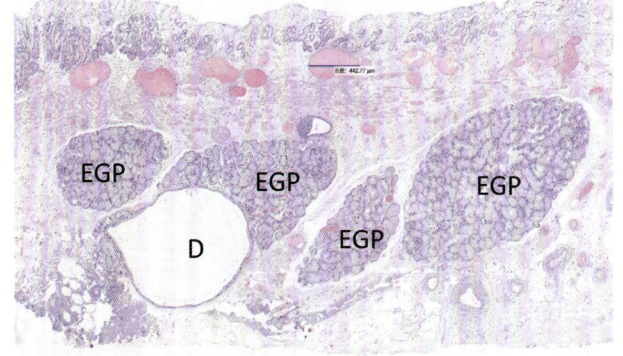

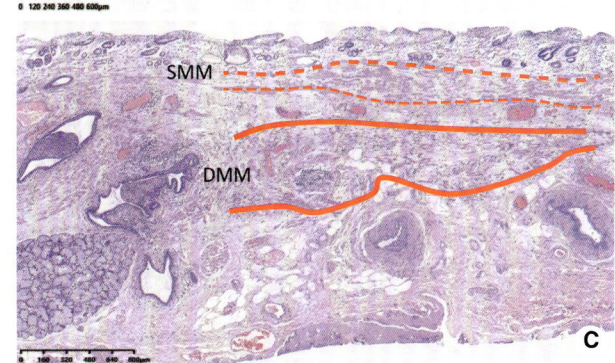

图1-2-13　病理所见

本例病灶首先要在病理下证实Barrett黏膜存在的4个特点。①在Barrett黏膜区域存在食管固有腺和导管;②残留的鳞状上皮岛;③黏膜肌层上方可以见到直径大于100μm的栅状血管;④可以见到黏膜肌双层或多层化。本病例以上特点均具备(A～C),病理上符合Barrett食管诊断。EGP:食管固有腺;D:导管;SMM:浅层黏膜肌;DMM:深层黏膜肌。

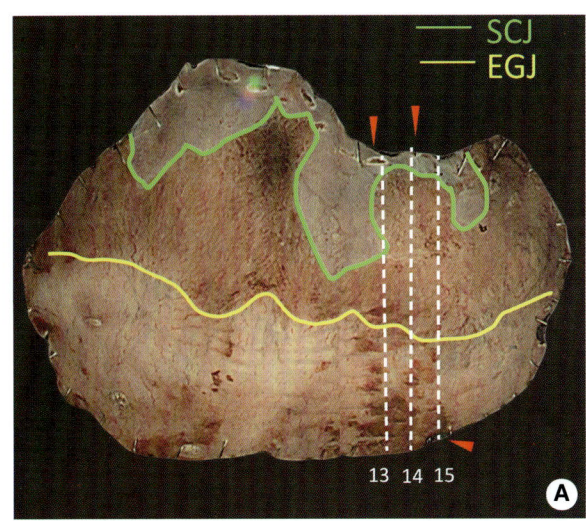

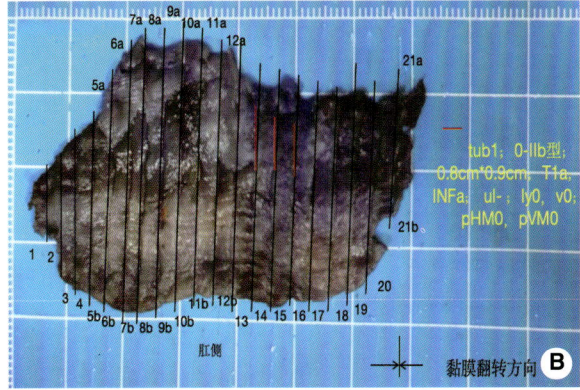

图1-2-12　ESD术后

经过复原,确认肿瘤位于内镜图中3号区域,即13～15号组织条(A、B)。

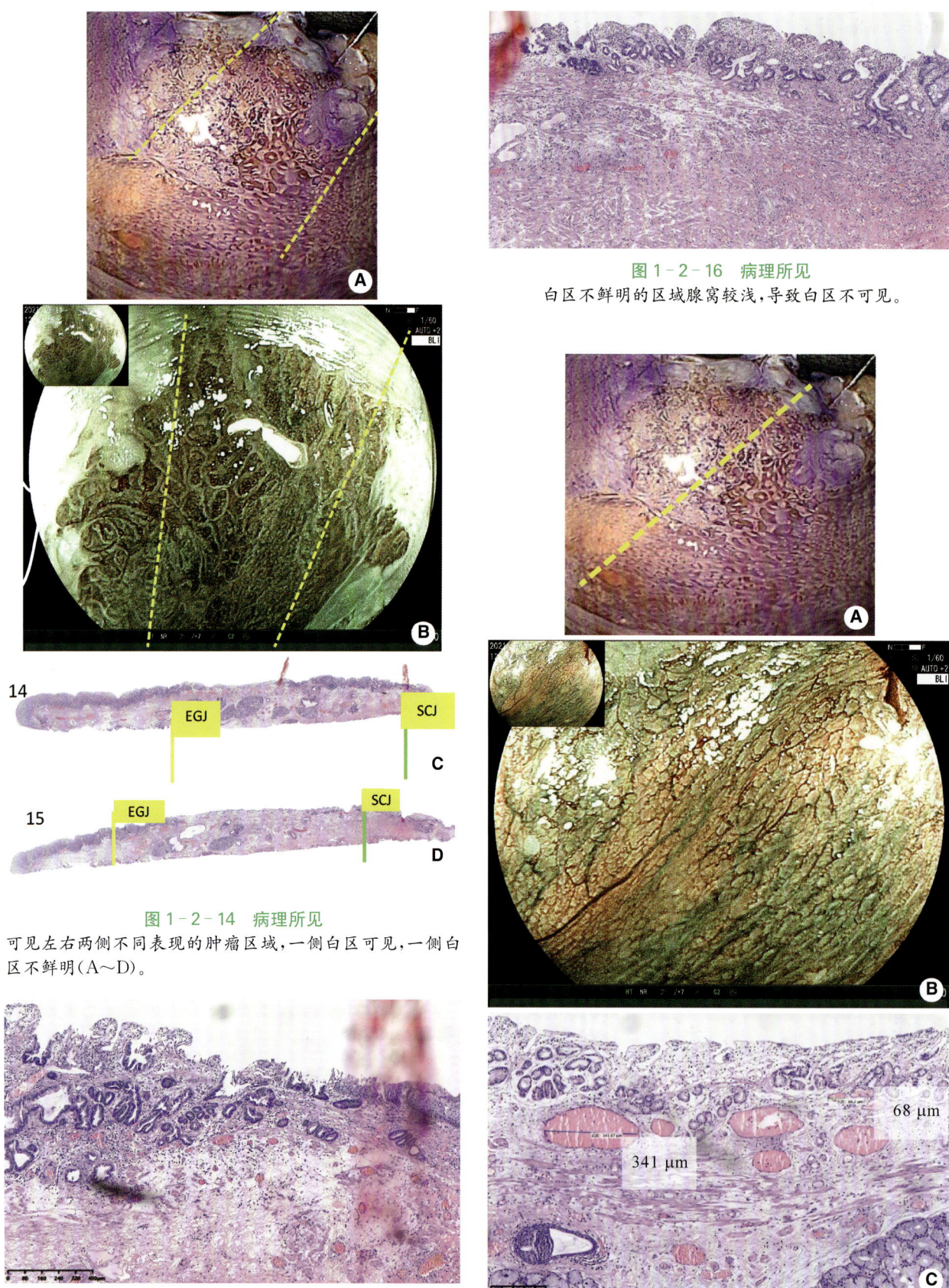

图 1-2-16 病理所见
白区不鲜明的区域腺窝较浅,导致白区不可见。

图 1-2-14 病理所见
可见左右两侧不同表现的肿瘤区域,一侧白区可见,一侧白区不鲜明(A~D)。

图 1-2-15 病理所见
白区可见的区域腺窝较深,在 100 μm 以上。

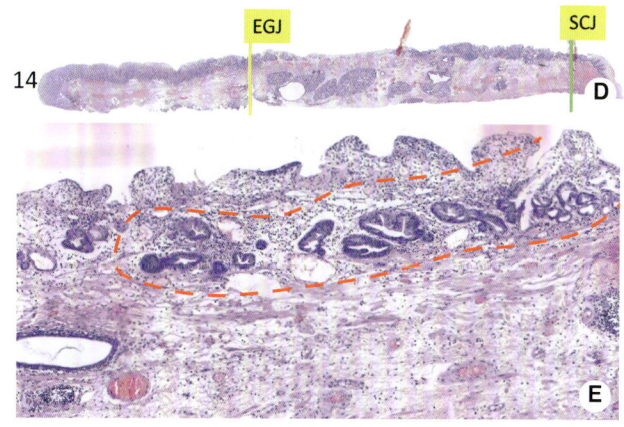

图1-2-17 病理所见

放大观察后可以看到表面腺窝变浅，下方血管透见，青紫色血管多考虑为栅状血管，而表面可以见直径在50μm左右的血管可能为内镜下可见的棕色网格样血管；日本专家将这种黏膜命名为扁平模式（flat pattern），它是Barrett黏膜中的一种特殊化生上皮，特点是没有明显边界，无腺管结构，完全平坦，富有光泽，可透见黏膜下绿色粗静脉和棕色血管，是非癌上皮；尽管这种扁平模式是非癌上皮，但仍给我们留下陷阱，在扁平模式下方红框的区域可以见到肿瘤腺管，这在内镜下很难识别，因此可能导致切缘阳性或病变残留（A～E）。

病理诊断

- 8 mm×9 mm，0-Ⅱb型，tub1，T1a-M，pUL0，Ly0，V0，pHM0，pVM0。
- 病灶周围见Barrett食管（BE）伴食管腺增生，导管扩张及鳞状上皮化生，胃黏膜非萎缩性胃炎，轻度慢性炎伴糜烂，黏膜固有层局灶淋巴组织增生，间质水肿，血管扩张充血。
- 免疫组织化学染色结果：p504s（灶+），p53（突变型表达），Ki-67（80%+），MUC2（+），MUC5AC（+），MUC6（+），CD10（-），HER2（2+），Desmin（黏膜肌+）。

诊断体会

- Barrett食管黏膜肌层不规则、双层化及多层化，因此浸润深度特殊；癌没有突破食管黏膜肌，视为黏膜内癌；黏膜浸润黏膜肌层下500μm为pT1b-SM1，但存在争议；直径、形态、空气变形（通过食管注气，观察食管黏膜）可帮助判断。
- Flat pattern：BE中特征性的黏膜模式——扁平模式，没有明显区域性，无表面微结构，完全平坦且有光泽的黏膜，上皮下透见绿色粗静脉（GTV）和棕色血管，为非癌上皮。
- 鳞状上皮和柱状上皮泾渭分明，以z线作为楚河汉界，各司其职，但总有一些细胞超出范围，临床医生作为肿瘤和非肿瘤的评判者，要明确诊断思路及方法。

（病例指导老师：张明鑫）

病例2 食管胃交界部 Barrett 食管腺癌

该病例讲解视频二维码

病例提供 曾冉冉 北京大学国际医院

简要病史

性别：女。
年龄：33岁。
主诉：间断反酸、烧心10年。
病变部位：食管胃交界部。

内镜表现

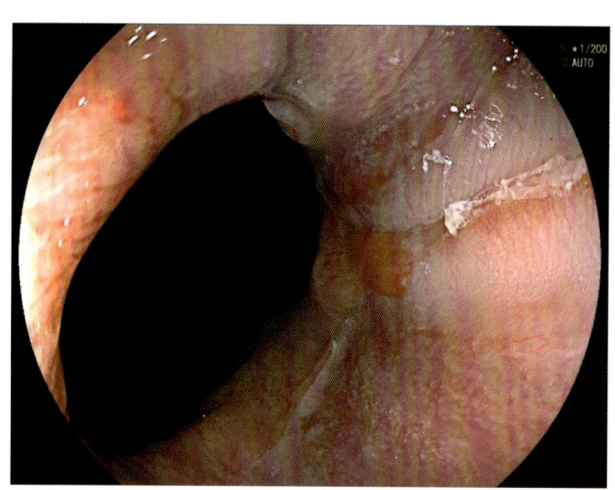

图1-2-18 白光观察

贲门右侧壁有一处红斑，肛侧端稍隆起，红斑上方可见条形糜烂长度>0.5 cm，内镜诊断为反流性食管炎（LA-B），布拉格分型 SSBE（C0M2）。

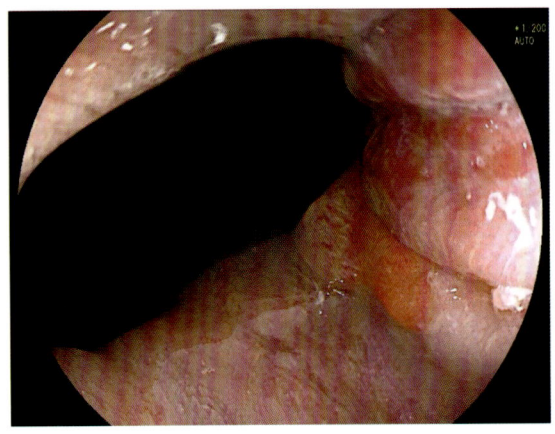

图 1-2-19 白光观察

贲门右侧壁 3—4 点方向见一处大小 0.3 cm×0.4 cm 平坦型红斑,发生在交界区反流的背景下,此处红斑到底是反流糜烂引起的炎症性修复还是别的原因呢?又注意到在红斑的肛侧有类似胃黏膜的稍稍隆起,发红的病变整体位于 SCJ 鳞状上皮侧(也就是食管侧)。

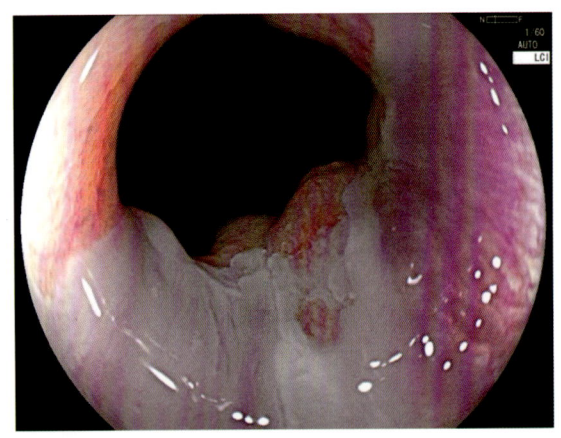

图 1-2-20 LCI 观察

病灶部位在 LCI 下呈更鲜明的紫红色。

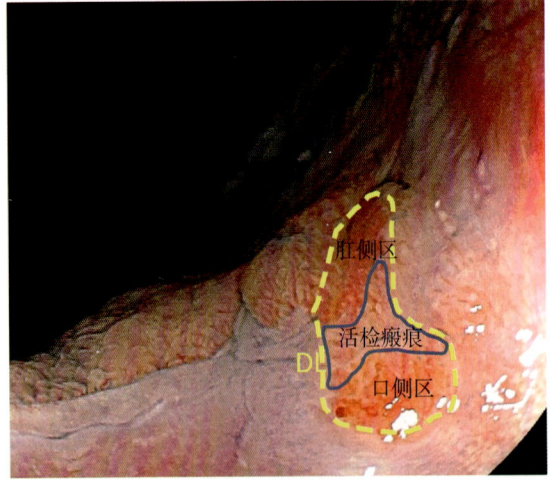

图 1-2-21 白光观察

于病灶部位取活检,病理提示高级别上皮内瘤变。活检后病灶变得更加平坦,肛侧隆起变得不明显,红斑中央出现一片白色的活检瘢痕,把整体发红的病灶分为口侧区和肛侧区两部分。

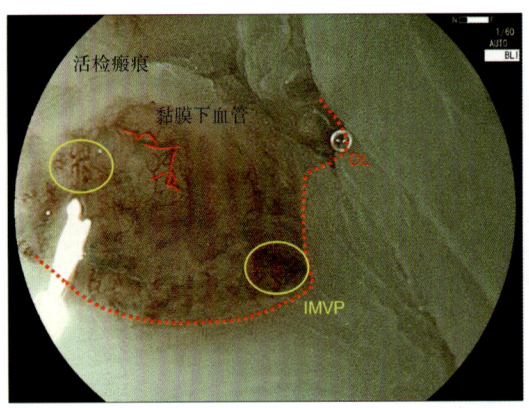

图 1-2-22 BLI 观察

对病灶口侧部位进行了逐级放大,BLI 下颜色变化明显,呈褐色改变,边界明确,可见活检边缘的黏膜下血管,口侧边缘似见异常微血管结构(micro vascular structure, MV),表面微结构(microsurface structure, MS)模糊不清。IMVP:不规则的血管纹理结构。

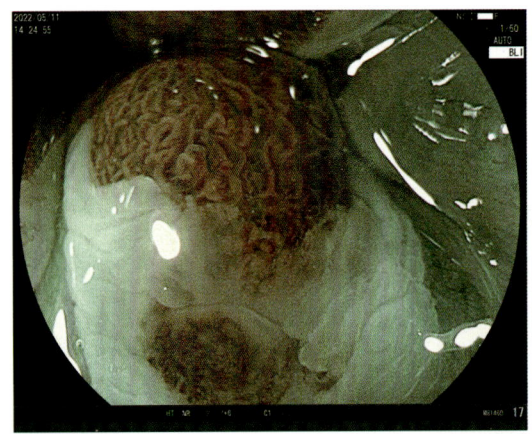

图 1-2-23 BLI 观察

对病灶肛侧部位进行逐级放大,病灶有清晰明显的边界线(DL)(+),可见不规则的血管结构(IMVP),表面结构密集,略不规整。其肛侧见黏膜下血管淤张,其上方黏膜岛放大见不规则微血管。

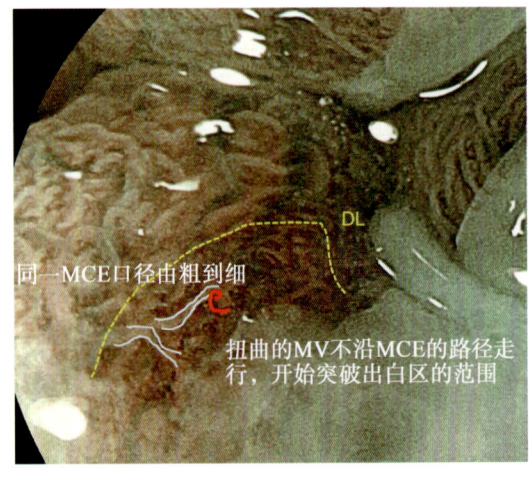

图 1-2-24 BLI 放大观察

肛侧 DL(+),不规则表面微结构(IMSP)(+),IMVP(+)。MS:隐窝边缘上皮(MCE)不规则、粗细不匀一。MV 形态各异,扭曲、不规则分支、不沿 MCE 的路径走行,MCE 和血管形态出现分离。

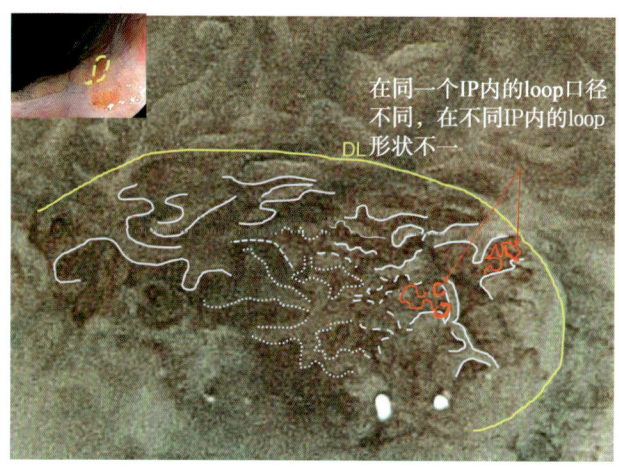

图1-2-25 BLI放大观察

Loop pattern 的黏膜微结构呈萎缩黏膜样；Loop pattern 血管像在同一个 IP 内的 loop 口径不同，在不同 IP 内 loop 形状不一；Loop pattern 白区不规整、不鲜明化、形状不一、方向性不同，提示高分化型黏膜内癌可能。IP：隐窝间部。

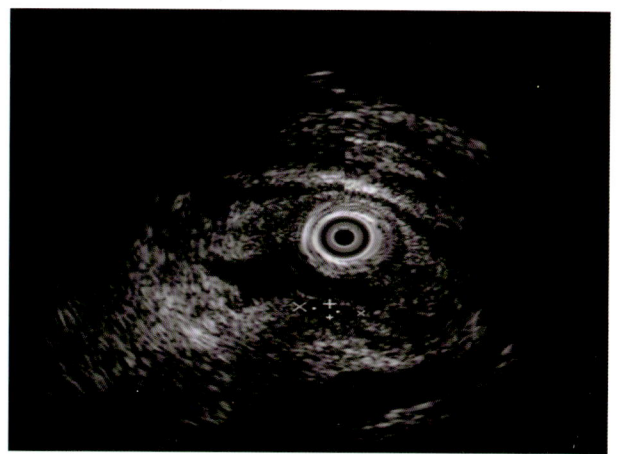

图1-2-26 超声诊断

病灶位于黏膜层，黏膜发红处黏膜层增厚，回声减低，内部回声均匀，边界清晰，后方黏膜下层连续，截面长径最大为 2.9 mm。

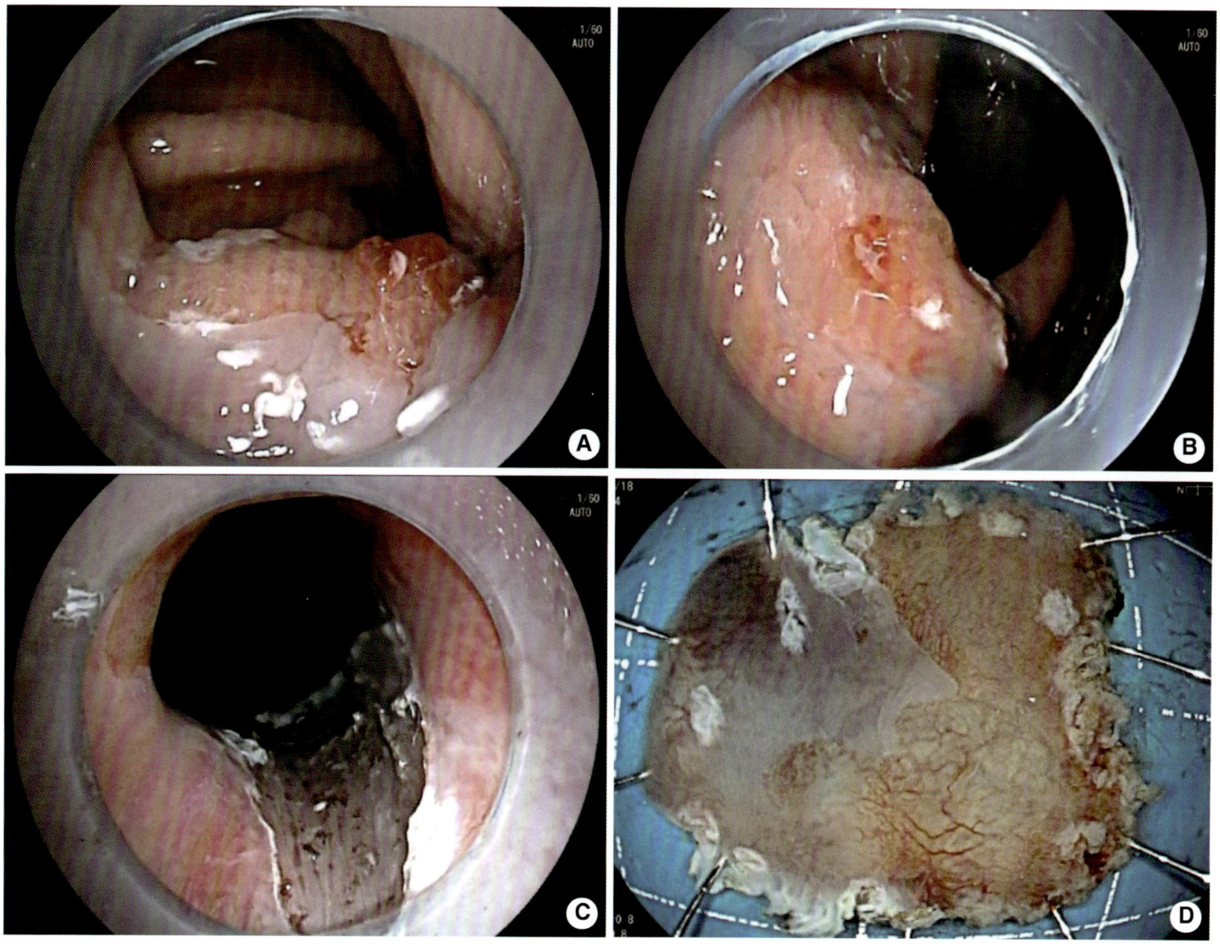

图1-2-27 ESD手术过程(A~D)

病理所见

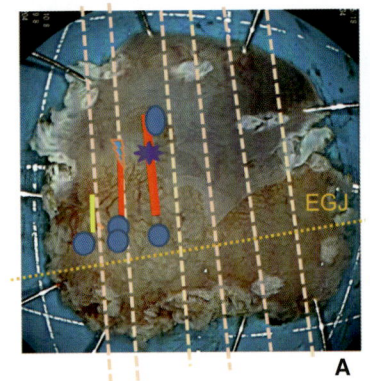
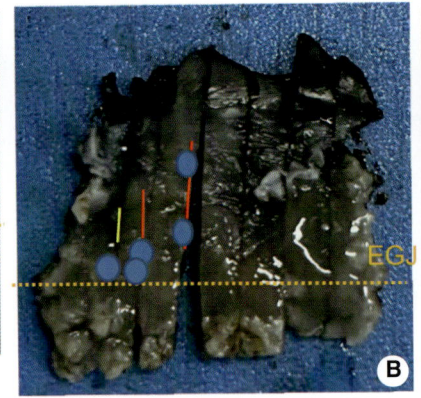
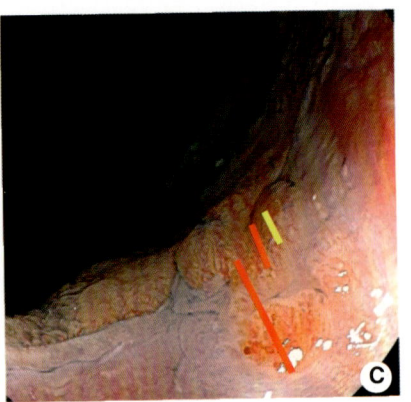

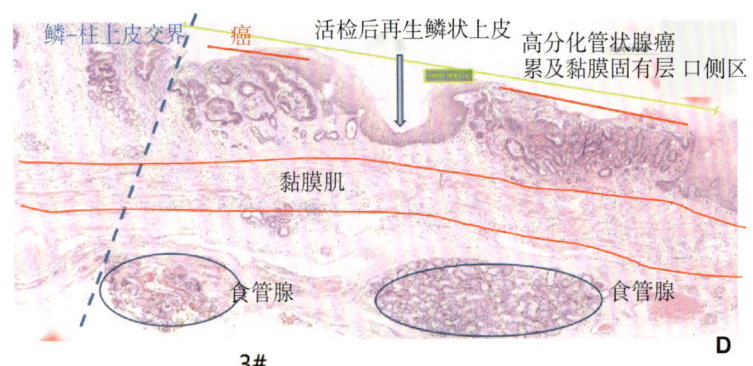

图 1-2-28 病理所见（A～D）

■ 高分化管状腺癌，■ 高级别异型增生，⚡ 鳞状上皮下进展，● 食管黏膜下腺，✳ 活检后再生鳞状上皮。

病理诊断

- Barrett 腺癌，高分化管状腺癌（Tub1）。
- pT1a-M。
- Ly0，V0。
- HM0，VM0。
- Type 0-Ⅱb 型，0.6 cm×0.5 cm。
- 紧邻黏膜肌侧切缘及基底切缘（一）。
- 周围黏膜组织呈慢性炎。

诊断体会

在 Barrett 食管的背景黏膜下，边界清晰、色调异常发红的微小病灶要尤为关注，需谨慎鉴别 Barrett 腺癌与胃贲门腺癌。回过头看一下当初的那一瞥惊艳的红色，如果藏在贲门的褶皱里或者被认为是单纯的反流性食管炎而漏诊，那数年以后这位年轻妈妈的命运和生活质量将完全改变。

（病例指导老师：林香春）

病例 3 食管鳞状细胞癌

该病例讲解视频二维码

病例提供 ▶ 刘 磊 安康市中医医院

简要病史

性别：男性。
年龄：68 岁。
主诉：以"胸骨后疼痛 20 天"主诉入院。
病变部位：食管。

内镜表现

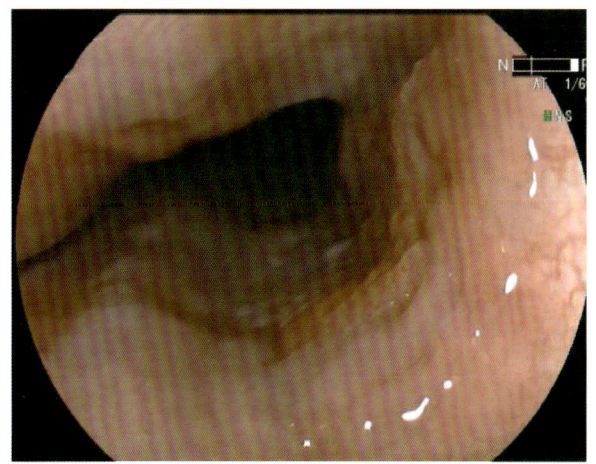

图 1-2-29 白光观察

食管中下段可见黏膜浅隆起，表面呈浅凹陷，大小约 20 mm×10 mm，色淡红，Ⅱa+Ⅱc 病变。

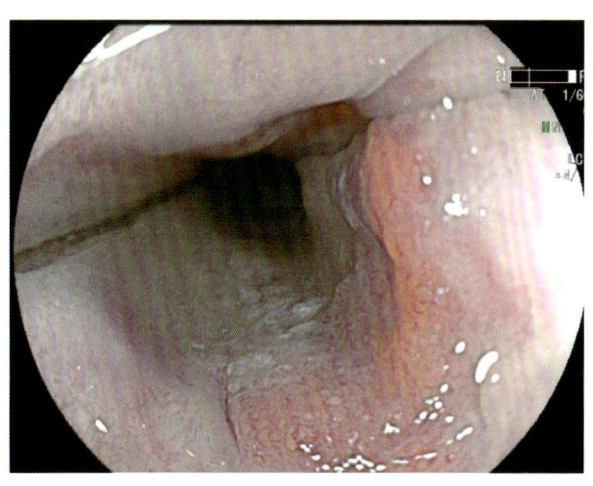

图 1-2-30 LCI 观察

病灶呈紫红色改变，边界清晰，近景口侧端可见局部发黄区域。

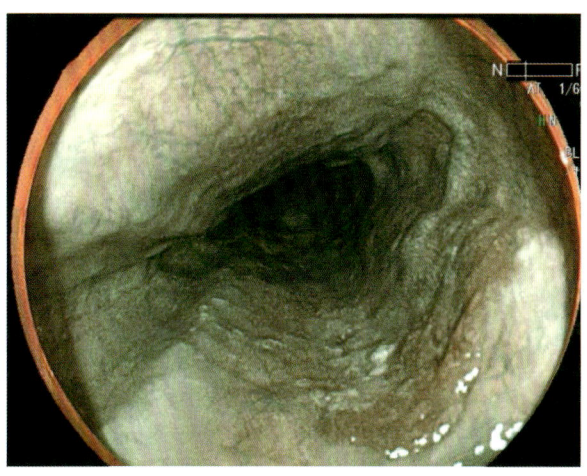

图 1-2-31 BLI 观察

食管中下段可见茶褐色区域，BLI 低倍放大下可见病灶边界线清楚。

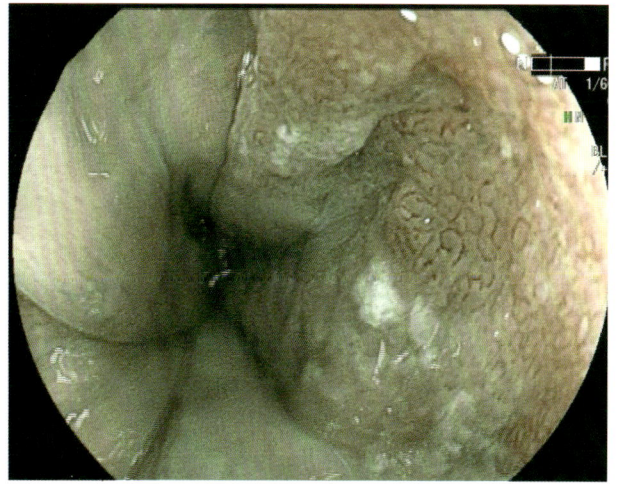

图 1-2-32 BLI 观察

BLI 放大观察可见 IPCL 扩张、扭曲，排列密集，无血管区（avascular area，AVA）可见。

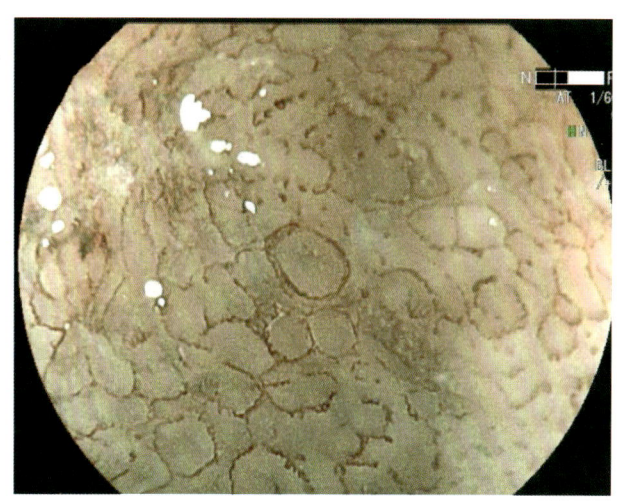

图 1-2-33 BLI 观察

BLI 高倍放大观察可见大部分病灶区域 IPCL 呈 B1 型改变包绕形成的无血管区。

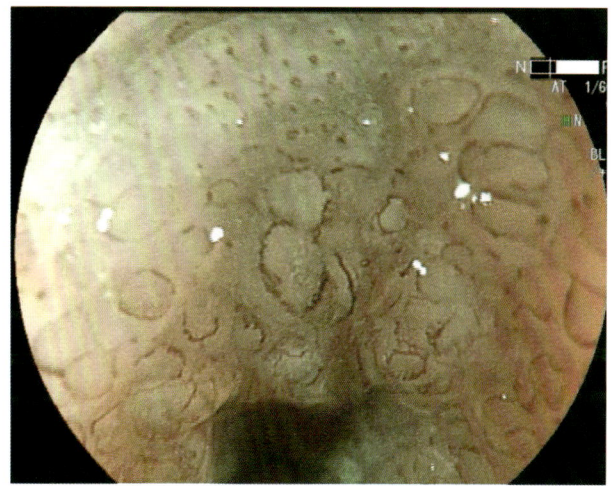

图 1-2-34 BLI 观察

BLI 放大观察可见 B2 型血管，无血管区病灶直径约 1～1.5 mm。

病理所见

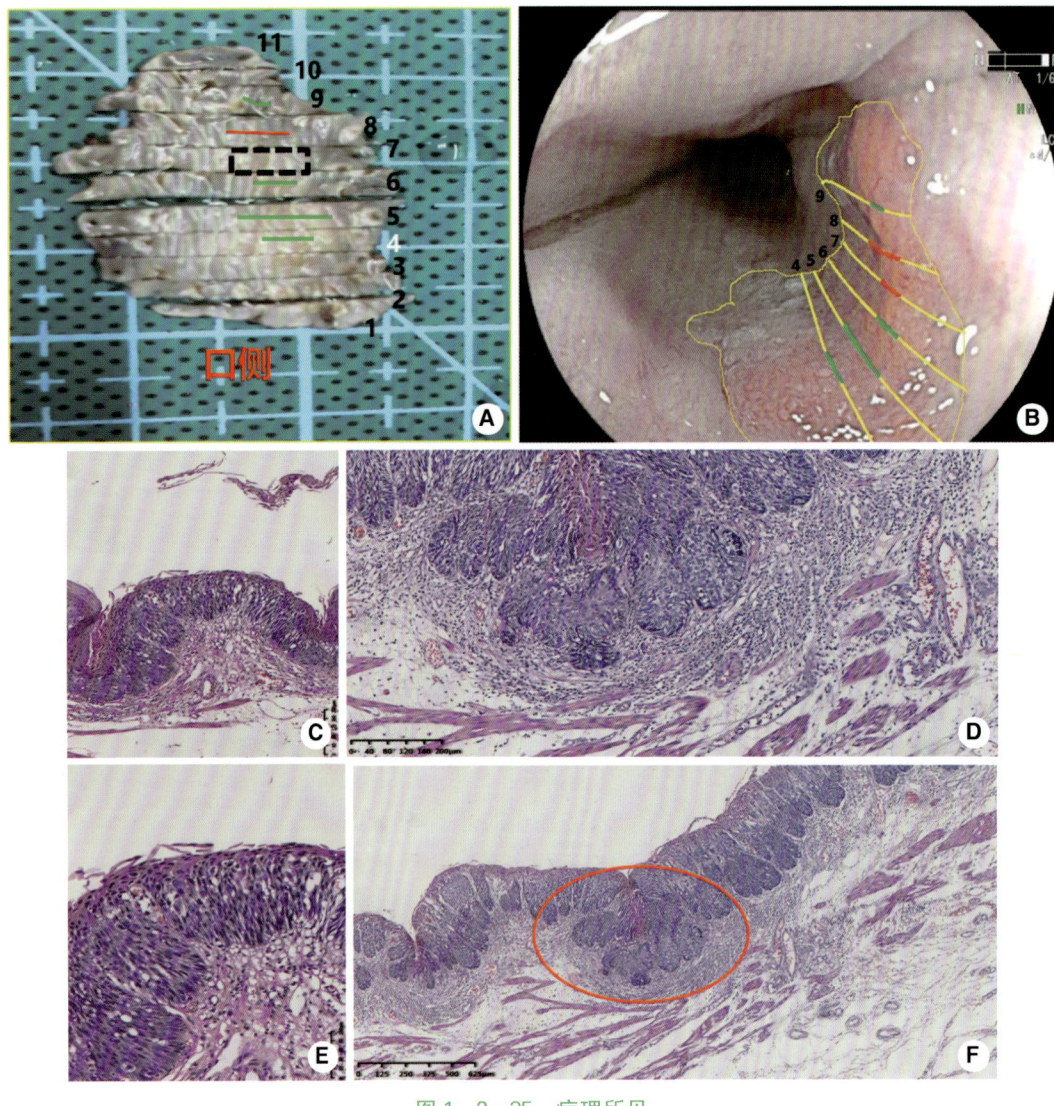

图 1-2-35 病理所见
食管鳞状细胞癌（A~F）。

病理诊断

食管鳞状细胞癌；pT1a-LPM，Ly0，V0；UL0；pHM0，pVM0；标本 27 mm×16 mm；病灶 12 mm×8 mm。

食管 ESD 标本见片状食管黏膜组织，部分鳞状上皮高级别异型增生并局灶鳞状细胞癌形成，局灶见癌（中分化鳞状细胞癌）侵及黏膜固有层，未达黏膜下层；免疫组化：CD34（-），D2-40（-），提示无脉管内癌栓形成。

诊断体会

该病例是一例典型的食管早癌，内镜下表现比较典型。根据病变表面的 IPCL 形态，术前检查可见典型的 AVA 表现，判断病变已经局灶癌变，病变术后常规病理提示癌可能侵及黏膜肌层（M3），随后行免疫组化 Desmin 提示黏膜肌层完整，病变只累及黏膜固有层。此病例主要特点在于：单根或双根出现的 B2 型血管可能对整体病变深度判断意义不大，判断病变深度还要从大体白光、注气实验、碘染色及表面 IPCL 整体排列来综合判断。

（病例指导老师：姚应琴）

病例 4 食管鳞状细胞癌

病例提供 ▶ 汪得胜 南方医科大学深圳医院

该病例讲解视频二维码

简要病史

性别：女性。
年龄：63 岁。
主诉：因"上腹胀 1 年余"就诊。
病变部位：食管。

内镜表现

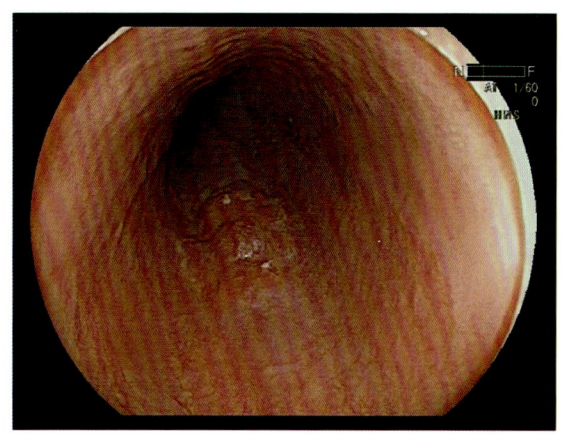

图 1-2-36 白光观察

可见食管中段（29~31cm）处 12mm×8mm，0-Ⅱa 型病变，呈红色调，边界清晰，表面凹凸不平，口侧见白色结节，肛侧轻度隆起发红。

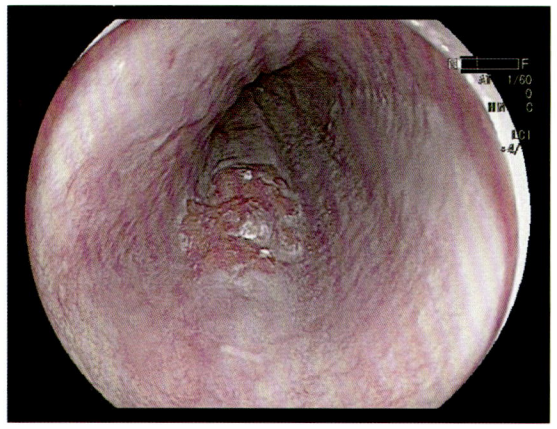

图 1-2-37 LCI 观察

病灶整体及边界更明显，呈不均匀红色调，口侧隆起部分顶部呈白色。

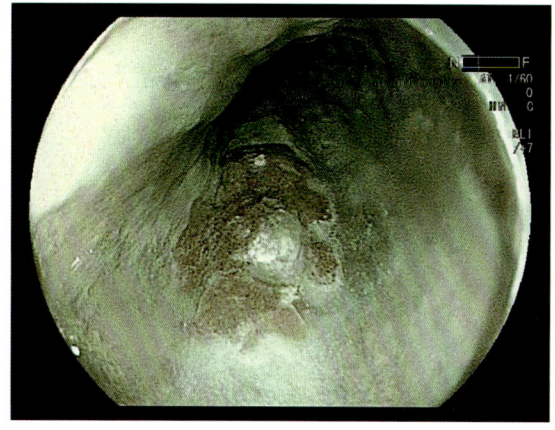

图 1-2-38 BLI 观察

病灶棕色区域清晰可辨，病灶边界及表面凹凸更加明显。

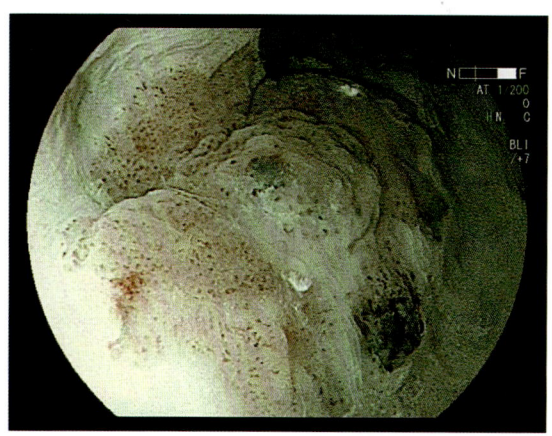

图 1-2-39 BLI 观察

BLI 低倍放大观察茶色区域 IPCL 增粗、扩张，血管间背景黏膜变色（inter-vascular background coloration，IVBC）（+）。

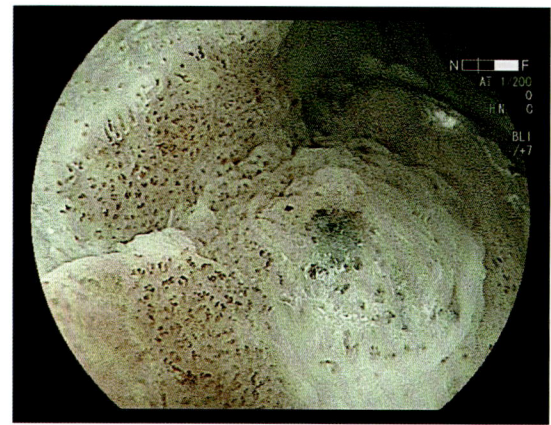

图 1-2-40 BLI 观察

BLI 中等放大观察见扩张、蛇形、口径不同、形态不一襻状血管，Type-B1，AVA（-）。

消化道早期肿瘤内镜诊治思路与策略

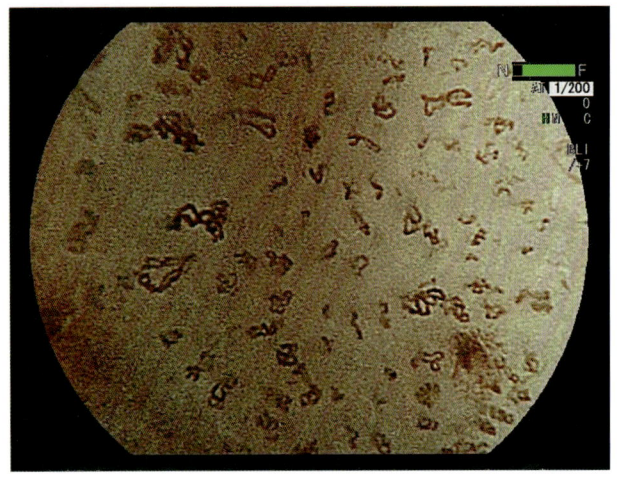

图 1-2-41　BLI 观察
BLI 高倍放大可见 Type-B1 血管。

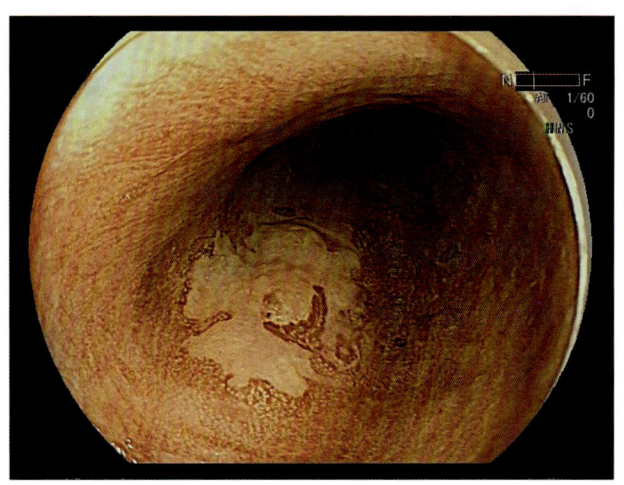

图 1-2-42　卢戈液染色
见大片不规则不染区，约 2~3 分钟后呈粉红色，粉红征阳性。

病理所见

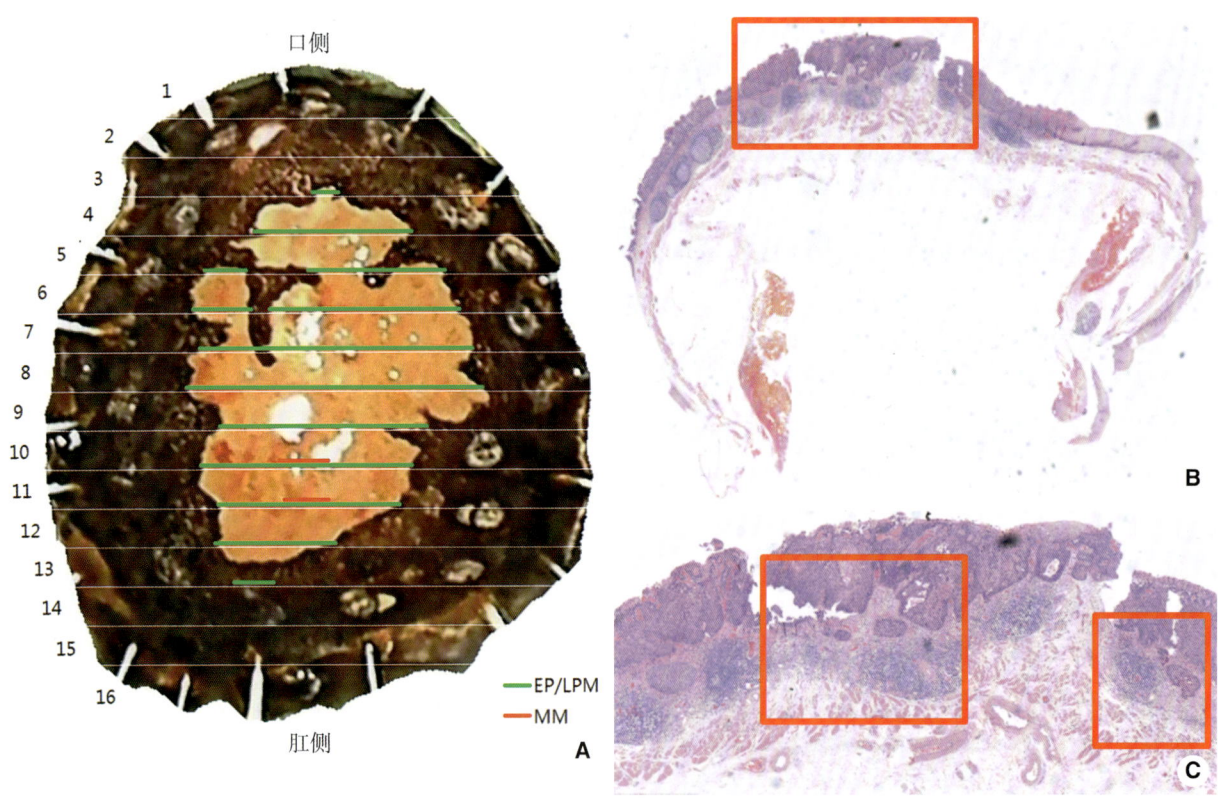

图 1-2-43　病理所见(A~C)

A.病理复原图：绿色线条部分肿瘤局限于上皮层及黏膜固有层，红色线条部分肿瘤达到黏膜肌层，对应为病灶肛侧红色隆起部分；B.为 7 号组织条病理切片，病灶区域境界清晰，呈 0-Ⅱa 型；C.对 B 图红框区域低倍视野观察，肿瘤局限于上皮层及黏膜固有层，黏膜肌层完整。EP：上皮层；LPM：黏膜固有层；MM：黏膜肌层。

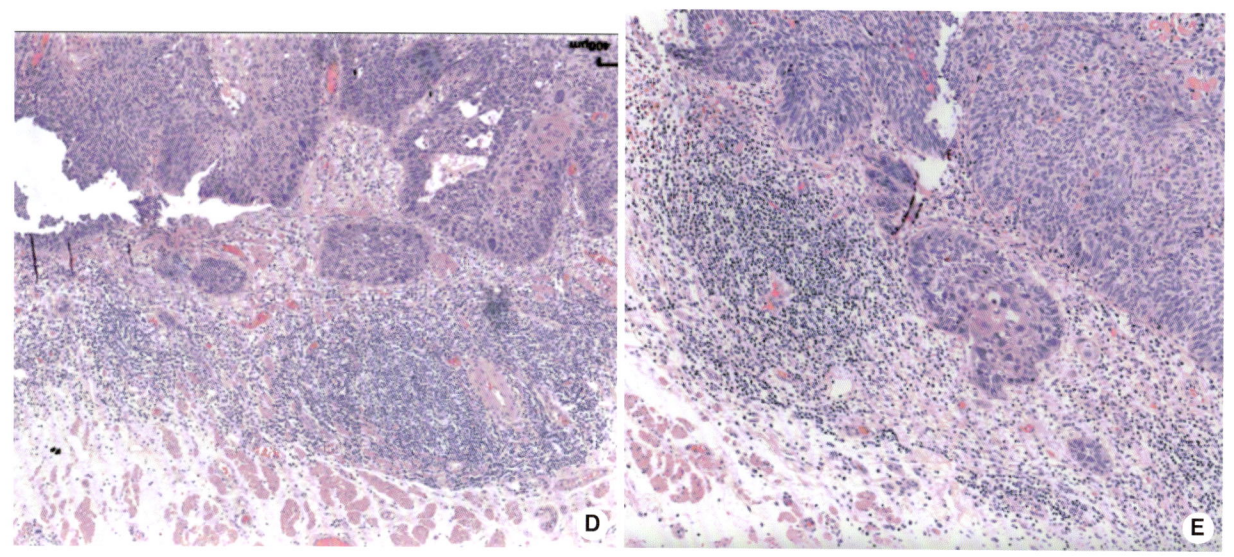

图 1-2-43 病理所见(D、E)

D、E. 分别对 C 图红框区域中倍视野观察,提示为中高分化鳞状细胞癌,未侵及黏膜肌层。

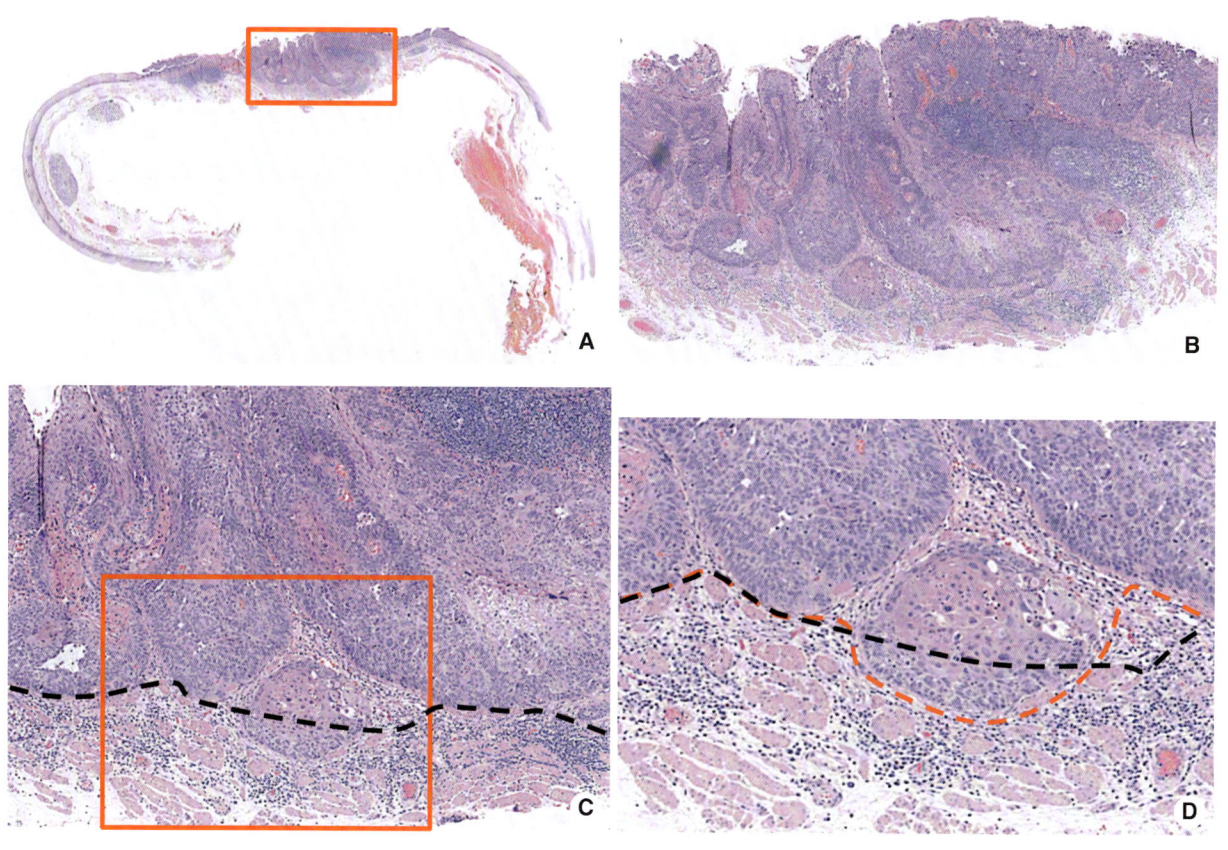

图 1-2-44 病理所见

A. 为 11 号组织条病理切片,病灶处黏膜增厚,呈 0-Ⅱa 型;B. 对 A 图红框区域低倍视野观察,可见肿瘤组织贴近黏膜肌层;C. 对 B 图肿瘤最深部分中倍视野观察,可见肿瘤组织侵及但未穿透黏膜肌层;D. 对 C 图红框区域高倍视野观察,黑色虚线为黏膜肌边界线,红色虚线为肿瘤边界线。

病理诊断

(食管中段 ESD 切除标本)中高分化鳞状细胞癌。

- 病变范围:1.2 cm×1.8 cm。
- 肉眼分型:0-Ⅱa 型。
- 浸润深度:黏膜肌层。
- 血管及淋巴管内未见癌栓形成。

- 标本侧切缘及基底切缘未见癌组织残留。
- 周围食管黏膜重度慢性炎,伴糜烂。
- 免疫组织化学检查(IHC):Ki-67(50%+),Desmin 示局部达到但未穿透黏膜肌。

诊断体会

BLI 及 LCI 能够显著增加食管病变与周围正常黏膜的色彩对比,提高内镜医师对食管病变的识别能力,BLI 放大能够提供清晰的食管表层微血管(IPCL)放大图像。IPCL 分型(AB 分型或 Inoue 分型)与表浅型食管癌浸润深度高度相关,结合病变肉眼形态特征,可较为准确地评估病变是否属于内镜治疗适应证。早期食管癌内镜黏膜下剥离术(ESD)术后完整病理评估至关重要,包括水平切缘的横向范围评估、病变最重即浸润最深部位的垂直切缘评估、血管和淋巴管受侵情况和病理组织类型评估,制作切片时临床医生要与病理医生充分沟通。对于病变浸润深度达到黏膜下层的病例,应结合相应淋巴结转移风险和患者具体情况,合理选择追加的治疗措施(手术/放化疗)。

(病例指导老师:龚伟)

病例 5　食管鳞状细胞癌

病例提供 ▶ **彭学**　陆军军医大学第二附属医院(新桥医院)

简要病史

性别:女。
年龄:68 岁。
主诉:因"咽喉疼痛 2 个月余"来院检查。
病变部位:食管。

内镜表现

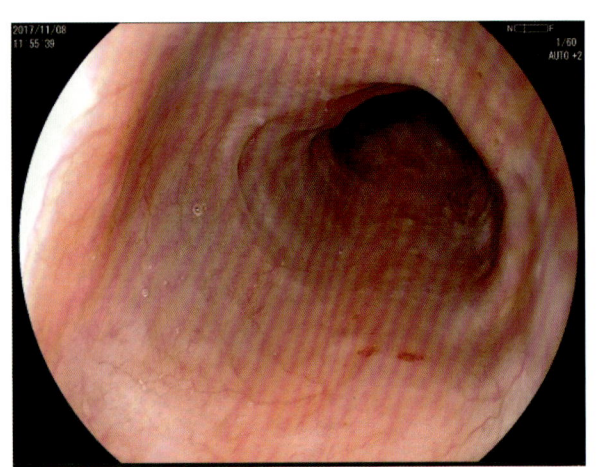

图 1-2-46　白光观察
白光观察黏膜发红区域更加明显。

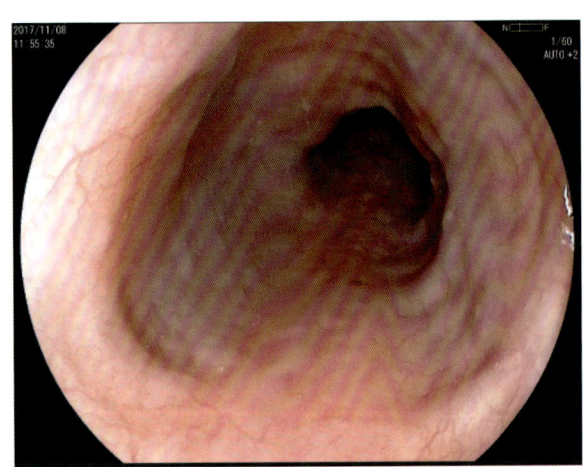

图 1-2-45　白光观察
食管距门齿 25~30 cm 处见片状黏膜轻微发红,表面略粗糙。

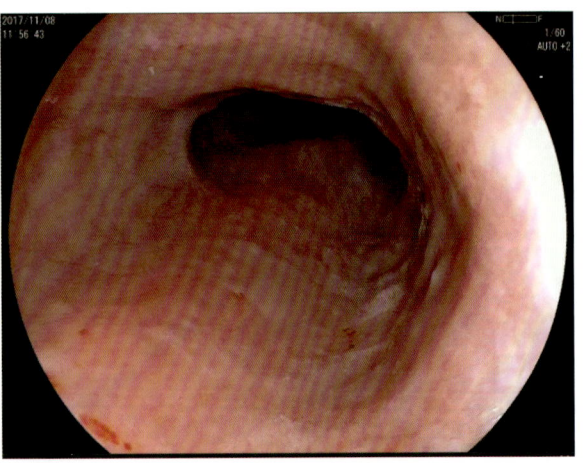

图 1-2-47　白光观察
近距离观察病灶可见黏膜轻微发红,并可见片状黏膜呈灰白色改变,小片白色斑块,分支血管网消失。

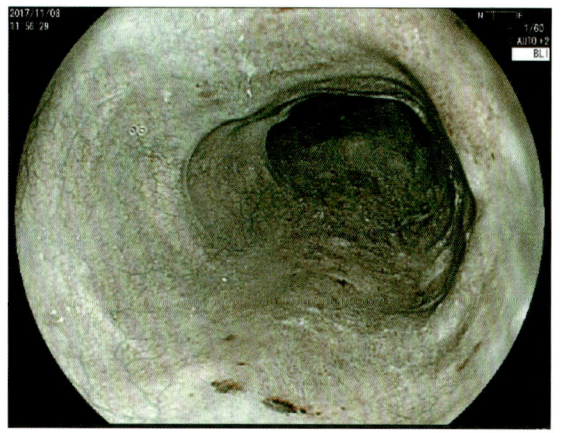

图 1-2-48　BLI-Bright 观察
病灶对比更加清晰。

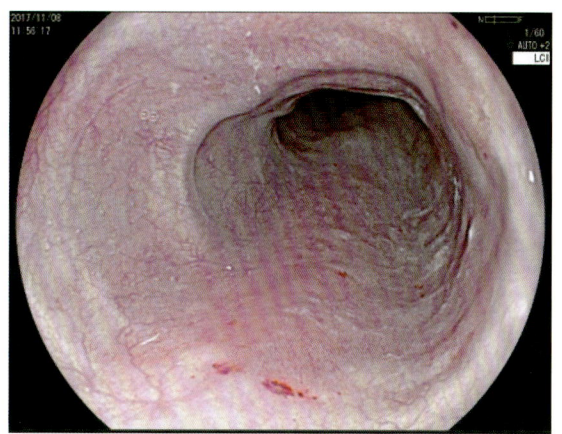

图 1-2-49　LCI 观察
病灶对比更加清晰。

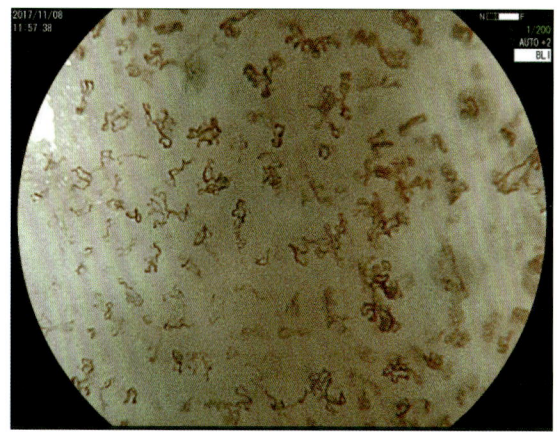

图 1-2-50　BLI 观察
BLI 强放大观察，见 IPCL 呈 Type B1 型。

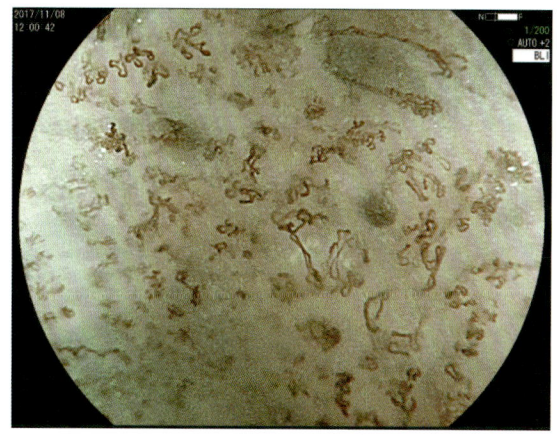

图 1-2-51　BLI 观察
BLI 强放大观察，见 IPCL 以 Type B1 型为主、AVA-middle(0.5～3 mm)。

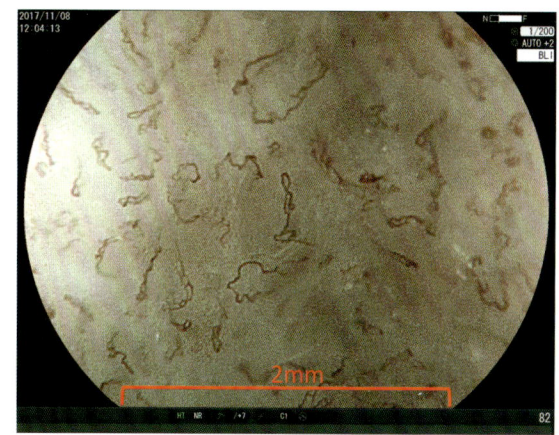

图 1-2-52　BLI 观察
见 IPCL 以 Type B1 型为主、AVA-middle(0.5～3 mm)。

病理所见

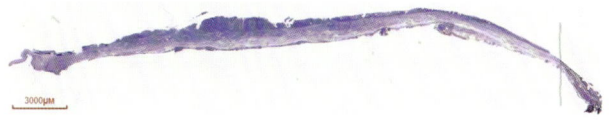

图 1-2-53　病理所见
异型上皮累及食管黏膜上皮层中上 1/3，局部可见黏膜上皮全层累及，病灶侧缘与周围正常黏膜鳞状上皮之间分界明显呈断崖式改变，病灶未突破基底膜，双侧切缘及基底部切缘未见异型上皮。

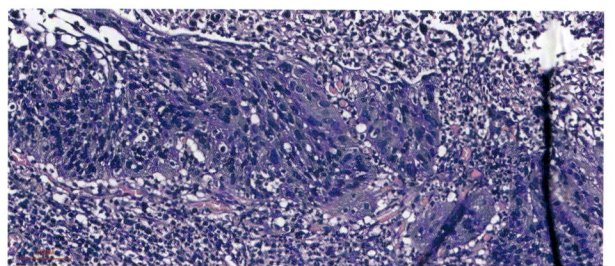

图 1-2-54　病理所见
鳞状上皮异型明显，呈大小不等的巢团状分布；瘤细胞大小不一，细胞边界不清晰，排列紊乱；细胞核增大、深染、核型不规则呈多形性，胞质呈嗜碱性，核质比增高，可见核分裂象。

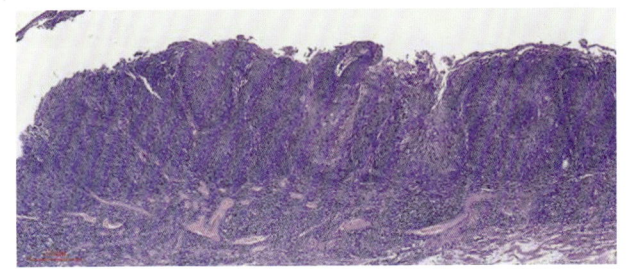

图1-2-55 病理所见

异型上皮累及黏膜上皮全层，上皮突增宽，基底部可见异型上皮角向下延伸，固有层内见淋巴细胞呈带状分布；细胞排列极向消失，细胞核增大、深染。

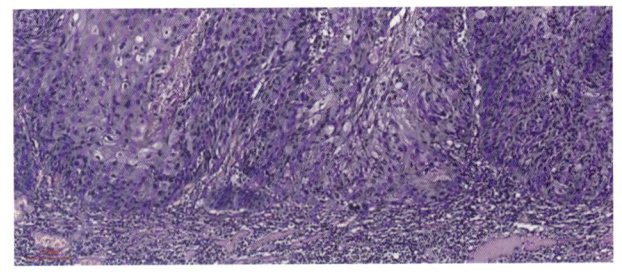

图1-2-56 病理所见

异型细胞大小不一，排列紊乱，极向消失，局部细胞核重叠，小灶坏死；细胞核增大、深染、多形性，核质比增高。

病理诊断

（食管）2～18号黏膜鳞状上皮高级别异型增生，8～16号鳞状细胞癌（SCC-EP）；8号、9号、11号及14号鳞状细胞癌，浸润黏膜固有层（SCC-LPM），基底部组织无癌；1号和19号黏膜慢性炎。

诊断体会

做好充分的术前准备，包括消泡剂的使用。检查过程中确保视野干净，注气适量。同时要熟知早期食管癌白光内镜下的特征性表现，警惕黏膜发红、糜烂、斑块、结节、黏膜粗糙以及局部黏膜上皮增厚等，再结合BLI放大及碘染色来确定病灶的性质及边界。根据其白光下表现（隆起的高度、凹陷的深度、病灶表面的外观形态）并结合动态充吸气观察、IPCL所属分型以及AVA的大小、EUS等来综合判定其浸润深度，从而选择内镜下ESD或外科手术治疗。

病例6 食管鳞状细胞癌

病例提供 ● 高 杰 上海长海医院

简要病史

性别：男。
年龄：76岁。

主诉：因"反复反酸1个月"来院检查。
病变部位：食管。

内镜表现

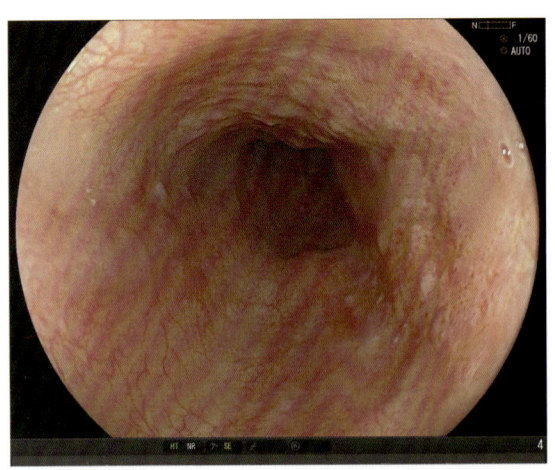

图1-2-57 白光观察
可见食管后壁有一处黏膜糜烂，表面粗糙。

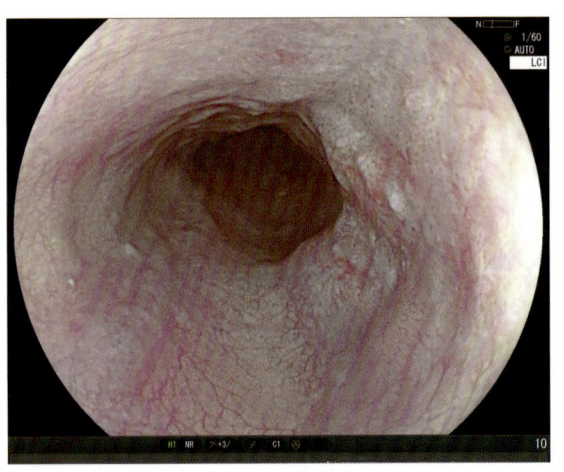

图1-2-58 LCI观察
可见病灶部位黏膜发红。

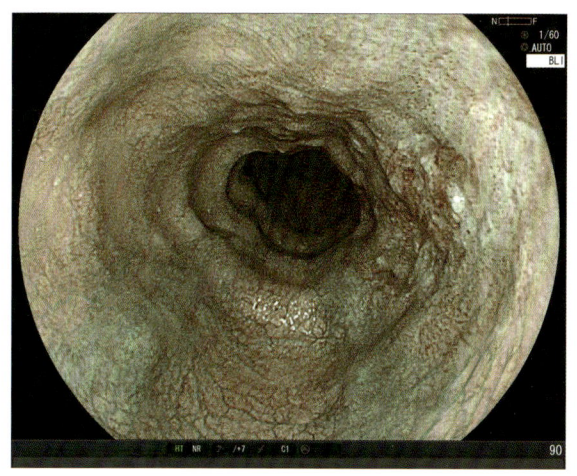

图1-2-59 BLI观察
与普通白光对比,可见BLI模式下病灶边界清晰,表面略有粗糙。

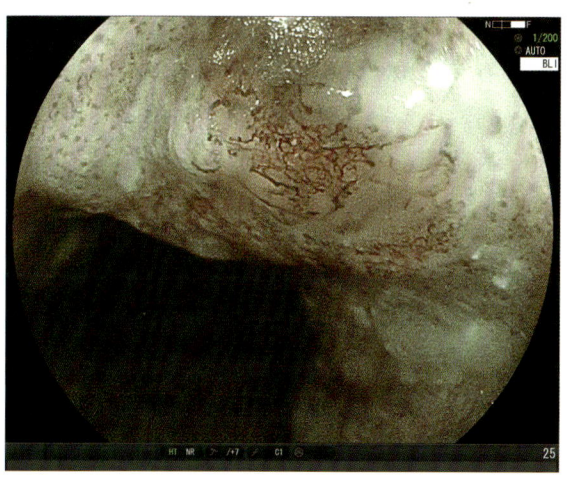

图1-2-60 BLI观察
BLI模式下放大观察病变部位,正常毛细血管襻消失,血管排列无序,有延长和增粗,并且可看到血管破坏。

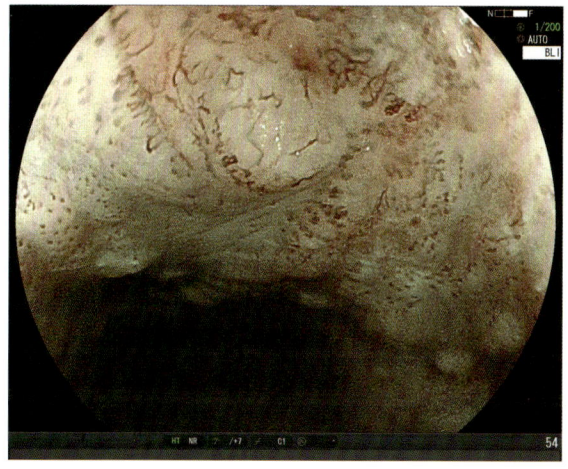

图1-2-61 BLI观察
BLI放大观察,AVA-large存在,正常loop样结构完全消失,可能浸润深度到SM2。

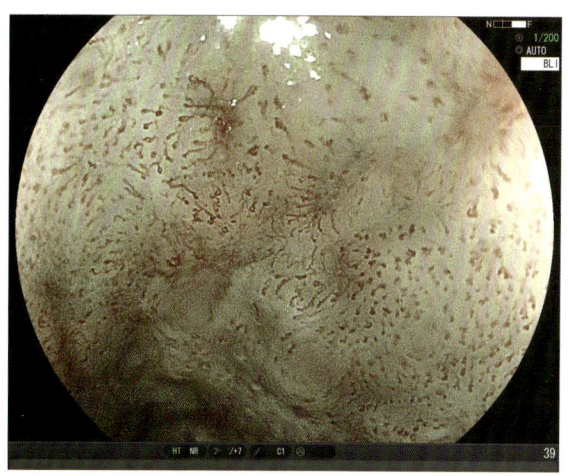

图1-2-62 BLI观察
BLI放大观察病灶边缘的血管结构,可见局部区域IPCL不规则,形态不一,略有延长,提示治疗时边界需适当扩大。

病理所见

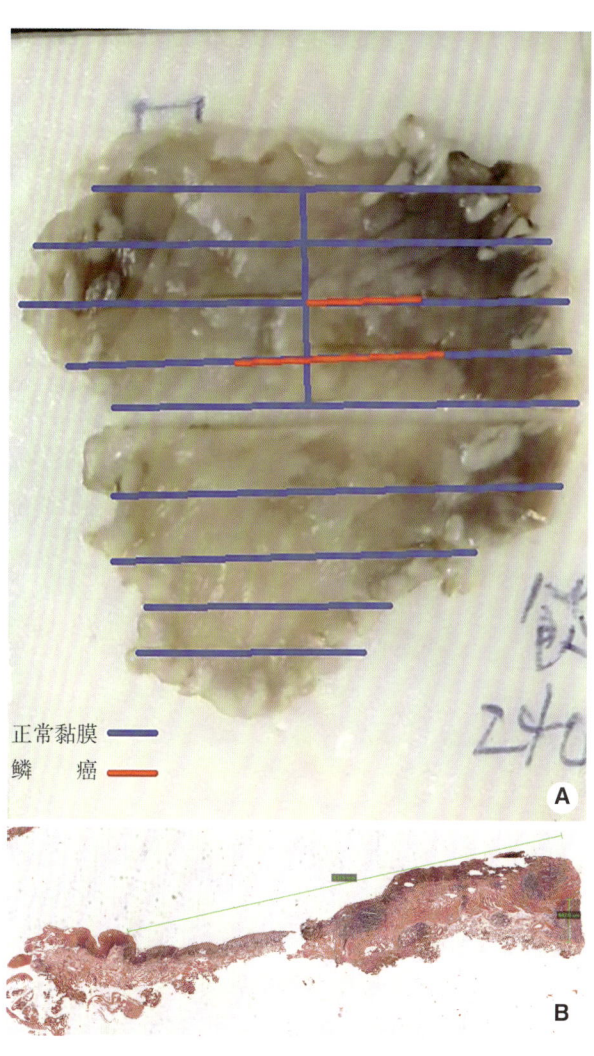

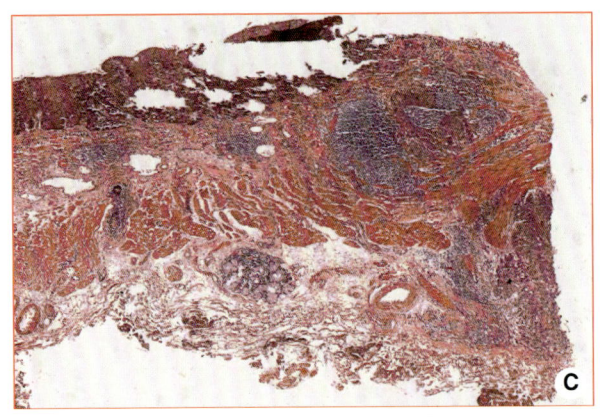

图 1-2-63 病理所见

A. 切片所见:异型鳞状上皮细胞呈巢团状排列,上皮层层次结构紊乱,乳头破坏明显,肿瘤细胞推挤式往下生长,浸润至黏膜下层深层(最深处距离黏膜肌下缘 1188 μm);B. 瘤细胞排列拥挤,大小不等,极向消失,核大深染,癌巢中央可见细胞角化现象,间质为多量炎细胞浸润及纤维组织增生;C. 黏膜肌层破坏,周边切缘未见异型细胞,基底切缘可见肿瘤组织。脉管累及情况需根据 EVG 弹性纤维染色及 D2-40 免疫组化结果进行判断。

病理诊断

食管鳞癌,Type 0-Ⅱc,pT1b-SM2,INFa,Ly0,V0,pHM0,pVM0。

诊断体会

该病例是一例典型的食管早癌,内镜下表现比较典型。根据病灶表面的 IPCL 形态,术前精查可判断病灶已经癌变,浸润深度可能达到 SM2 或者以上,不属于 ESD 的绝对适应证。但是根据患者的年龄以及一般情况,也可以行 ESD 手术剥离病灶,然后再结合放疗进行综合治疗。术后密切随访,使患者最大程度获益。

(病例指导老师:施新岗)

病例 7 食管鳞状细胞癌

病例提供 ▶ 林世永 中山大学附属肿瘤医院

简要病史

性别:男。
年龄:68 岁。

主诉:因"吞咽不适 1 个月余"前来就诊。
病变部位:食管。

内镜表现

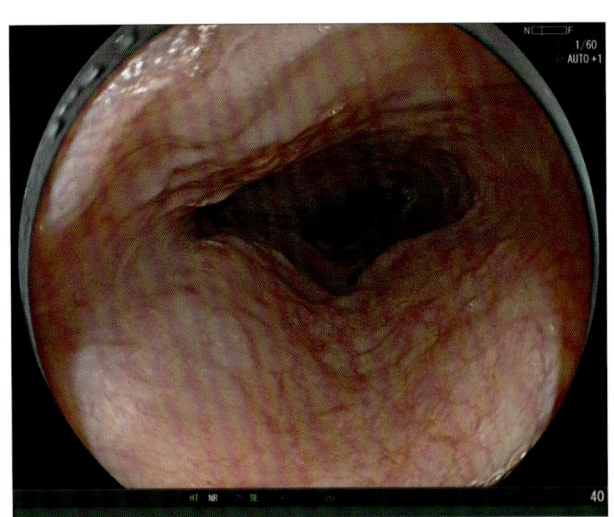

图 1-2-64 白光观察

距门齿约 29～33 cm 食管左前壁见片状不规则黏膜发红区域,表面稍粗糙,边界尚清,范围约 40 mm×22 mm。

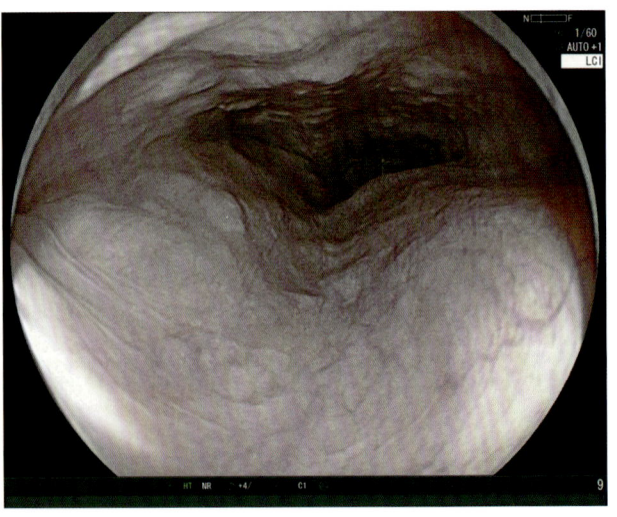

图 1-2-65 LCI 观察

LCI 模式下观察,病灶色泽与周边黏膜对比更加明显。

第一章 上消化道病变

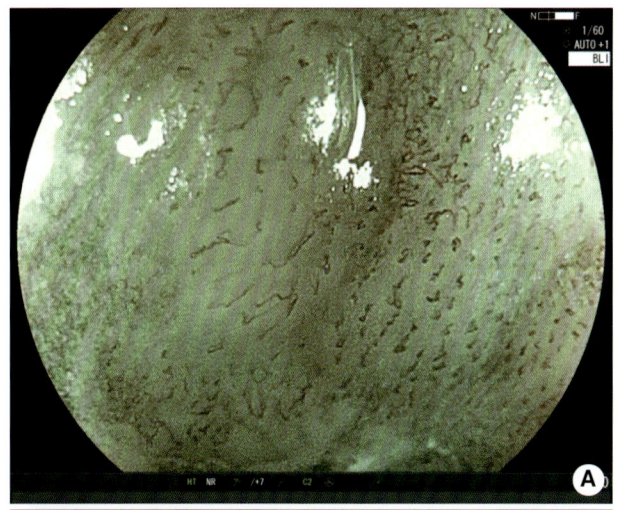

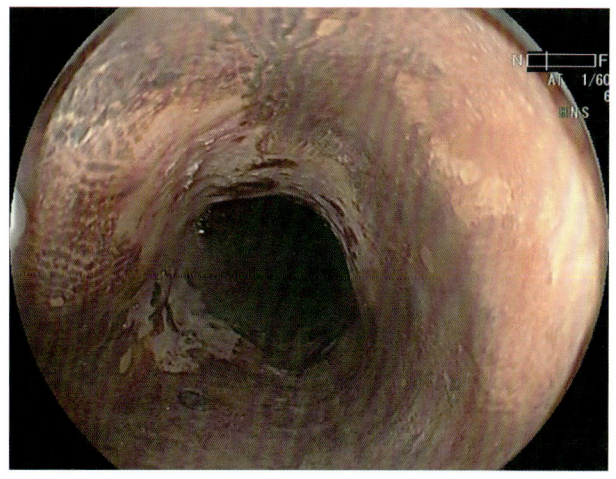

图1-2-68 卢戈碘染
病灶呈不染区,边界清晰,并可见粉色征。

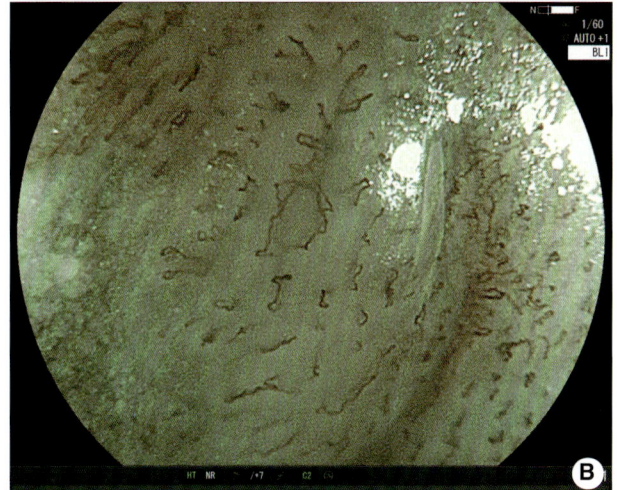

图1-2-66 BLI观察
BLI放大观察见病灶区域内IPCL扭曲、直径不一、分布不规则,大多呈B1型(A、B)。

综合上述内镜所见,考虑早期食管癌(cT1a)可能。

病理所见

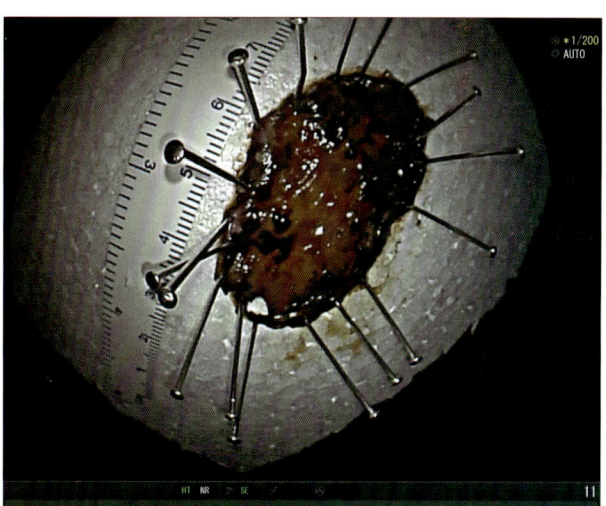

图1-2-69 ESD术后标本再次碘染色

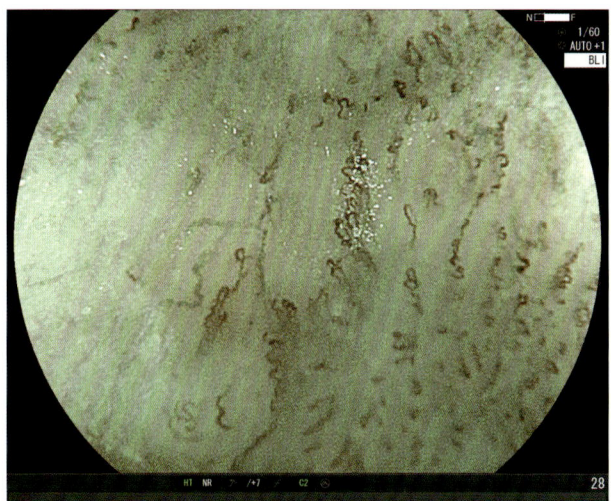

图1-2-67 BLI观察
BLI放大观察,见病灶区域内IPCL扭曲、直径不一、分布不规则,大多呈B1型,局部可见B2型IPCL及AVA结构。

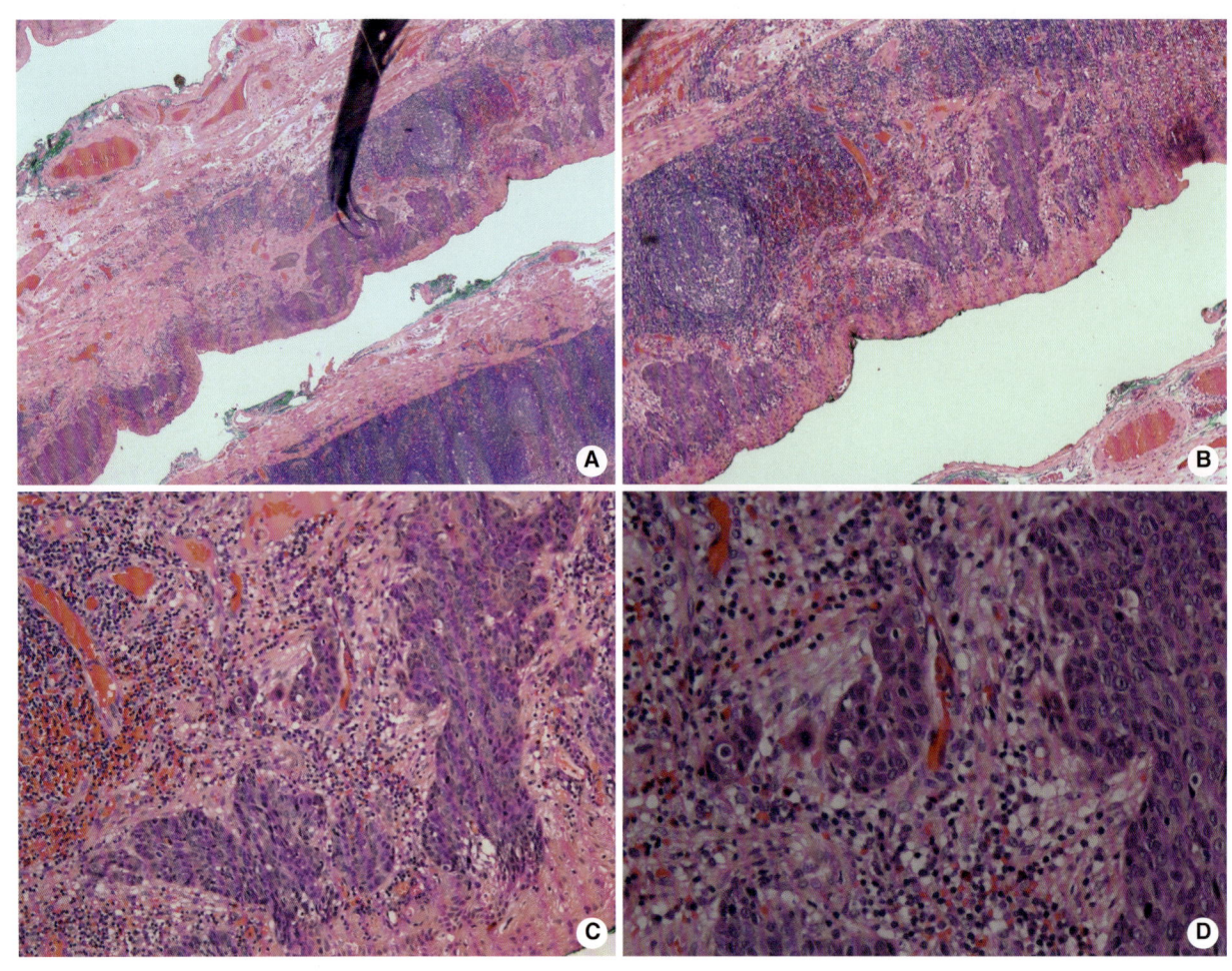

图 1-2-70　病理所见
镜下见鳞状细胞癌浸润固有层(SCC-LPM)，基底及两侧切缘均未见(A～D)。

病理诊断

鳞状细胞癌。

诊断体会

LCI 及 BLI-Bright 模式亮度高，有助于早期食管癌的筛查；BLI-ME 有助于早期食管癌的诊断及浸润深度预测，从而利于临床医师进行合理的治疗决策。

（病例指导老师：黎建军）

病例 8　食管鳞状细胞癌

病例提供 ▶ 时　强　复旦大学附属中山医院

简要病史

性别：男。
年龄：63 岁。
主诉：因上腹部疼痛 1 周就诊。
病变部位：食管。

内镜表现

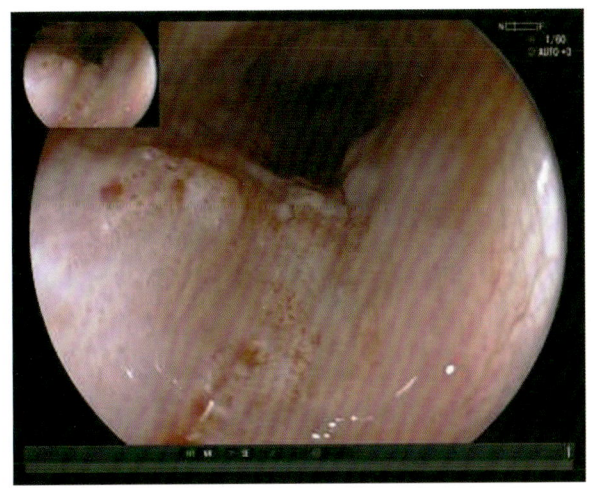

图1-2-71 白光观察
距门齿25 cm可见黏膜粗糙灶。

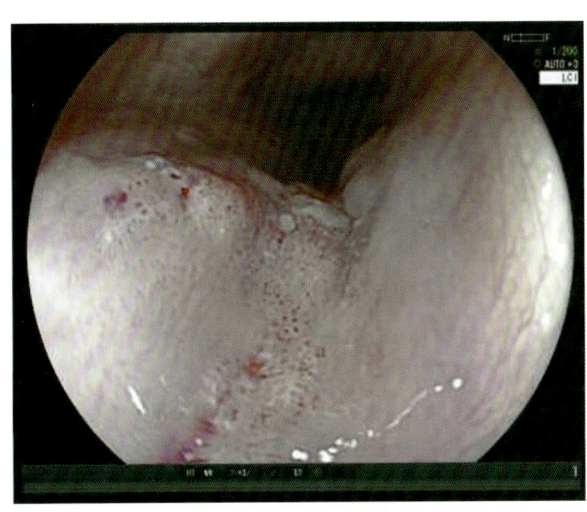

图1-2-72 LCI观察
LCI模式下观察,对比度增强,病灶边界更加明显。

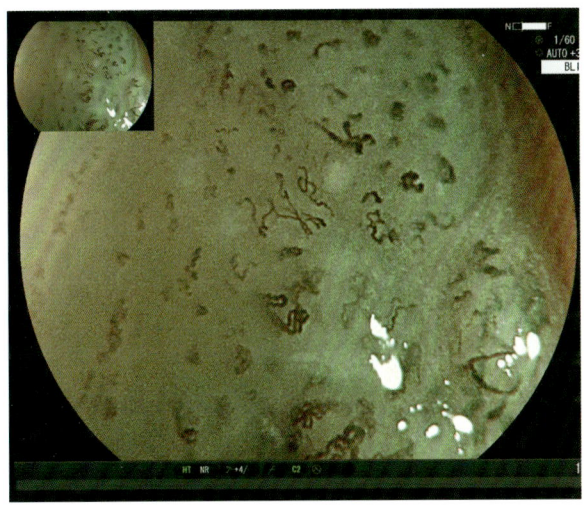

图1-2-73 BLI观察
BLI放大观察可见病灶区IPCL。

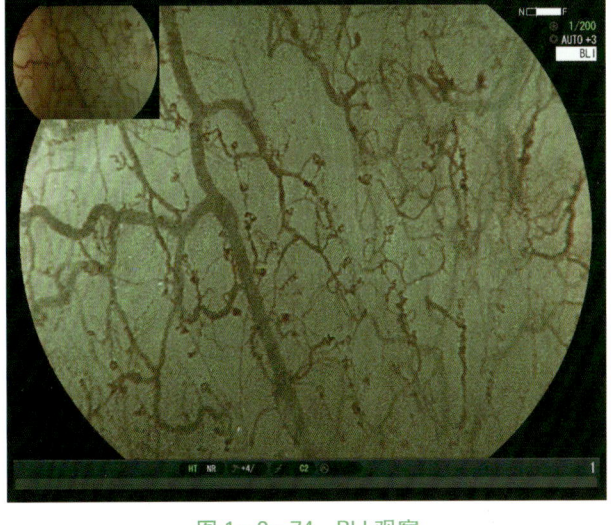

图1-2-74 BLI观察
正常区域IPCL。

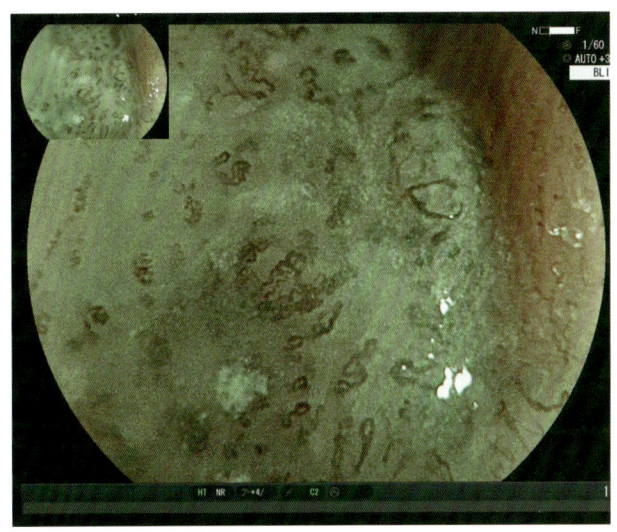

图1-2-75 BLI观察
可见异常IPCL。

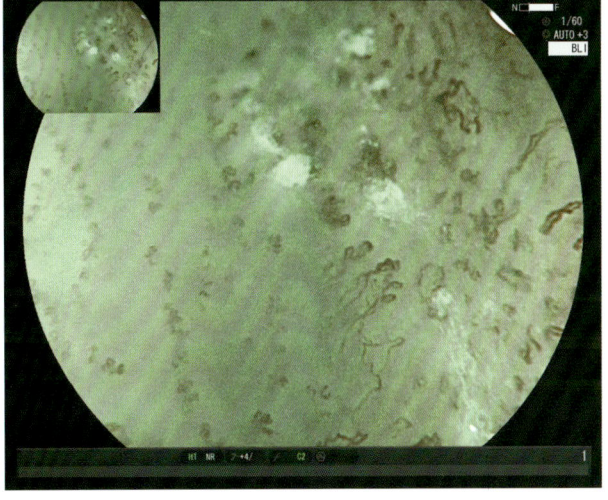

图1-2-76 BLI放大观察
病灶边界清晰,病灶区域IPCL扭曲、伸展,符合Type B2型。

病理所见

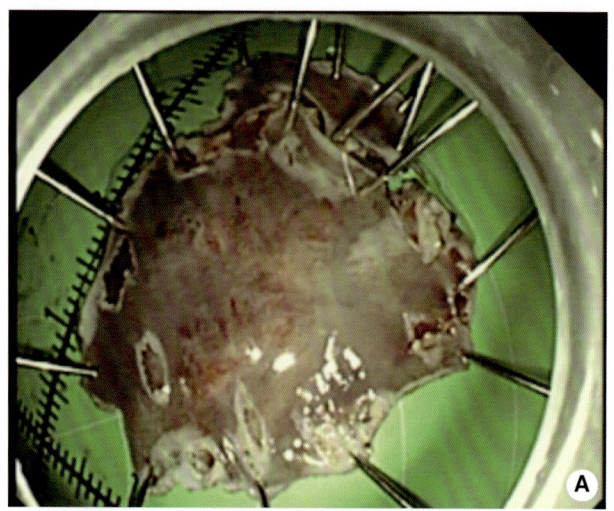

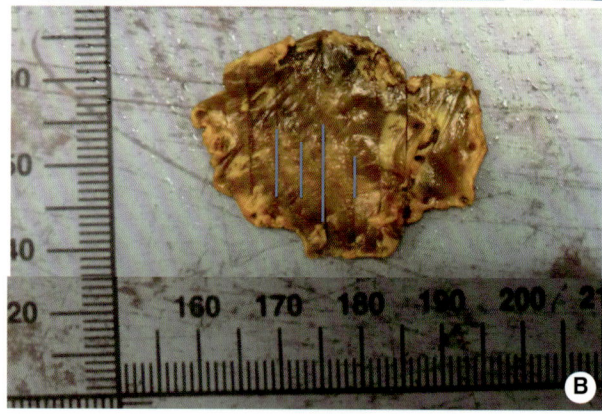

图 1-2-77 ESD 术后标本(A、B)

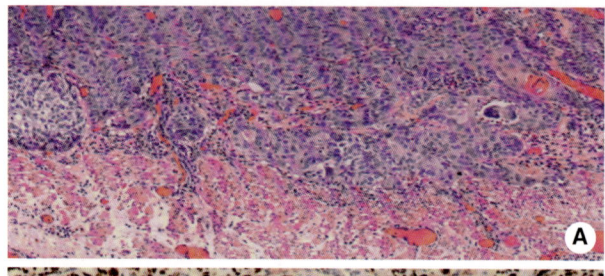

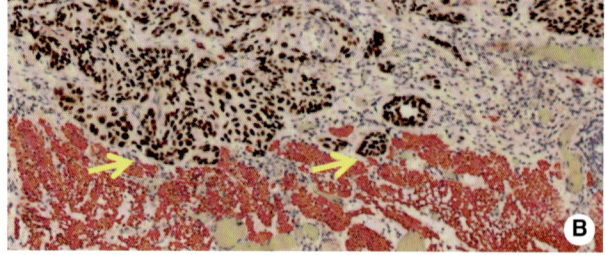

图 1-2-78 病理所见
免疫组化 P63/DES 染色,可见肿瘤侵犯黏膜肌层(黄箭)(A、B)。

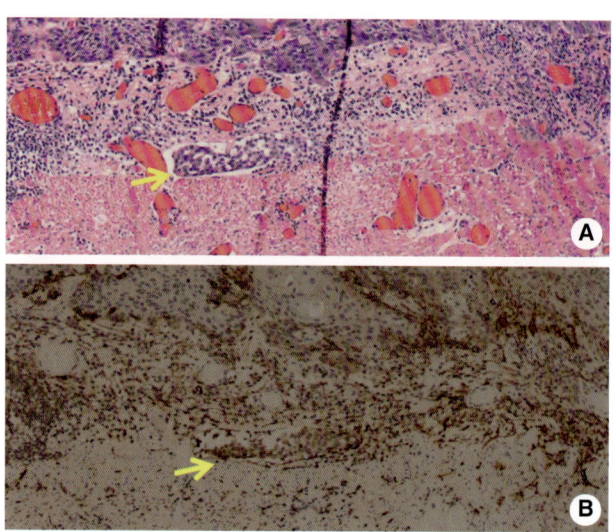

图 1-2-79 病理所见
免疫组化 D2-40 染色,可见脉管侵犯(黄箭)(A、B)。

病理诊断

病理诊断:鳞状细胞癌(SCC),pT1a-MM,1.2 cm×1.1 cm,Ly1,V0,HM0,VM0。

诊断体会

本例病变在白光下表现为一片状黏膜隆起粗糙灶,略发红,一般不易漏诊;LCI/BLI 下可以看到清晰的病变边界,可以充分评估病变的大小;通过 BLI 联合放大,可以观察病变区域的 IPCL 结构,根据 AB 分型,判断是否符合内镜的治疗指征。本例 AB 分型为 B2 型,故选择 ESD 治疗;根据术后病理判断,符合治愈性切除,后续治疗只需密切随访。

(病例指导老师:周平红)

病例 9　食管鳞状细胞癌

病例提供 » 朱振华　南昌大学第一附属医院

简要病史

性别：男性。
年龄：50。
主诉：上腹部不适 1 个月余。
病变部位：食管。

内镜表现

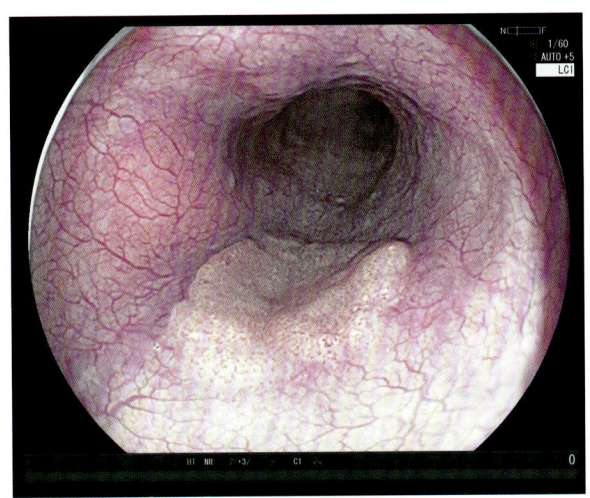

图 1-2-80　LCI 观察
可见隆起型病灶。

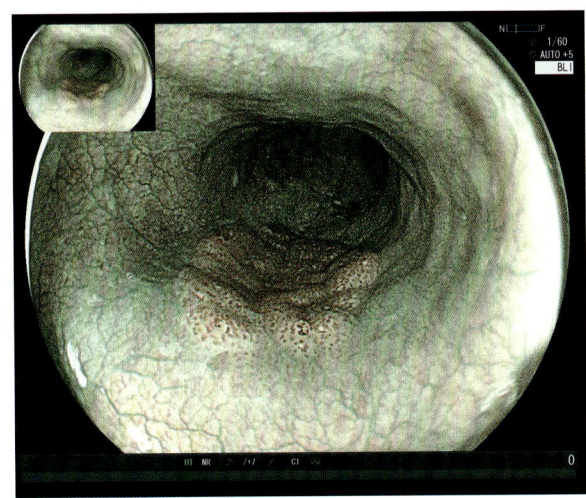

图 1-2-81　BLI 观察
病灶边界更加清晰。

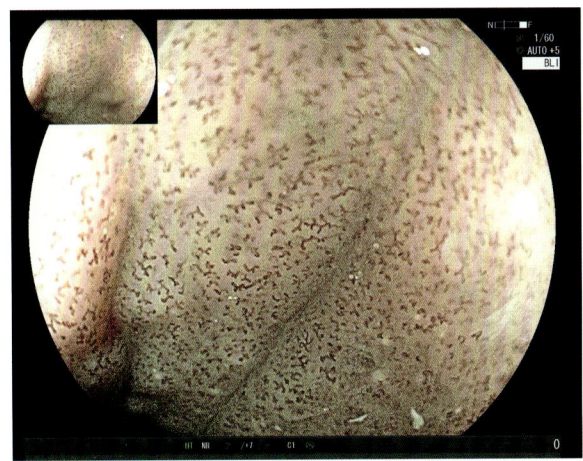

图 1-2-82　BLI 放大观察

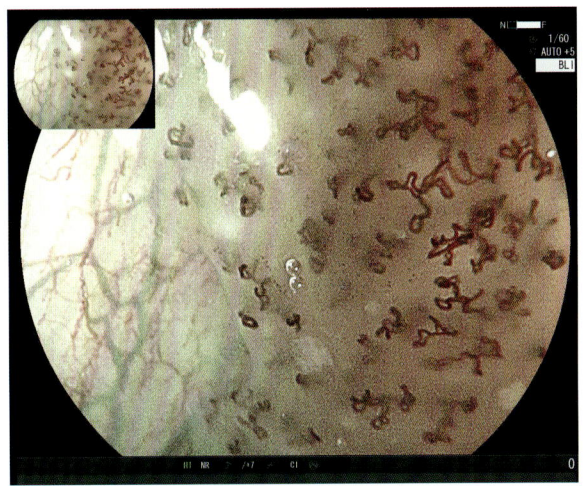

图 1-2-83　BLI 观察
放大观察可见 B1 型 IPCL。

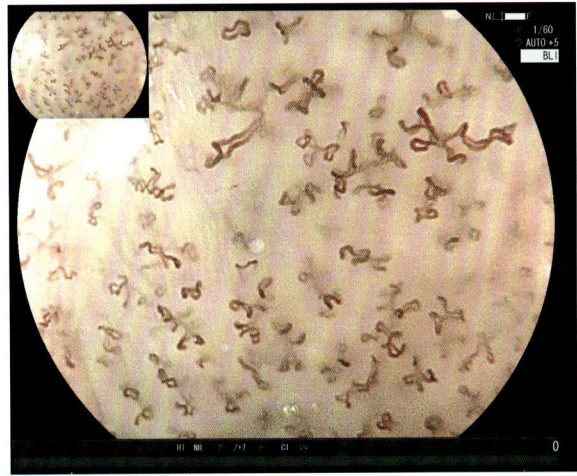

图 1-2-84　BLI 观察
病灶为 B1 型 IPCL，食管 CT 未见淋巴结转移，符合 ESD 适应证。

病理所见

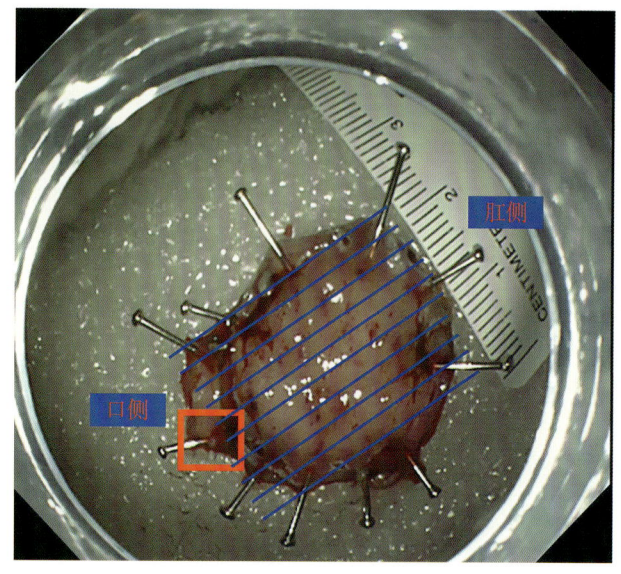

图 1-2-85 ESD 术后切片
充分展平,黏膜面朝上,大头针固定,标本大小约 2.5 cm×3 cm。红框处双标为口侧,拍照后将标本浸没于 4% 中性甲醛固定。

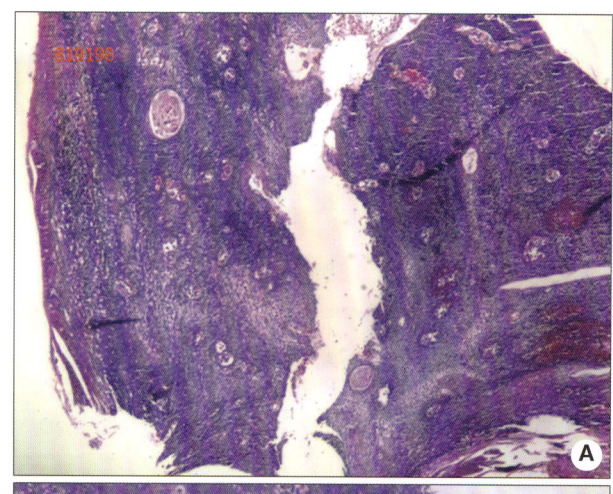

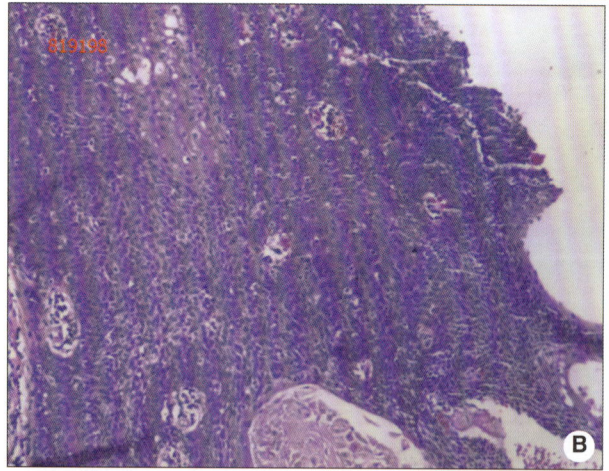

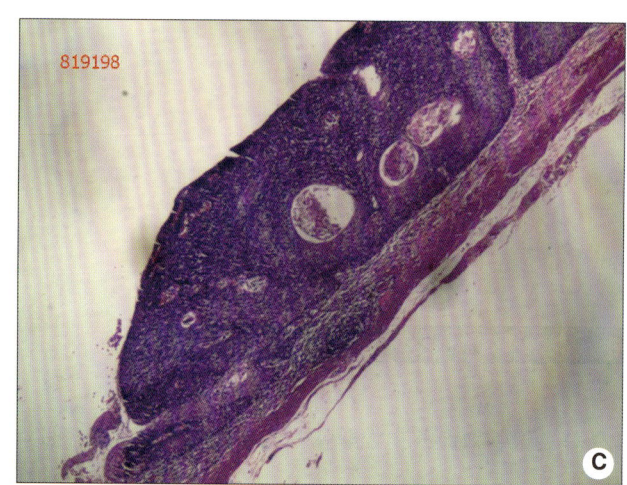

图 1-2-86 病理所见
中分化鳞状细胞癌(A~C)。

病理诊断

中分化鳞状细胞癌,未侵及黏膜肌层,基底切缘未见病变累及,无淋巴管或脉管浸润。

诊断体会

LCI 较白光对病变显示更明显,可清晰显示病变的分界线,BLI-ME 可清晰显示微血管 IPCL 形态,根据 AB 分型可提示病变的性质及病变侵犯的深度。本病例 BLI-ME 提示病变分界线明显,IPCL 呈 B1 型,提示病变累及上皮及固有层可能性大,未累及黏膜肌层,最终 ESD 病理证实病变未侵及黏膜肌层。

(病例指导老师:陈幼祥)

病例 10　食管鳞状细胞癌

病例提供 » 杨　歆　重庆医科大学附属第一医院

简要病史

性别：女。
年龄：77岁。
主诉：反酸、嗳气3个月，加重1周。
病变部位：食管。

内镜表现

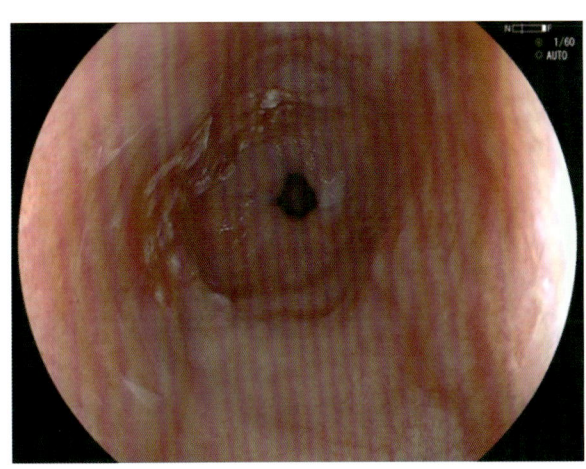

图 1-2-87　白光观察
距门齿35~37 cm处黏膜片状粗糙不平，范围约2.5 cm×2 cm，表面覆着白色分泌物。

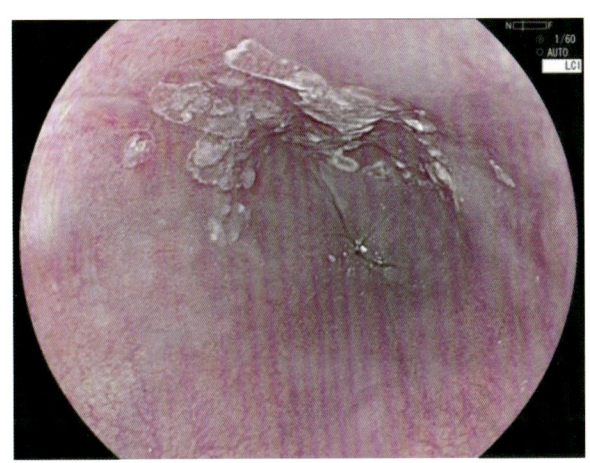

图 1-2-88　LCI 观察
病灶区域与周围黏膜对比明显。

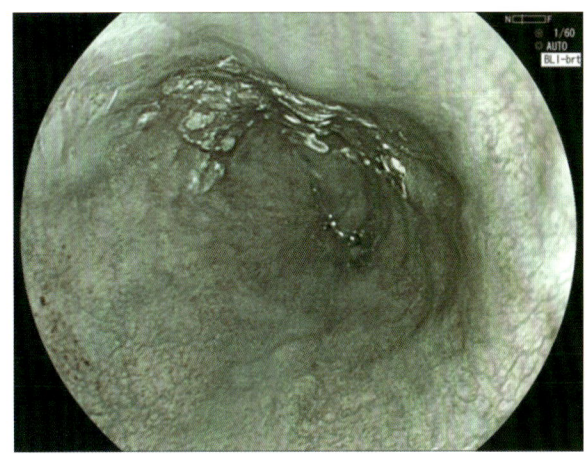

图 1-2-89　BLI-Bright 观察
病灶呈茶色改变。

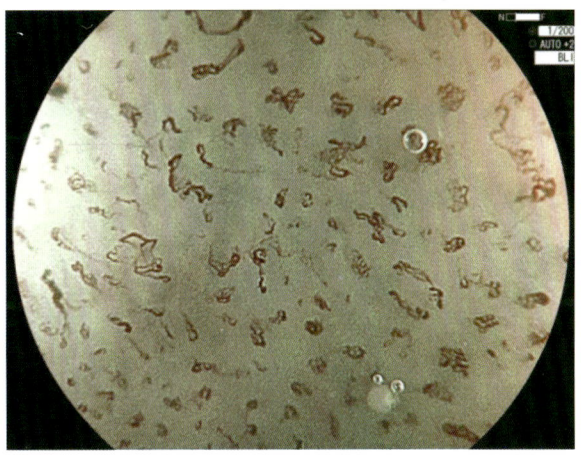

图 1-2-90　BLI 观察
BLI放大模式下，病灶呈茶色改变，局部放大观察可见IPCL呈B1型。

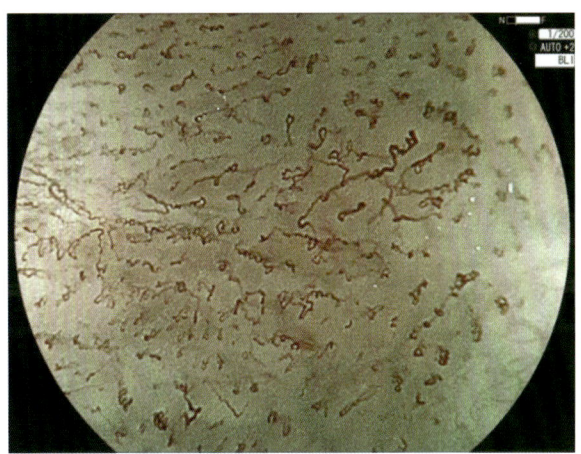

图 1-2-91　BLI 观察
BLI模式下，局部放大观察可见IPCL增粗、扭曲，呈B1型。

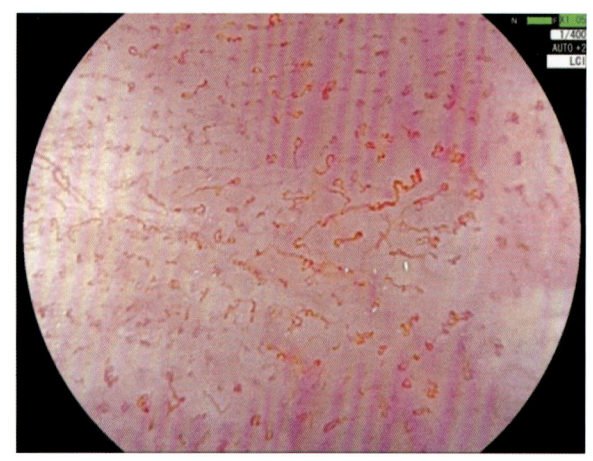

图1-2-92　LCI观察

局部放大观察可见IPCL增粗、扭曲，呈B1型。

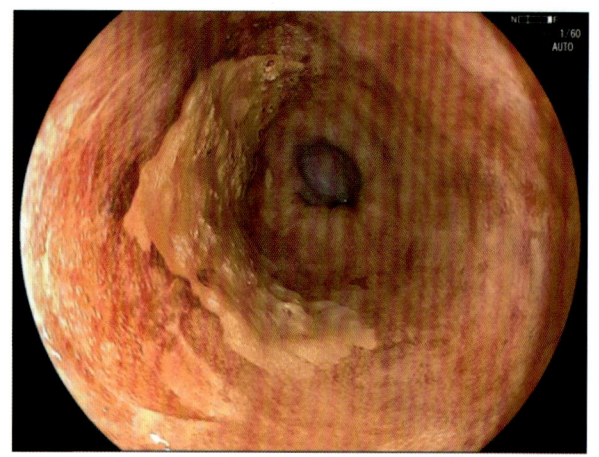

图1-2-93　卢戈液染色

染色后病灶不着色，早期食管癌（0-ⅡB，M1~M2），进行标记、剥离病灶。

病理所见

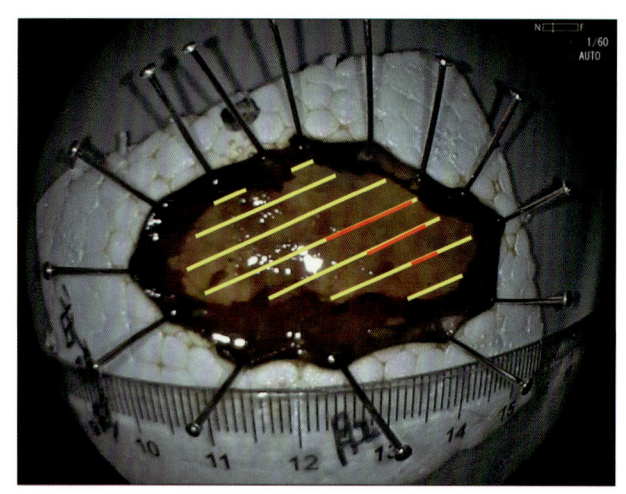

图1-2-94　ESD术后标本

黄线（━━）为高级别异型增生，红线（━━）为黏膜内癌。

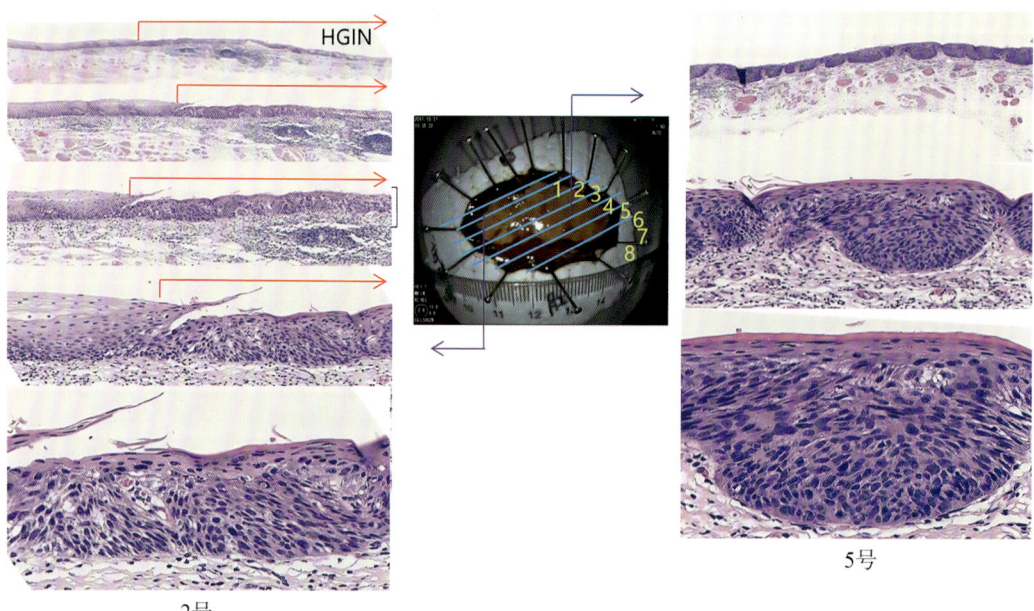

图1-2-95　病理所见

食管口至肛侧1~4号、8号：鳞状上皮高级别异型增生；5~7号：浸润黏膜固有层。水平及基底切缘（-），脉管（-）。

病理诊断

鳞状细胞癌。

诊断体会

早期食管癌内镜下相对比较隐匿,特殊光(如LC1、BLI)及卢戈液对其有独特的诊断价值。放大内镜能清晰观察到其微血管的变化,有助于其性质和深度的判断,指导临床诊治。ESD后对标本的处理以及病理对标本全面、细致的评估不仅能给内镜诊断一个准确的答案,提高内镜医生的诊治水平,更是指导下一步诊治及判断预后的最重要依据。

病例 11 食管多灶性早癌

该病例讲解视频二维码

病例提供 》 齐 健 中山大学附属第七医院

简要病史

性别:男性。
年龄:59岁。
主诉:以"间断呕吐伴进食梗阻感10余天"就诊。
病变部位:食管。

内镜诊断

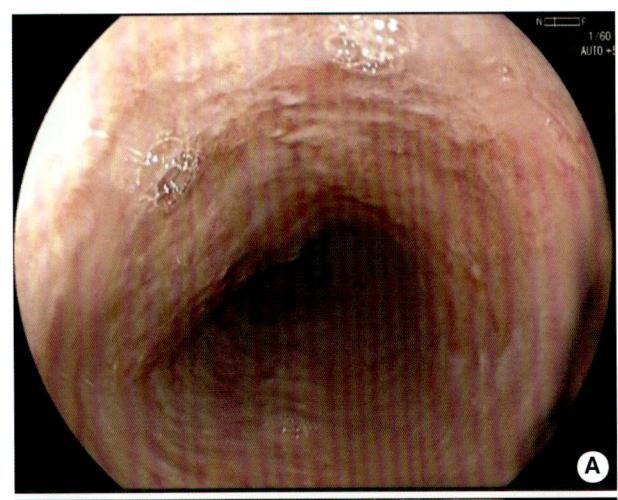

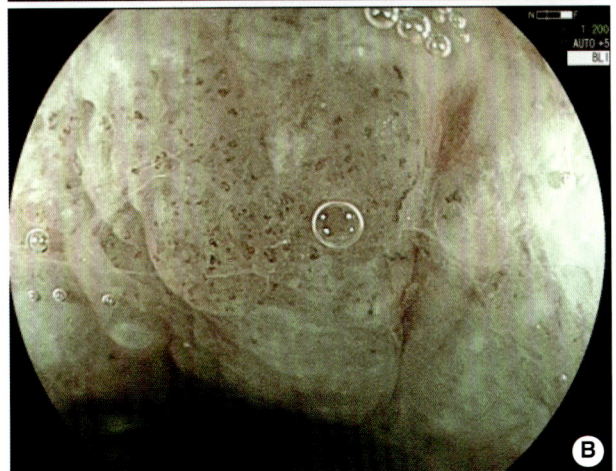

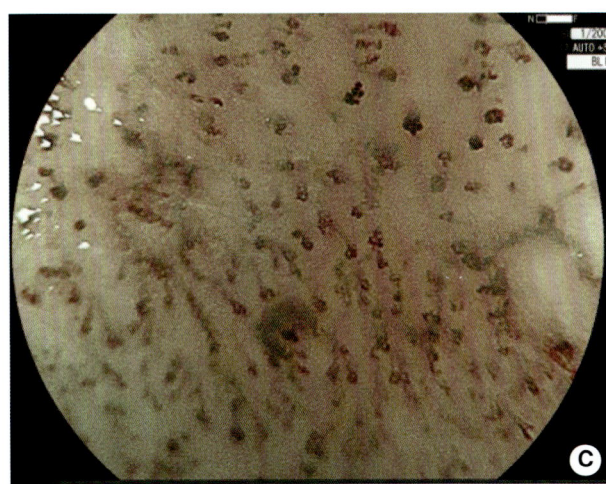

图 1-2-96 白光观察

可见食管距门齿30 cm处病灶边界清晰;BLI放大观察可见病灶中上皮内乳头状血管呈不规则花环状;0-Ⅱb型,IPCL-Ⅳ~Ⅵ,B1,M1~M2(A~C)。

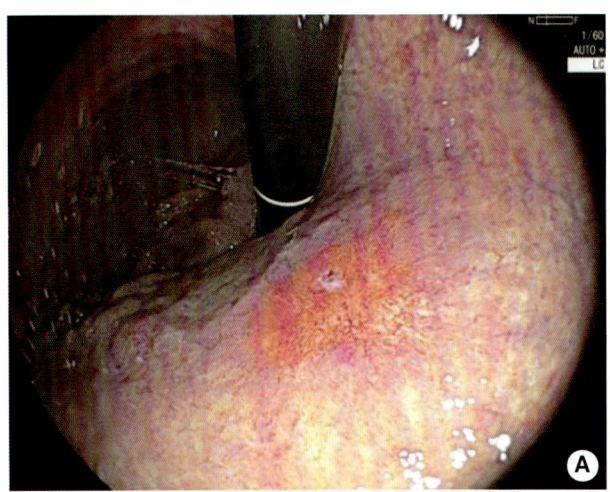

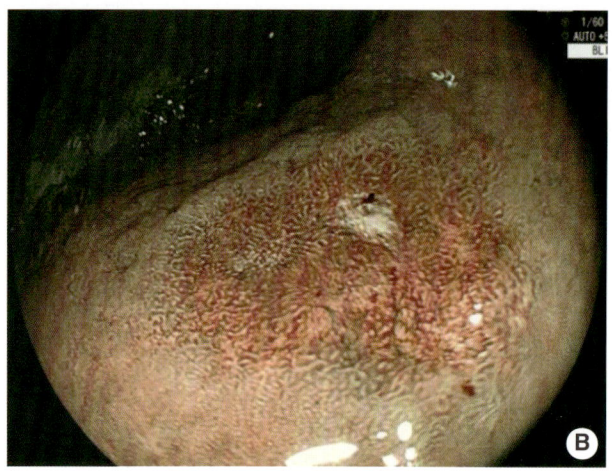
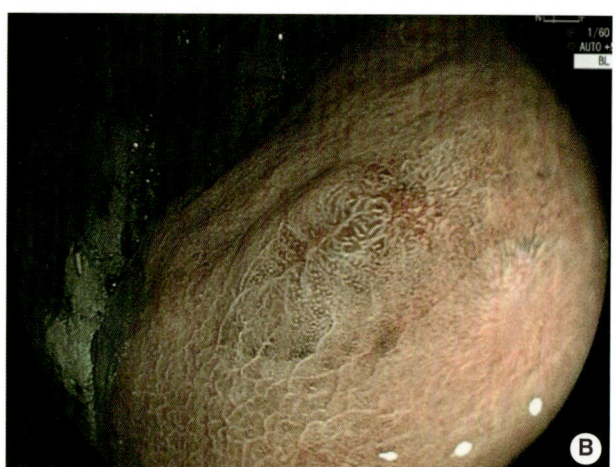

图 1-2-97 LCI 观察

可见胃体前壁偏小弯黏膜 0-Ⅱc 型病变，边界可见、模糊；病灶边缘表面微结构、微血管规则（A、B）。

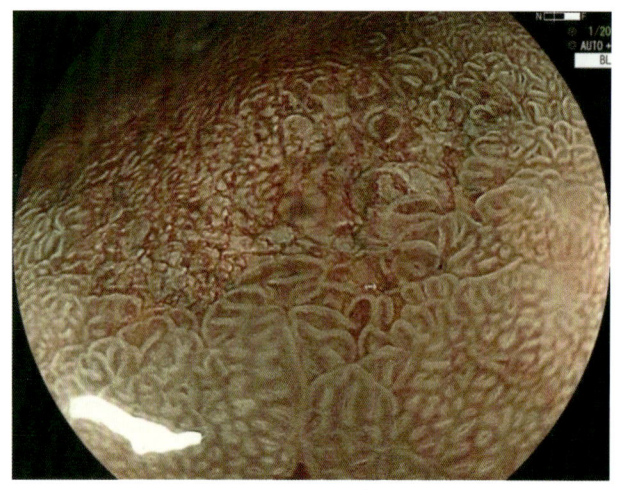
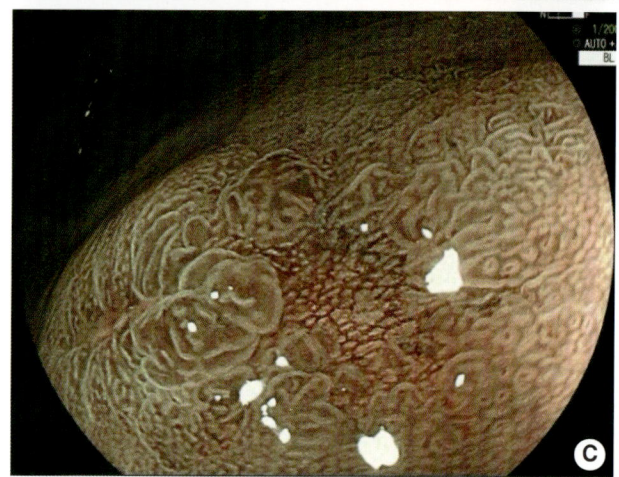

图 1-2-99 0-Ⅱa 型病变

胃体前壁偏大弯黏膜见 0-Ⅱa 型病变，LCI 模式下观察病灶更加清晰，BLI 放大观察病灶表面微结构局部大小不一，未见不规则表面微血管（A~C）。

图 1-2-98 BLI 观察

BLI 放大观察可见病灶中央表面微结构消失，微血管显露。

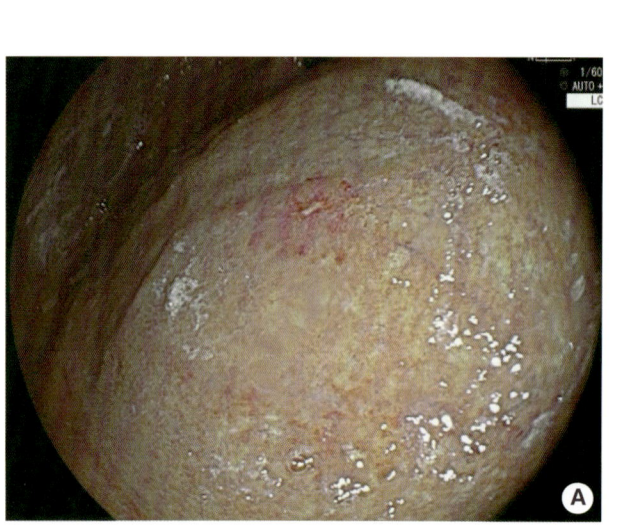
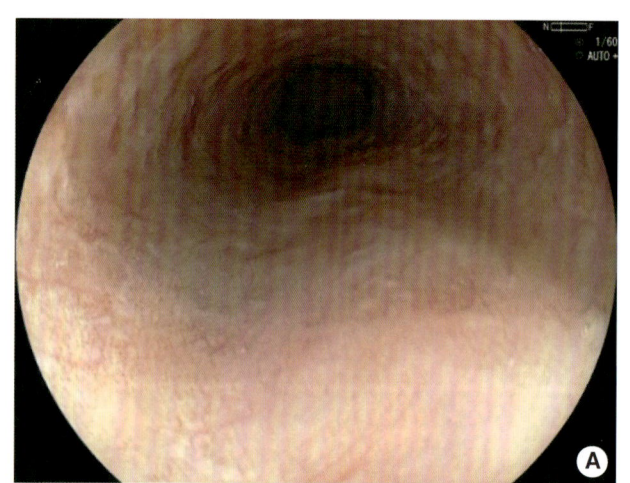

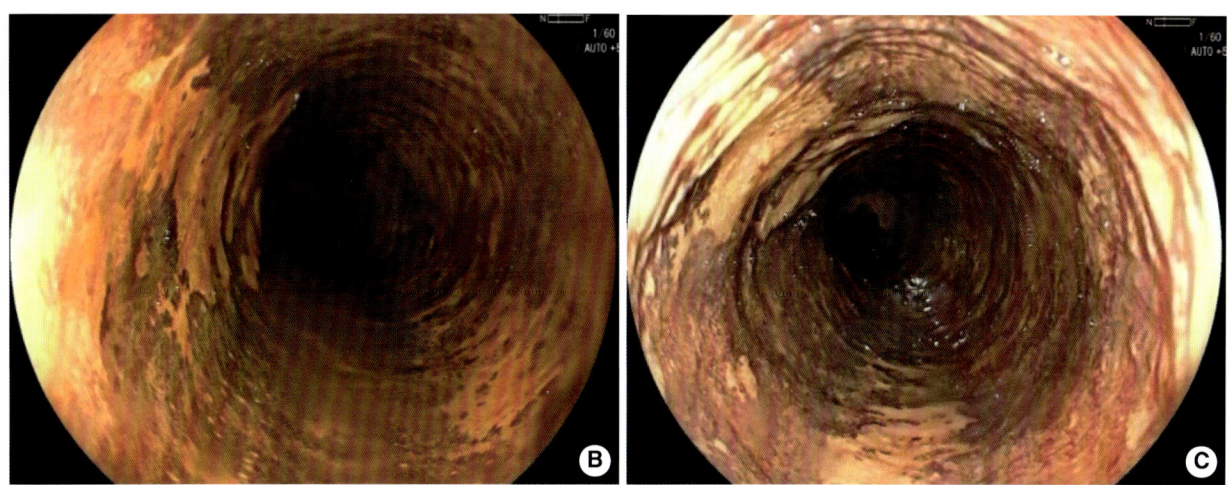

图 1-2-100 碘染色

碘染色发现食管距门齿 20cm 多发黏膜病变：左前壁、后壁分别见大小约 1.8cm×1.0cm 不规则淡染区（A～C）。

病理所见

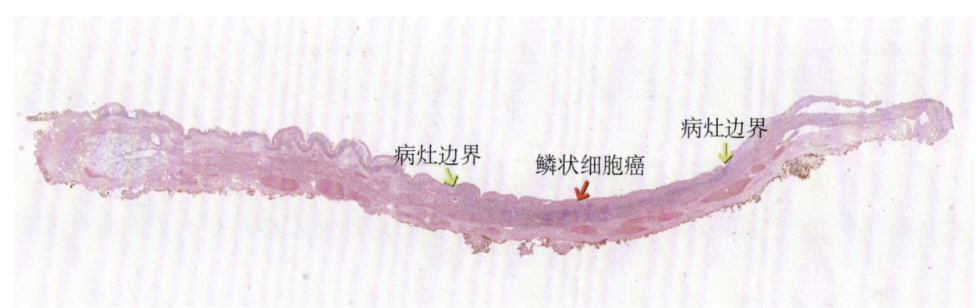

图 1-2-101 鳞状细胞癌

食管距门齿 20cm 左前壁病灶（62 号片）。

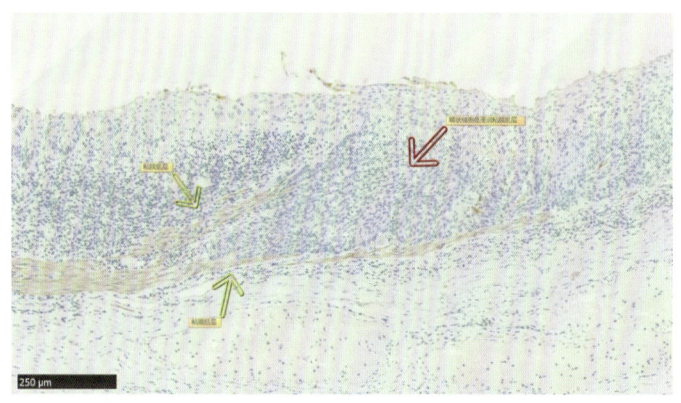

图 1-2-102 DESM 标记平滑肌

食管距门齿 20cm 左前壁病灶（62 号片）。

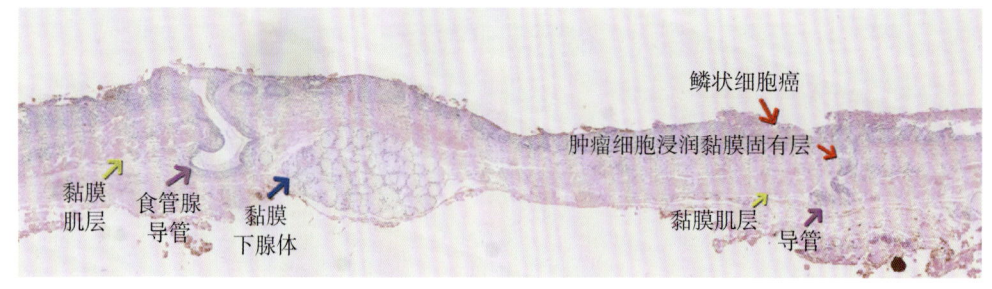

图 1-2-103 鳞状细胞癌
食管距门齿 30 cm 病灶，43 号片。

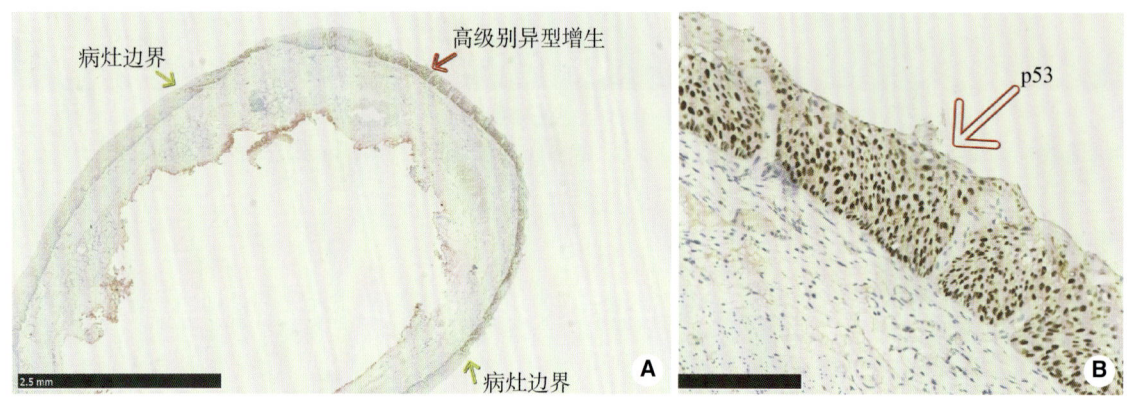

图 1-2-104 病理所见
食管距门齿 20 cm 后壁病灶（A、B）。

病理诊断

- 食管距门齿 20 cm（左前壁）：非角化型鳞状细胞癌，肿瘤侵及黏膜肌（pT1a-MM）。
- 食管距门齿 20 cm（后壁）：鳞状上皮高级别异型增生。
- 食管距门齿 30～36 cm ESD 标本：非角化型鳞状细胞癌，肿瘤侵及黏膜固有层（pT1a-LPM）。
- 手术侧切缘及基底部组织净。
- 未见明确脉管、神经侵犯；免疫组化呈：CK（+），D2-40（淋巴管+），CD31（血管+），p53（突变型），Ki-67（+），Desmin（平滑肌+），弹力纤维染色（血管+）。
- 胃体 ESD 标本：中度慢性活动性胃炎伴糜烂及腺体中度肠上皮化生，局部区域腺体呈反应性增生（Ⅱc 区域）；局部区域呈萎缩性胃炎图像。
- 手术切缘未见病变（Ⅱa 区域）。

诊断体会

多灶性食管癌的特点

- 多灶性食管癌（MFN）是指食管不同部位同时或先后发生两个或两个以上原发癌灶。
- 多灶性癌按时间分为同时性癌和异时性癌。
- p53 蛋白的积累和突变发生在食管癌变的早期，可能是多灶性食管癌变过程中的关键分子机制。
- 多灶性食管癌常伴发头颈部黏膜癌（鼻咽、喉、食管癌）、肺癌、贲门（胃）癌及甲状腺癌。
- 内镜治疗多灶性浅表食管鳞癌（SESCC）成功率高，是安全有效的治疗方法。
- 多源发食管癌是食管早癌内镜治疗失败的重要因素之一。
- 从口咽部开始观察，电子染色内镜可以帮助提高病灶的发现率。
- 在食管鳞癌筛查时，复方碘溶液染色可大大提高早期食管鳞癌的检出率，在清晰显示病灶边界方面，碘染色较电子染色内镜仍有优势。
- 发现可疑病灶时，更应该仔细观察有无其他病灶同时存在。
- 内镜放大染色观察对于病灶深度的判断优于活检（越深越明显）。

第三节 胃

病例 1　胃窦高分化管状腺癌

病例提供 » 初　元　同济大学附属东方医院

该病例讲解视频二维码

简要病史

性别:男。
年龄:62 岁。
主诉:反复腹部不适数年余。
病变部位:胃窦部。

内镜表现

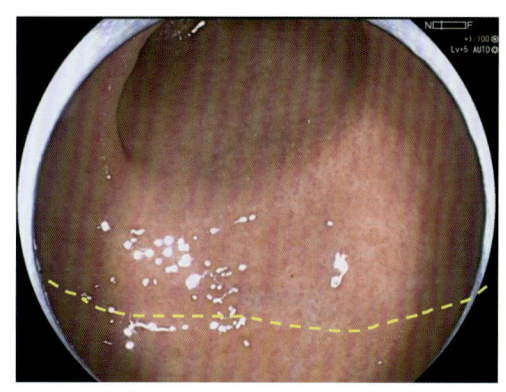

图 1-3-1　白光观察

可见胃窦体交界大弯侧 F 线,倒镜观察可见胃体上部小弯分界线,判断该病变背景黏膜为慢性萎缩性胃炎,木村-竹本分类 C3。

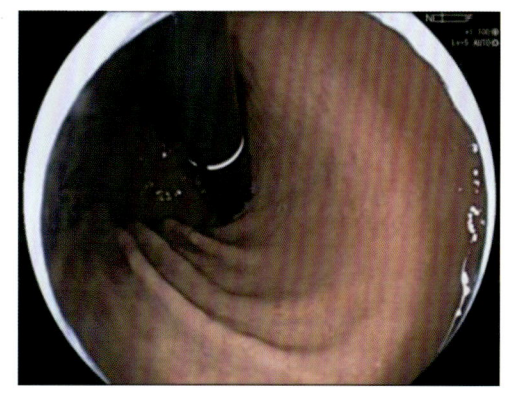

图 1-3-2　白光观察

胃体中上部后壁可见 0-Ⅱc 病变,远景观察欠清晰。

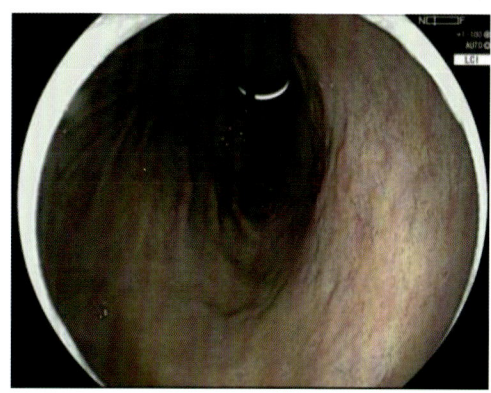

图 1-3-3　LCI 观察

中景观察可见病灶的凹陷区域,LCI 模式下病灶呈明显的橙红色。

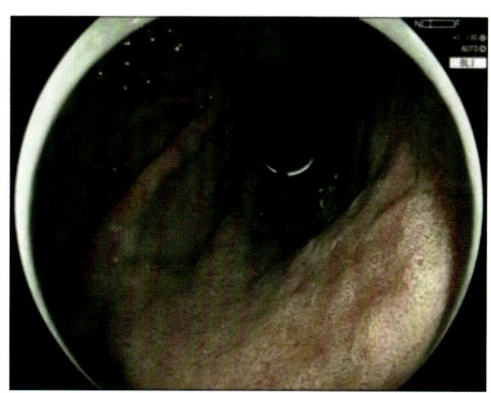

图 1-3-4　BLI 观察

BLI 模式下靠近观察病灶呈茶色,边界线清晰。

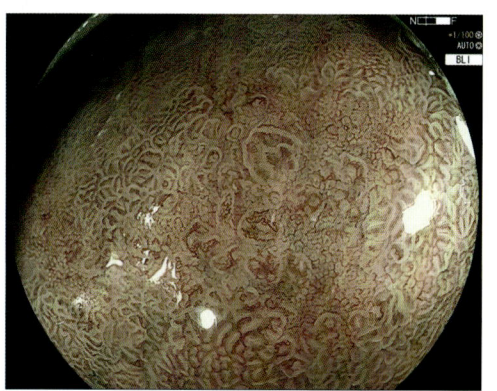

图 1-3-5　BLI 观察

BLI 中放大可见清晰的 DL、IMVP、IMSP,可见 loop pattern 和完全 mesh pattern。

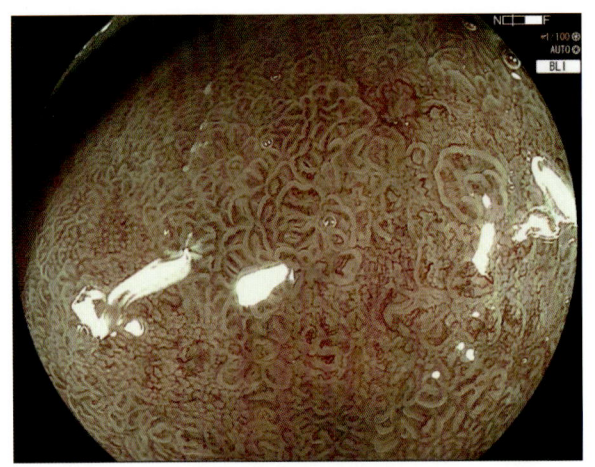

图1-3-6 BLI观察

BLI放大下可见部分病灶表面覆盖非肿瘤上皮。

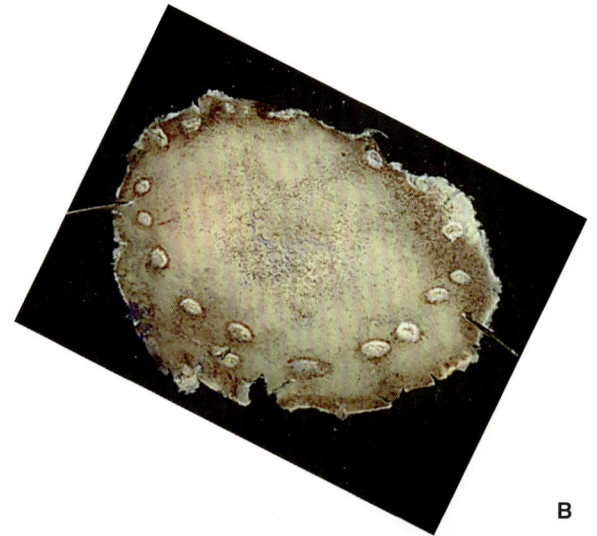

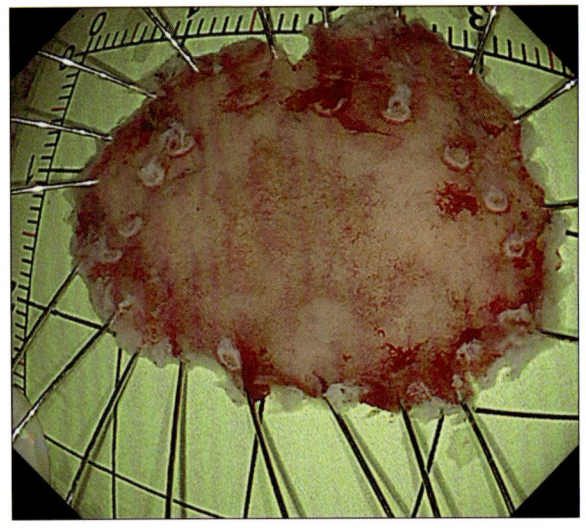

图1-3-7 ESD术标本

用时30分钟,无术中、术后并发症,患者2天后拔除胃管后逐渐过渡饮食,4天后出院。

病理所见

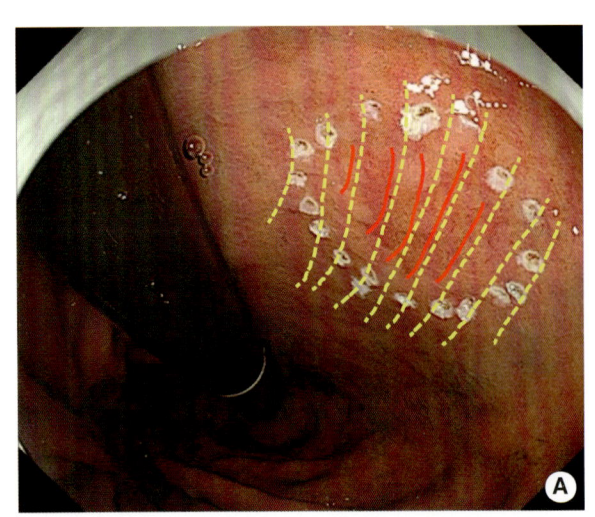

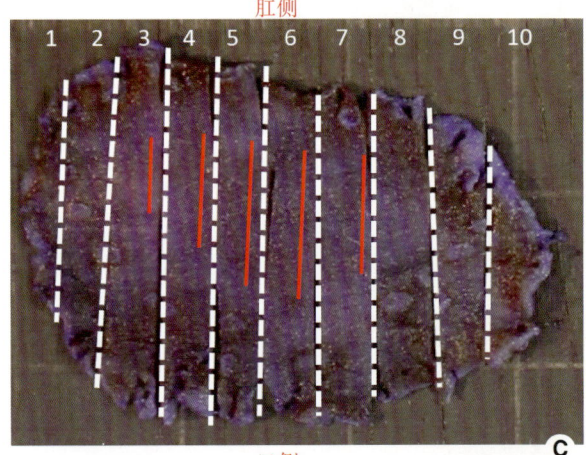

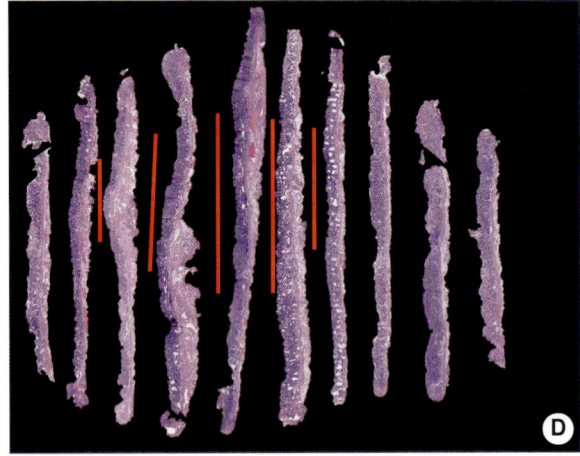

图1-3-8 病理所见

内镜-大体-病理图片进行对照,确认第3~7条组织见肿瘤性病变(A~D)。

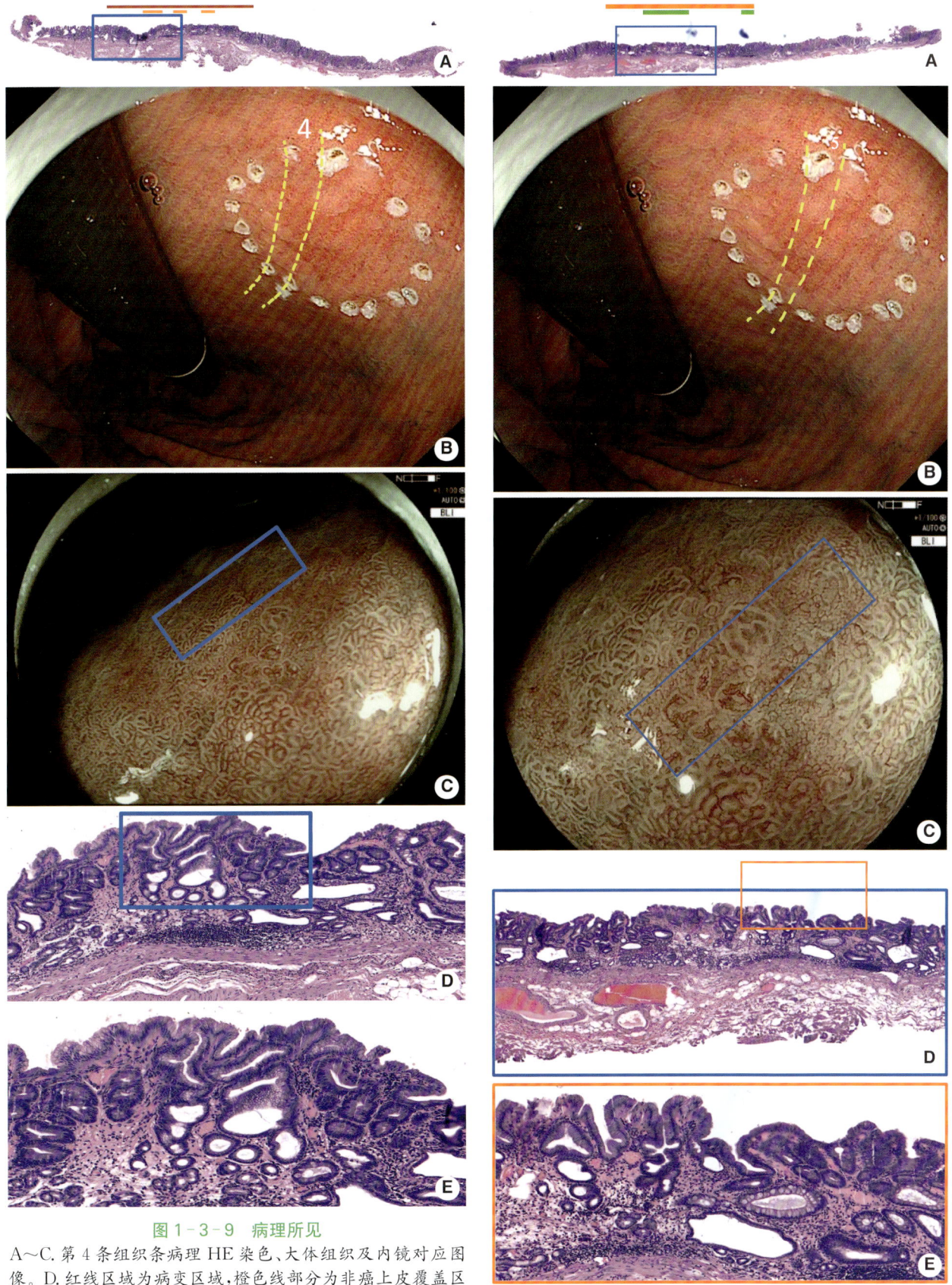

图 1-3-9 病理所见

A~C. 第4条组织条病理 HE 染色、大体组织及内镜对应图像。D. 红线区域为病变区域,橙色线部分为非癌上皮覆盖区域。E. D图中蓝框放大 HE 染色,可见框中区域由左至右表面上皮逐渐由非癌上皮过渡到肿瘤上皮,下方均为癌腺管。

图 1-3-10 病理所见

A~C. 第5条组织条,病理 HE 染色、大体组织及内镜对应图像。D. 橙线区域为病变区域,绿色线部分为非癌上皮覆盖区域。E. D图中蓝框放大 HE 染色,可见框中区域由上区域非癌上皮及肿瘤上皮混杂,下方均为癌腺管。

病理诊断

肉眼所见

黏膜组织一块,大小 3.1 cm×2.2 cm×0.2 cm,见一浅表凹陷,范围 1.2 cm×1.0 cm。

病理诊断(胃体 ESD 标本 1 块,大小 3.1 cm×2.2 cm×0.2 cm,全取材,共 10 条)

- 组织学类型:高级别异型增生(WHO 标准)/高分化管状腺癌(日本标准)。
- 黏液分型:完全小肠型。
- 肉眼分型:浅表凹陷型(0-Ⅱc)。
- 肿瘤数量:1 个。
- 肿瘤大小:镜下约 15 mm×7 mm(5/10 见肿瘤组织)。
- 浸润深度:肿瘤组织位于黏膜层(pT1a-M)。
- 脉管情况:未见脉管癌栓及侵犯(Ly0,V0)。
- 有无溃疡:不伴溃疡形成(UL0)。
- 水平切缘(侧切缘,pHM):标本侧切缘阴性,距肿瘤最近距离 0.5 cm(pHM0)。
- 垂直切缘(基底切缘,pVM):标本基底切缘阴性(pVM0)。
- 周围黏膜:慢性萎缩性胃炎伴肠上皮化生,轻度炎症。

免疫组化

MUC2(+),MUC5AC(−),CD10(+),MUC6(−),p53(弱+),CDX-2(弱+),HER2(−),CK7(−),CK20(+),Ki-67(+,约 20%)。原位杂交:EBER(−)。

诊断体会

- LCI+白光在胃癌高风险人群中的胃肿瘤病变检出率显著高于白光,早期胃癌 LCI 下发红/橙更加明显。
- LCI 中远景观察可以更好地分辨炎症/肠化(紫)和肿瘤(橙)。
- BLI+ME 可以更好地判断 DL、微血管结构(MVP)、表面微细结构(MSP),从而判断肿瘤有无、分化类型等要素,指导治疗方案。

(病例指导老师:徐美东)

病例 2 胃窦高分化管状腺癌

该病例讲解视频二维码

病例提供 ▶ 王 雨 西安市中心医院

简要病史

性别:女。
年龄:50 岁。
主诉:间断贫血 1 年就诊于外科。
病变部位:胃窦。

内镜表现

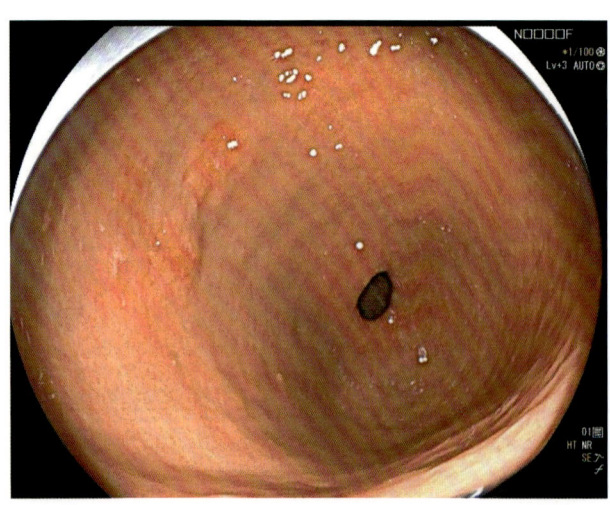

图 1-3-11 白光观察

胃窦小弯偏前壁侧,可见片状发红凹陷 0-Ⅱc 型病变,前壁侧范围较大,后壁侧范围较小。

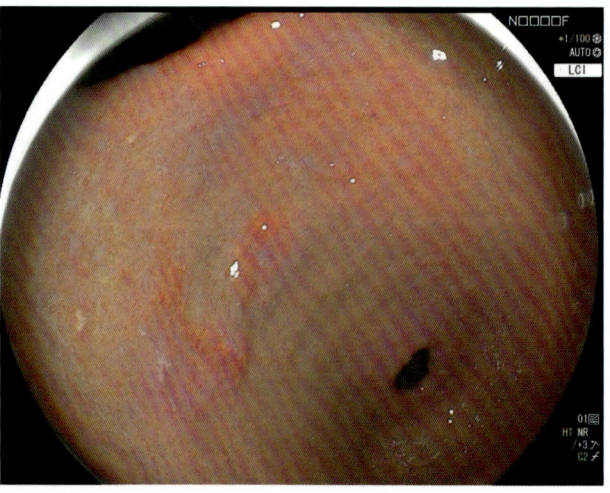

图 1-3-12 LCI 观察

LCI 模式下,对病灶由远及近观察,病灶呈现橙色紫色交错,病灶更加清晰,背景黏膜为 C3 萎缩,为 Hp 感染。

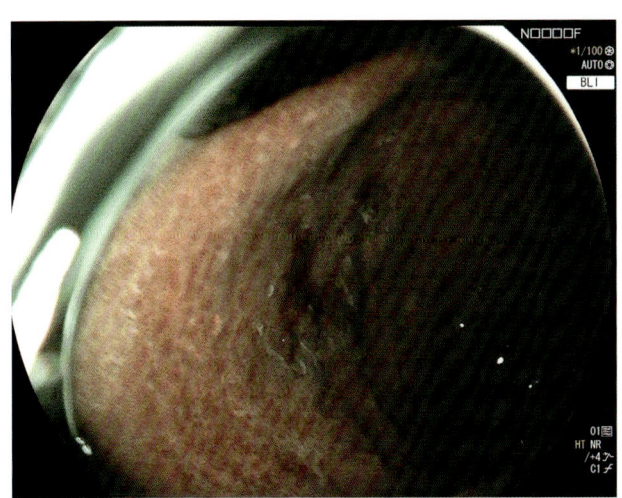

图 1-3-13 BLI 观察
病灶呈现茶色调改变,边界清晰。

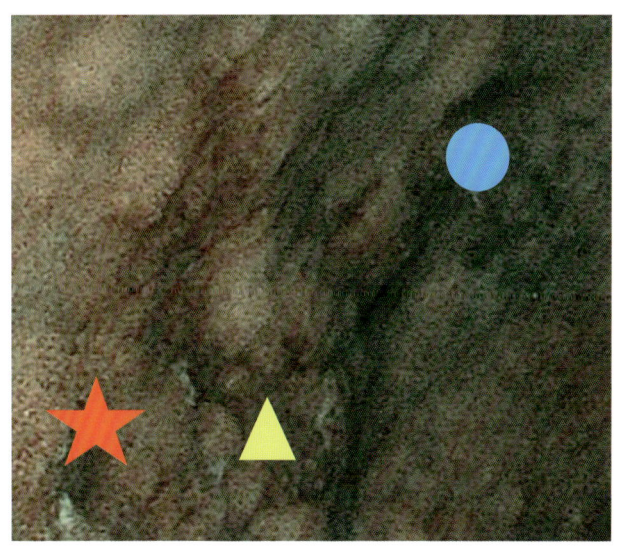

图 1-3-14 BLI 观察
BLI 模式下对病灶这 3 个标记区域进行重点放大观察。

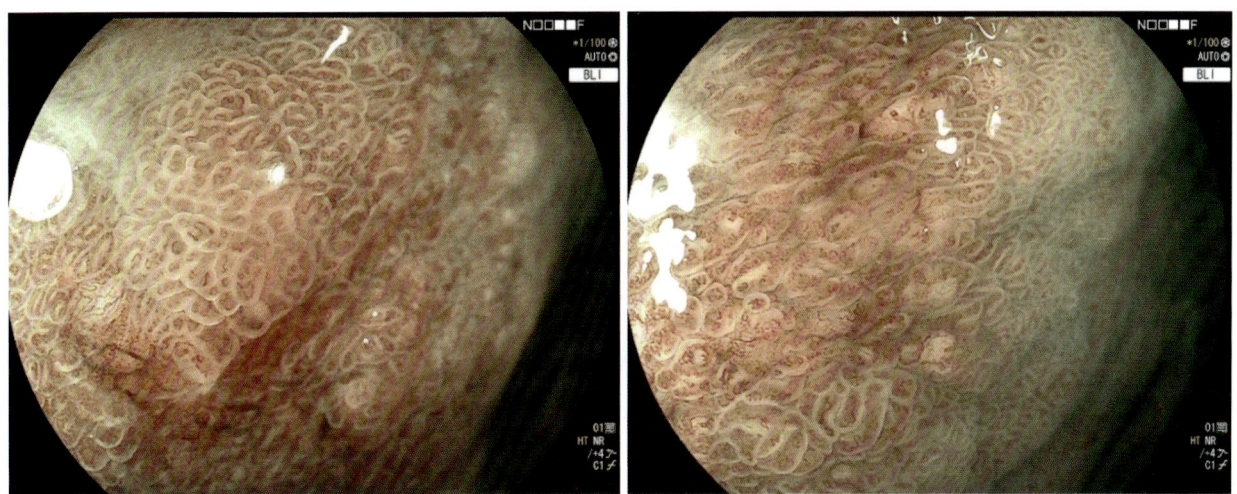

图 1-3-15 BLI 观察
BLI 放大观察,病灶前壁及肛侧区域 DL(+),但口侧及后壁侧边界不明显,腺管呈过渡状态,DL(-)。

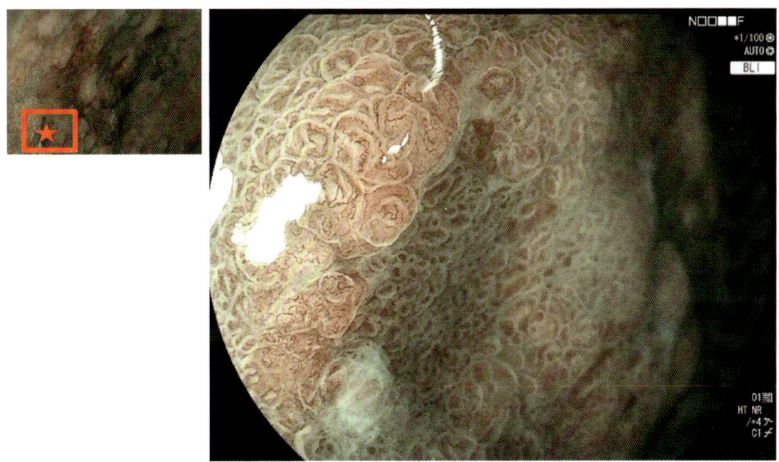

图 1-3-16 BLI 观察
BLI 进一步放大观察,病灶呈颗粒样乳头状改变,整体异型度不高,考虑为非肿瘤上皮改变。

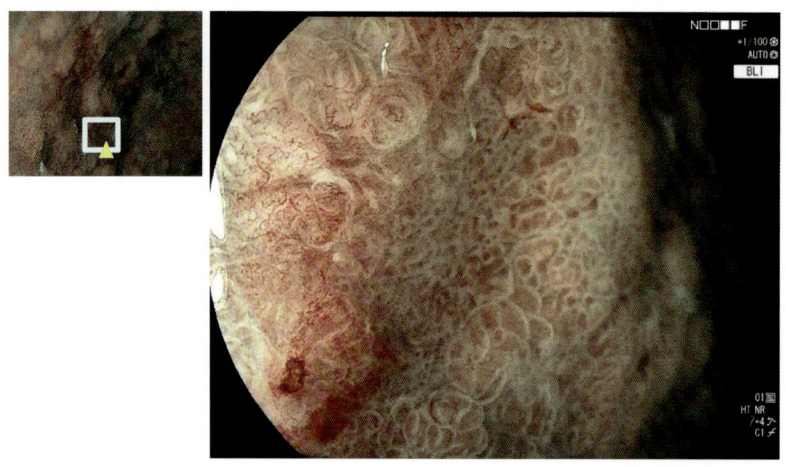

图 1-3-17 BLI 观察

BLI 观察该区域与前面类似，仍考虑为非肿瘤性改变。

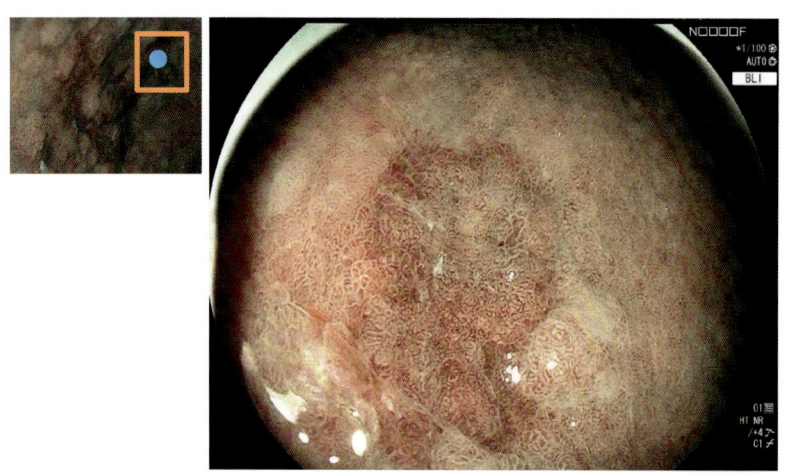

图 1-3-18 BLI 观察

BLI 观察该区域可见规律的网格样血管，考虑为分化型肿瘤。

病理所见

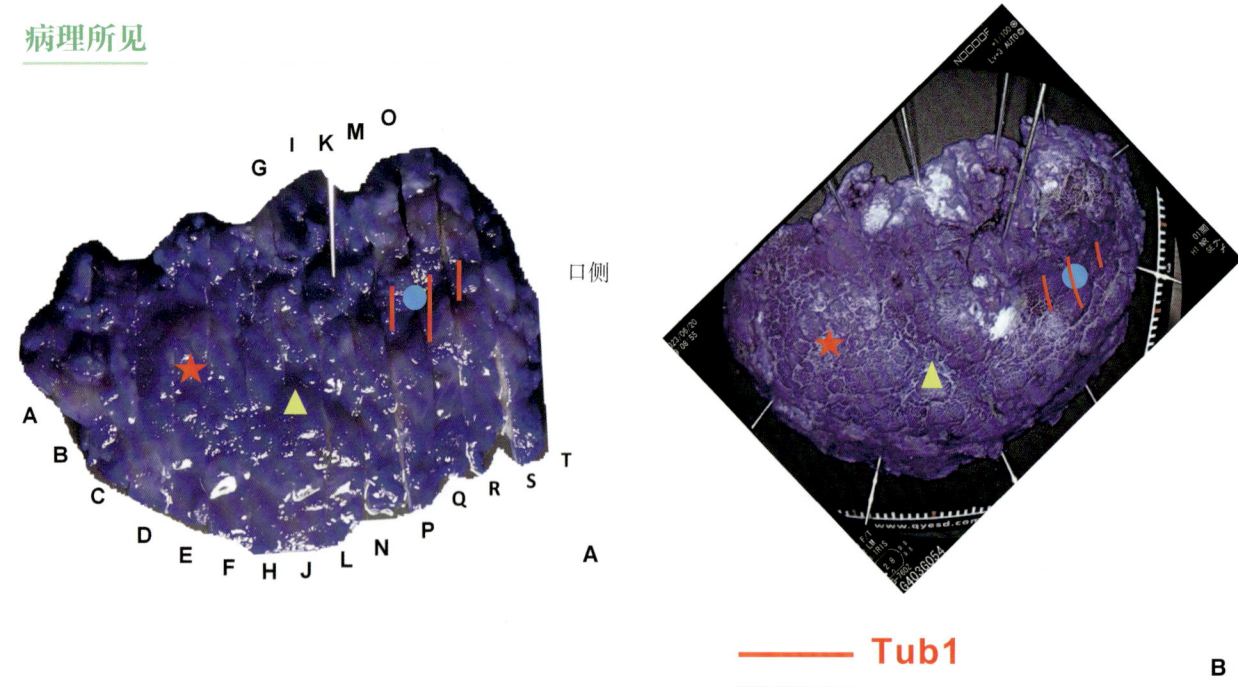

Tub1

B

第一章　上消化道病变

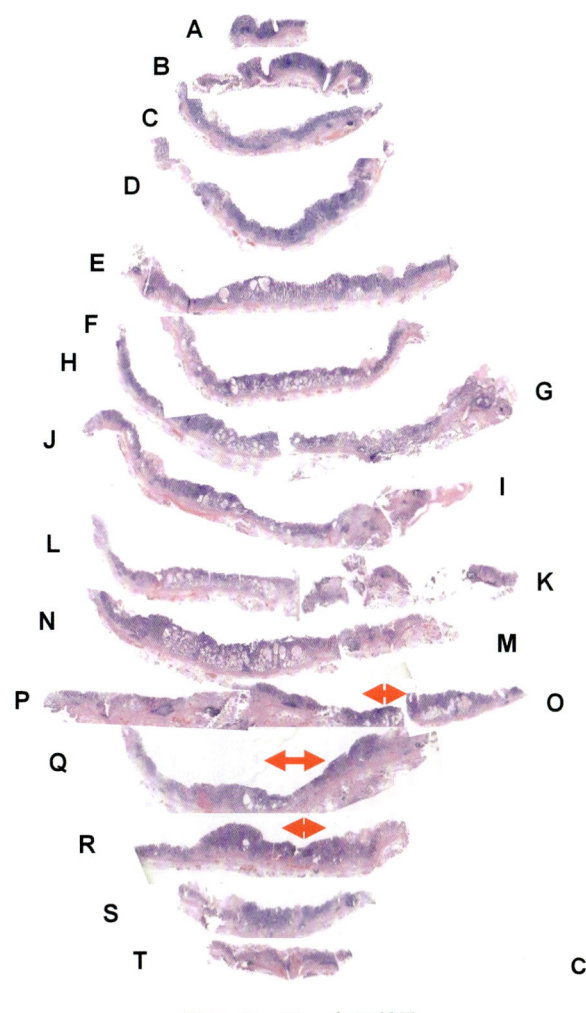

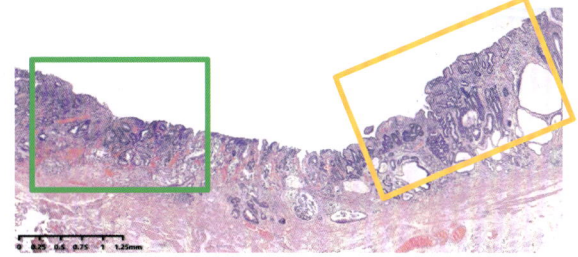

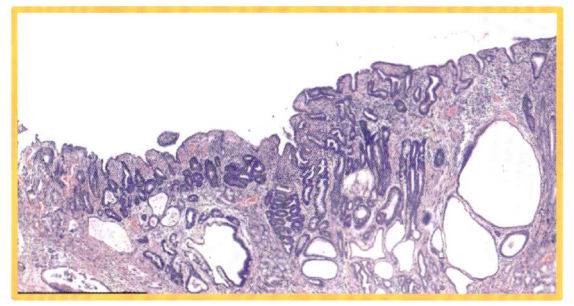

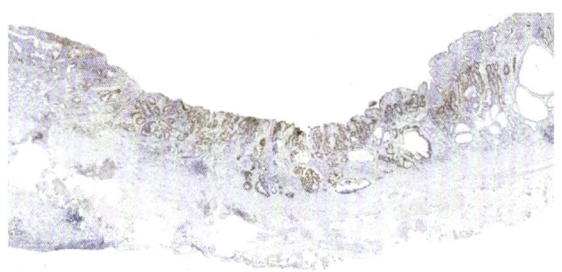

图 1-3-19　病理所见
病理对照与还原（A～C）。

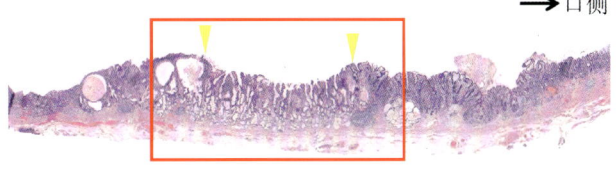

图 1-3-20　病理所见
图 1-3-19A 中 ★ 区域，E 组织条，炎症区域，非肿瘤。

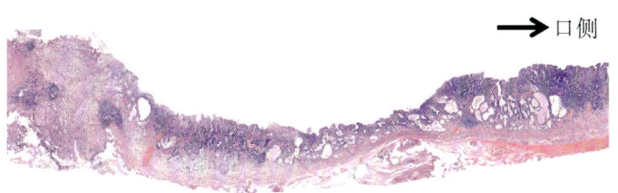

图 1-3-21　病理所见
图 1-3-19A 中 ▲ 区域，J 组织条，炎症区域，非肿瘤。

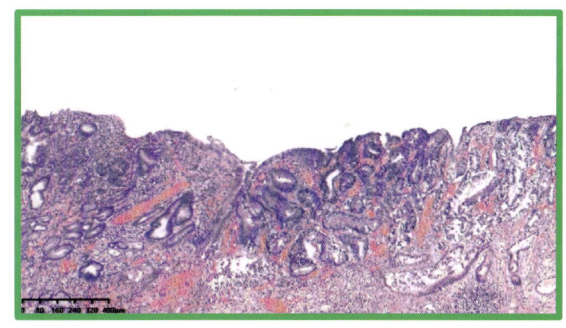

图 1-3-22　病理所见
图 1-3-19A 中 ● 区域，Q 组织条，肿瘤区域，病灶两侧边界清晰。

病理诊断

- 病变位置：胃窦小弯前壁。
- 病变形态：0-Ⅱc 型。
- 标本大小：4.0 cm×3.8 cm。
- 病灶大小：1.0 cm×0.6 cm。
- 组织学类型：Tub1。
- 浸润深度：pT1a(M)。
- 溃疡：UL0。
- 标本切缘：pHM0，pVM0。
- 脉管浸润：Ly0，V0。

- 背景黏膜:萎缩、肠化。
- 黏液表型:胃肠混合型。
- 免疫组化:MUC5AC 灶(+),MUC6(+),MUC2 灶(+),CD10(−),D2-40 及 CD34 染色提示脉管、淋巴管(−)。

诊断体会

- 胃肿瘤性病变的诊断,背景黏膜的判断非常重要,需要区分 Hp 相关及 Hp 阴性胃癌。
- Hp 感染引起的炎症对于病变的形态、边界都有影响,对于炎症背景很重的病变,除菌后再进行内镜下治疗是一种选择。
- 内镜与病理需要加强合作,犯错误并不可怕,我们需要的是在挫折中不断学习和积累,以及不断奋勇前行的勇气和动力。

(病例指导老师:庄坤)

病例 3　胃窦体交界高分化管状腺癌

该病例讲解视频二维码

病例提供 » 白　璇　云南省第一人民医院

简要病史

性别:男。
年龄:66 岁。
主诉:发现胃体病变 2 个月余。
病变部位:胃窦体交界。

内镜表现

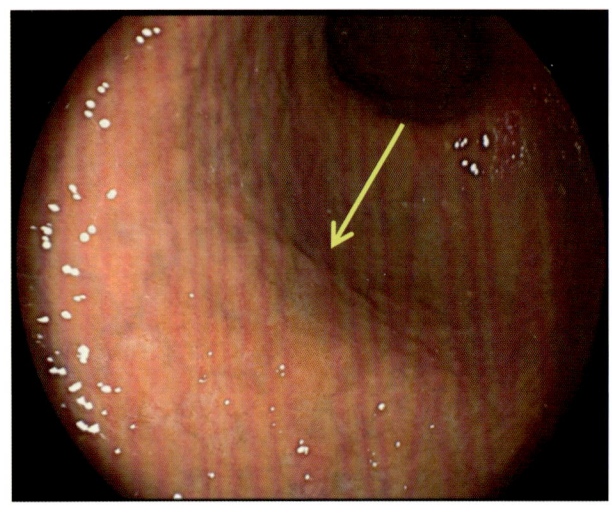

图 1-3-23　白光观察
窦体交界大弯偏前壁黏膜稍发红凹陷改变,边界不清。

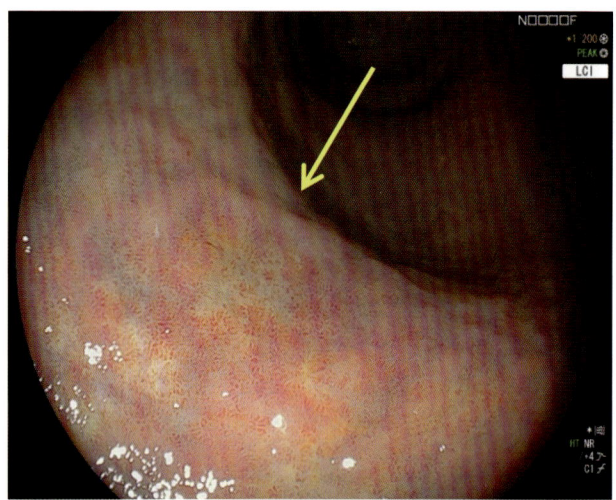

图 1-3-24　LCI 观察
窦体交界大弯偏前壁 0-Ⅱc 病变,大小约 1cm,病灶色调呈紫包橙色,与周围萎缩黏膜有色差改变。

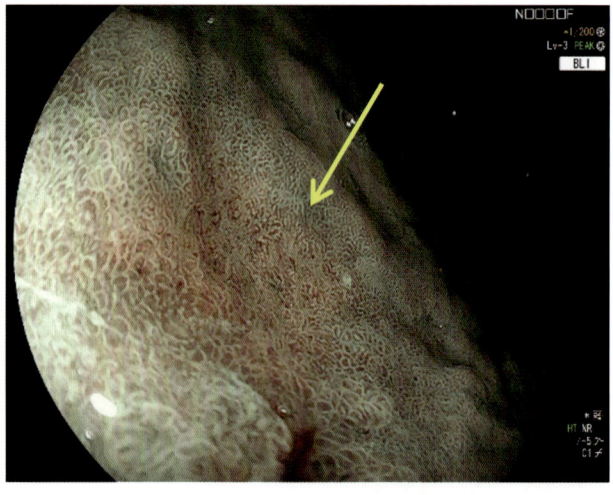

图 1-3-25　BLI 观察
病灶可见茶褐色改变,存在颜色边界。

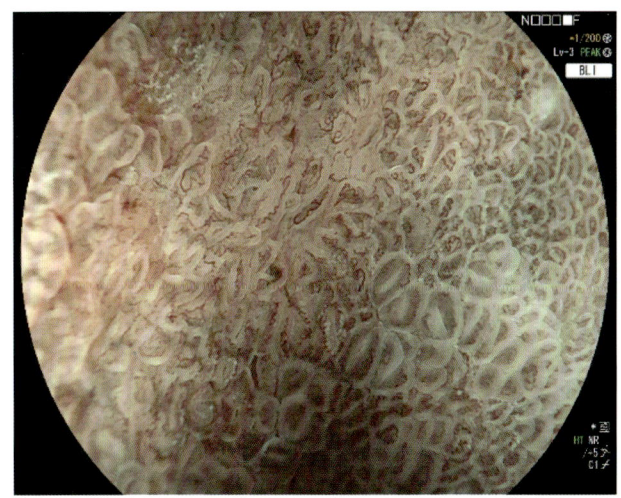

图 1-3-26　BLI 观察

病灶大弯侧可见 IP 拉宽，MCE 消失、变窄，微结构走行紊乱，微血管扭曲、粗细不等、走行紊乱。

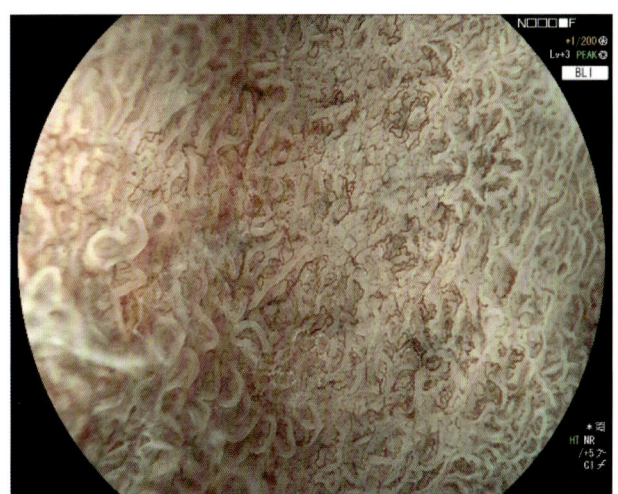

图 1-3-27　BLI 观察

病灶中央凹陷处可见 mesh pattern、loop pattern 样微血管变化，微血管扭曲、粗细不等、走行紊乱，局部微结构缺失。

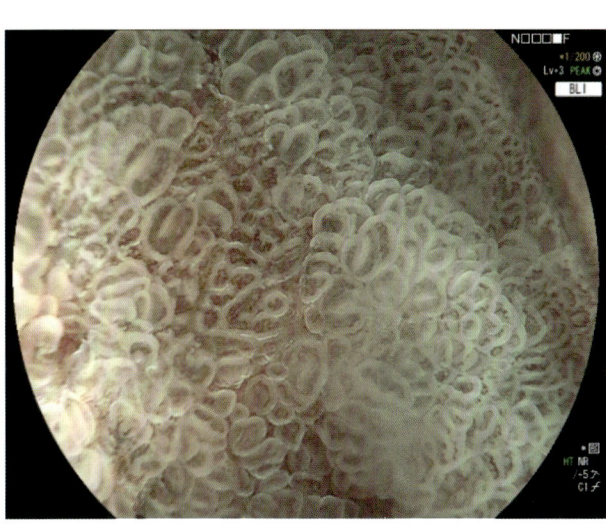

图 1-3-28　BLI 观察

病灶肛侧可见 IP 稍有拉宽，MCE 异型度低，微结构、微血管异型度低，MCE 边缘可见亮蓝嵴（LBC）。

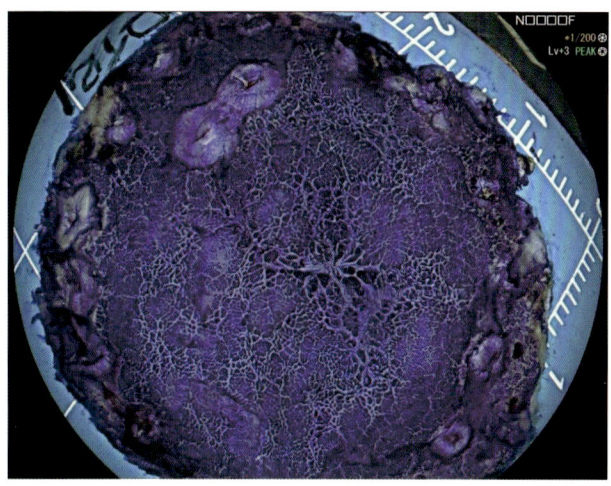

图 1-3-29　ESD 术后标本

病理所见

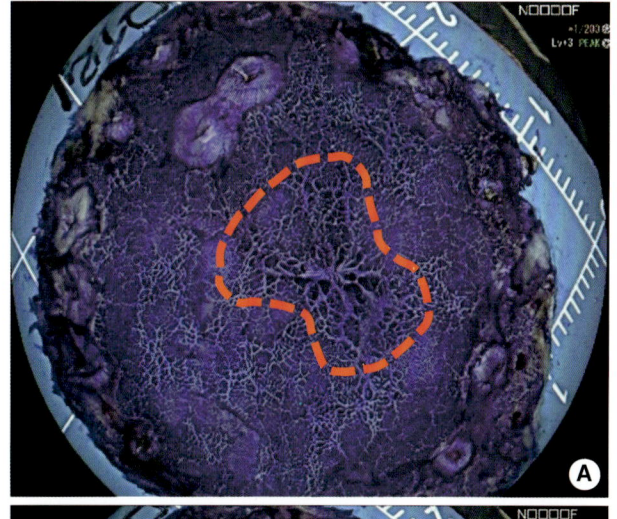

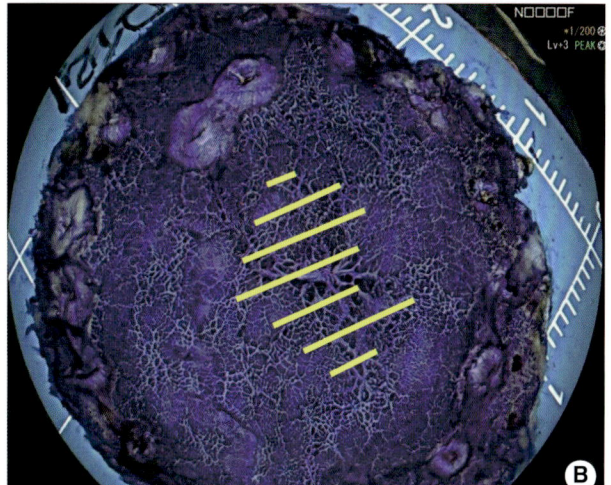

图 1-3-30　ESD 术后病理对照（A、B）

─ · ─　肉眼范围

━━━　Type Ⅱc，1.8 cm×1.2 cm，Tub1，pT1a，UL0，Ly0，V0，HM0，VM0。

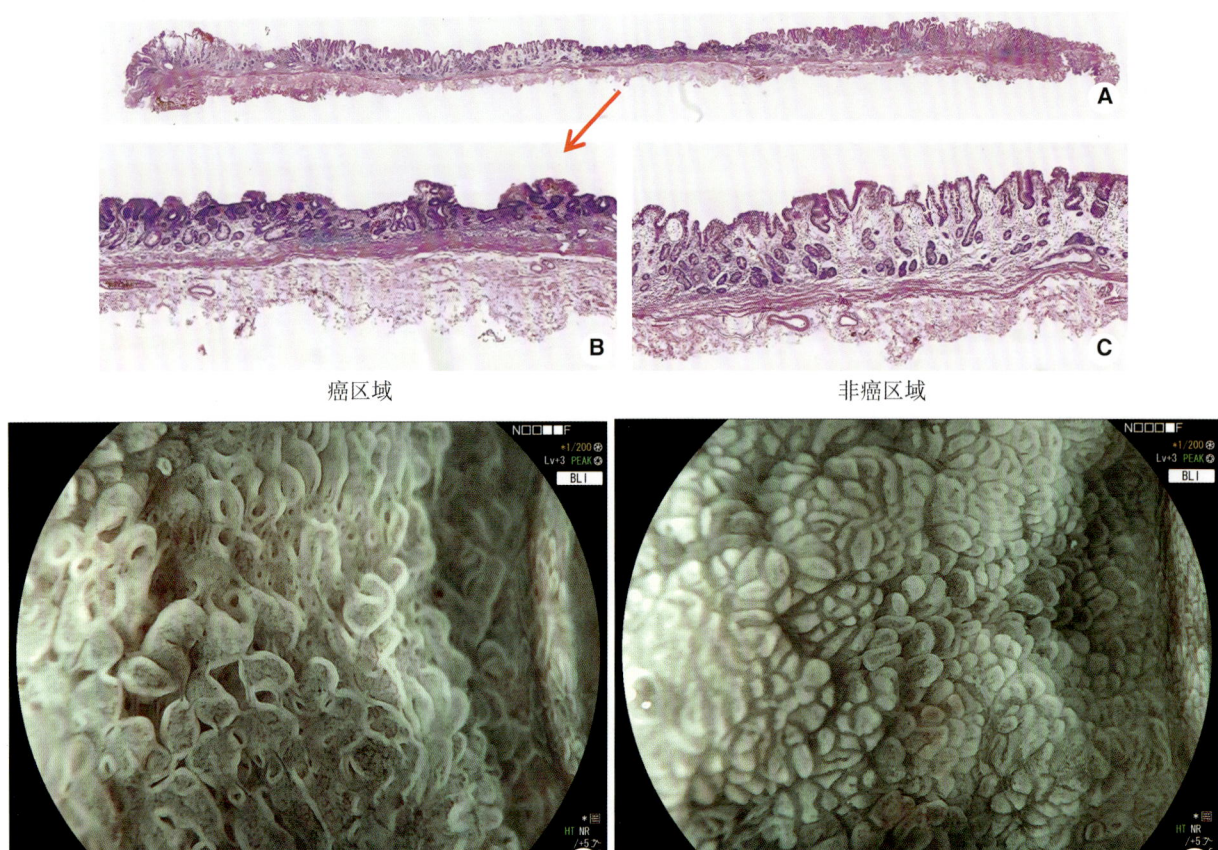

图 1-3-31 病理所见
Tub1（A～E）。

癌区域　　　　　　　非癌区域

病理诊断

（胃体 ESD 切除标本）黏膜组织一块，大小 4.0 cm×3.3 cm，距侧切缘 0.5 cm 处见Ⅱc病变，范围 1.5 cm×1.2 cm。

- （窦体交界）高分化管状腺癌（Tub1），大小约 0.8 cm×0.6 cm。
- 浸润黏膜固有层，未侵犯黏膜肌层。
- 周围胃黏膜呈慢性萎缩炎伴肠上皮化生。
- 黏膜组织内未见溃疡及瘢痕性病变。
- 水平及基底切缘未见显著改变。
- 病理分期：pT1a。

诊断体会

除菌后被发现的胃癌，一般称作"除菌后胃癌（gastric cancer after eradication，GCAE）"。但是严格来说，除菌后胃癌可以分成"除菌后发生的胃癌"和"除菌前发生的，但是除菌后被发现的胃癌"两种。另外，除菌后发现胃癌也是特指除菌后经过 1 年以上被发现的胃癌。

- Hp 感染情况下发现早期肿瘤性病变，根除 Hp 的必要性。
- 除菌后病变的病理特点带来内镜诊断难度（边界、形态等）。
- 除菌治疗后 1 年内应该进行更加细致的内镜随访。

（病例指导老师：郭强）

病例 4 胃窦高分化管状腺癌

病例提供 » **周乐盈** 温州市中心医院

简要病史

性别:男。
年龄:65岁。
主诉:胃镜提示Ⅱc病变。
病变部位:胃窦。

内镜表现

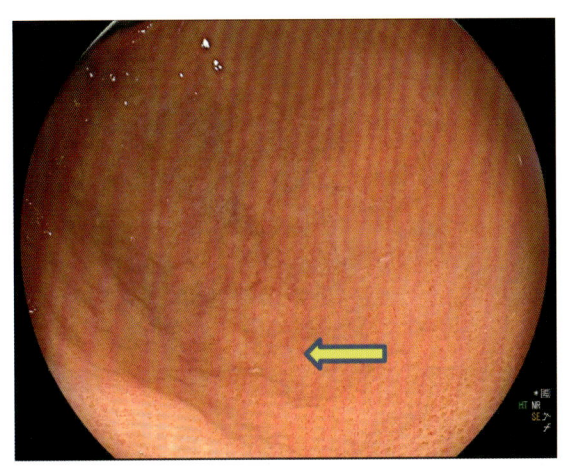

图 1-3-32 白光观察
病灶位于胃窦大弯近前壁,难以发现,呈粗糙片状。

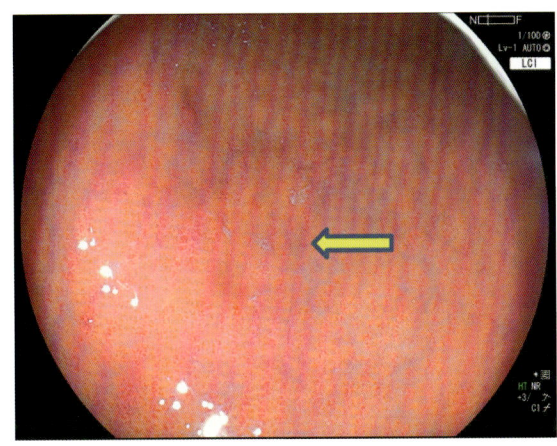

图 1-3-33 LCI 观察
病灶更加明显,紫色背景中可见橙黄色病变所在。

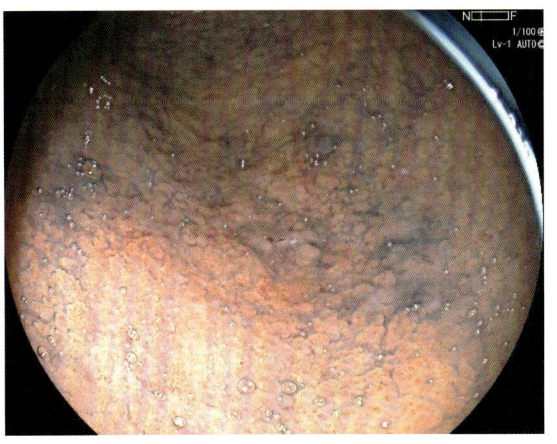

图 1-3-34 靛胭脂染色
可见病灶边界勾勒更加清楚。

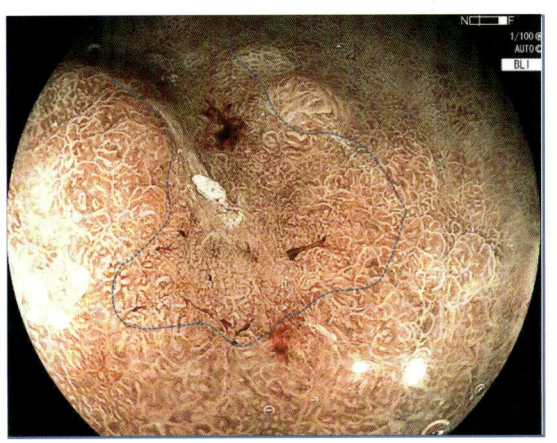

图 1-3-35 BLI 观察
病灶口侧端可见明显边界,中央有少许白苔附着,可见异常腺体和血管。

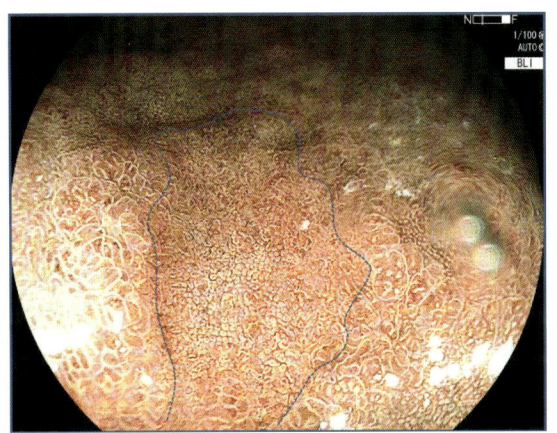

图 1-3-36 BLI 观察
病灶口侧端可见明显边界,中央有少许白苔附着,可见异常腺体和血管。

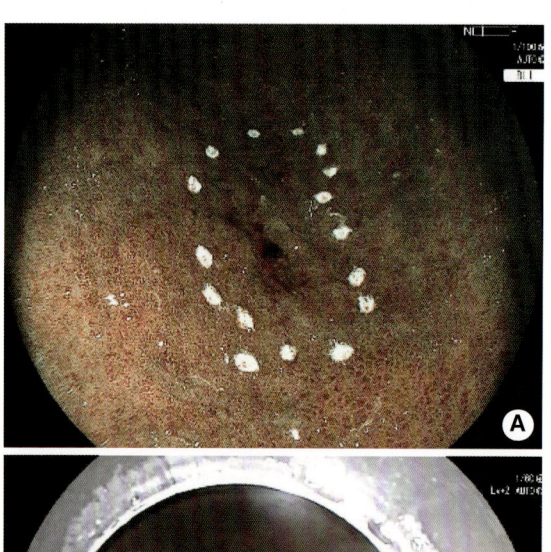

图 1-3-37 BLI 观察
病灶中央部,腺管密集,呈网格状分布。

病理所见

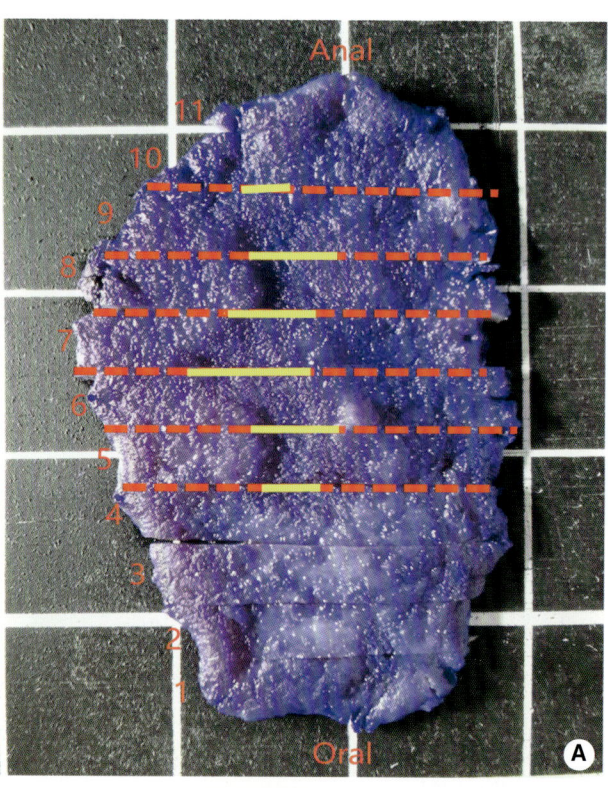

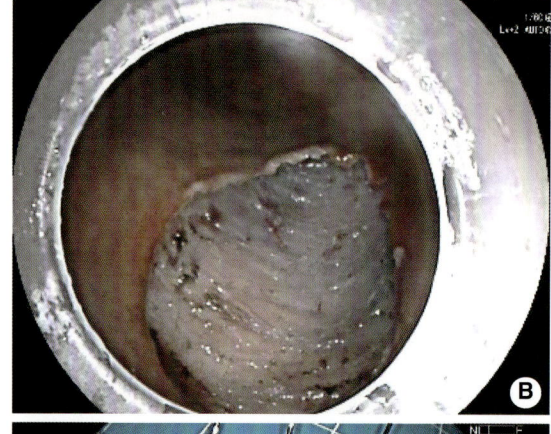

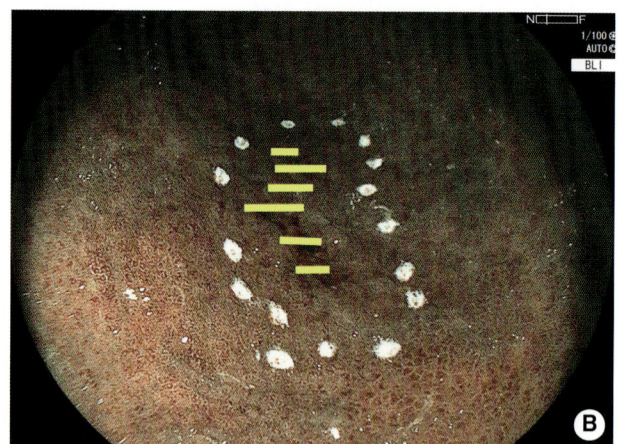

图 1-3-39 病理所见
标黄区域为高分化管状腺癌(A、B)。

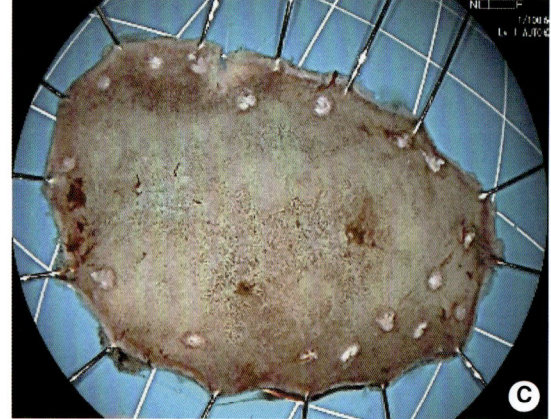

图 1-3-38 ESD 切除过程(A～C)

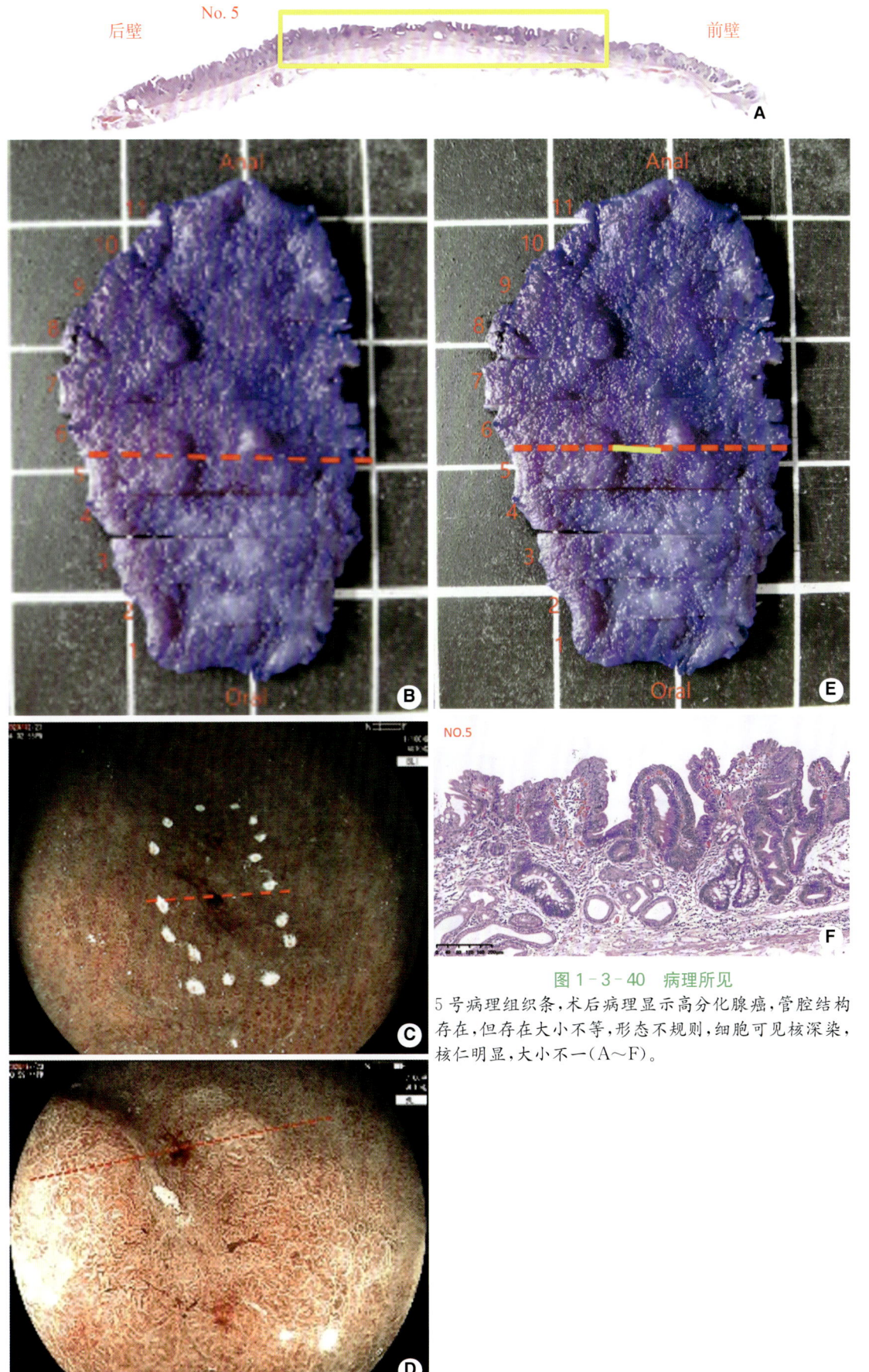

图 1-3-40 病理所见

5号病理组织条,术后病理显示高分化腺癌,管腔结构存在,但存在大小不等,形态不规则,细胞可见核深染,核仁明显,大小不一(A~F)。

病理诊断

- 标本类型：0-Ⅱc。
- 病变范围：1.8 cm×0.6 cm。
- 组织学类型：高分化管状腺癌（Tub1）。
- 浸润深度：M。
- 溃疡瘢痕（-），脉管浸润（-）。
- 侧切缘（-），基底切缘（-）。
- 免疫标记：p504S（+），p53（+），HER2（-），Ki-67（约70%，+）。

诊断体会

这是一例无论从诊断还是治疗上难度并不高的病例，但是如何在日常的病例中规范诊疗流程才是重点。清晰的图片，规范病灶的留图及性质评估，治疗方案的选择及随访，一点一滴的积累，才能有更大的进步。

（病例指导老师：潘杰）

病例5　胃窦高分化管状腺癌

该病例讲解视频二维码

病例提供　▶　徐春玲　南方医科大学深圳医院

简要病史

性别：男。
年龄：51岁。
主诉：因"上腹不适3周"入院。
病变部位：胃窦。

内镜表现

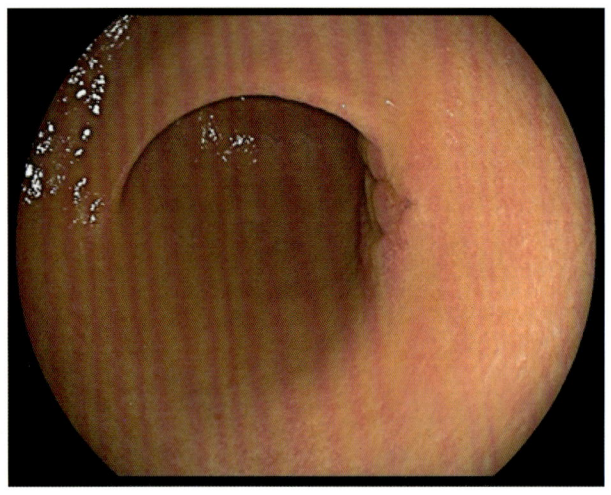

图1-3-41　白光观察
可见病灶位于胃窦后壁，表面可见0-Ⅱc+Ⅱa病变，呈凹凸不平结节样改变，吸气变形（+），抬举征（-）。

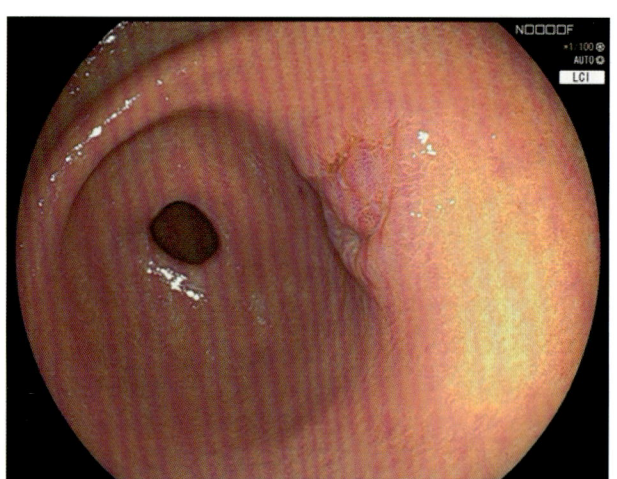

图1-3-42　LCI观察
病灶中央结节部呈薰衣草紫色，周围呈橙红色。

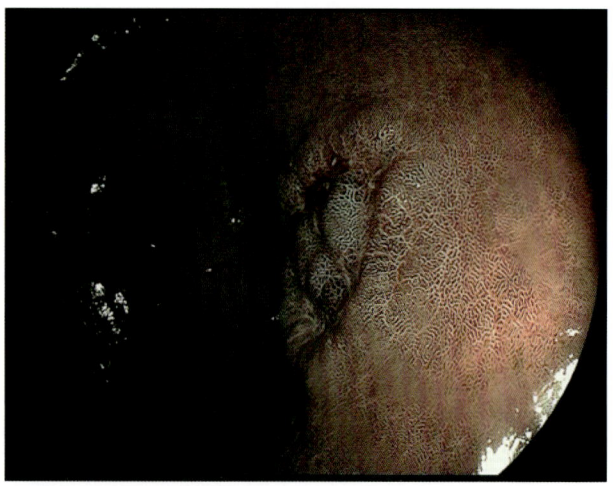

图1-3-43　BLI观察
凹陷区域呈茶褐色色调，可见不规则的肿瘤边界，放大观察病灶范围较白光范围扩大。

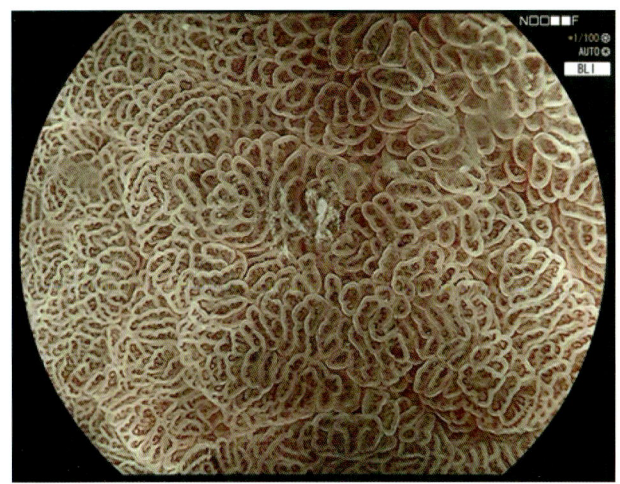

图1-3-44 BLI观察
病灶隆起区域,可见MS、MV规则。

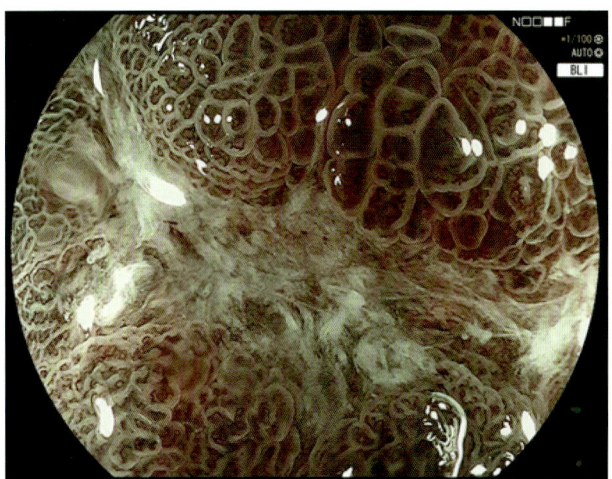

图1-3-45 BLI观察
病灶凹陷区MS不明显,MV管径不一,呈渔网样(mesh pattern/FNP)。

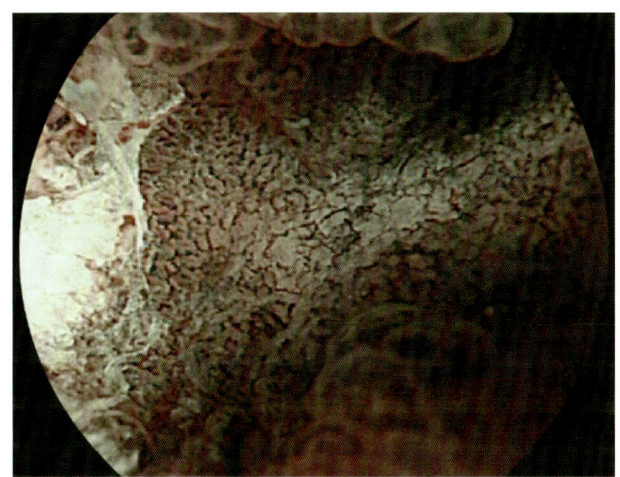

图1-3-46 BLI观察
结节边缘,凹陷区MS不明显,MV管径不一,呈渔网样(mesh pattern/FNP)。

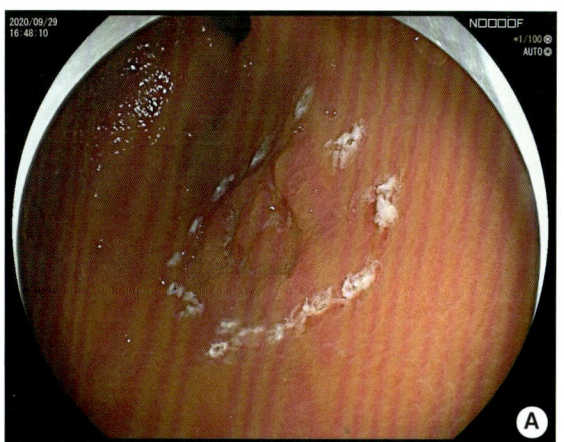

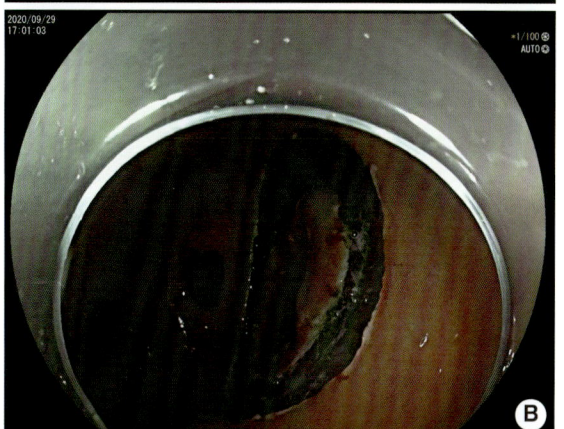

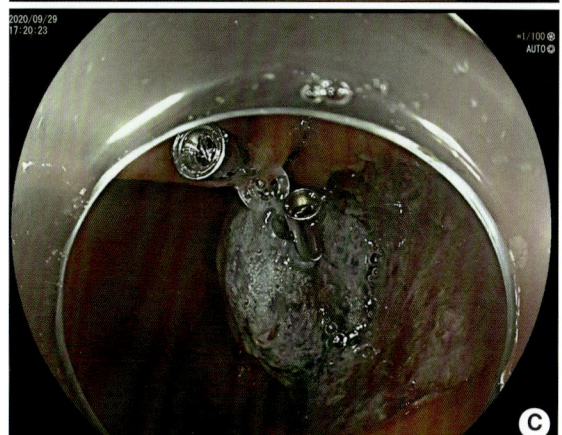

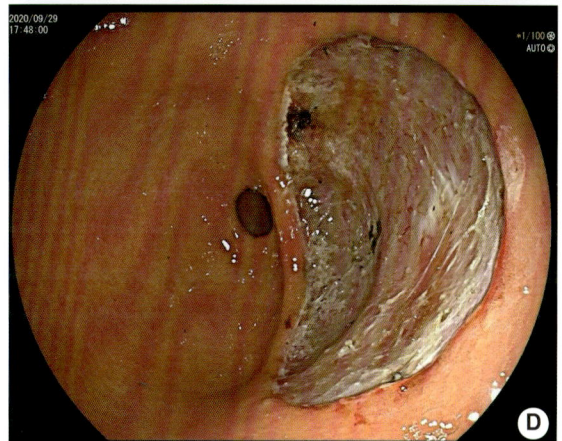

图1-3-47 ESD切除过程(A~D)

病理所见

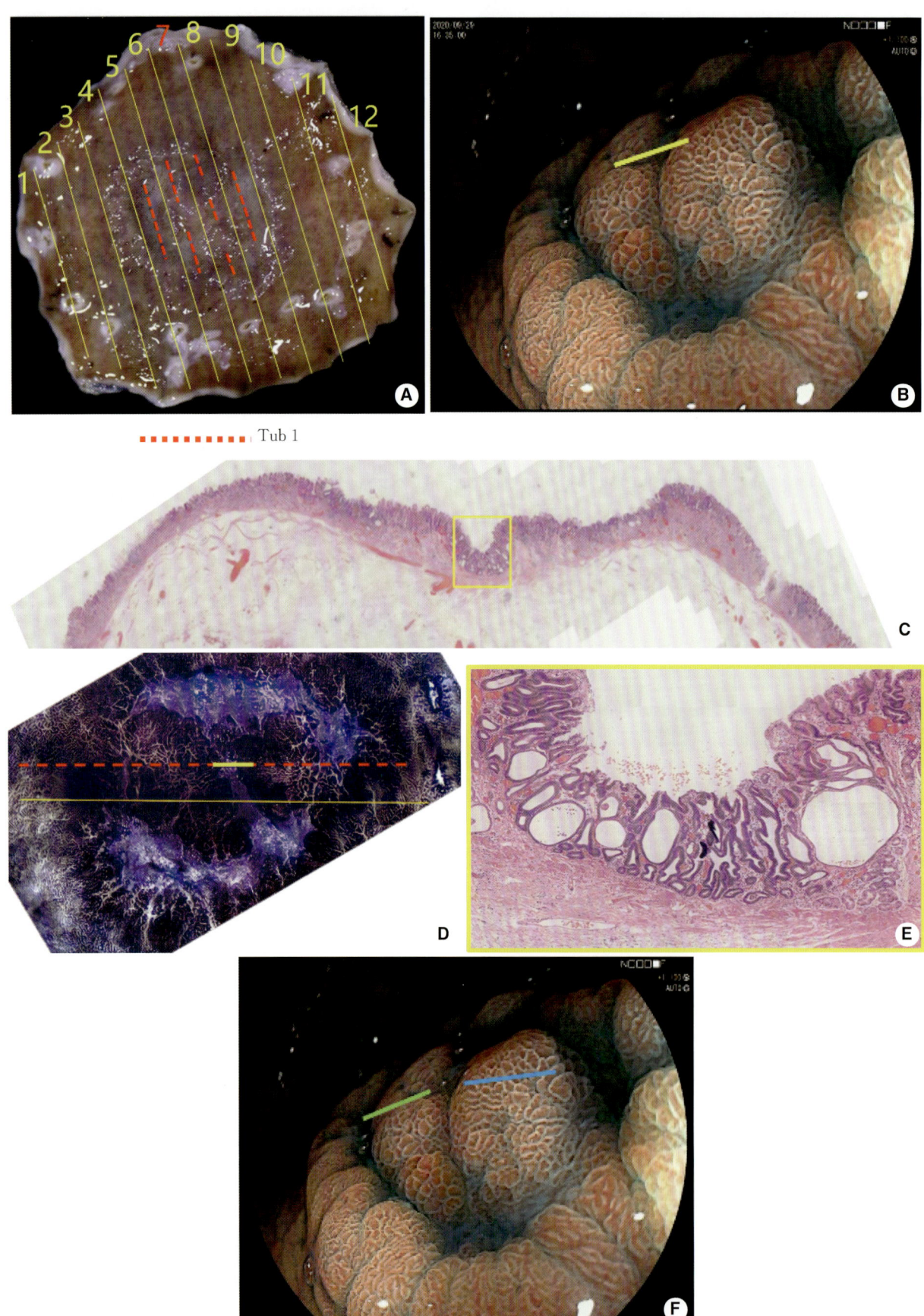

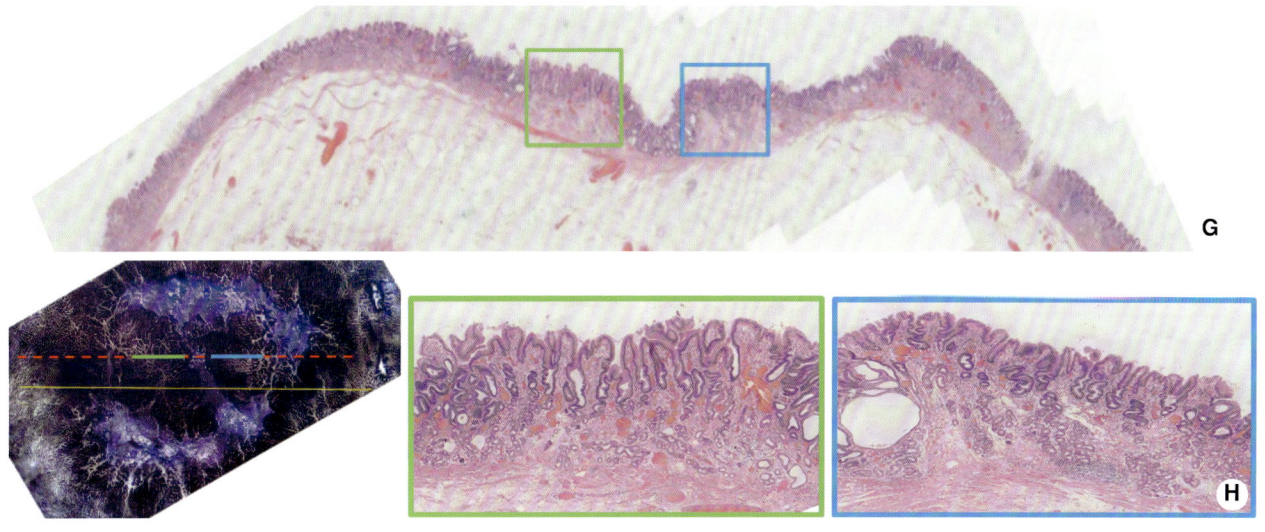

图 1-3-48 病理所见
Tub 1(A~H)。

病理诊断

- （胃窦）胃黏膜腺上皮高分化管状腺癌（Tub 1）。
- 病灶局限于黏膜层(M)。
- 病灶范围：1.7 cm×1.6 cm。
- 肉眼分型：0-Ⅱc+Ⅱa 型。
- 脉管侵犯：Ly0，V0。
- 标本切缘：pHM0，pVM0。
- 免疫组化：CDX2（+），CK20（+），p53（4%+），Ki-67（热点50%+），CK7（-），MUC2（-），MUC5AC（-），MUC6（-），HER2（-）。
- CD31 示血管癌栓（-），D2-40 示淋巴管内癌栓（-）。
- Desmin 示黏膜平滑肌浸润（-）。

诊断体会

- 溃疡(UL)有或无不能成为深度诊断的指标，但 UL 病变引起的黏膜下肿瘤样隆起、瘢痕纤维化等表现与 SM 浸润的内镜表现相似，可造成深度诊断的困难。
- 胃黏膜表面覆黏液的凹陷型病灶，常规观察存在诊断困难，小心冲洗掉表面黏液，应用 LCI/BLI 放大观察会获得更多病变信息，增加对组织学形态的诊断信心。
- 术后标本进行结晶紫染色，采用实体显微镜观察，可建立图像诊断与病理诊断间的对应关系，有利于更深入地理解病变的组织学发生和形态变化。

（病例指导老师：龚伟）

病例6　胃角高分化管状腺癌

该病例讲解视频二维码

病例提供 ≫ 吕　杨　南方医科大学深圳医院

简要病史

性别：男。
年龄：70 岁。
主诉：上腹不适 3 年。
病变部位：胃角。

内镜表现

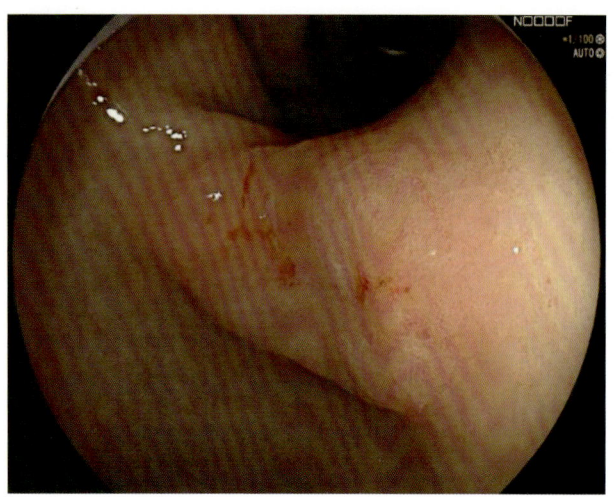

图 1-3-49 白光观察
可见胃角一处 0-Ⅱc+Ⅱa 病变,大小 2.5 cm×2.0 cm,总体发红,可见自发性出血。

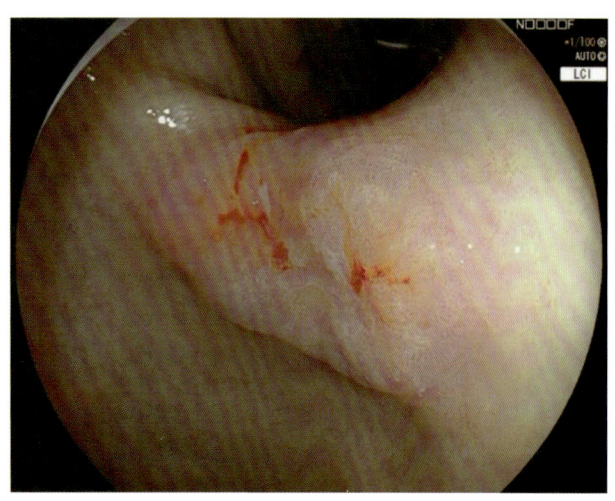

图 1-3-50 LCI 观察
病灶可见明显的"紫包黄"征象,背景黏膜提示肠化可能。

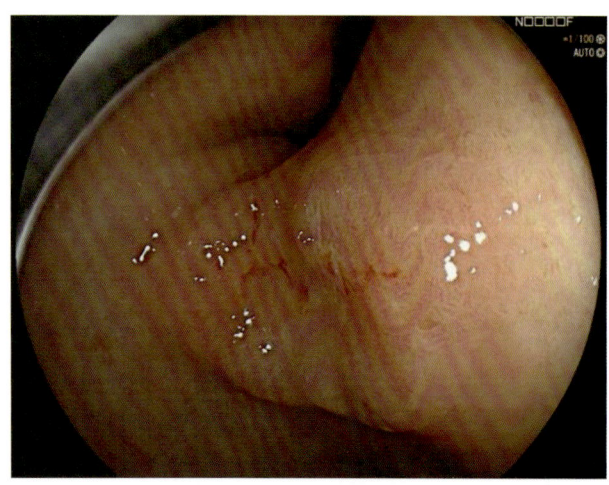

图 1-3-51 白光观察
充气-吸气相比较,病灶中央凹陷处黏膜略僵硬。

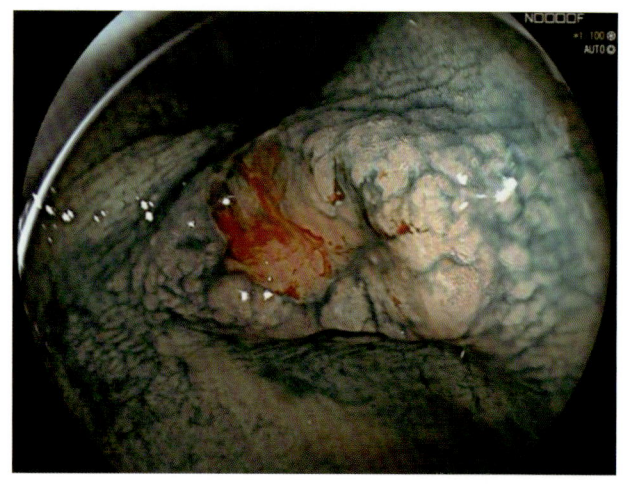

图 1-3-52 白光观察
靛胭脂(0.2%)染色后可见明显边界,吸气-充气相中央黏膜略僵硬。

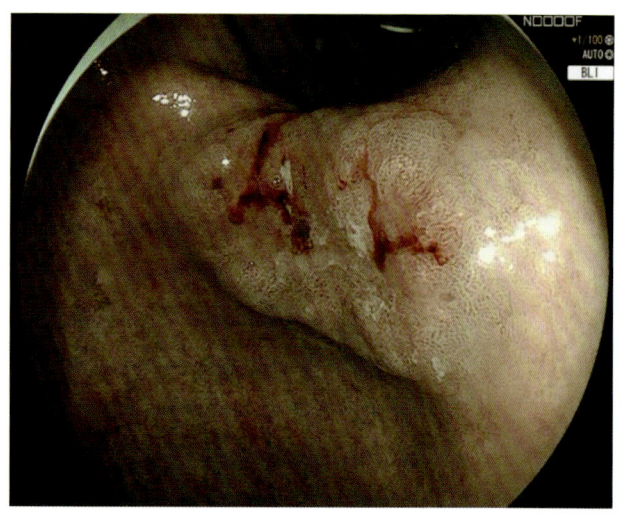

图 1-3-53 BLI 观察
放大观察可见病灶四周明显的边界线,病变区域呈茶褐色改变。

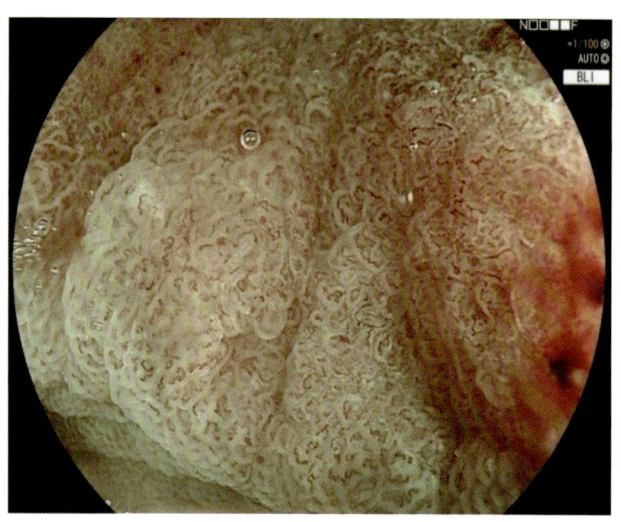

图 1-3-54 BLI 观察
病灶肛侧可见不规则的肿瘤边界,MS 不规则。

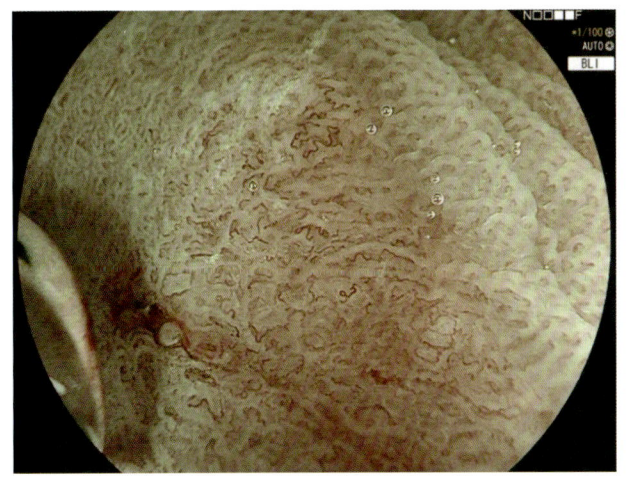

图1-3-55　BLI观察

病灶口侧可见不规则的肿瘤边界，MV不规则。

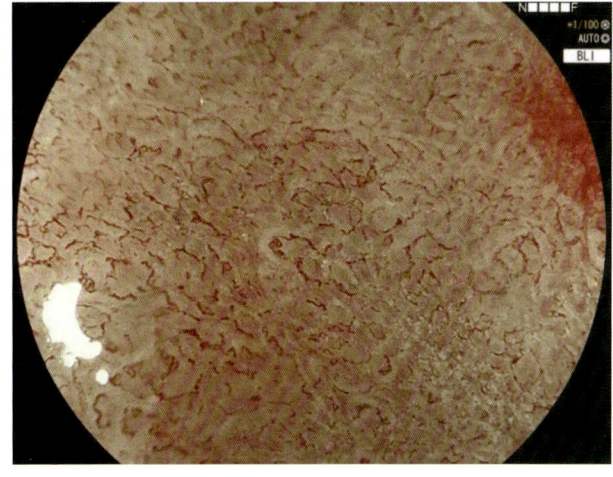

图1-3-56　BLI观察

放大观察病灶中央：MS不明显，MV呈大小不一渔网样（mesh pattern/FNP）。

病理所见

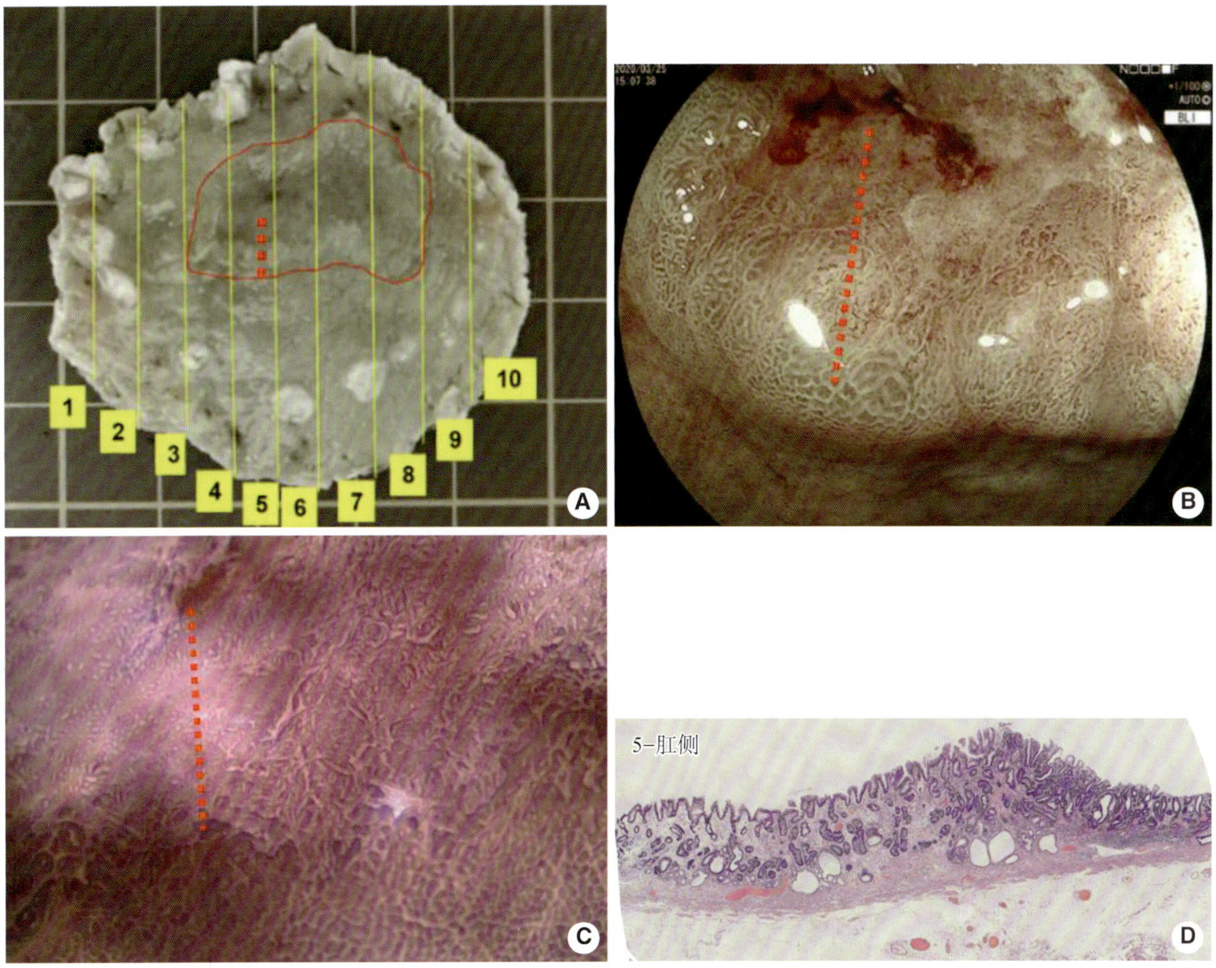

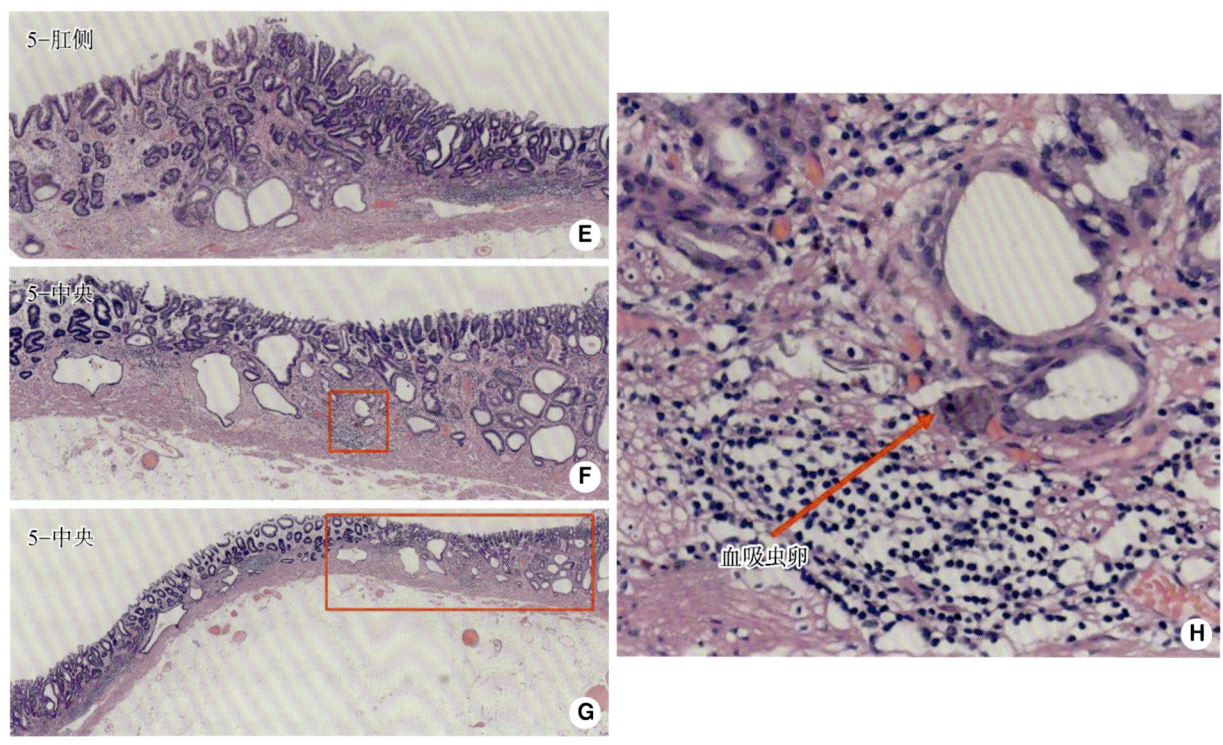

图 1-3-57 病理所见(5号切片)(A~H)

病理诊断

- (胃角)胃黏膜高级别异型增生(WHO标准)/高分化管状腺癌(日本标准,Tub1)。
- 病变范围:2.5 cm×2.0 cm。
- 肉眼分型:0-Ⅱc+Ⅱa。
- 侧切缘、基底切缘(−),血管、淋巴管瘤栓(−)。
- 寄生虫病(见大量钙化血吸虫卵沉积)。
- IHC:p53(90%+),Ki-67(热点40%+),CK20(+),CK7(−),MUC2(−),MUC5AC(−),MUC6(−),CD31 示血管瘤栓(−),CD34 示血管瘤栓(−),D2-40 示淋巴管内瘤栓(−)。
- Desmin 示黏膜平滑肌浸润(−)。特殊染色:PAS 示杯状细胞(+)。

诊断体会

血吸虫病在我国南方流行,我国流行的是日本血吸虫病;目前现有文献报道血吸虫病的发生可能与消化系统肿瘤存在一定相关性;慢性血吸虫病以及虫卵沉积,可能与结直肠癌相关。该病例仅为个例,血吸虫病与胃癌发生的相关性有待进一步研究。

(病例指导老师:龚伟)

病例7 胃窦高分化管状腺癌

该病例讲解视频二维码

病例提供 ▶ 王敬斋 云南省第一人民医院

简要病史

性别:女。

年龄:62岁。
主诉:腹胀、腹痛5年余。
病变部位:胃窦。

内镜表现

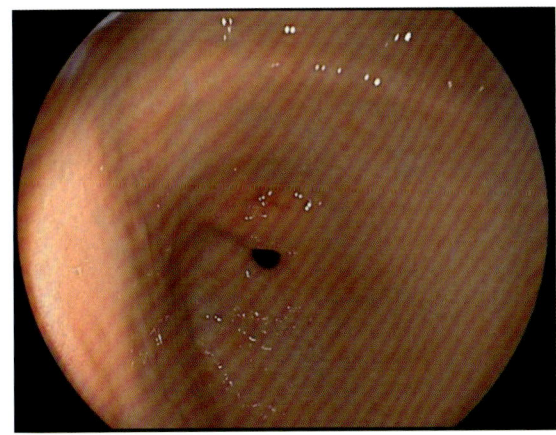

图 1-3-58 白光观察

胃窦小弯近幽门可见黏膜稍隆起凹陷性病变,大小约 1.5 cm×2.0 cm,色红,表面粗糙及黏膜稍凹陷,UL(−),凹陷处覆有少量黏液,有自发性出血。

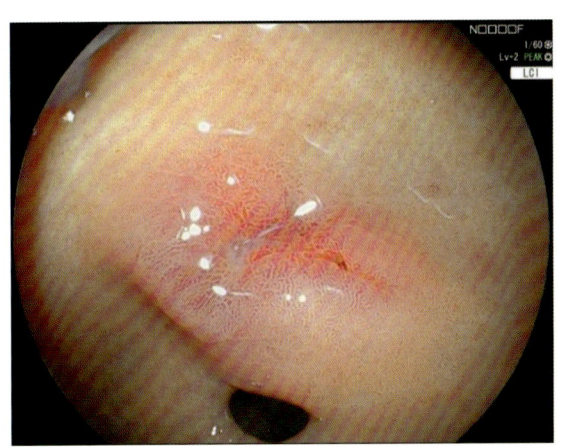

图 1-3-59 LCI 观察

病灶颜色更加鲜明,轮廓更加清晰。可见胃窦小弯近幽门有黏膜稍隆起凹陷性紫色病变,中央凹陷处可见部分橙色,表面黏膜粗糙。

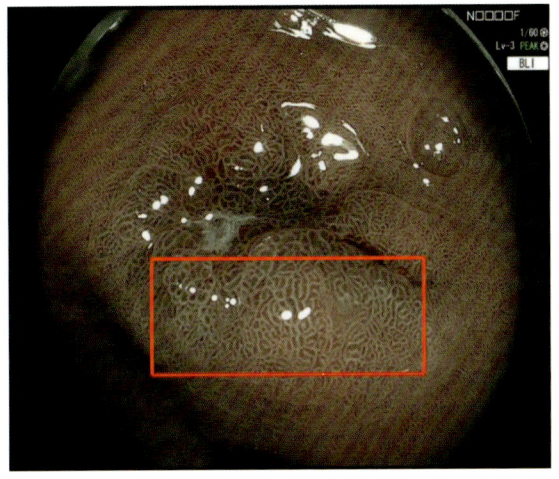

图 1-3-60 BLI 观察

可见病灶小弯侧凹陷周围隆起部位腺管稍扩张,但微结构尚呈管状,异型性不高,未见明确边界及 VS 不一致情况。

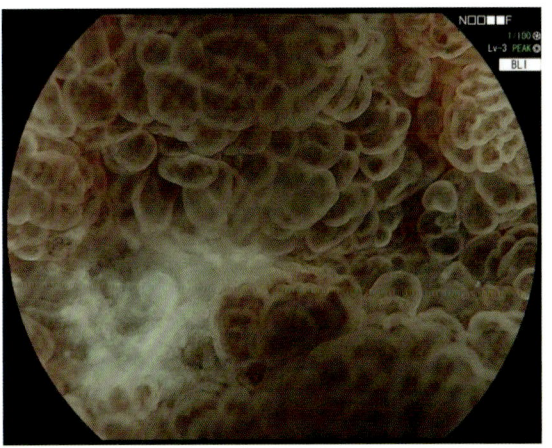

图 1-3-61 BLI 观察

病灶中央偏前壁侧凹陷的微结构同样异型性低,MCE 尚规整,反复冲洗凹陷表面的黏液并进行继续放大后未见明显异常微结构及微血管。

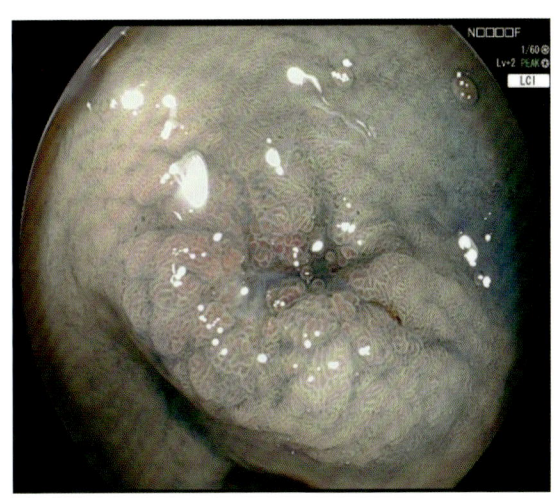

图 1-3-62 LCI 观察

0.2% 靛胭脂喷洒后病灶凹陷表现更加明显,可以看出病灶周围存在微隆起,呈 0-Ⅱa+Ⅱc 形态改变。

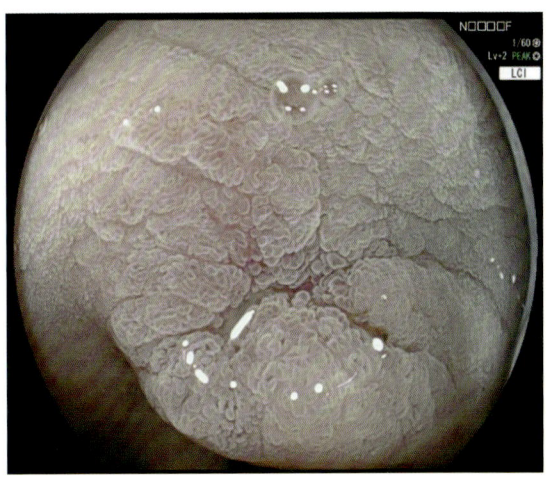

图 1-3-63 LCI 观察

1.5% 醋酸喷洒 30 秒后病灶总体白化明显,表面柱状上皮结构显示清晰,但病灶凹陷缝隙处显示不清晰。

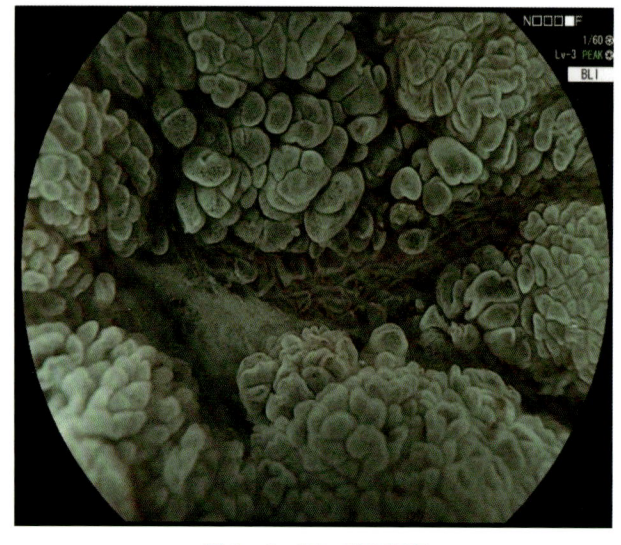

图 1-3-64 BLI 观察

醋酸染色＋BLI 放大观察病灶凹陷缝隙处似乎可以看到醋酸染色褪色改变，缝隙处微结构小型不整化，MCE 排列欠规整。

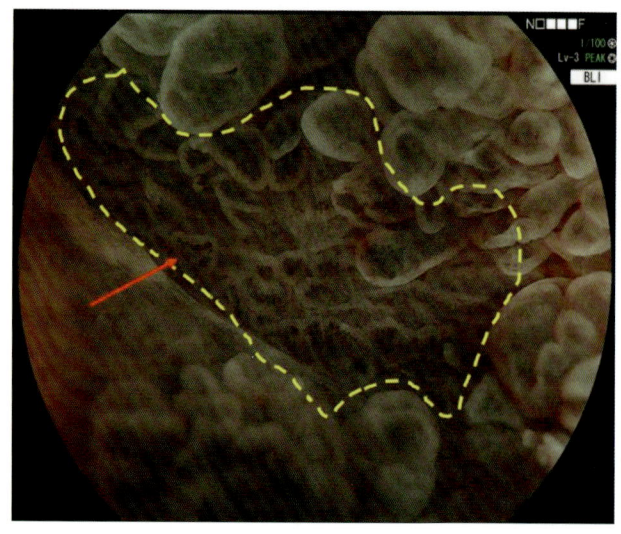

图 1-3-65 BLI 观察

醋酸染色＋BLI 进一步放大观察，凹陷缝隙处可见小型不整化的微结构（黄线区域），局部微血管呈 loop pattern（红箭）。

病理所见

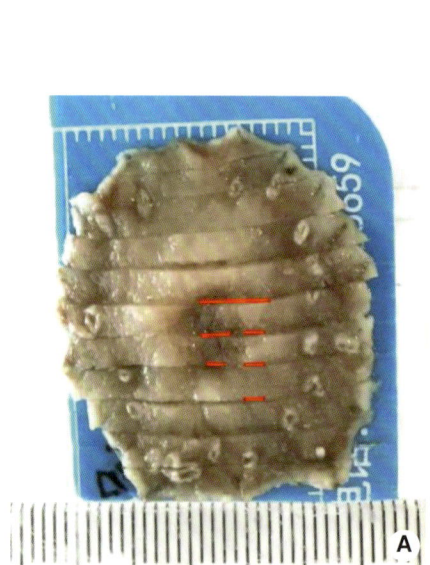

A

B

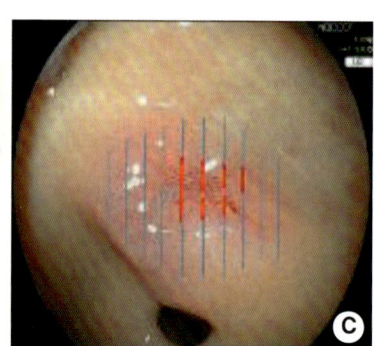

红线代表癌组织
蓝线代表改刀方向

C

图 1-3-66 病理所见
复原与对照（A～C）。

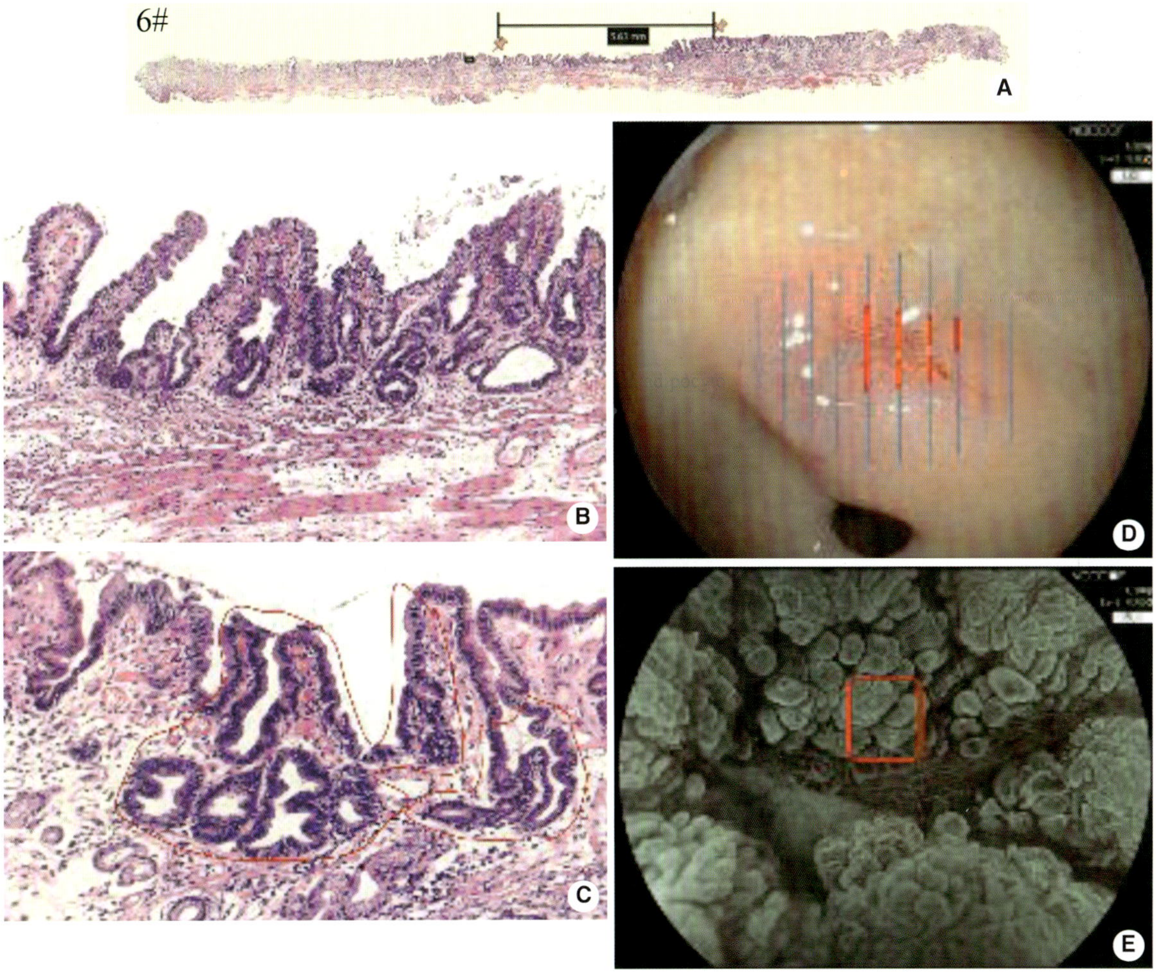

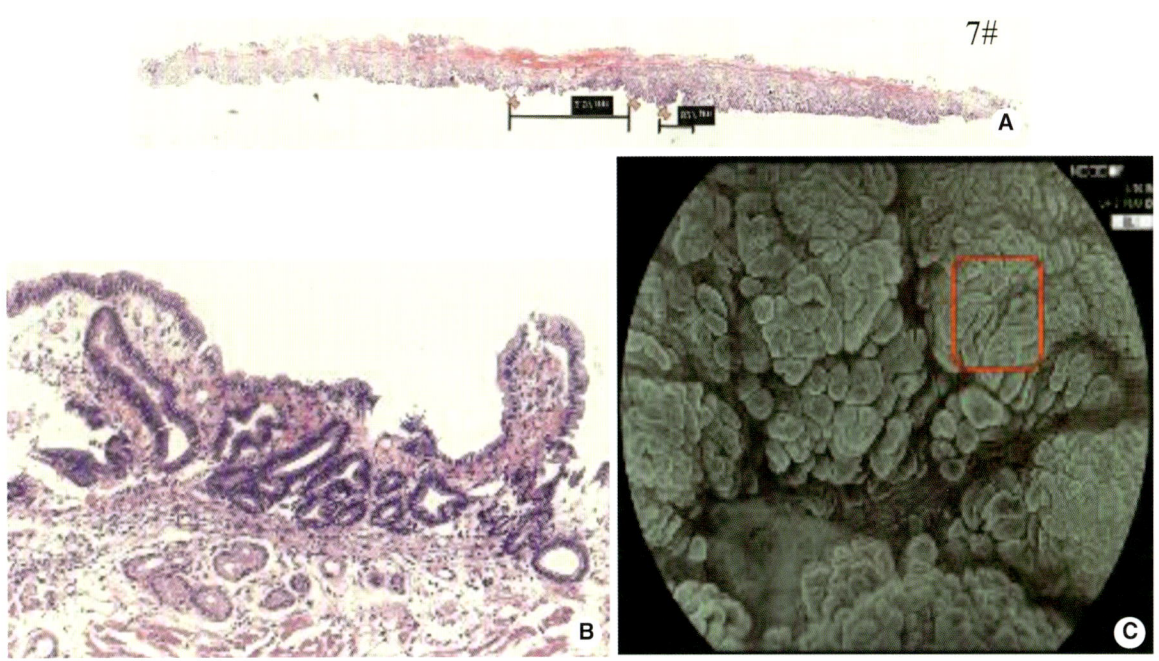

图 1-3-67 病理所见

6 号病理组织条,红框内为肿瘤性改变,本图显示的是癌腺管和非癌腺管交替分布的区域,呈"马赛克"样(A～E)。

图 1-3-68 病理所见

7 号病理组织条,本图显示肿瘤表面衬覆成熟的胃黏膜上皮(A～C)。

病理诊断

(胃窦 ESD)黏膜组织一块(2.5 cm×2.5 cm),病变部位(1.0 cm×0.9 cm)。

镜检:
- (胃窦)胃黏膜高分化管状腺癌。
- 局限于黏膜层。
- 周围胃黏膜呈慢性萎缩炎伴肠上皮化生。
- 周围黏膜组织符合除菌后胃黏膜改变。
- 黏膜组织内未见溃疡及瘢痕性病变。
- 水平及基底切缘未见显著改变。
- 组织染色(4 块,6,7,8,9)。

诊断体会

随着幽门螺杆菌逐渐被我们认识,同时检查幽门螺杆菌的 C13/14 呼气试验逐渐加入普通人群体检项目中,发现并根治该细菌变得非常普及。但随之也带来了很多临床问题,也包括胃癌疾病谱的变化,比如除菌后胃早癌发生比例增加,就像本病例一样,但由于除菌后低异型上皮的覆盖及马赛克样分布,除菌后胃早癌的色调、形态、微细结构微细血管的异型变化微乎其微,内镜诊断更为困难。本病例也提醒我们,平时内镜筛查及诊断过程中除菌后筛查早癌要更加细心、更加专注,而且诊断体系不能太书本化、太教条,尽信书不如无书。

(病例指导专家:郭强)

病例 8 胃体上部高分化管状腺癌

该病例讲解视频二维码

病例提供 » 高 勇 重庆大学附属沙坪坝医院

简要病史

性别:男。
年龄:56 岁。
主诉:腹胀半月。
病变部位:胃体上部。

内镜表现

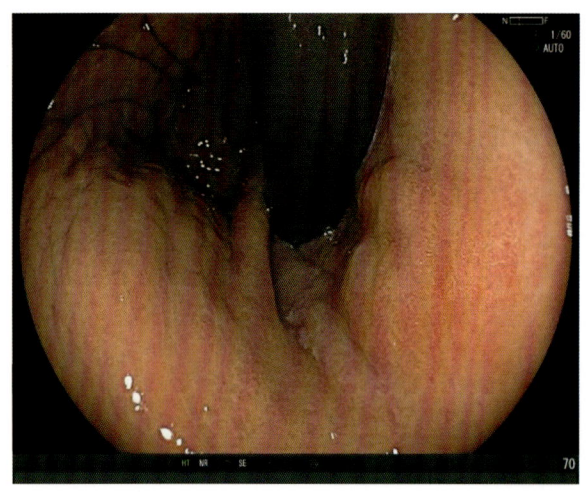

图 1-3-69 白光观察
可见胃体上部小弯一直径约 1.2 cm 0-Ⅱa+Ⅱc 病变,并且充气-吸气病灶柔软,延展性良好。

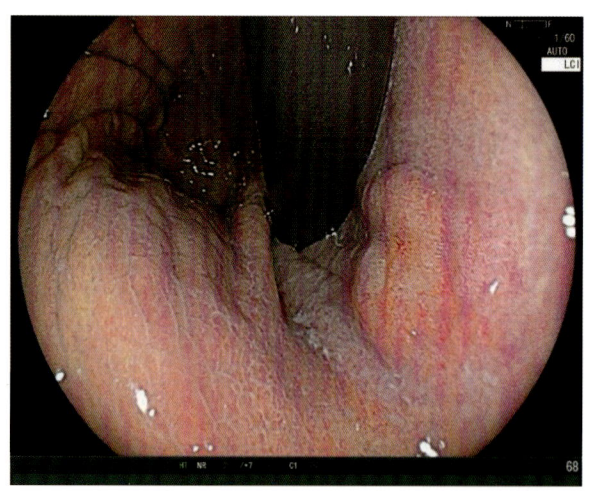

图 1-3-70 LCI 观察
病灶颜色更加鲜明,边界清楚,可见"紫包黄"区域。

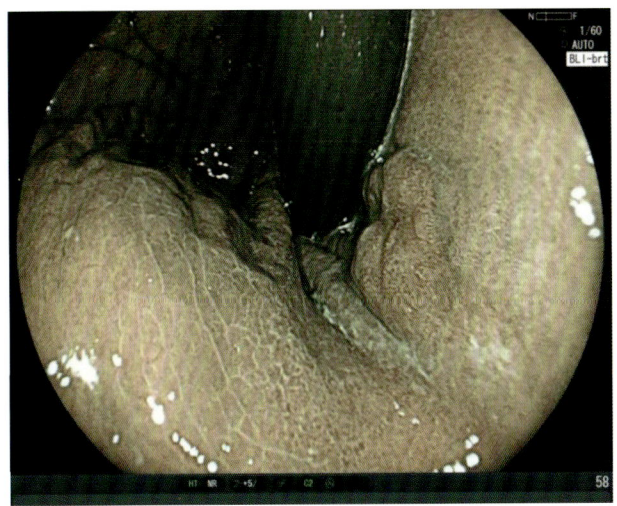

图 1-3-71 BLI 观察

病灶呈茶色改变,且 C2 模式更凸显病灶与背景黏膜色泽的对比。

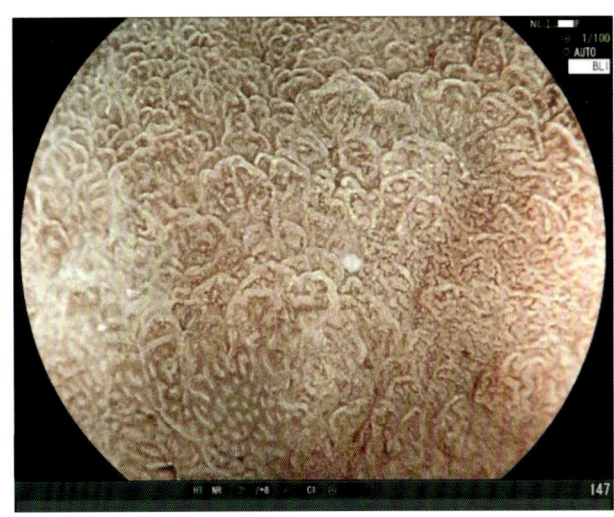

图 1-3-74 BLI 观察

病灶的中央部位可见病灶 MV 呈网格状,判断该病变为分化型癌。

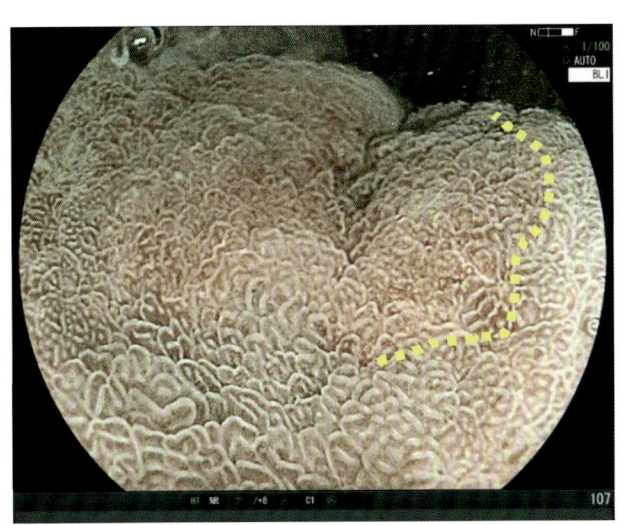

图 1-3-72 BLI 观察

可见病灶边界清楚,MS 大小不一。

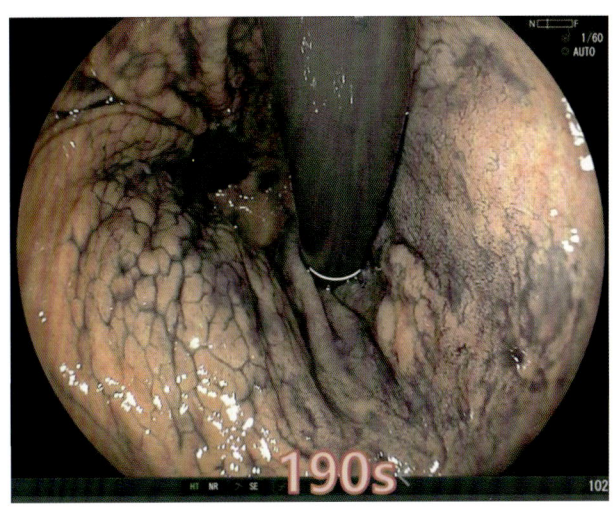

图 1-3-75 靛胭脂染色

靛胭脂染色后 2～3 分钟观察,可见清晰的病灶边界。

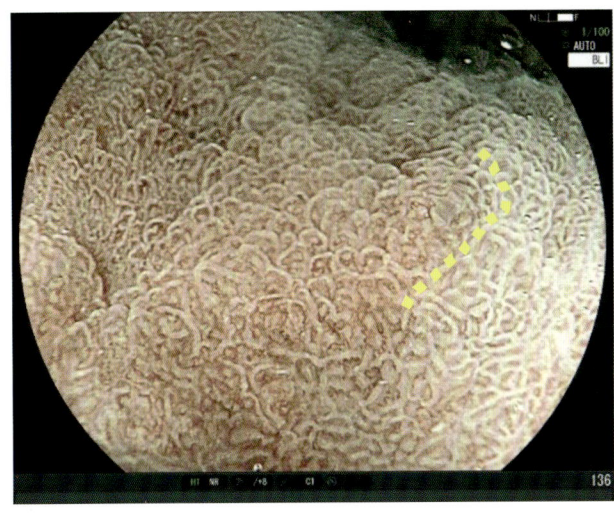

图 1-3-73 BLI 观察

可见病灶边界清楚,MV 扩张、扭曲。

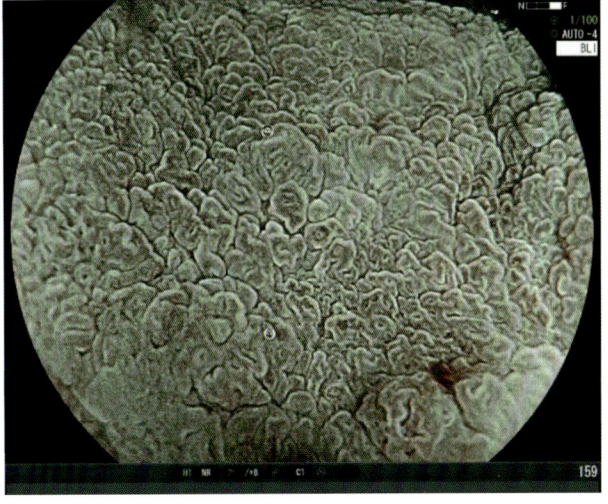

图 1-3-76 BLI 观察

醋酸染色后 MS 大小不一,排列不整,部分区域 MS 小型化。

病理所见

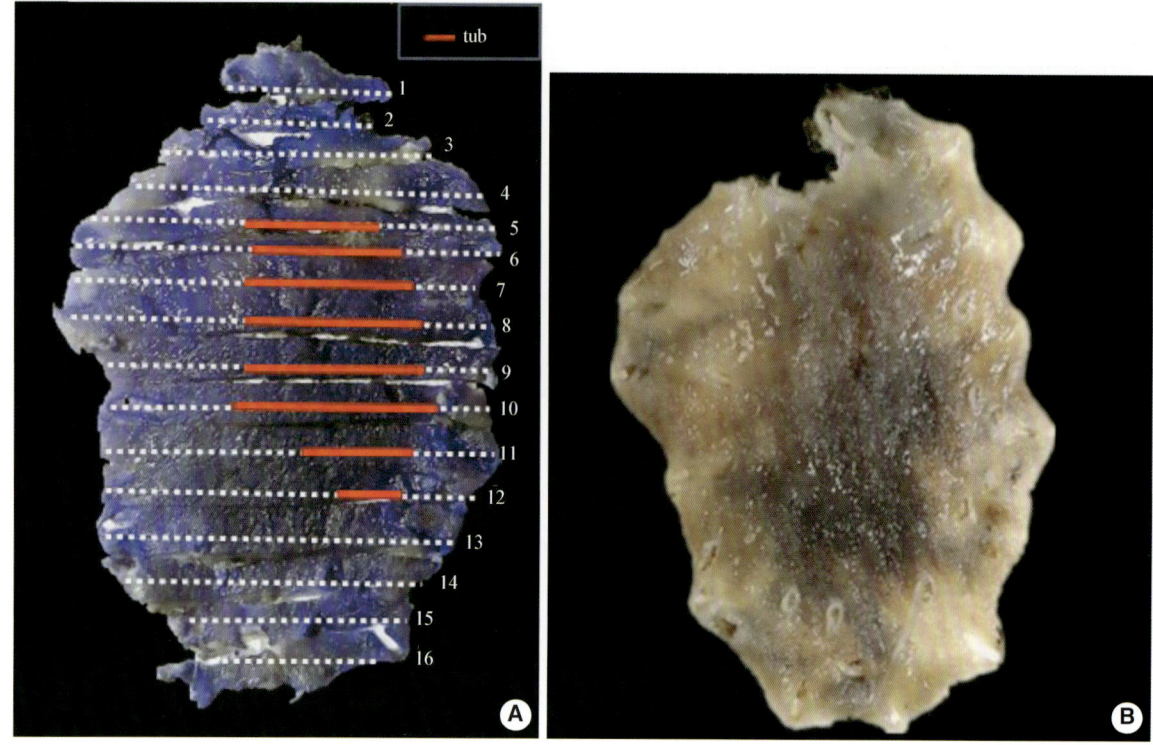

图 1-3-77 病理所见

胃体 ESD（5~12 号）：黏膜内癌（A、B）
——标本大小：35 mm×45 mm×2 mm
——肿瘤大小：10 mm×16 mm
——肉眼类型：Ⅱa＋Ⅱc
——水平及基底切缘：阴性

免疫组化：
Desmin 显示黏膜肌未累及
MUC2 及 CD10 （＋）
MUC5AC 及 MUC6 （－）

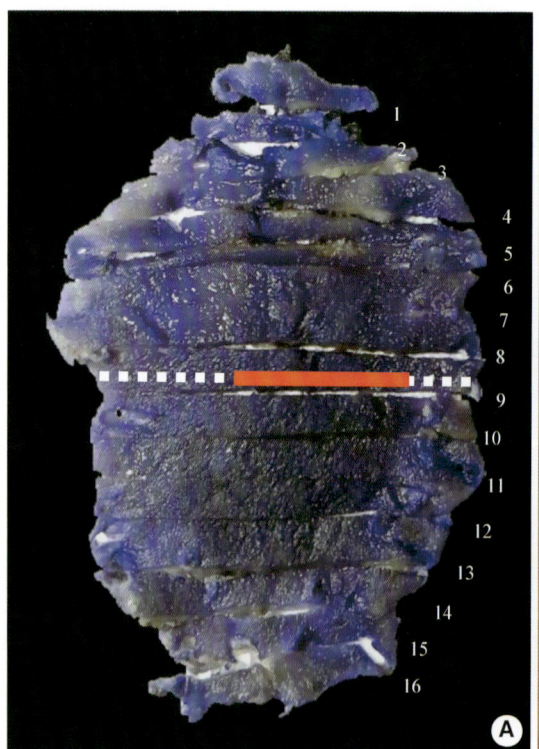

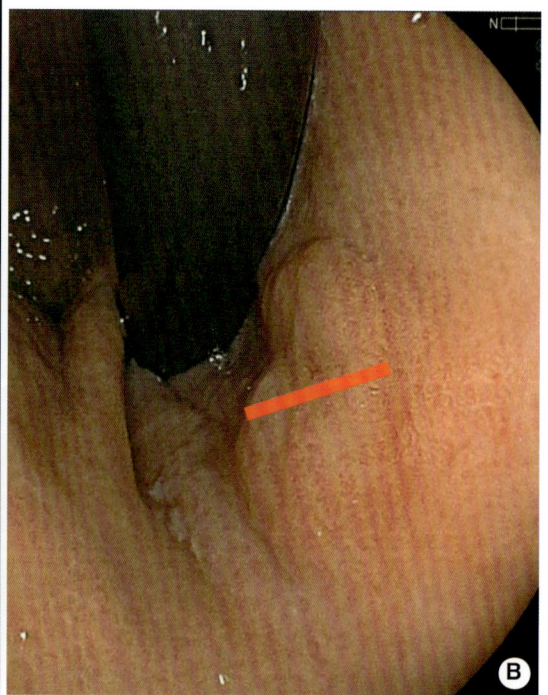

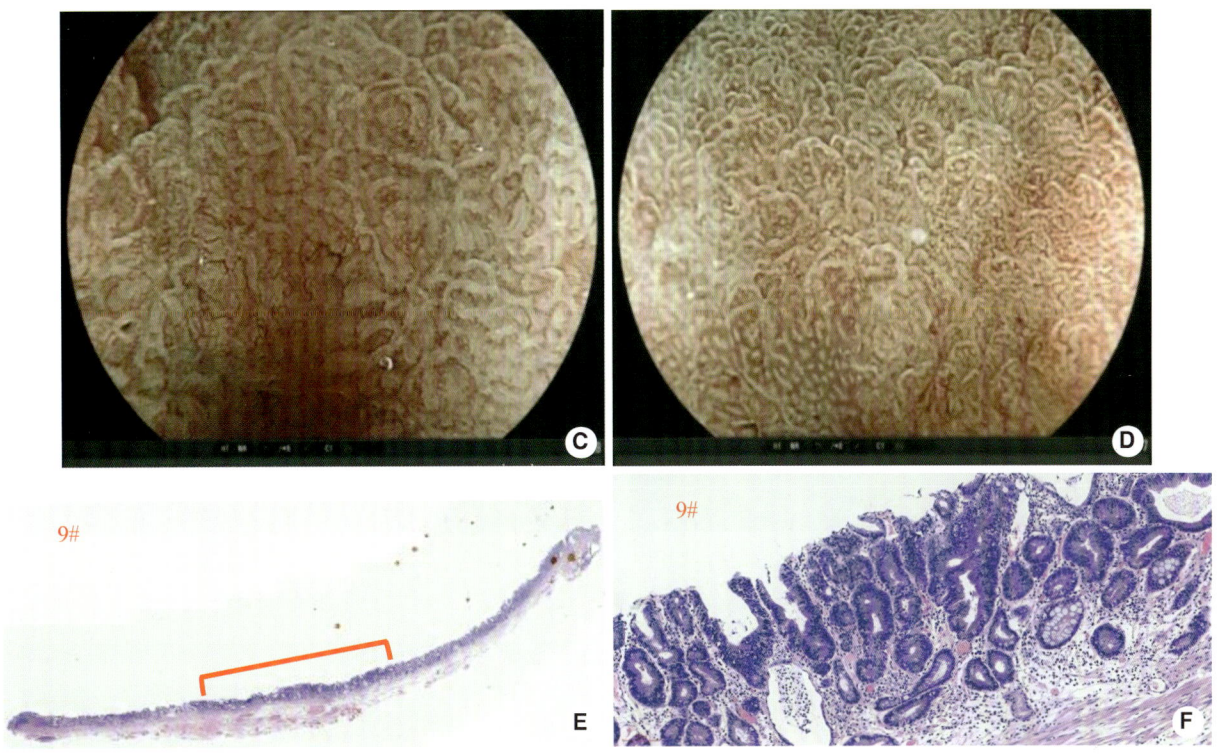

图1-3-78 病理所见（9号病理切片）（A~F）

病理诊断

Tub1，pT1a（M），Ly0，V0，HM0，VM0，pType0-Ⅱa+Ⅱc，UL0。

诊断体会

规范化内镜操作是确保诊断准确性的基础，而LCI和BLI等内镜技术的应用则进一步提高了消化道早癌的诊断率，既不放过一个病变，也不误诊一个早癌。作为一名消化内镜医生，我们应该不断学习新技术、新方法，不断提高自己的专业技能和诊断水平，以更好地服务于患者。

病例9　胃体下部高分化管状腺癌

该病例讲解视频二维码

病例提供 ▶ 刘志宏　吉林市人民医院

简要病史

性别：男。
年龄：60岁。
主诉：间断反酸、烧心1个月，加重1天。
病变部位：胃体下部。

内镜表现

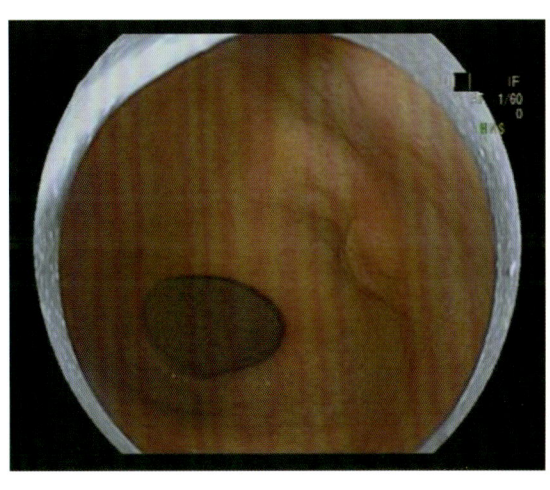

图1-3-79　白光观察

A型萎缩性胃炎，Hp阳性；胃体下部后壁可见略发白色调的0-Ⅱa型病变，大小2.0cm×1.5cm，边界（水平）清晰，形状不规则；表面（垂直）不光滑；无溃疡。

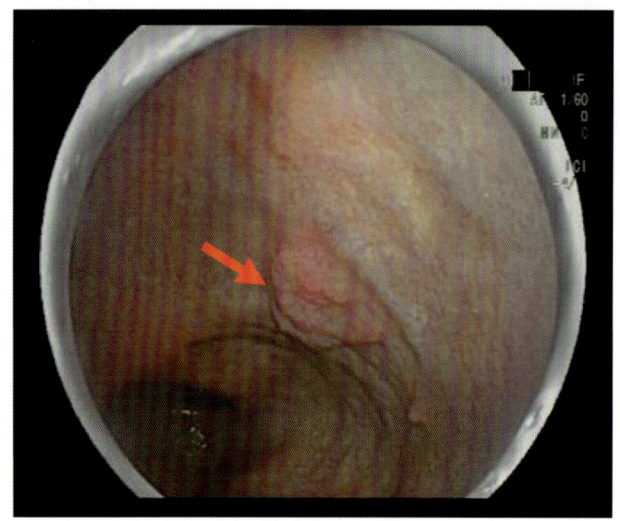

图1-3-80 LCI观察
远景更容易识别病灶,边界更加清晰,且不规则。

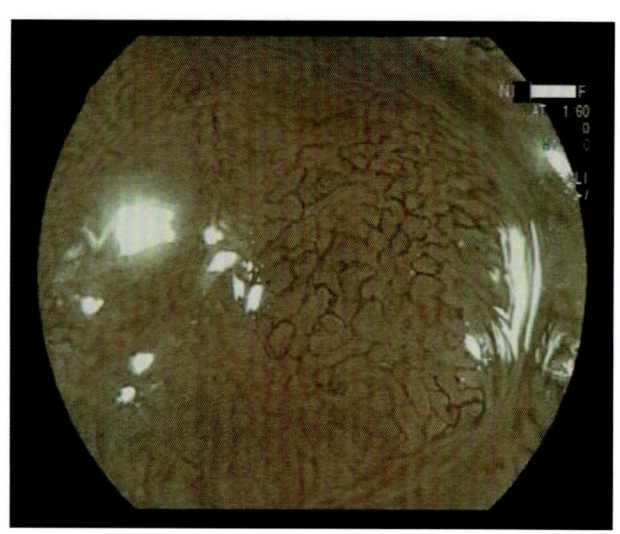

图1-3-83 BLI观察
可见mesh pattern。

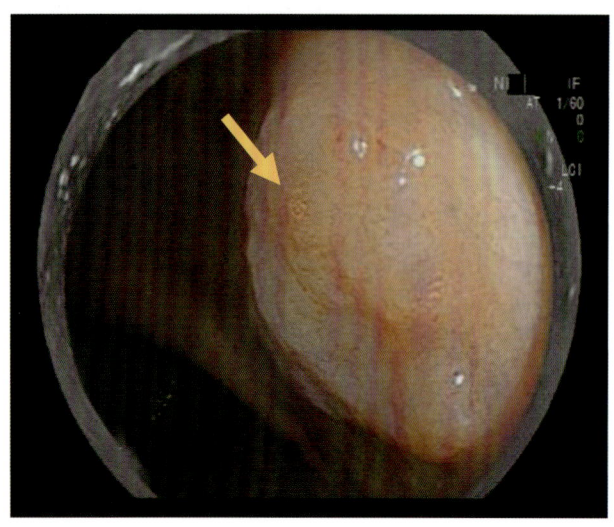

图1-3-81 LCI观察
病灶表面明暗不均更加明显,边界清晰,色彩混杂,提示病灶表面形态不规则。

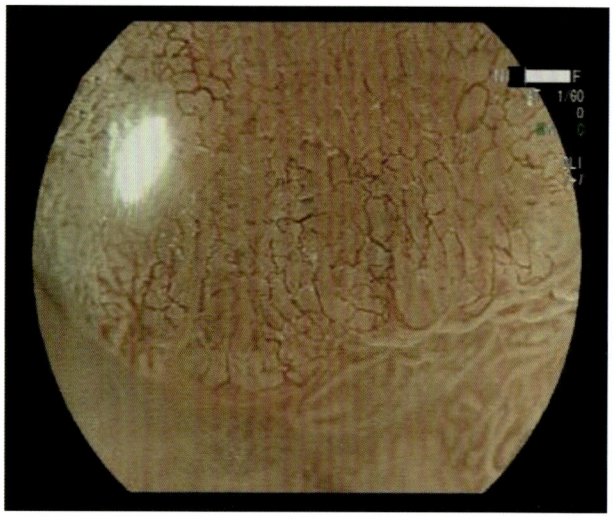

图1-3-84 BLI观察
BLI模式下沿边缘对病灶进行最大倍率放大观察,可见口侧大弯侧病灶边界清晰,表面微血管不规则,同时可见点状不规则分布的白色不透明物(WOS)。

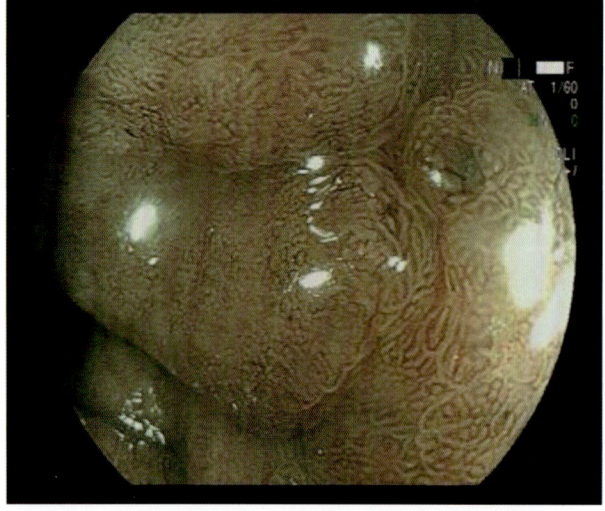

图1-3-82 BLI观察
可见病灶边界明显,有不规则的微血管。

病理所见

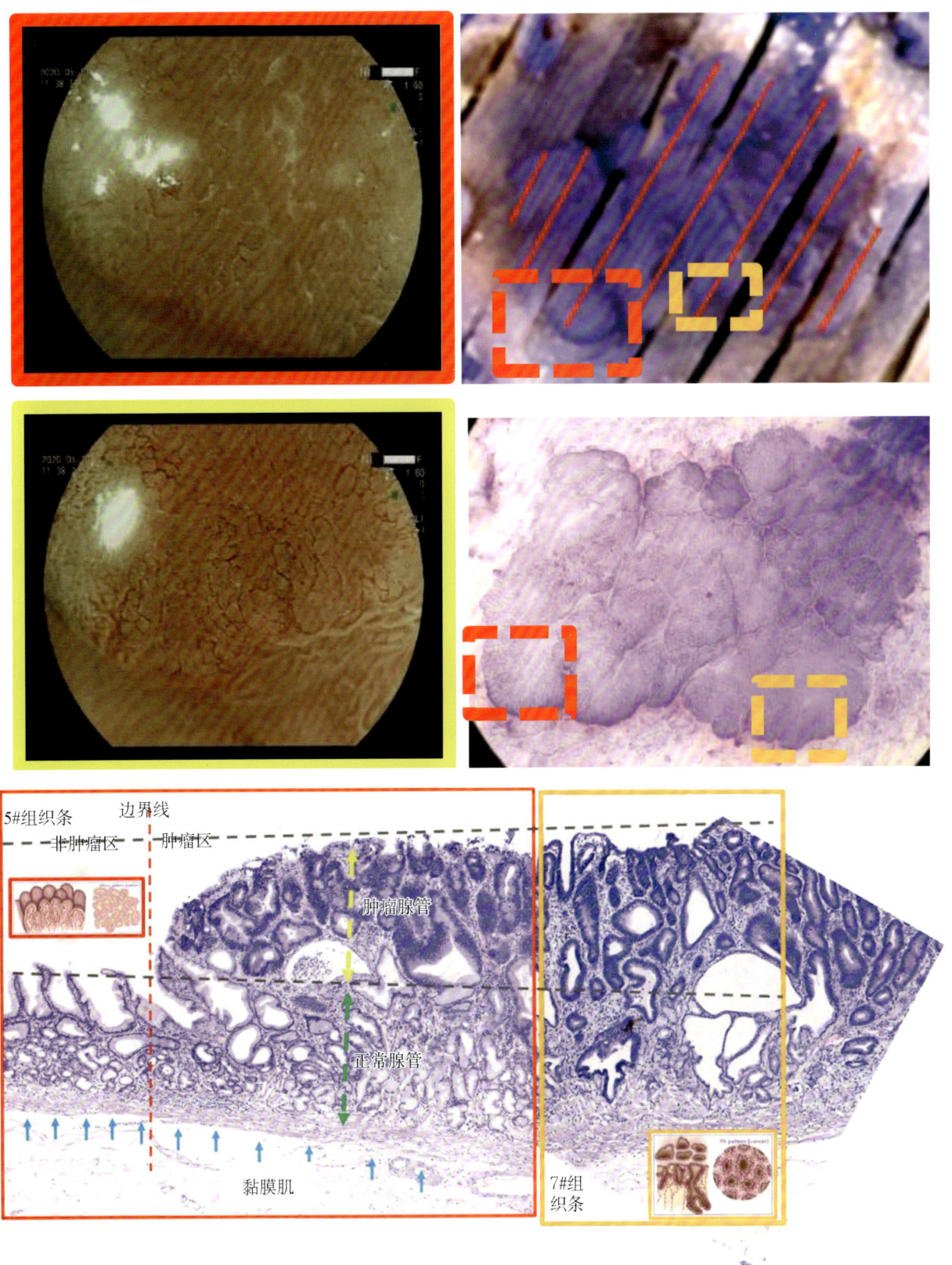

图 1-3-85 病理所见
ESD 术后病理 HE 染色（5号、7号病理组织条）。

病理诊断

- Tub1,0-Ⅱa。
- S:1.8 cm×1.3 cm。
- pHM0,pVM0。
- UL0。
- Ly0,V0。
- 免疫组化:肿瘤区域 Ki-67 呈弥漫阳性;p53 大量表达:肿瘤发生与抑癌基因失活有关;MUC5AC(−),MUC6(−),CDX-2(+),提示肠型胃癌。

诊断体会

普通白光非放大下发现和诊断早癌非常困难,原因在于其不能提供充足的诊断依据:①病变边界;②水平方向的病变形态;③垂直方向病变凸凹形态变化。LCI 的高亮度和高对比度,很好地解决了前两个问题,而 LCI 的"彩激光"使得在肿瘤凸凹不平的表面形成色彩混杂的现象。掌握 LCI 的这些特点,可以大大降低非放大内镜下早期胃癌发现的难度,丰富诊断信息。

(病例指导老师:王宏光)

病例 10　胃体小弯高分化管状腺癌

该病例讲解视频二维码

病例提供 » 逯艳艳　青海省人民医院

简要病史

性别:男。
年龄:61 岁。
主诉:发现血糖升高、口干 1 年,加重 1 周。
病变部位:小弯下部。

内镜表现

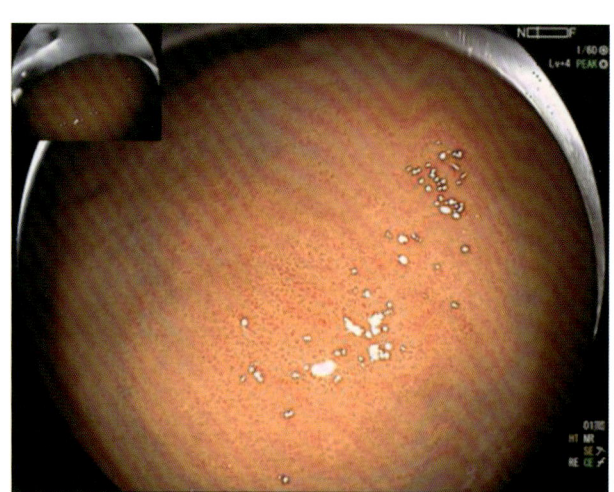

图 1-3-86　白光观察
可见胃体小弯下部一略发红、平坦型 0-Ⅱb 型病变,病灶大小约 1.0 cm×1.0 cm。

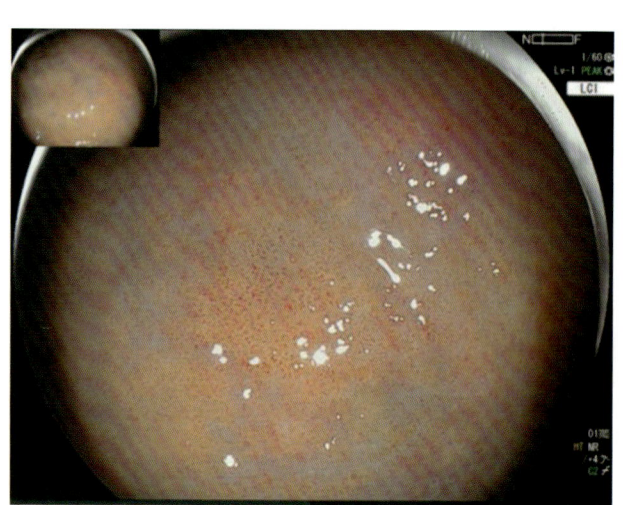

图 1-3-87　LCI 观察
病灶边界更加清晰,病灶色泽呈红包黄样。

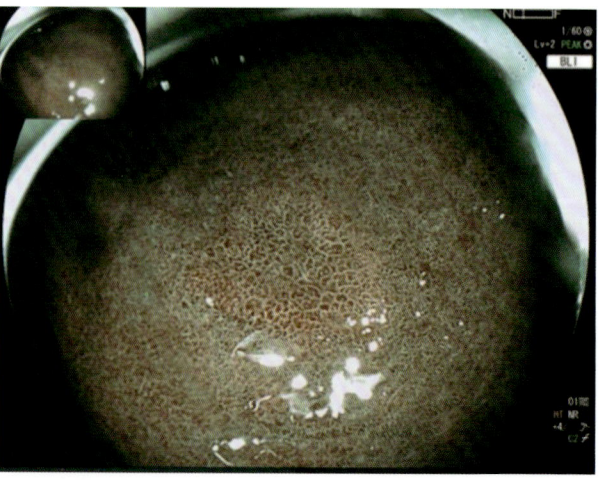

图 1-3-88　BLI 观察
可见病灶背景呈茶褐色改变,边界清晰。

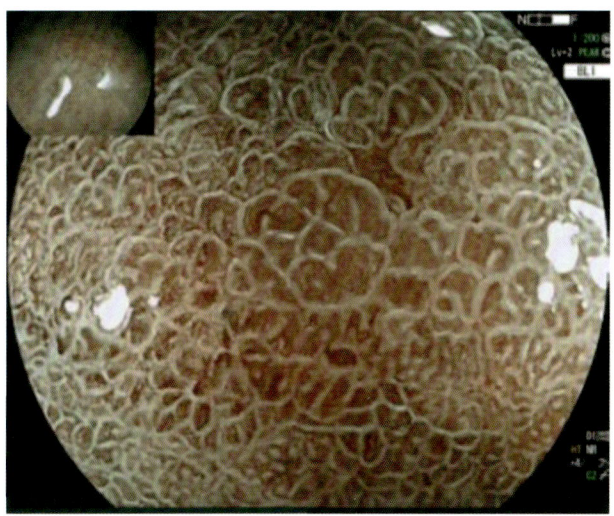

图1-3-89 BLI观察
可见病灶表面微结构不规则。

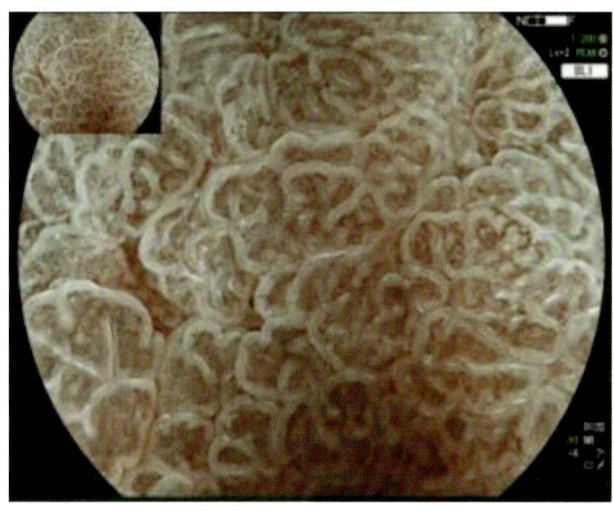

图1-3-90 BLI观察
高倍放大观察病灶呈乳头样,表面微结构不规则,可见LBC结构,初步判断为早期分化型癌。

图1-3-91 BLI观察
水下放大观察病灶中央可见表面微结构呈颗粒样,乳头样改变,微血管扩张扭曲,粗细不一,呈loop pattern样改变。

病理所见

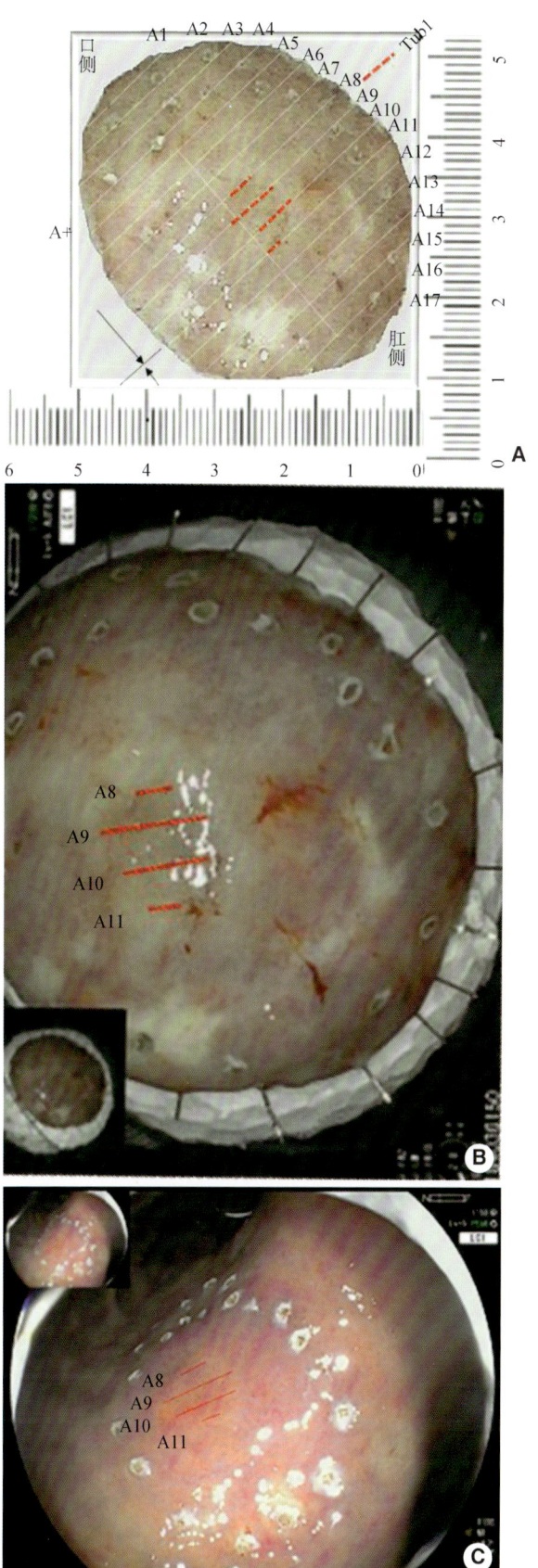

图1-3-92 病理所见
ESD术后病理对照,红色虚线(Tub 1)(A~C)。

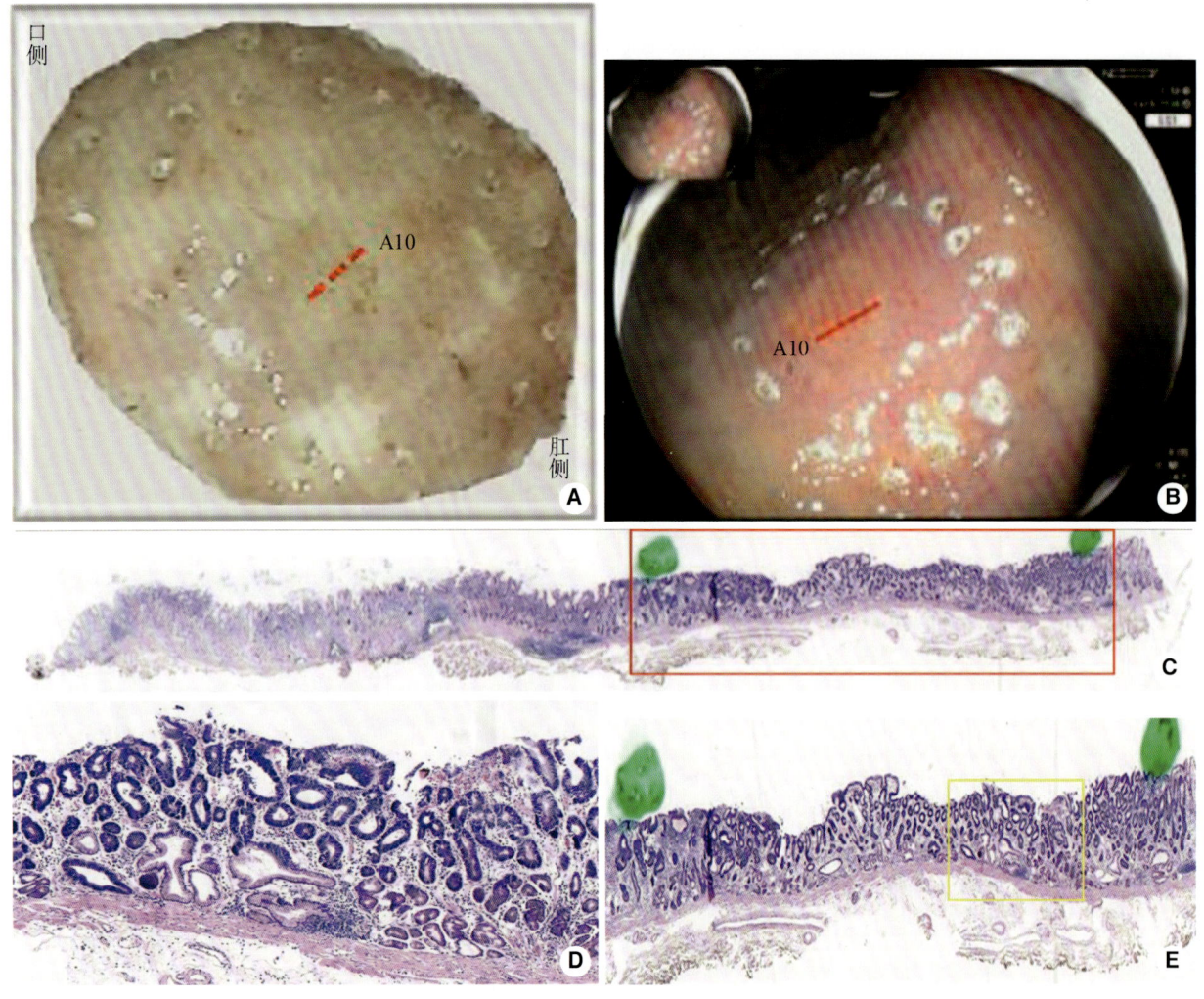

图 1-3-93 病理所见(10号组织条)
Tub1(A~E)。

病理诊断

- 标本类型:ESD 标本。
- 标本大小:5.0 cm×4.0 cm×0.2 cm。
- 位置:胃体小弯。
- 病灶大小:1.0 cm×0.8 cm。
- 大体类型:0-Ⅱb 型。
- 组织类型:Tub1,T1a(M),UL0,Ly0,V0,pHM0,pVM0,周围黏膜组织显示慢性炎症伴腺上皮重度肠上皮化生,间质轻度水肿。
- 免疫组化:MUC5AC(-)、MUC6(-)、C10(+)、MUC2(-)、Desmin(+)、D2-40(+)、CD34(+)、Ki-67index(细胞密集区约30%)。

诊断体会

- 看似巧合,实属必然,规范化的诊治,"技术"与"技巧"的灵活应用,才是发现早癌的根本。
- LCI 图片的特征鲜明,更容易引起内镜医生的关注,使内镜医生更容易发现病灶,LCI 模式下病灶与周围正常黏膜的颜色对比更强,使红色更红,白色更白,更加便于病变识别与筛查,LCI 模式可帮助内镜医生更容易发现可疑肿瘤性病灶,尤其是平坦型病灶,此病例就是平坦型,其 LCI 及 BLI 观察优于白光。
- LCI/BLI 内镜在上消化道早癌诊断中有重要作用,LCI 主要用于早期胃癌筛查,对于萎缩及 Hp 诊断具有一定临床价值,而 BLI 放大内镜则用于可疑病变的精查,对于胃黏膜病变首先用 LCI 模式进行远距离观察,然后用 BLI 模式进行可疑病灶边界及放大观察。

(病例指导老师:马颖才)

病例 11 胃角高分化管状腺癌

病例提供 ▶ 张观坡 联勤保障部队第九〇〇医院

该病例讲解视频二维码

简要病史

性别：女。
年龄：46岁。
主诉：间断性上腹胀10余年。
病变部位：胃角。

内镜表现

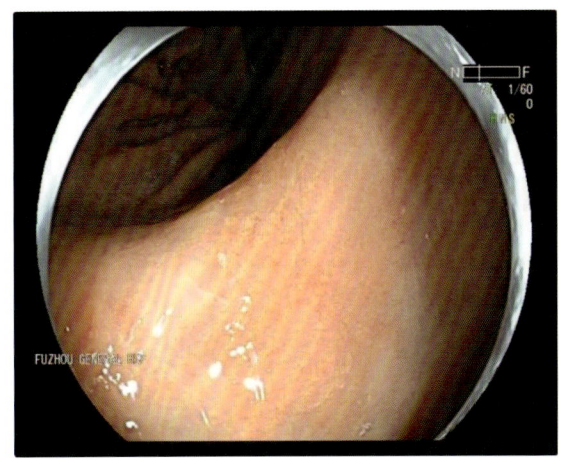

图 1-3-94 白光观察
可见胃角近前壁有一隐约 Type Ⅱb 型病灶，颜色发红，血管网在此中断，范围约 1.5 cm×2.5 cm。

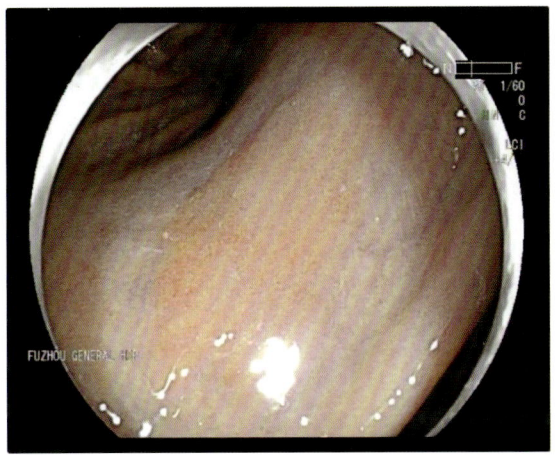

图 1-3-95 LCI 观察
病灶边界相对较清楚，病灶颜色呈橘红色改变，背景呈淡紫色改变。

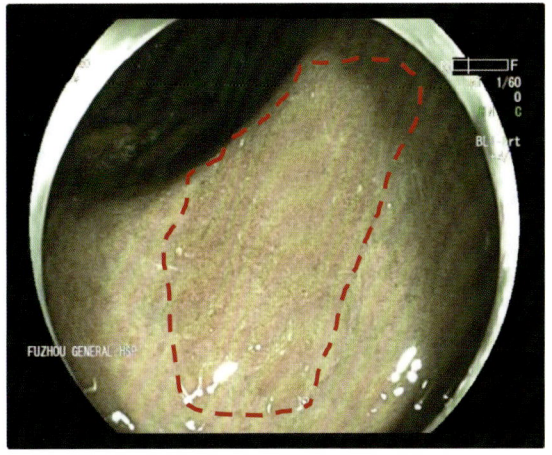

图 1-3-96 BLI 观察
可见病灶呈茶褐色改变。

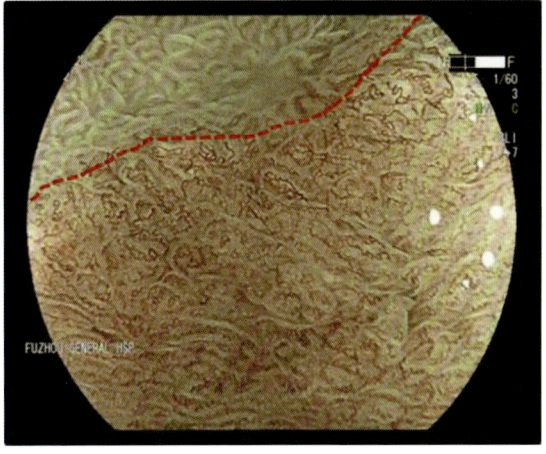

图 1-3-97 BLI 观察
可看到清晰的边界线，血管网密度增加，微结构融合。

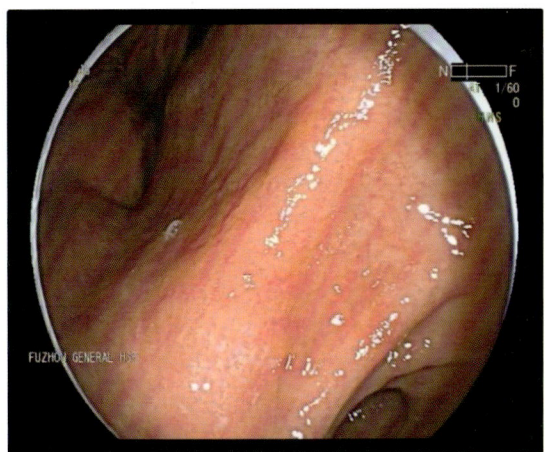

图 1-3-98 白光观察
查阅一年前第一次检查结果，白光下该病灶隐约可见，几乎无明显边界。

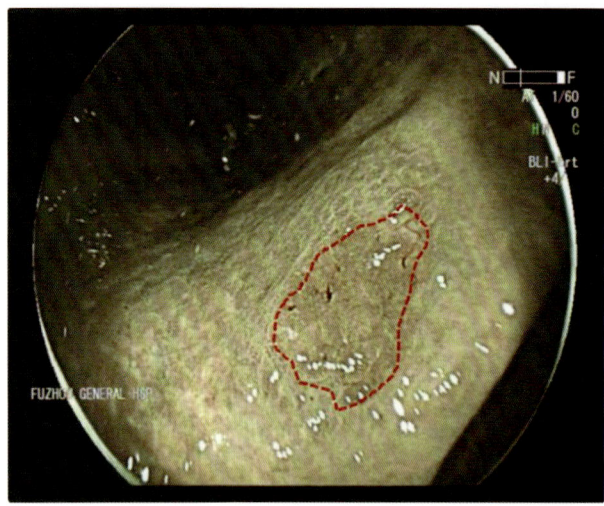

图 1-3-99　LCI 观察

查阅一年前检查结果，LCI 下该病灶呈淡紫色改变。

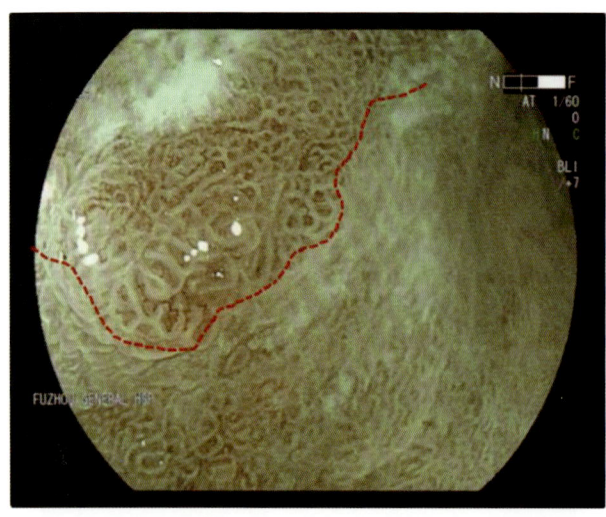

图 1-3-100　BLI 观察

查阅一年前检查结果，BLI 下病灶相对清楚，呈典型的茶褐色改变。

病理所见

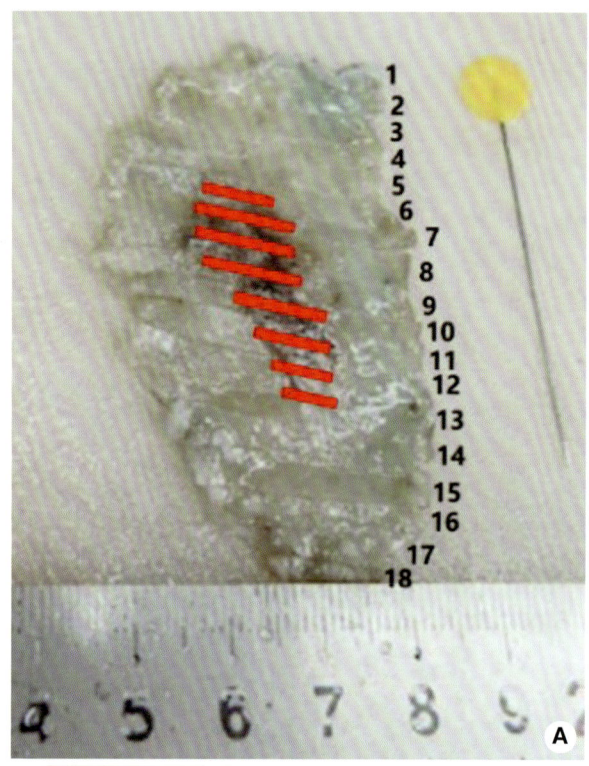

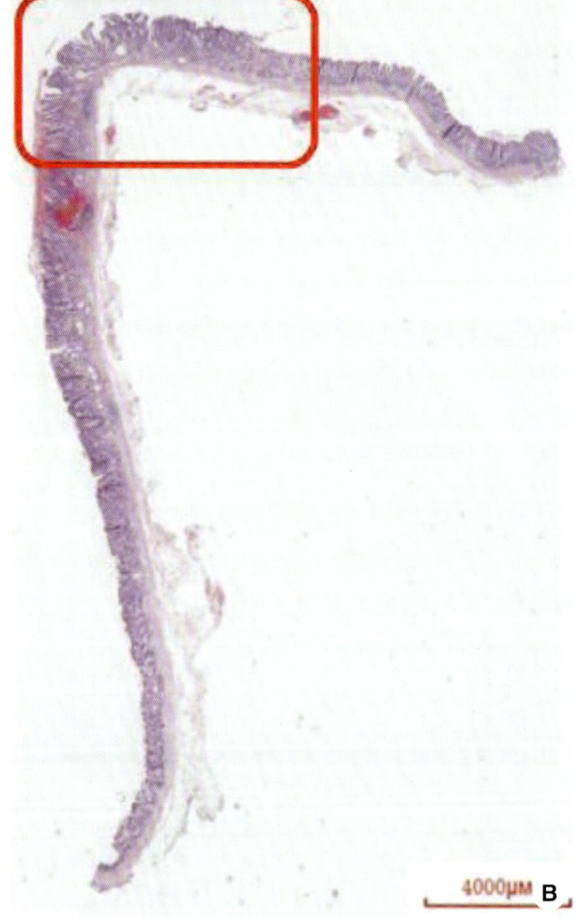

图 1-3-101　BLI 观察

查阅一年前检查结果，BLI 放大观察考虑早期胃癌，但活检为低级别上皮内瘤变，患者选择随访。

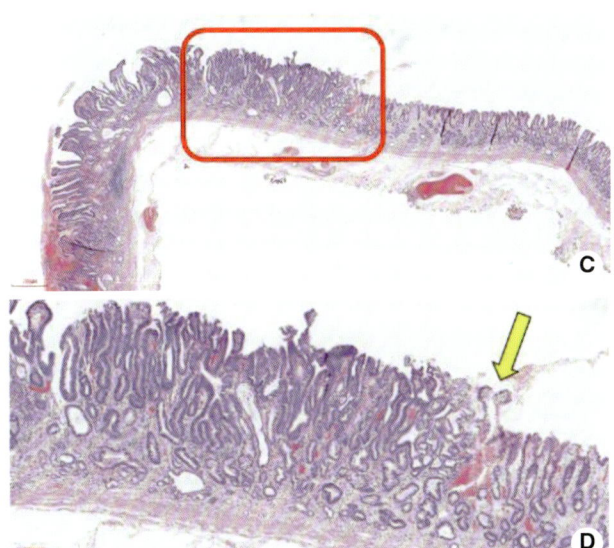

图1-3-102 病理所见(7号病理组织条)(A~D)

病理诊断

- 胃角小弯近前壁。
- 3.5 cm×5.5 cm,0-Ⅱa,1.5 cm×2.5 cm。

- 胃黏膜高级别异型增生（WHO标准）/高分化管状腺癌（日本标准Tub1）。
- T1a(M),UL0。
- Ly0,V0,pHM 0,pVM 0。
- 胃黏膜中度慢性萎缩性炎症。
- 中度肠腺化生。
- 幽门螺杆菌特染（－）。

诊断体会

- 要重视高危群体的筛查：如本例处于高发区域，胃癌家族史等。
- 标准化内镜以及留图是回溯病灶演变的宝贵资料。
- 应用好染色放大内镜如LCI、BLI。
- Tub 1病例的诊治：既不过度治疗，也不听之任之。
- 做好标准化的全流程管理的各环节：筛查、检查、治疗、随访。

（病例指导老师：王雯）

病例12 胃体下部高分化管状腺癌

该病例讲解视频二维码

病例提供 ▶ 张　昱　云南省第一人民医院

简要病史

性别：男。
年龄：65岁。

主诉：发现胃体病变4周。
病变部位：胃体下部。

内镜表现

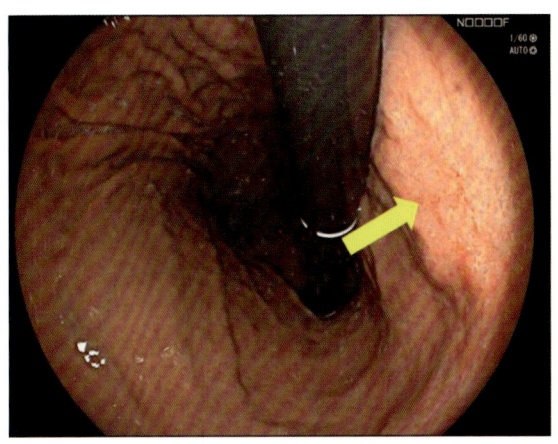

图1-3-103 白光观察

（倒镜）胃体下段后壁侧平坦凹陷样病变，约10 mm×20 mm，表面稍粗糙，边缘稍隆起，色泽较周围无明显差异。

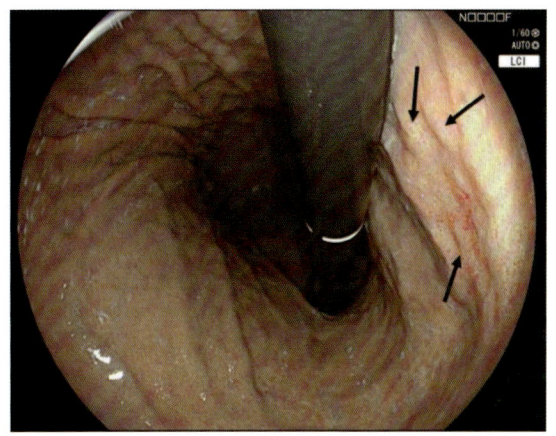

图1-3-104 LCI观察

倒镜观察色调对比加强后，凹陷病灶轮廓更加凸显，中央发红明显，周围皱襞向凹陷处集中并变平。

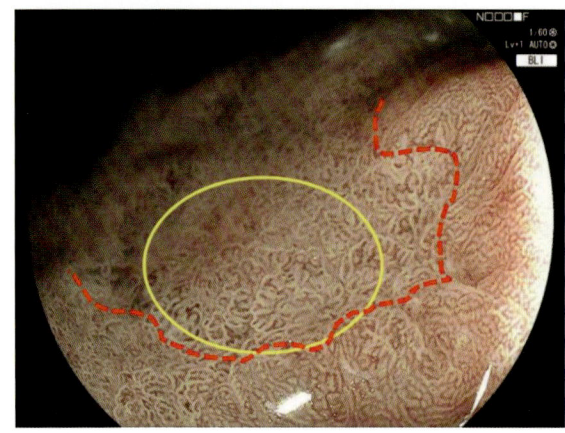

图1-3-105 BLI观察

凹陷范围内微表面结构(MS)与周围相比,形态、排列差异明显;病灶与周围黏膜之间存在明显DL。

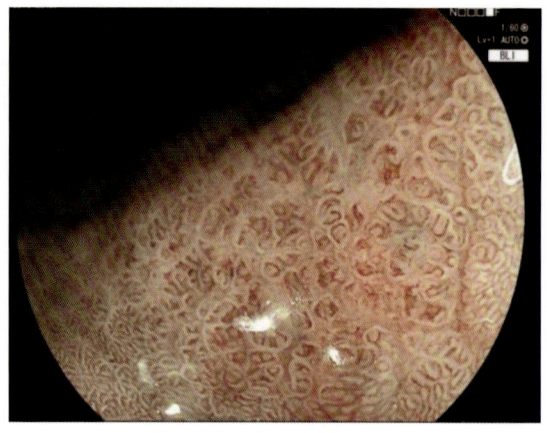

图1-3-106 BLI观察

凹陷范围内MS呈乳头样、鱼鳞样,大小接近,排列松散紊乱。

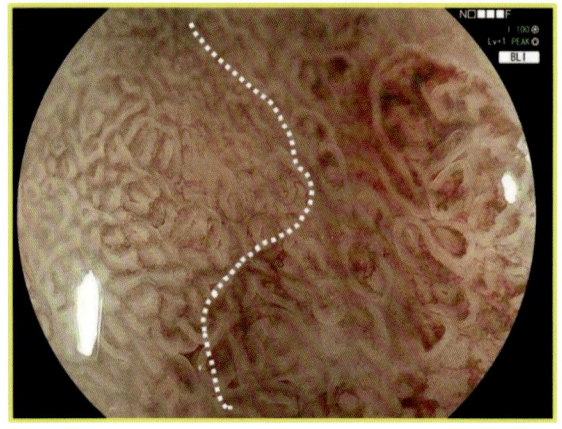

图1-3-107 BLI观察

DL左侧为B2-B3型胃底腺结构,右侧为乳头状异常MS,部分融合,MV增粗、密集。

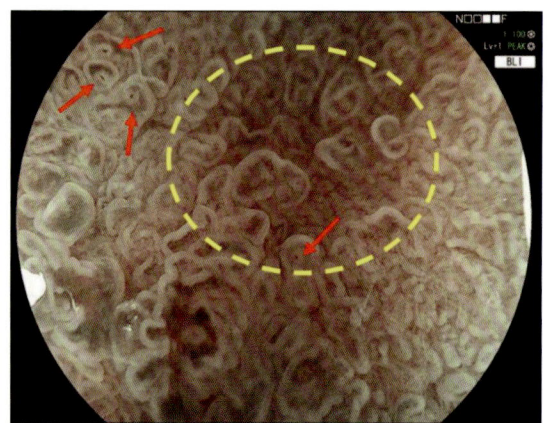

图1-3-108 BLI放大+醋酸观察

可见清晰的乳头状、颗粒状的异常MS,针尖状腺管开口。

病理所见

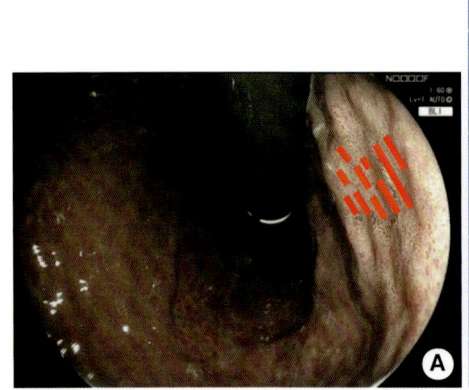

A

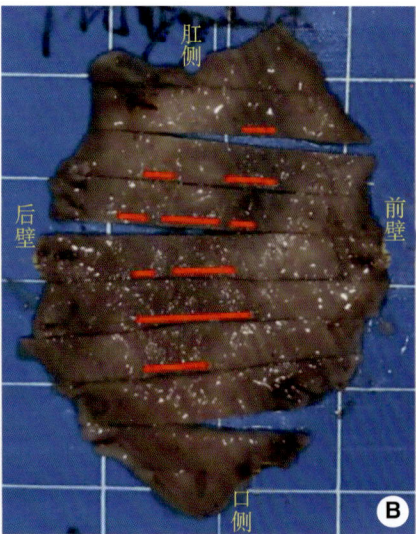

B

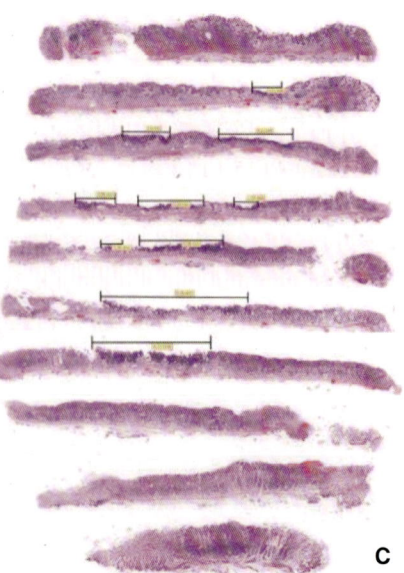

C

第一章 上消化道病变

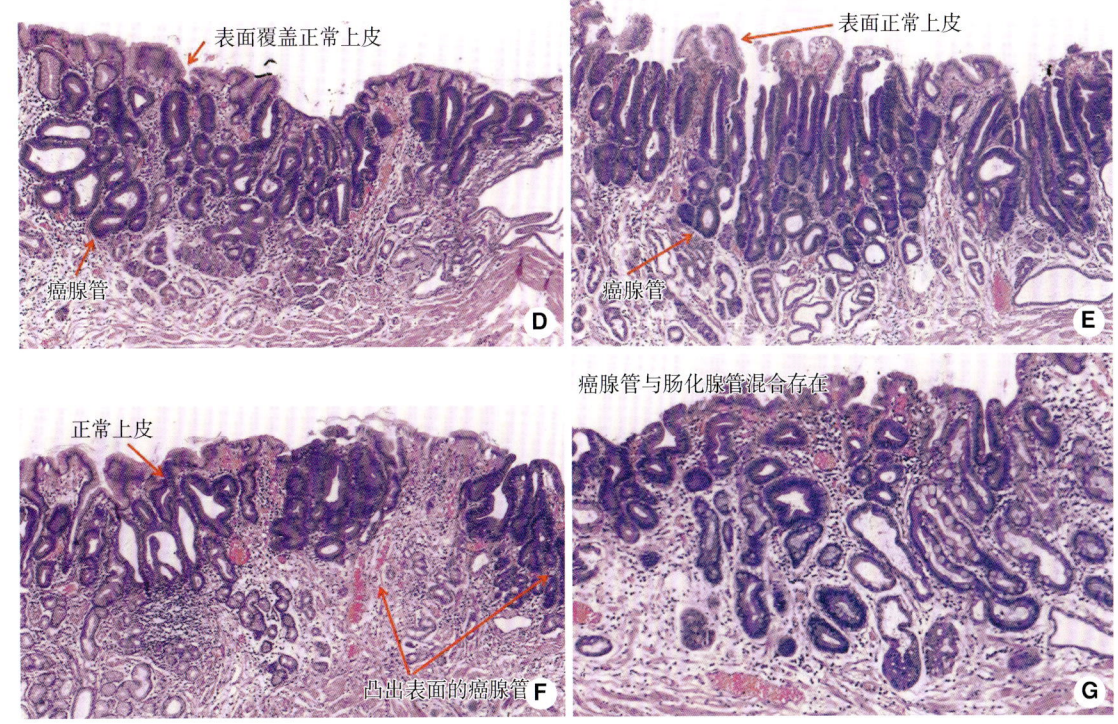

图1-3-109 病理所见(A~G)

肿瘤组织腺管状,位于固有层中,浅层,与周围胃黏膜分界清楚;肿瘤细胞核呈杆状或卵圆性,复层排列,极向紊乱;部分肿瘤表面覆盖正常小凹上皮,呈乳头状增生,部分区肿瘤组织累及表面上皮,部分区肿瘤性腺管周围见肠化或扩张的腺体。

病理诊断

胃腺癌

0-Ⅱc型,15 mm×25 mm,Tub1,pT1a-M,UL0,Ly0,V0,HM0,VM0。

诊断体会

本病例突出除菌后胃癌的一些镜下特点,白光及LCI没有明显发黄或发红表现,BLI并没有明显茶色背景,ME-BLI观察没有明确边界,同时没有发现微细结构及微细血管明显异型性,仅局部可见针孔样pit及局部一些网格状血管,并不符合经典早期胃癌的镜下变化,内镜下仍需努力判别。

(病例指导老师:郭强)

病例13 胃体上部高分化管状腺癌

该病例讲解视频二维码

病例提供 » 聂绪彪 陆军军医大学第二附属医院(新桥医院)

简要病史

性别:女。
年龄:48岁。
主诉:上腹阵发性隐痛1周。
病变部位:胃体上部小弯。

内镜表现

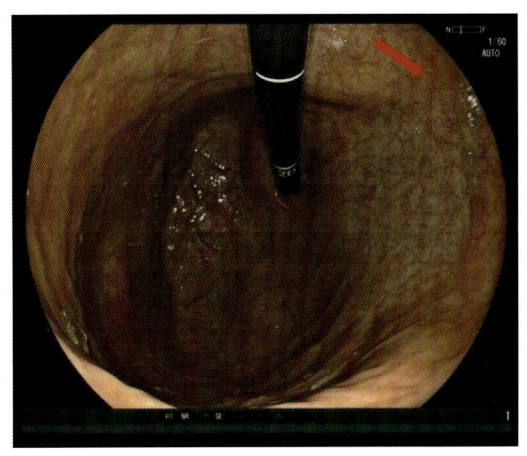

图1-3-110 白光观察
可见胃体上部小弯见一直径约1.2 cm浅凹陷发红区域,表面粗糙不平。

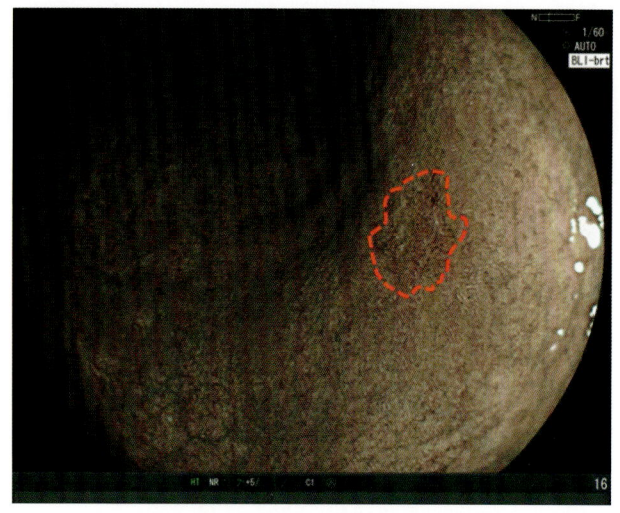

图 1-3-111 BLI 观察
病灶呈茶褐色改变,边界清晰。

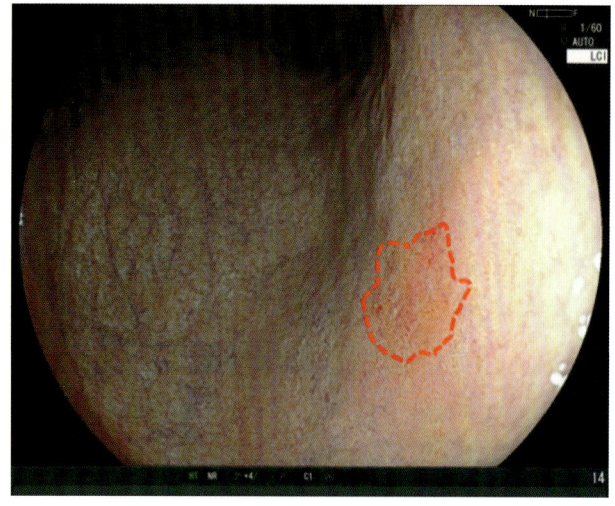

图 1-3-112 LCI 观察
病灶区域明显发红,呈红黄混杂改变,周边呈紫色萎缩肠化。

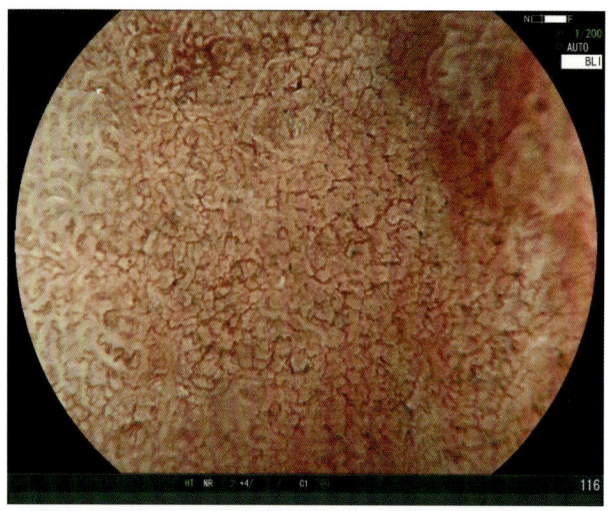

图 1-3-113 BLI 观察
病灶中央白区形态各异,部分出现不鲜明化,微血管扩张、口径不一、走向不一,呈明显的网格状改变。

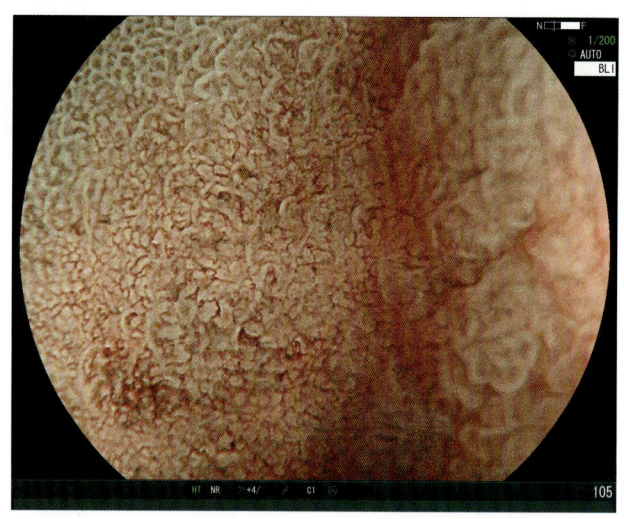

图 1-3-114 BLI 观察
病灶中央白区形态各异,部分出现不鲜明化,微血管扩张、口径不一、走向不一,呈明显的网格状改变。

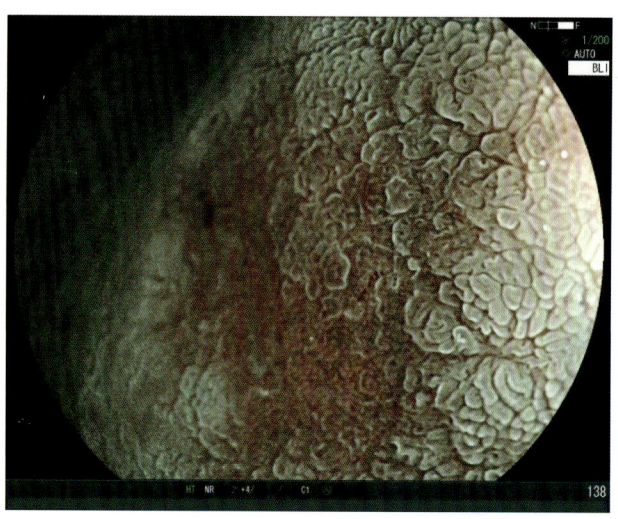

图 1-3-115 BLI 观察
醋酸染色后,BLI 放大观察表面微结构显示更加清楚,病灶中央白区呈致密、小型化。

病理所见

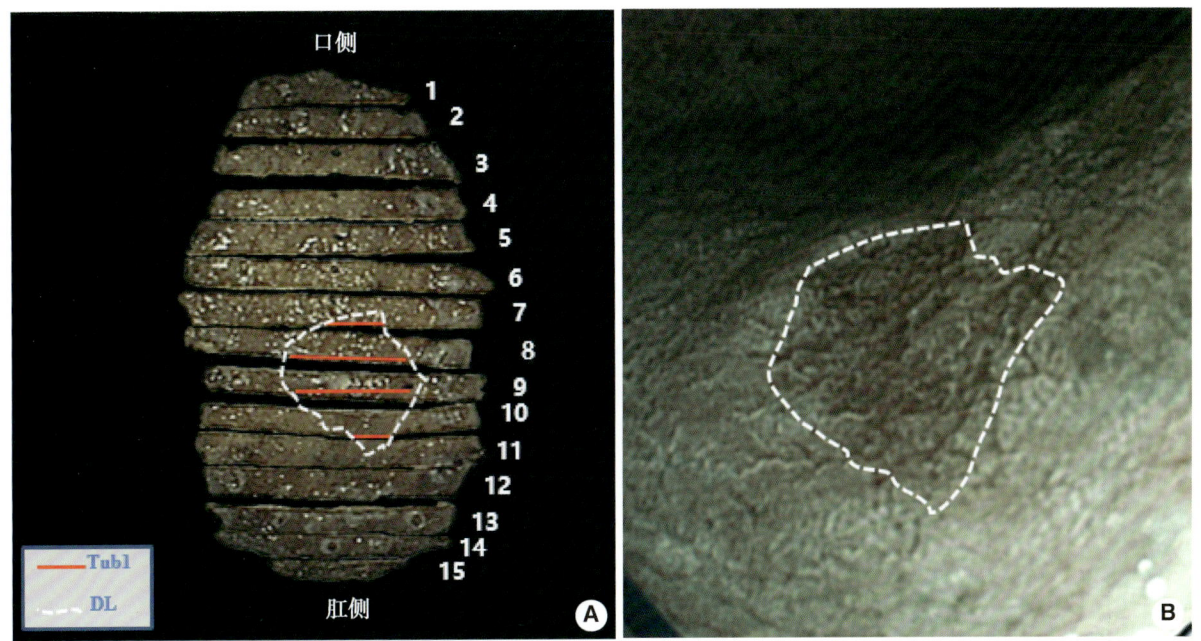

图1-3-116　ESD术后所见(A、B)

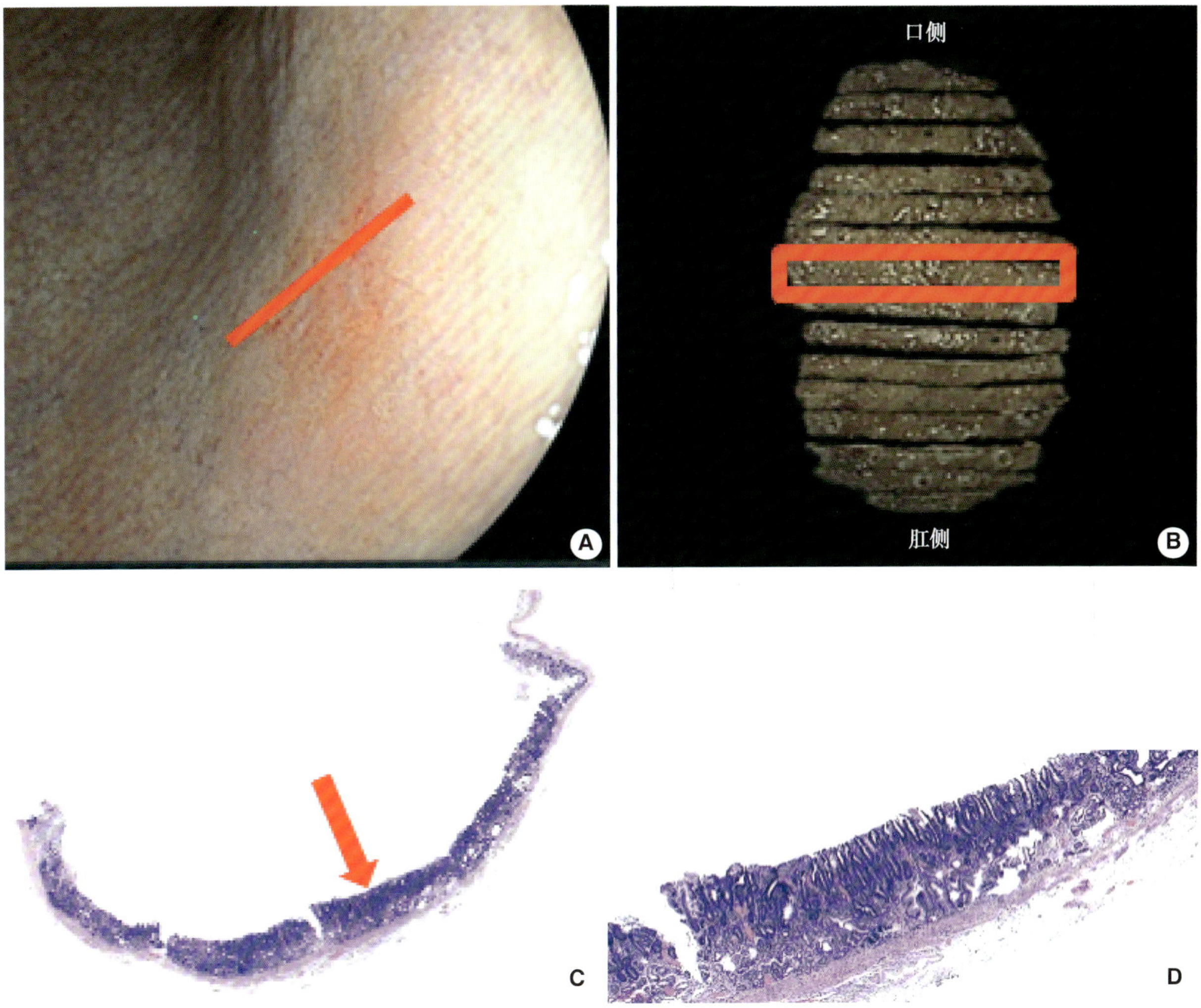

图 1-3-117 病理所见(7 号切片)
Tub1(A~E)。

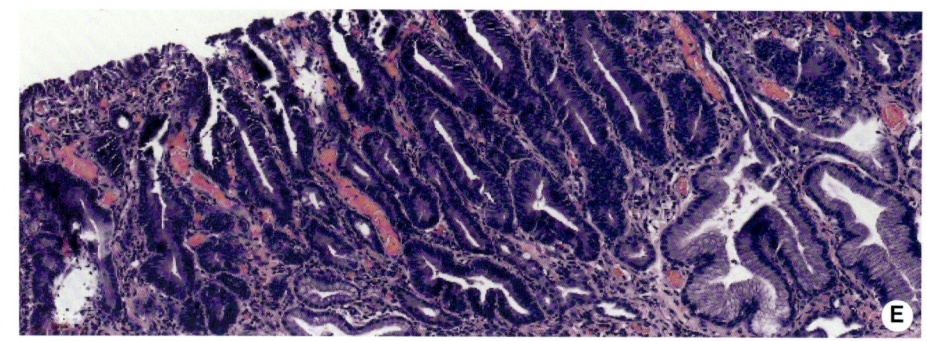

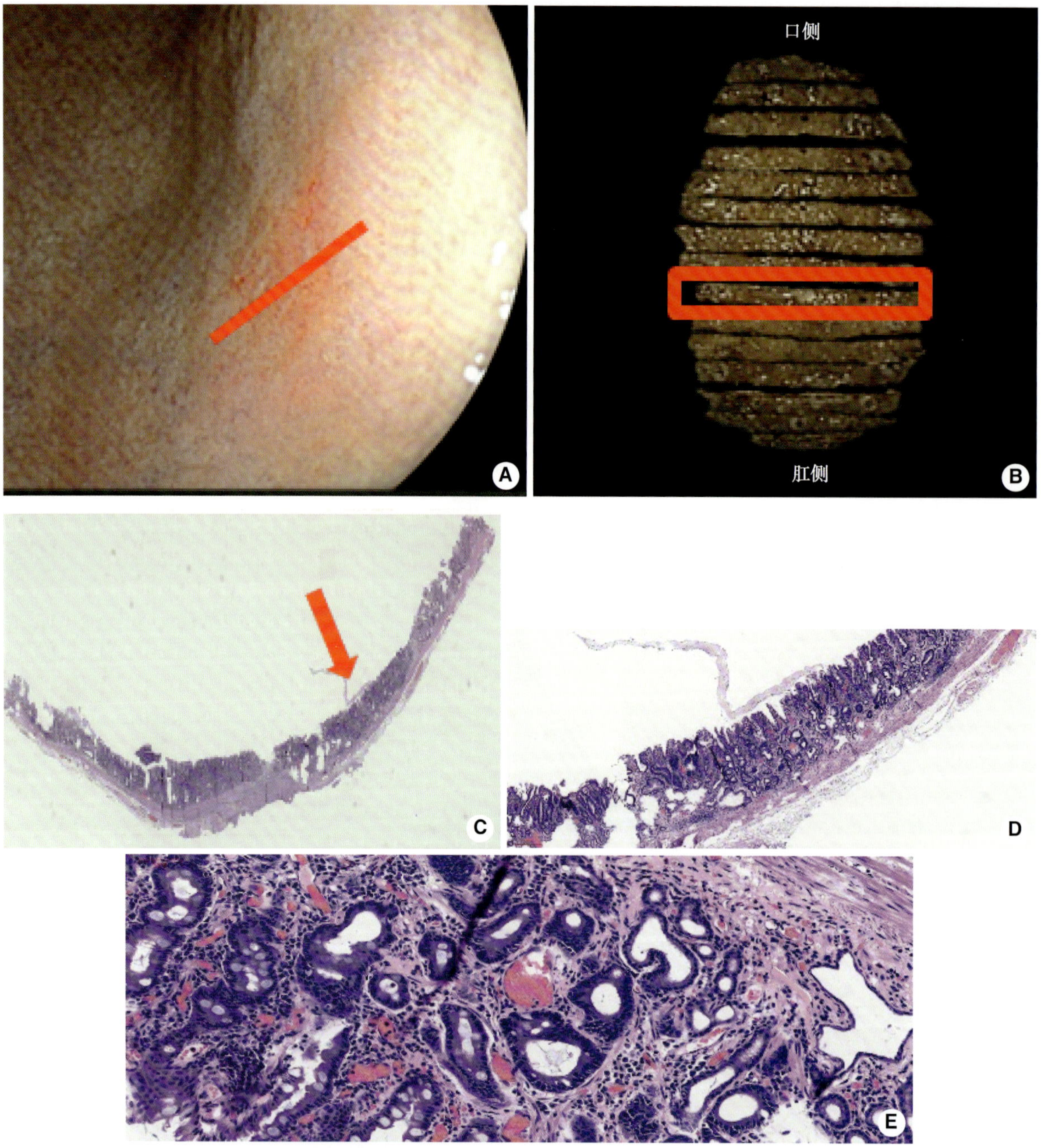

图 1-3-118 病理所见(9 号切片)
Tub1(A~E)。

病理诊断

EGC,Tub1,pT1a－M,Ly0,V0,HM0,VM0,pType 0－Ⅱc,12 mm×10 mm,Less。

诊断体会

- 本病例背景黏膜为除菌后 0～3 型萎缩性胃炎,病变较小且位于胃体上部小弯,容易漏诊。
- 病变在白光下显示不清晰,LCI 模式有助于发现病变。
- 在 BLI 放大观察表面微结构白区不鲜明化的情况下,醋酸染色可以帮助我们进一步分析判断病变的性质。

病例 14 胃体下部高分化管状腺癌

病例提供 ▶ 赵 莉 北京医院

该病例讲解视频二维码

简要病史

性别:男。
年龄:44 岁。
主诉:间断上腹痛半年入院。
病变部位:胃体下部。

内镜表现

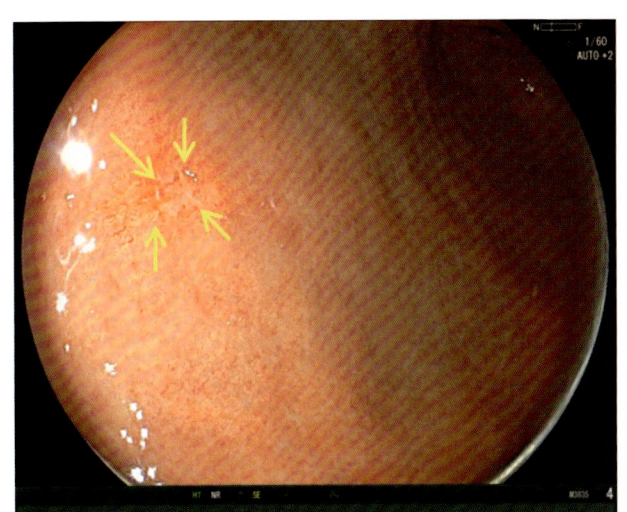

图 1-3-119 白光观察
小弯侧可见发红病灶,边界清晰。

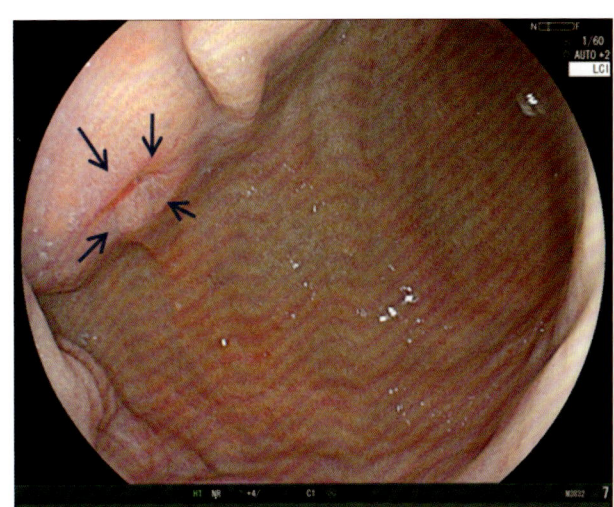

图 1-3-120 LCI 观察
Ⅱc 型病灶边界更加清晰明显。

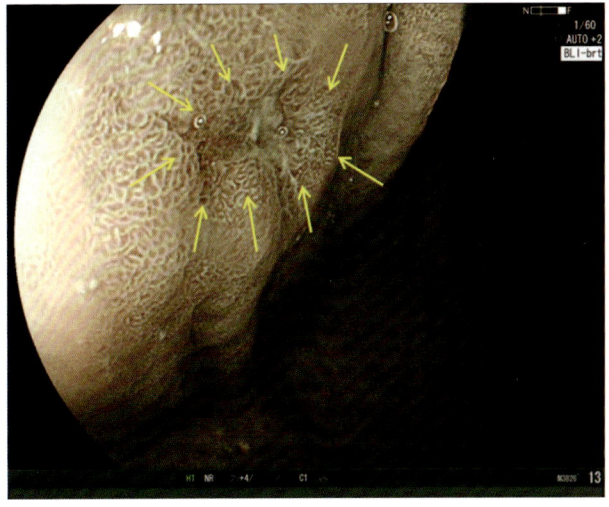

图 1-3-121 BLI 观察
可见清晰边界线。

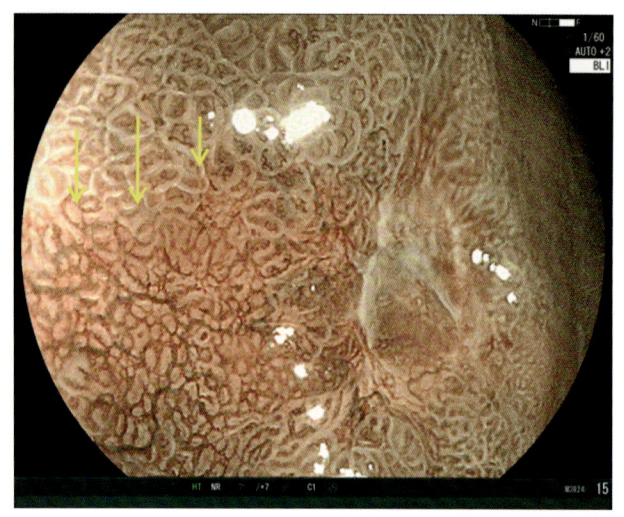

图 1-3-122 BLI 观察
可见清晰的边界线,可观察到 LBC,微结构消失,微血管紊乱。

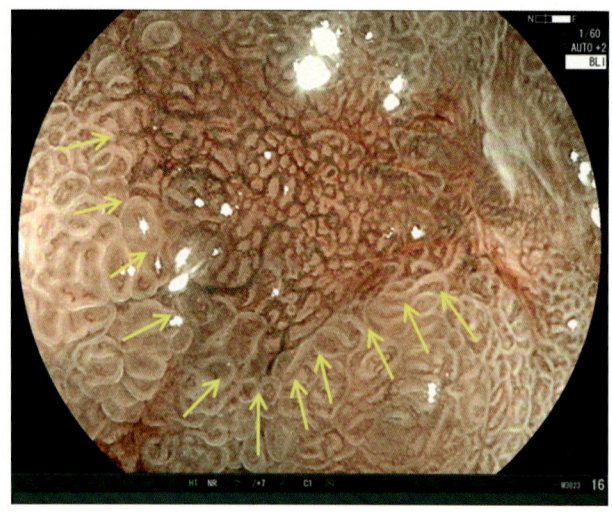

图 1-3-123 BLI 观察
可见清晰的边界线,可观察到 LBC,微结构消失,微血管紊乱。

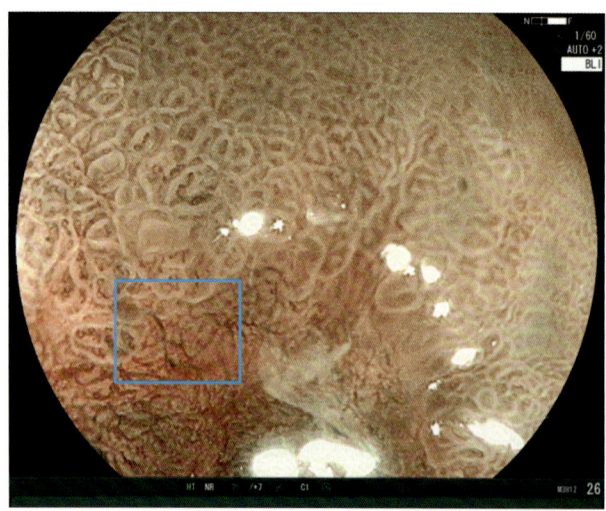

图 1-3-124 BLI 观察
可见清晰的边界线,微结构消失,微血管紊乱,上皮内微小侵犯。

病理所见

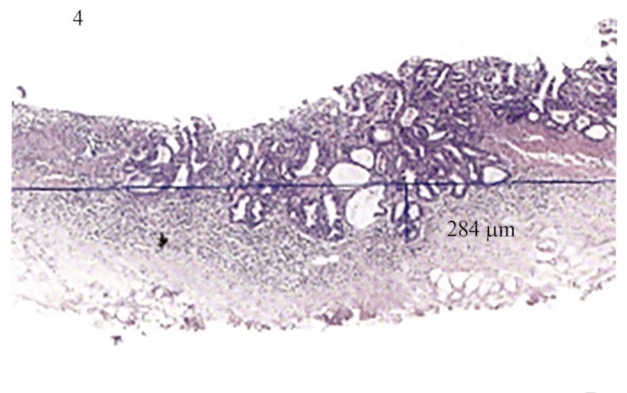

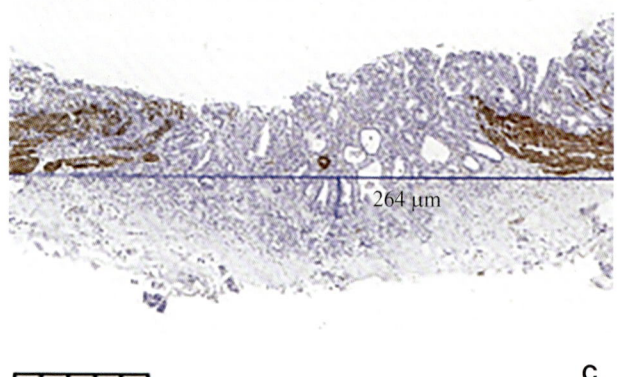

第一章 上消化道病变

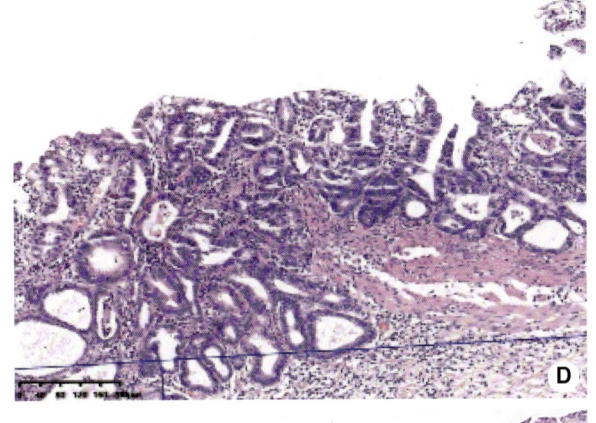
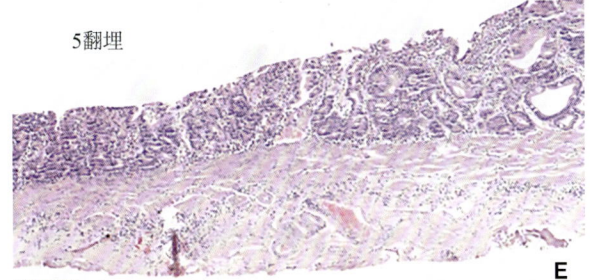
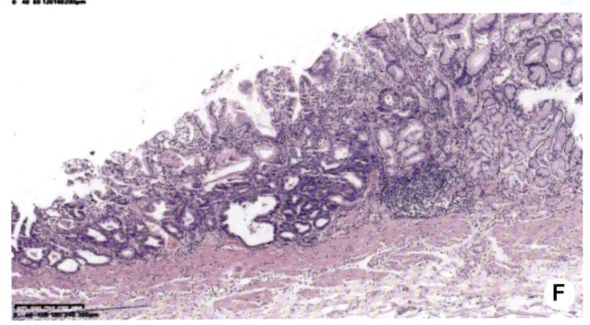

图1-3-125 病理所见(4、5号组织条)(A～F)

病理诊断

- （胃体下部ESD切除标本）胃黏膜高级别异型增生（WHO标准）/胃黏膜高分化管状腺癌（日本标准,Tub1），镜下测量病变面积：1.0 cm×0.5 cm。
- 肿瘤侵犯至黏膜下层，呈膨胀性浸润方式，间质伴中度淋巴细胞、浆细胞浸润，浸润黏膜下最大深度约0.3 mm(pT1b-SM1)。
- 未见脉管内癌栓及神经浸润。
- 黏膜标本垂直切缘及水平切缘均未见肿瘤性病变，癌组织距水平切缘最近距离约4.3 mm，距底切缘最近距离约0.3 mm。
- 黏膜内未见溃疡及瘢痕性病变。
- 肿瘤周围胃黏膜中度萎缩性胃炎，中重度肠化（小肠型），肠化上皮有增生。
- 肿瘤TNM分期：pT1b。
- 免疫组化结果：Desmin（示黏膜肌＋），CK8（＋＋＋），Ki-67（示肿瘤细胞约60%），p53（约80%，考虑错义突变型），CerbB-2（＋＋），D2-40（未见淋巴管癌栓），CD31（示血管内皮细胞＋），MSH2、MSH6、MLH1、PMS2（均未见肿瘤细胞核表达缺失）。

诊断体会

重视京都胃炎分类，提高早期胃癌发现率。

（病例指导老师：罗庆锋）

病例15 胃窦高分化管状腺癌

病例提供 ≫ 肖 君 南京中医药大学附属医院（江苏省中医院）

简要病史

性别：女。
年龄：67岁。
主诉：腹部胀痛间作1余年，加重半月。
病变部位：胃窦。

内镜表现

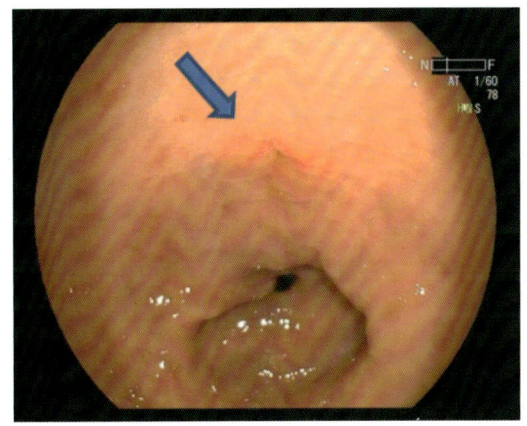

图1-3-126 白光观察

胃窦小弯侧见约1.0 cm大小潮红黏膜，中央浅凹陷；蓝色箭所指为可疑病灶。

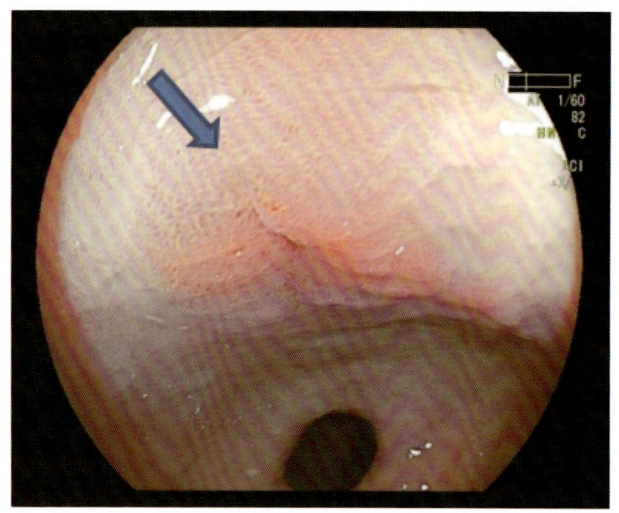

图1-3-127 LCI观察
病灶处色红黄,与周围黏膜边界可见。

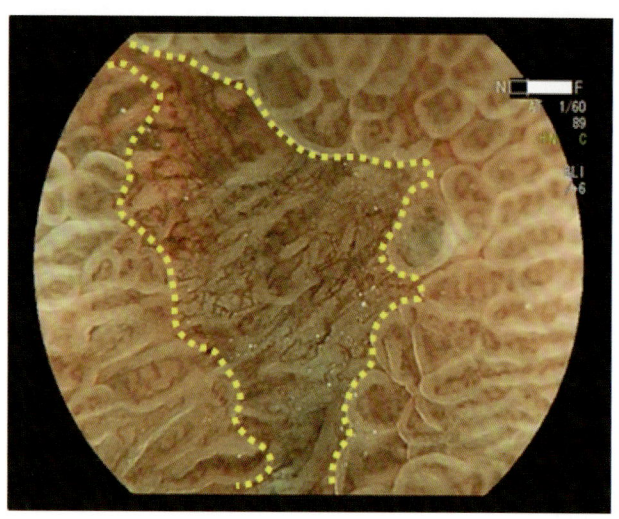

图1-3-129 BLI观察
高倍放大观察清晰可见DL(+),IMVP(+),MS:缺失,初步判断该病灶为癌性病变。

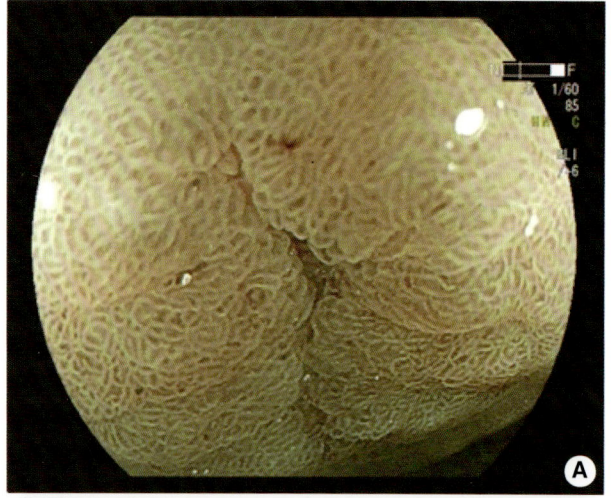

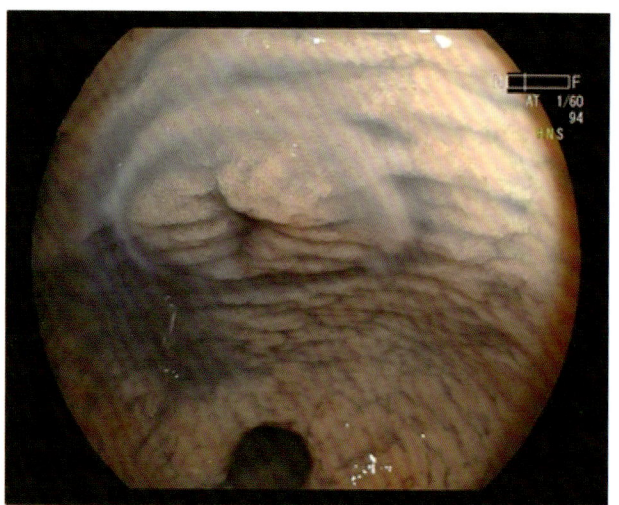

图1-3-130 靛胭脂(IC)染色后观察
病灶凸显,中央凹陷处及边界可见。

病理所见

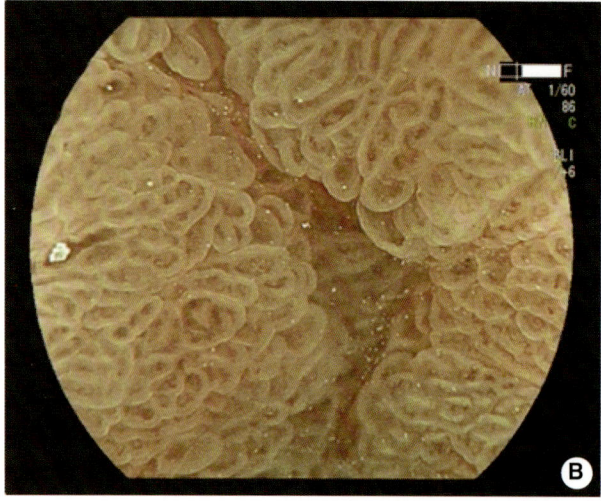

图1-3-128 BLI观察
弱放大观察DL可见,但并未见明显IMVP及IMSP,尚无法确定病灶性质(A、B)。

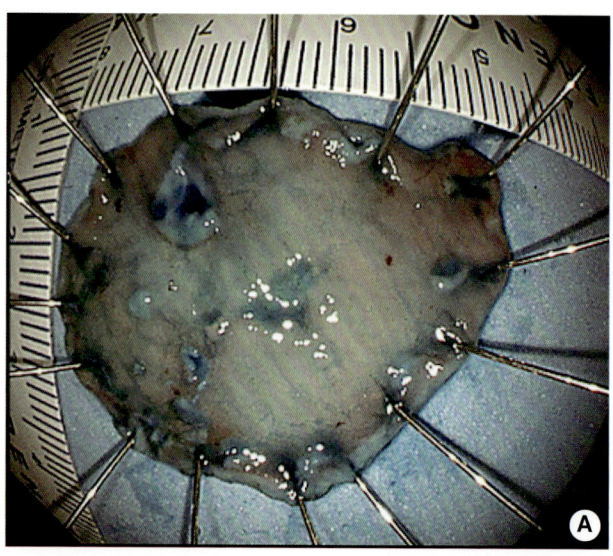

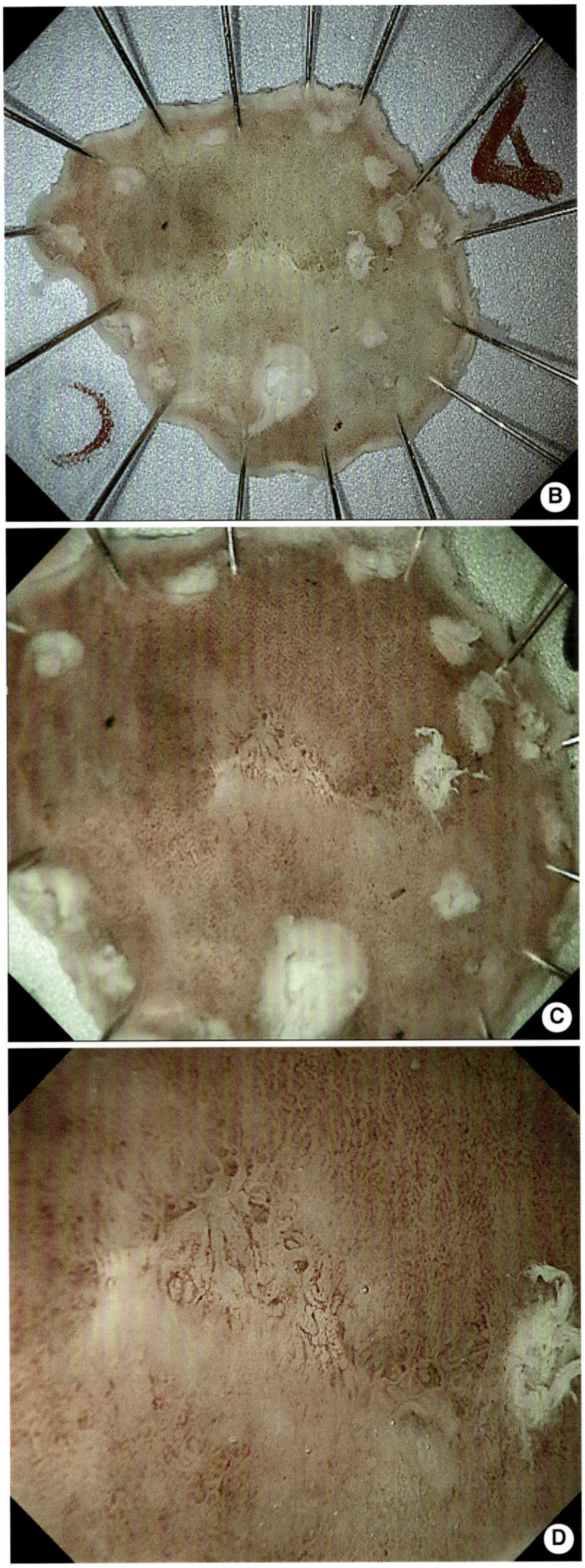

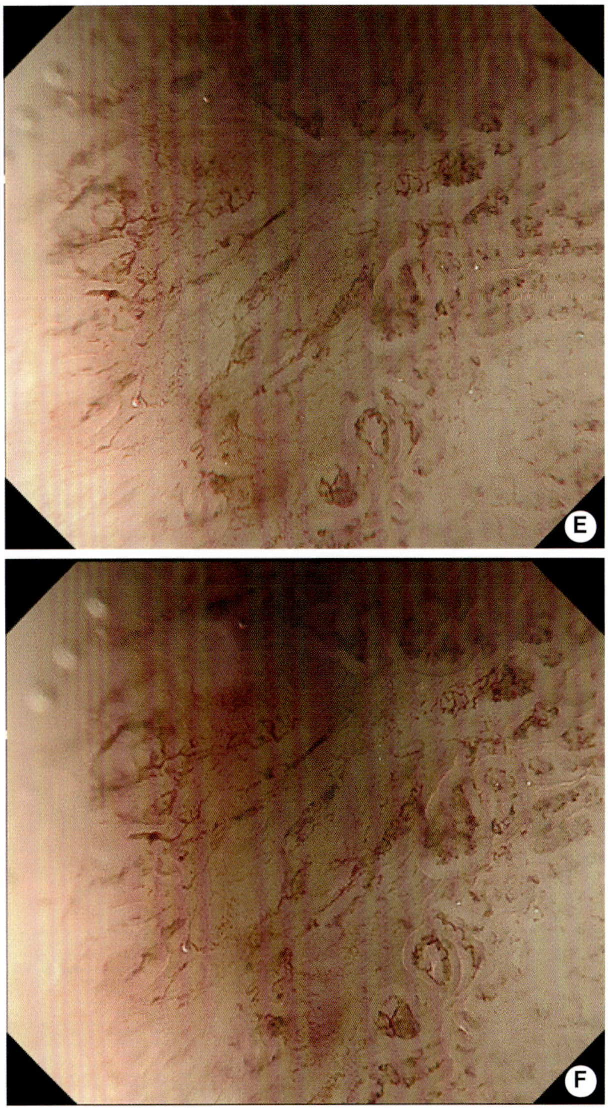

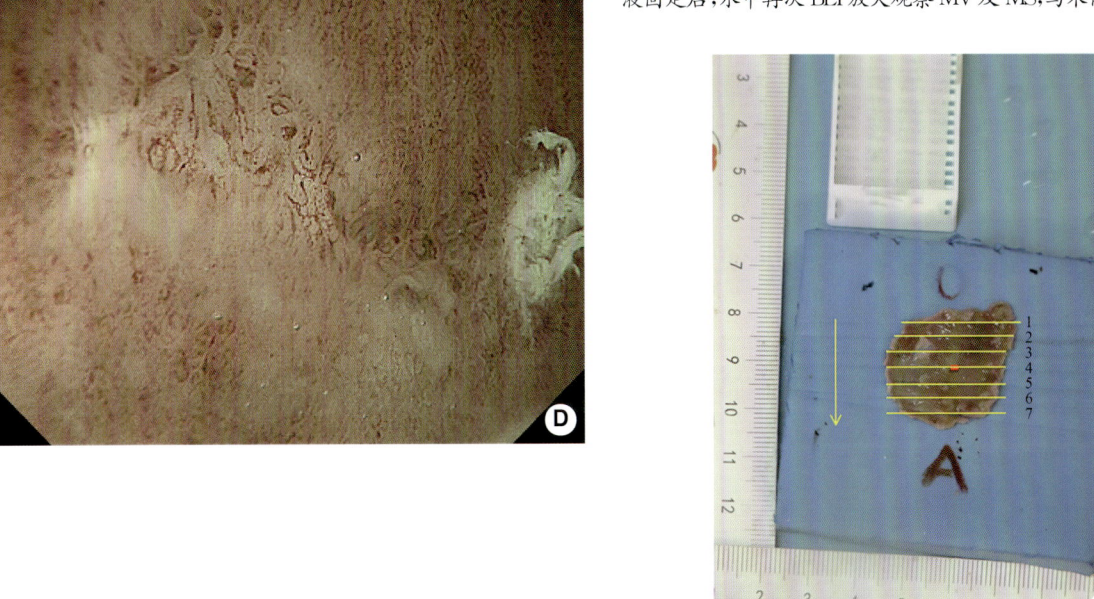

图 1-3-131 病理标本

A、B. 术后标本 IC 染色,并标记口侧与肛侧;C~F. 福尔马林缓冲液固定后,水中再次 BLI 放大观察 MV 及 MS,与术前判断一致。

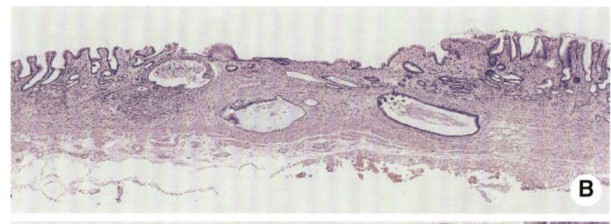
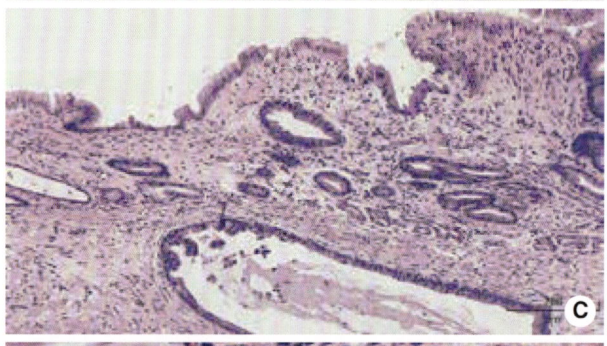
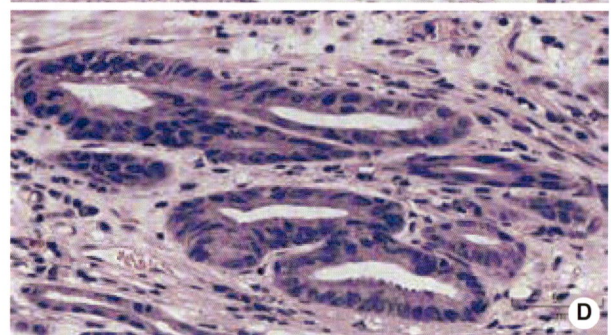

图1-3-132 病理所见

腺癌(Tub1-L),Less,pT1a,Type 0-Ⅱb,31 mm×28 mm,Tub1＞Tub2,Ly0,V0,UL0,pHM0,pVM0(A～D)治愈性切除。

病理诊断

高分化管状腺癌(Tub1)

L,Less,pT1a,Type 0-Ⅱb,31 mm×28 mm,Tub1＞Tub2,Ly0,V0,UL0,pHM0,pVM0。

诊断体会

● 本例病变位于胃窦小弯侧,白光下,病灶略潮红,与周边黏膜界限欠清晰;LCI观察,病灶色红黄,较白光下突显,且可见与周边形成对比,界限可见,体现了LCI在中远距离观察的筛查优势。

● 病灶性质判断过程中,对于MV及MS的观察,应在满倍率的放大状态下进行。本病例突出特点在于,弱放大下观察,仍然很难判断此病灶为癌性病灶,易与普通糜烂灶相混淆,如不仔细加以甄别,很容易出现漏诊及误判。所以在放大观察时,应注意不同模式使用的侧重点不同,BLI+ME弱放大,可用于进一步显示病灶边界;而BLI+ME满倍率放大,则是用来进一步评估MV及MS,判断病灶的良恶性。本病例术后病理也证实了癌变区域仅仅3 mm,属于微小低异型癌。

病例16 胃窦体交界高分化管状腺癌

病例提供 » 刘志宏 吉林市人民医院

简要病史

性别:男性。
年龄:62岁。
主诉:上腹部不适半年,病程中曾间断服用奥美拉唑、胃康灵。
病变部位:胃窦体交界。

内镜表现

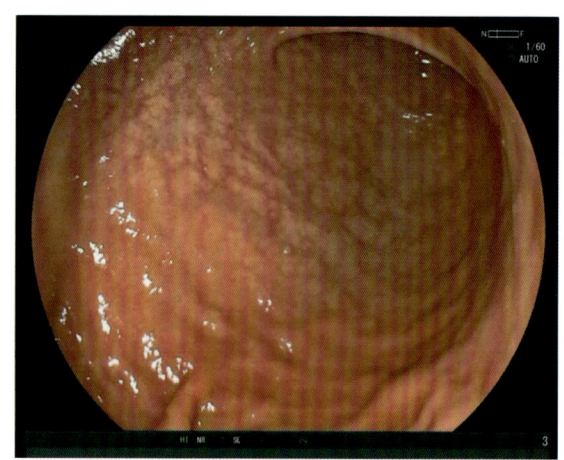

图1-3-133 白光观察

胃窦体交界处,萎缩黏膜与非萎缩黏膜可见清晰分界线,胃窦黏膜红白相间,以白色为主,黏膜下毛细血管网透见。

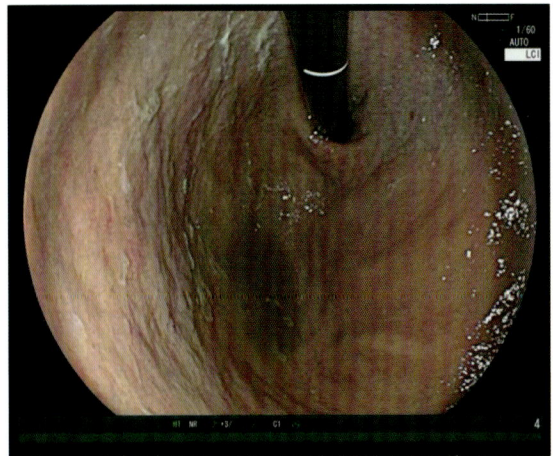

图 1-3-134 LCI 观察

胃体部 RAC(指内镜下胃体部集合细静脉的规则排列)消失，小弯侧黏膜呈白色，越过贲门；大弯侧黏膜呈紫色。提示：慢性萎缩性胃炎(重度，木村-竹本分型 O-1)伴胆汁反流，局部肠化，Hp 阳性。

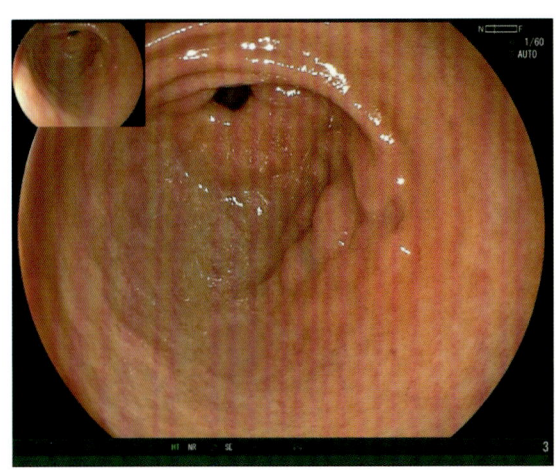

图 1-3-135 白光观察

胃窦大弯侧近后壁可见一直径约 2.0cm 红色黏膜隆起，边界清晰，表面欠光滑，凹陷区域呈星芒状。吸气状态下表面呈细颗粒样。

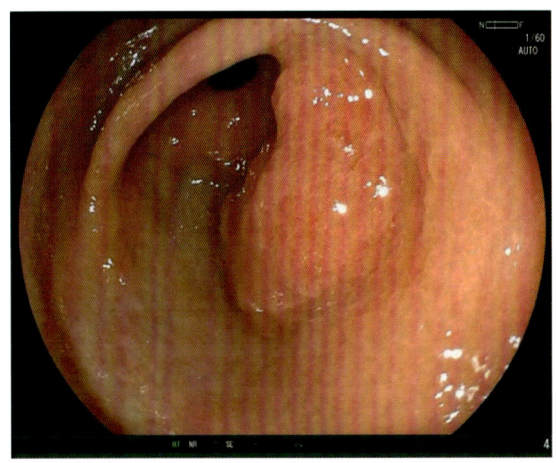

图 1-3-136 白光观察

充气至胃体大弯皱襞消失，观察病灶边缘至中心区域，非延展征(non-extension sign)阴性。吸气观察：病灶形变明显，柔软，无僵硬感。

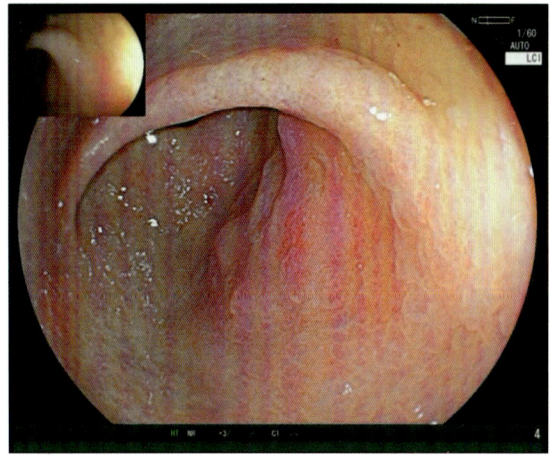

图 1-3-137 LCI 观察

病灶呈紫色，边界更加清晰，中心区域呈红色。分析：病灶主要呈紫色，提示肠化明显，病理类型为肠型胃癌可能性大。

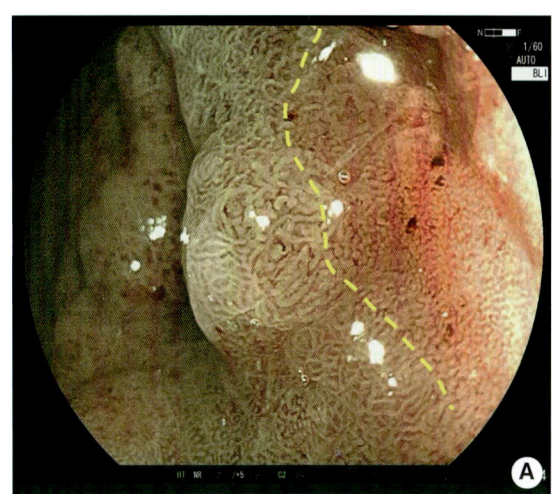

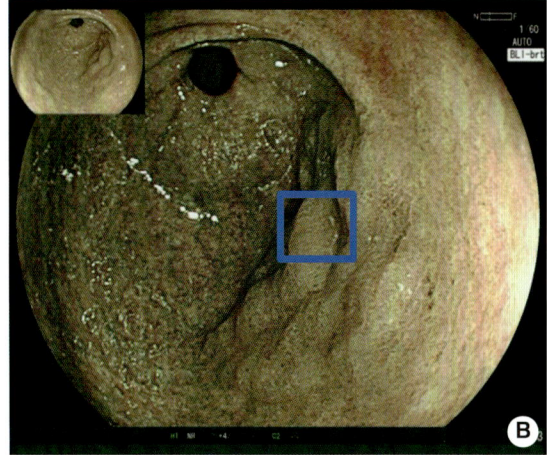

图 1-3-138 BLI 观察

病灶中央星芒状凹陷区域(蓝色区域)：①可见清晰分界线(黄线)；②分界线左侧腺管扩张迂曲，密度大致正常，血管轻度扩张；③分界线右侧：腺管排列紊乱、密集，白区(white zone)难以识别，可见网格状血管，血管管径粗细不一，符合完全 mesh pattern(A、B)。

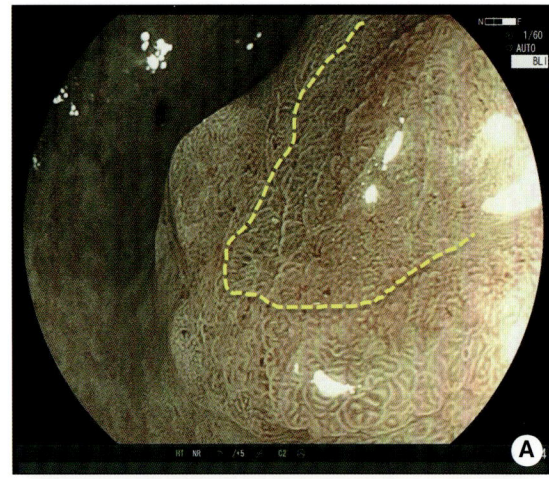

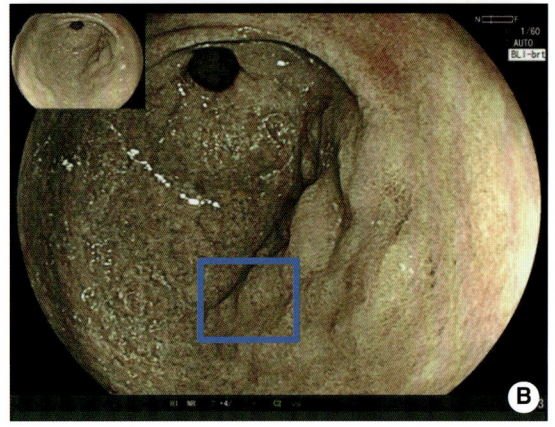

图1-3-139 BLI观察

病灶大弯侧(蓝色区域):①可见清晰分界线(黄线);②分界线左侧:腺管排列紊乱,轻度迂曲,密度大致正常;③分界线右侧:腺管排列紊乱,密度明显增高,排列拥挤,并可见腺管融合,但未见明显微血管改变,提示可能为低级别上皮内瘤变(A、B)。

病理所见

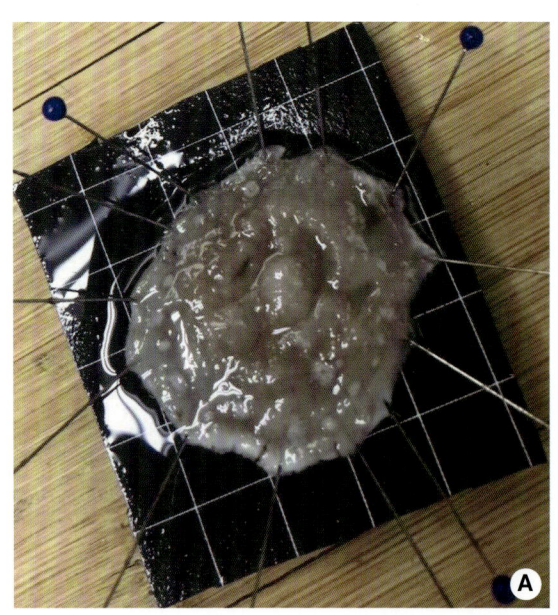

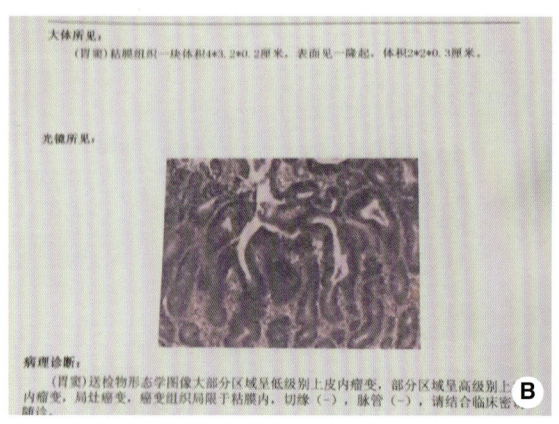

图1-3-140 病理所见(A、B)

大体所见:(胃窦)黏膜组织一块,体积4.0 cm×3.2 cm×0.2 cm,表面见一隆起,体积2.0 cm×2.0 cm×0.3 cm。

病理诊断

病理诊断:(胃窦)胃黏膜高级别异型增生(WHO标准)/高分化管状腺癌(日本标准)肿瘤局限于黏膜层,切缘(一),脉管(一)。

诊断体会

早期胃癌的内镜诊断与警察抓捕罪犯是类似的,首先要知道犯罪的时间、地点和动机,其次要知道罪犯的体貌特征。一个病变是不是早期胃癌,先要看病变发生的背景,有没有萎缩、幽门螺杆菌(Hp)感染(这些是LCI的强项),还有患者的年龄。这些背景信息会提供重要的诊断线索,比如本病例,老年男性,重度萎缩,Hp阳性,病变是分化型胃癌的可能性就明显增高。而如果是青年女性,Hp阴性,未分化型或印戒细胞癌的可能性就会大大增加。而后,要对病变本身有一个详细的描述,白光下色泽、位置、大小、形态、边界、病变区域的蠕动情况等,而放大染色观察下表面微结构及微血管情况。对上述情况可以一条条地详细列出来,哪些特征是支持癌诊断而哪些不支持,从而把"疑犯"的每一个特征细致地描述出来。而定罪要看有没有犯罪事实,对癌来说,就是要看它有没有不受控制的异常增殖、浸润生长,如在本病例中,放大染色下腺管无序的密集排列,白光下看到的星芒状凹陷。最后需要注意的是,"罪犯"的特征一定是与病变周围相对正常的黏膜比较得来的,没有对比,直接一头扎到病变中央放大染色观察,即便是"良民"也会怎么看都像"罪犯"。

(病例指导老师:王宏光)

病例 17　胃窦体交界高分化腺癌

病例提供 ▶ 蔡　轶　安徽医科大学第一附属医院

该病例讲解视频二维码

简要病史

性别：男。
年龄：52 岁。
主诉：反酸、烧心 3 年。
病变部位：胃窦体交界。

内镜表现

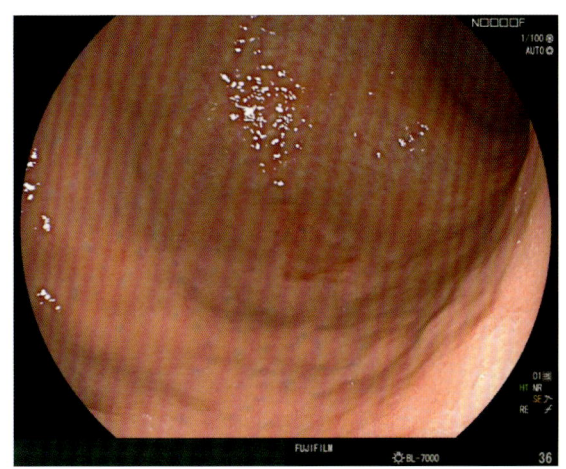

图 1-3-141　白光观察
胃窦体交界大弯 0-Ⅱa+Ⅱc 病变，表面黏膜发红粗糙，边缘稍隆起，中央凹陷。

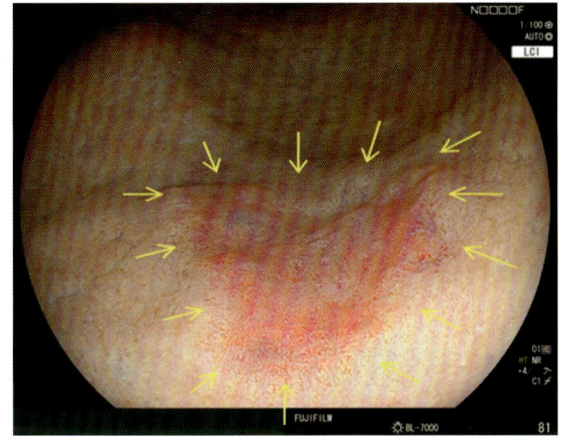

图 1-3-142　LCI 观察
可见淡红色区域中间夹杂部分淡黄色区域。

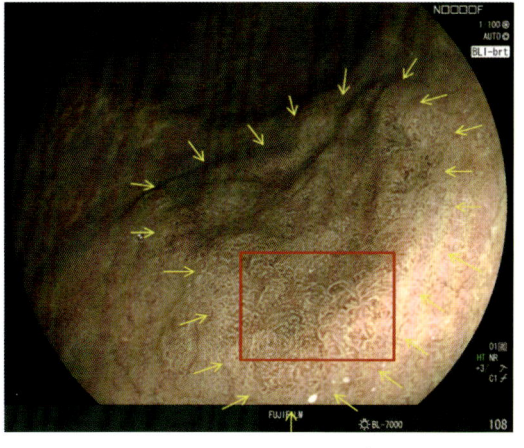

图 1-3-143　BLI 观察
可以清晰地观察到病灶的边界线。

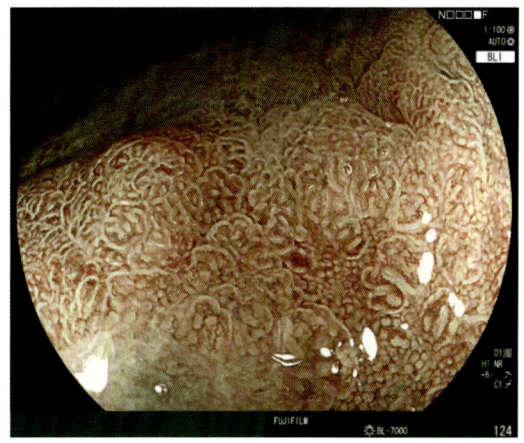

图 1-3-144　BLI 观察
可见边界，呈乳头状的腺管大小不一致，排列紊乱；可见增粗扭曲的血管（loop pattern）。

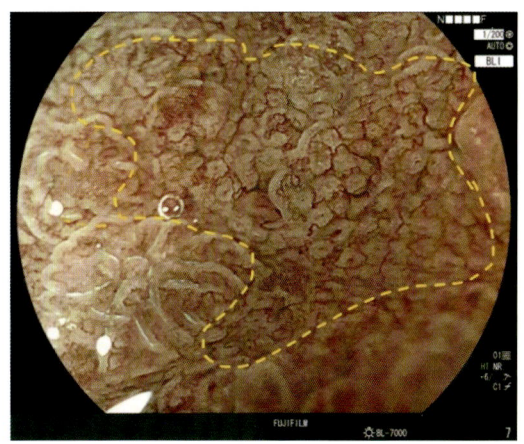

图 1-3-145　BLI 观察
可以看到网格状血管、破碎网格、loop 混杂存在。

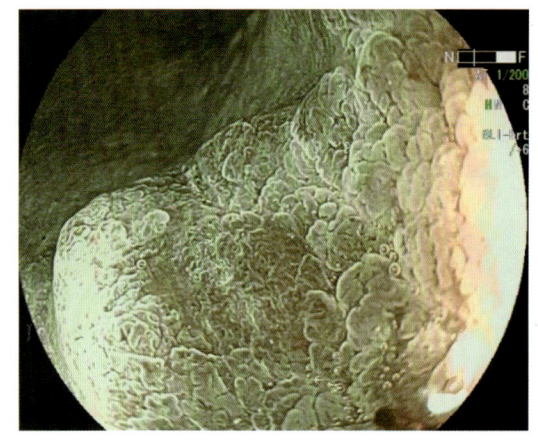

图 1-3-146 BLI 观察
醋酸染色后病灶处白化消失较快，发红；局部腺体大小不等。

病理所见

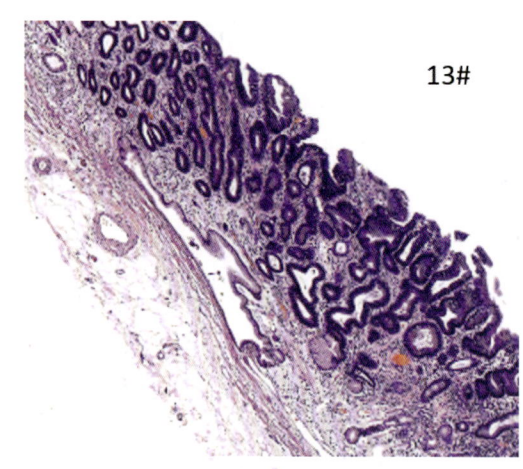

13#

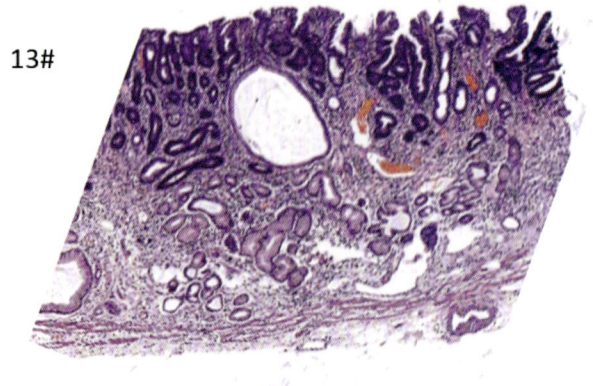

13#

图 1-3-148 病理所见（13 号病理组织条）
周围稍微隆起部分。

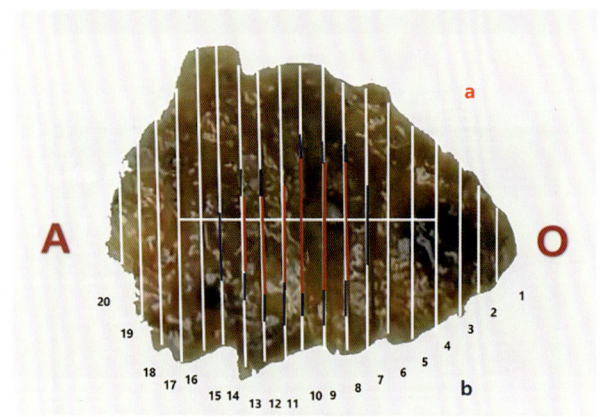

—— 中央凹陷处
—— 周围稍隆起处

图 1-3-147 病理所见，ESD 术后切片
肉眼所见：胃窦体交界大弯侧，5.0 cm×3.0 cm。
—— 表面是癌，底部有幽门腺，病灶周围稍隆起处。
—— 表面是癌，底部少量幽门腺伴腺体明显囊状扩张，病灶中央稍凹陷。

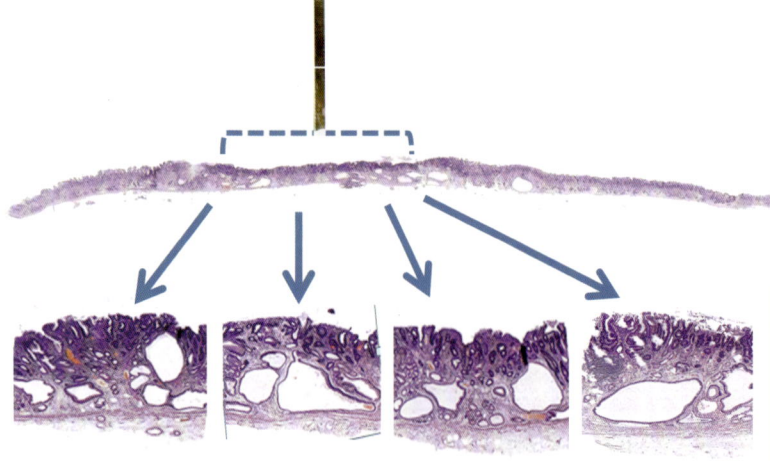

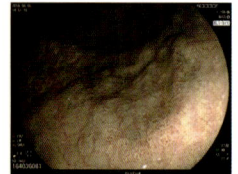 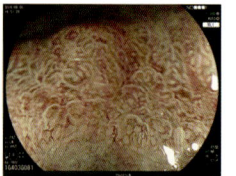

图 1-3-149 病理所见（10 号病理组织条对照）
乳头样结构。

病理诊断

胃腺癌；Tub1＞pap，T1a(M)，Ly0，V0，HM0，VM0，pType 0-Ⅱa+Ⅱc，25 mm×20 mm。

诊断体会

注意"背景黏膜"的观察；LCI 在确定萎缩边界方面优于白光，不论是否存在或根除幽门螺杆菌感染后；LCI 还可初步判断癌的分化程度：早期分化型癌通常表现为红色区域包绕黄色区域，低分化癌常表现为红黄混杂，外周白色。BLI 结合放大可以更好地观察病变的细节；病理复原和对照图可以帮助我们更好地认识病变形态。

(病例指导老师：王亚雷)

病例18 胃窦高分化-中分化管状腺癌

该病例讲解视频二维码

病例提供 ▶ 王瑞刚 北京清华长庚医院

简要病史

性别：男。
年龄：68 岁。
主诉："发现胃窦病变 15 天"入院。
病变部位：胃窦。

内镜表现

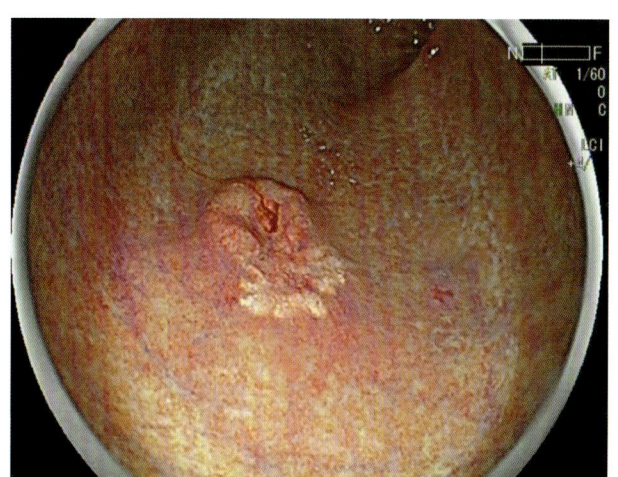

图 1-3-151 LCI 观察
病灶更加明显，呈"紫包橙"样，怀疑为肿瘤性病变。

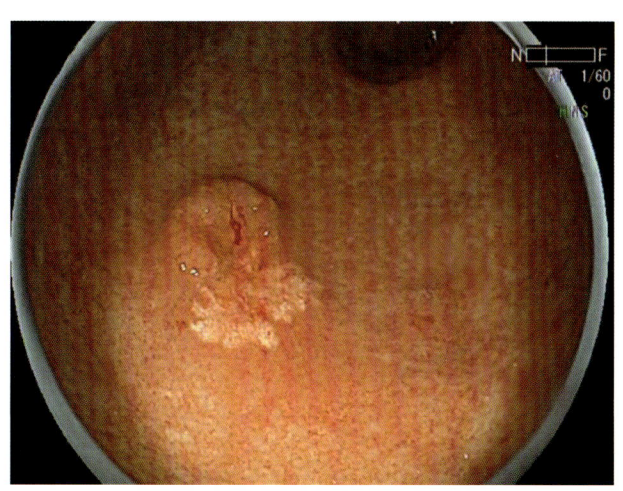

图 1-3-150 白光观察
可见胃黏膜萎缩背景下，胃窦大弯偏前壁 0-Ⅱa+Ⅱc 病变，同时附近可见黄色瘤。

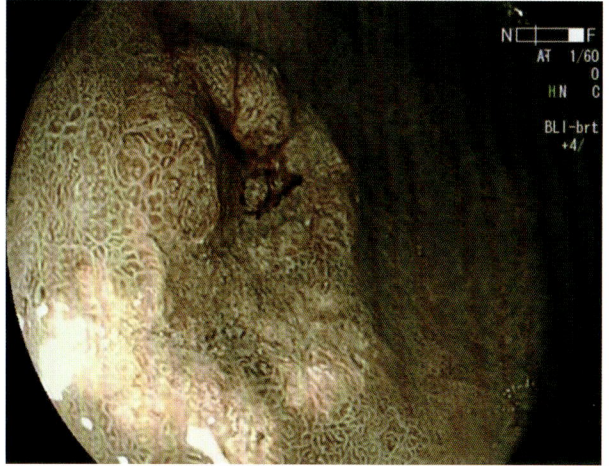

图 1-3-152 BLI 观察
低倍观察凹陷区域异型性明显，隆起部位可见血管和腺管异型，黄色瘤区域边界更清楚。

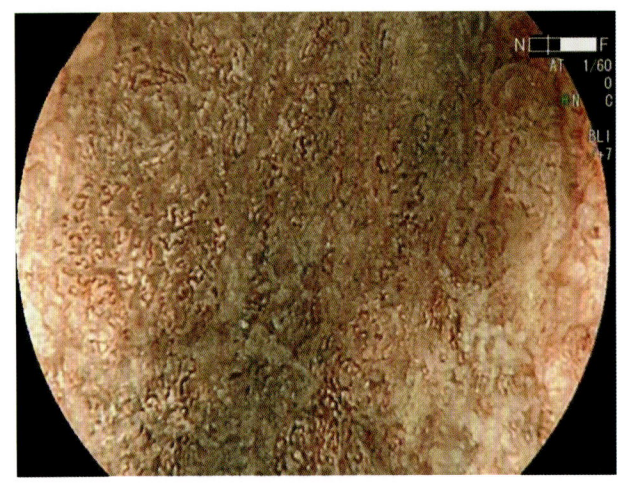

图 1-3-153　BLI 观察

高倍放大观察凹陷区域,可见 DL(＋)、MS(＋)、MV(＋)。

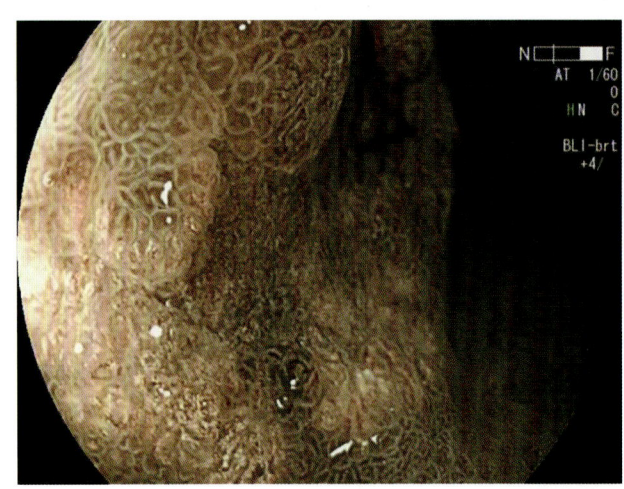

图 1-3-156　BLI 观察

放大观察黄色瘤区域,MS(－)、MV(－)。

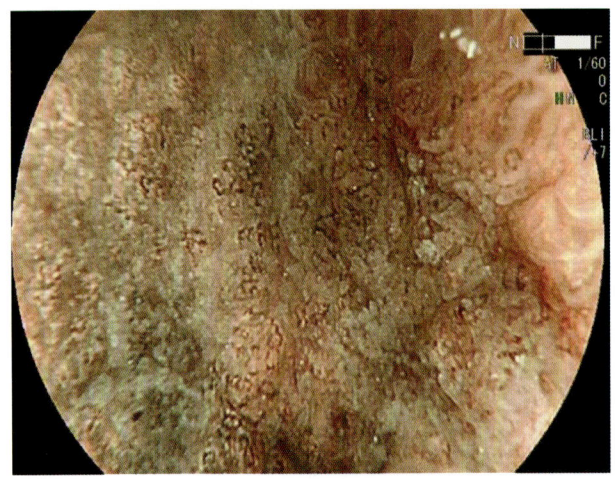

图 1-3-154　BLI 观察

放大观察凹陷区域下方,可见血管腺管高度融合。

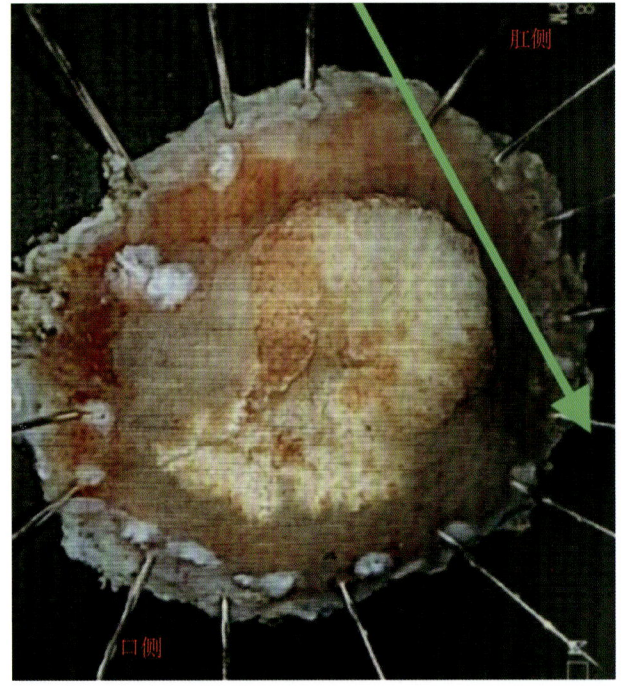

图 1-3-157　ESD 切除标本

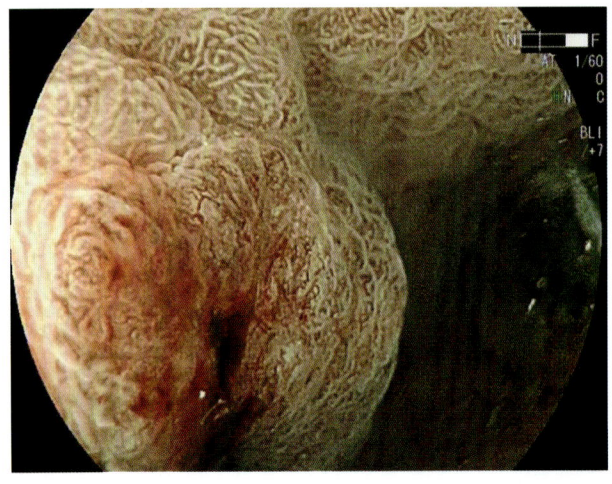

图 1-3-155　BLI 观察

放大观察周围隆起区域,可见 DL(＋)、MS(＋)、MV(＋)。

病理所见

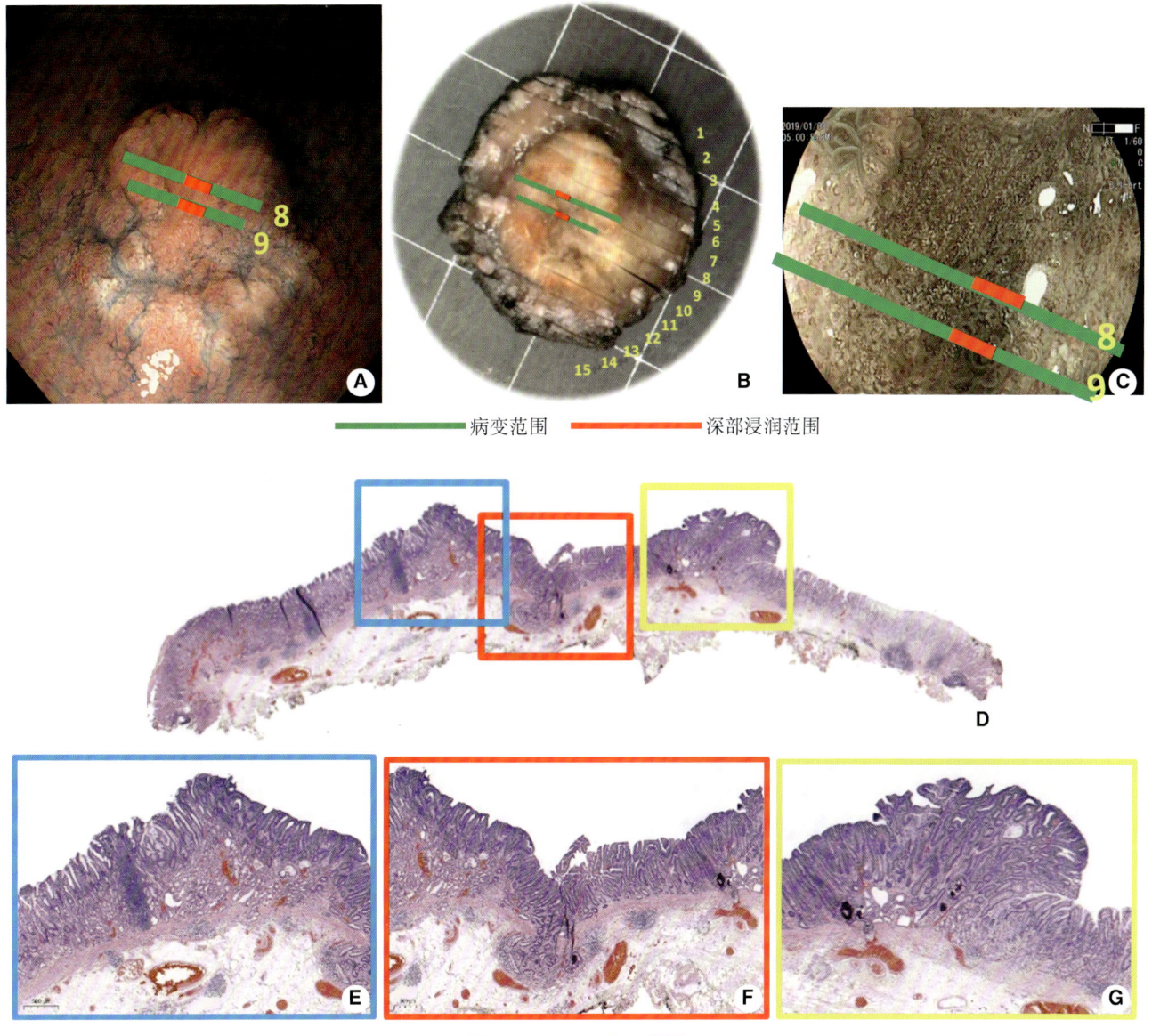

图 1-3-158 病理所见
Tub1+Tub2(A~G),图 D 中蓝框、红框、黄框分别对应图 E、F、G。

病理诊断

早期胃管状腺癌,Type 0-Ⅱa+Ⅱc,Tub1>Tub2,局灶最深处距黏膜肌层 500 μm,距基底切缘 800 μm,T1b-SM2,UL0,Ly0,V0,pHM0,pVM0。

诊断体会

- 国内外研究表明,胃黄色瘤在早期胃癌患者中所占的比率大于在非癌患者中所占的比率。
- 胃黄色瘤可作为早期胃癌发生的一个警告信号。
- 早期胃癌伴黄色瘤的发生与性别、幽门螺杆菌感染有关。
- 部分研究发现男性是早期胃癌伴黄色瘤的独立危险因素。
- 在内镜筛查中,LCI 模式可以快速准确发现萎缩胃黏膜中的可疑病灶。
- BLI-ME 对于胃黏膜病变具有较好的诊断价值,可以预测病变组织的病理诊断并且预判其浸润深度。
- 以病理诊断为金标准,BLI-ME 依据 VS 分型诊断准确率为93.8%,特异度92.8%,是诊断胃部癌前病变及早期癌的有效方式之一。

● 根据日本第15版《胃癌处理规约》及第5版《胃癌治疗指南》,本例患者内镜根治度为Cura C-1。

● 指南指出,内镜根治度为Cura C-1(低危险组),患者签署知情同意书,不追加外科切除手术。

● 患者选择规律随访。

(病例指导老师:姜泊)

病例19　胃窦高分化-中分化管状腺癌

该病例讲解视频二维码

病例提供 ▶ 张　妍　皖南医学院附属弋矶山医院

简要病史

性别:男。
年龄:66岁。
主诉:因"上腹部饱胀不适2个月"于我院门诊就诊。
病变部位:胃窦。

内镜表现

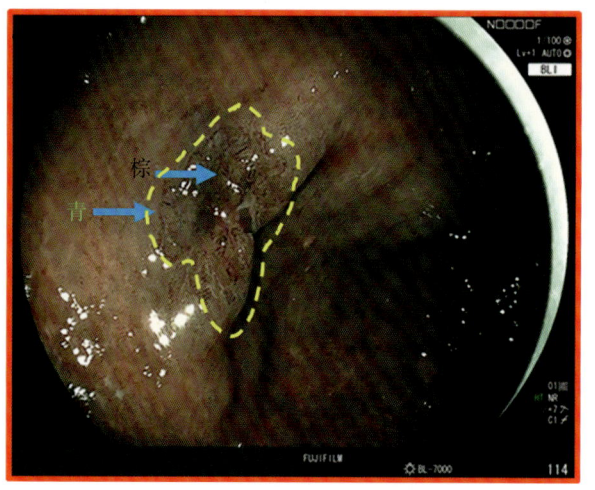

图1-3-161　BLI观察
病灶呈棕色,被青色包绕,边界清晰。

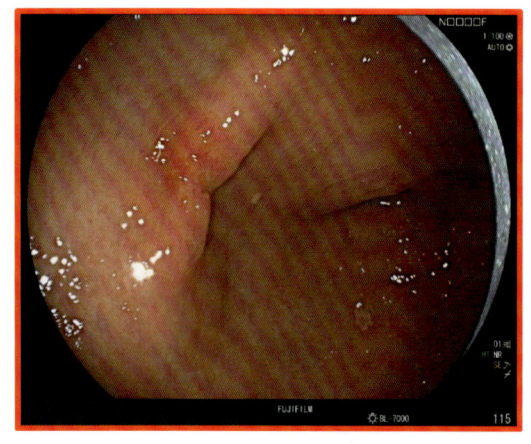

图1-3-159　白光观察
胃窦小弯处可见大小约1.0 cm×1.0 cm的Ⅱc型发红病灶。

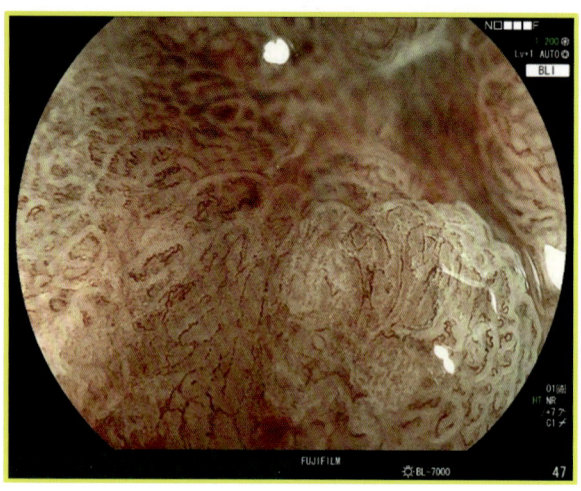

图1-3-162　BLI观察
病灶中央白区排列紊乱,可以看到血管扩张、扭曲,局部白区消失。

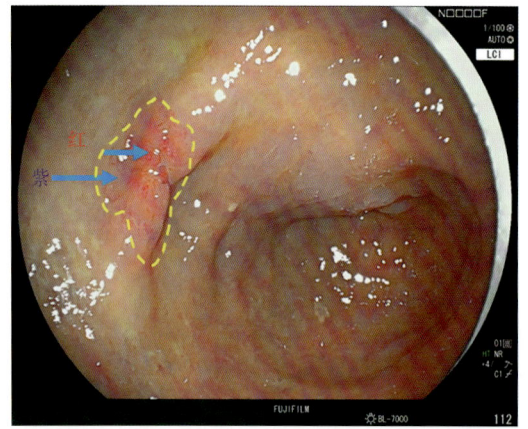

图1-3-160　LCI观察
病灶的色调差异加大,边界更为清晰,病灶周边呈紫色,中央有橙红色改变。

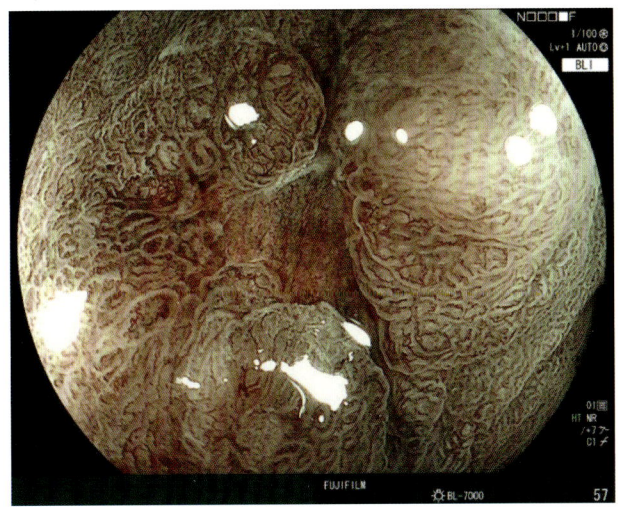
图 1-3-163 BLI 观察

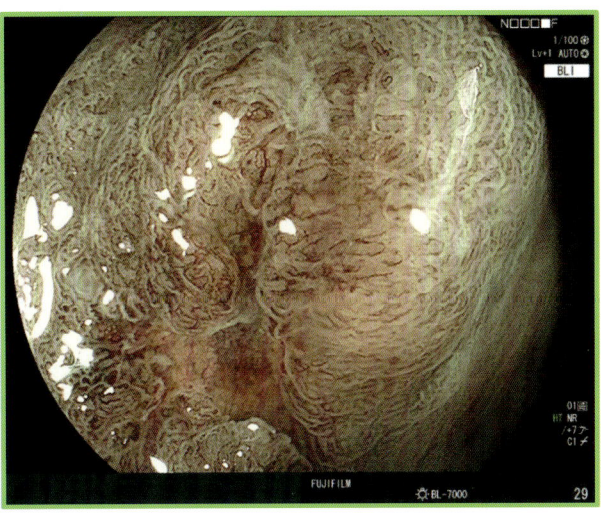
图 1-3-164 BLI 观察

左侧可看到 WOS 覆盖，病灶中央可看到白区与 loop 样血管。右侧可看到排列紊乱的微结构与微血管。

靠近病灶口侧可见大量 WOS 覆盖，局部表面微结构融合，该区域异型更明显。

病理所见

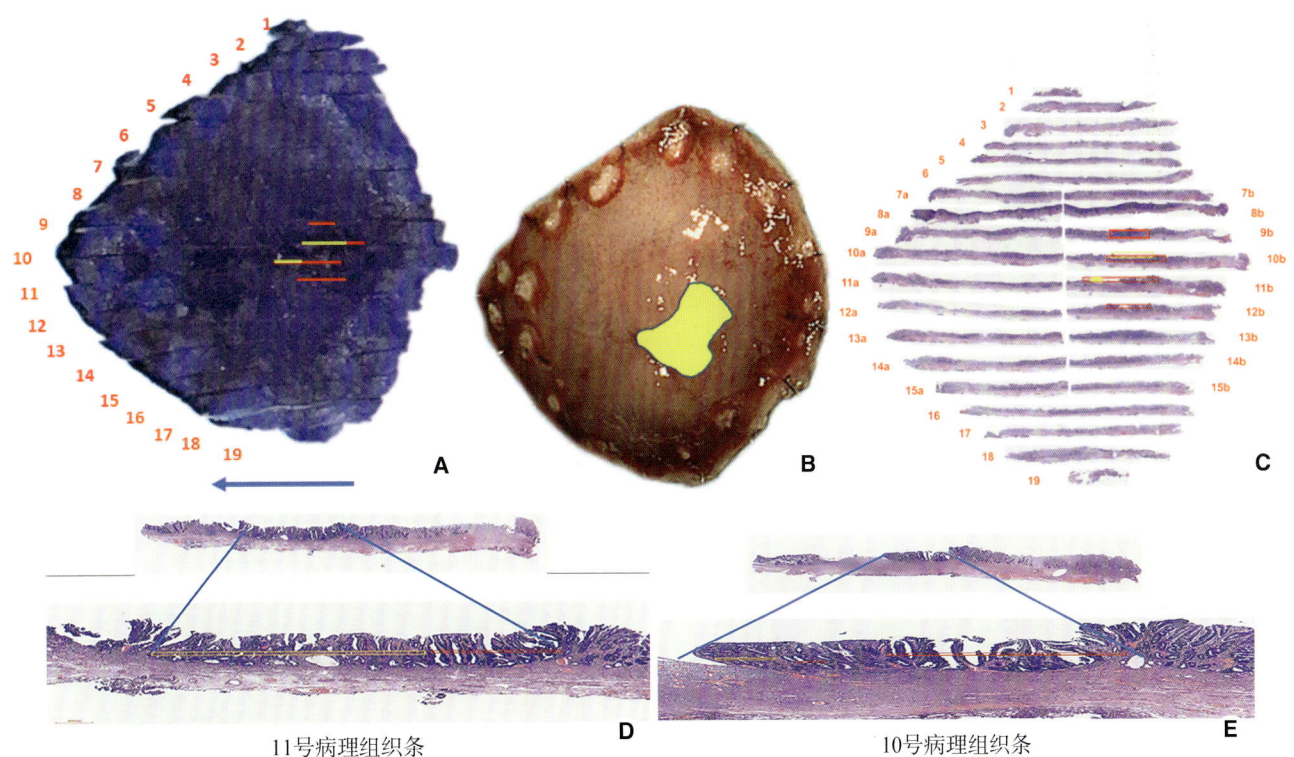

11号病理组织条　　　　　　　　10号病理组织条

图 1-3-165　病理所见
Tub 1＞Tub 2（A～E）。

病理诊断

早期胃癌，Tub1＞Tub2，8 mm×6 mm，Type 0-Ⅱc，pT1a，Ly0，V0，HM0，VM0。

诊断体会

● 心中有爱，不放弃每一个早癌。

● 术前识别高危人群，术中警惕高危特点，练就火眼金睛。

- LCI可加大色彩的对比,是筛查的有力武器。
- BLI结合放大,更有助微表面结构及微血管结构的判断。

病例20 胃体下部中分化管状腺癌

该病例讲解视频二维码

病例提供 ▶ 于 航 北京大学第一医院

简要病史

性别:男。
年龄:68岁。
主诉:上腹不适1年余。
病变部位:胃体下部。

内镜表现

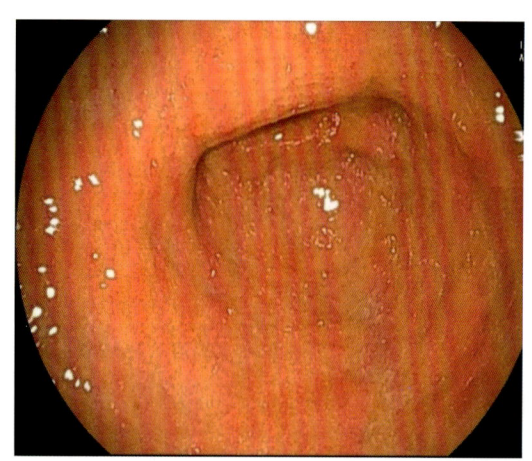

图1-3-166 白光观察

胃窦可见散在斑片状发红,考虑患者既往感染Hp,存在慢性萎缩性胃炎的背景,木村-竹本分型是O1~O2型。

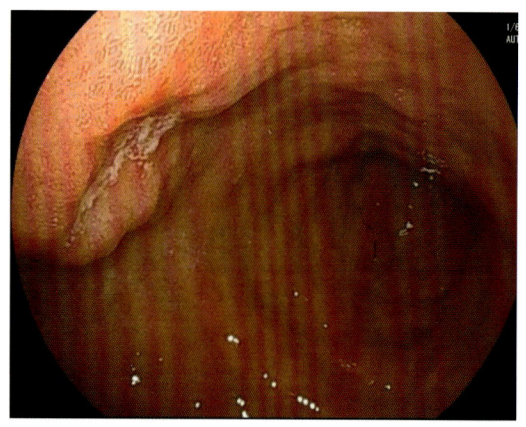

图1-3-167 白光观察

胃体偏前壁,可见Ⅱa+Ⅱc型病变,中央白苔覆着,大小约1.5cm×1.0cm;能够随充气、吸气变形,病灶无明显僵硬感,但是这处病灶在隆起之上出现了凹陷,是否存在深浸润的情况值得思考。

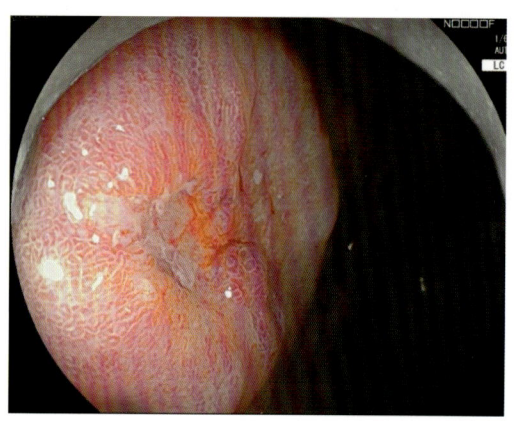

图1-3-168 LCI观察

病灶周边呈紫色调,边界可见,病灶处为橙黄色调,这也符合早期肿瘤性病变在LCI下的内镜表现。

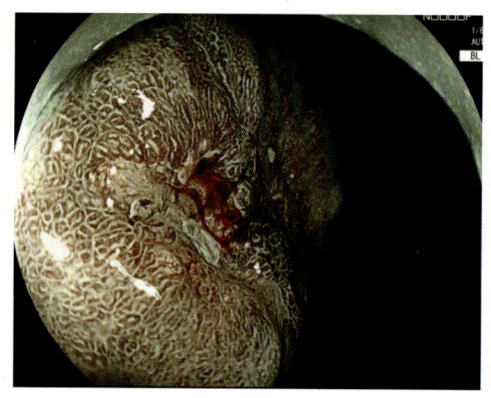

图1-3-169 BLI观察

病灶主体呈褐色调,可见少量的自发出血,边界可见;接下来按照逆时针的顺序对病灶进一步放大观察。

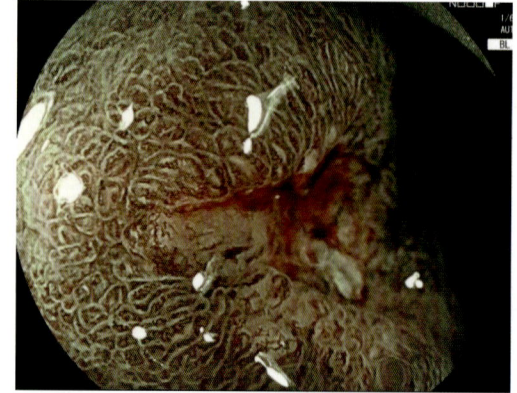

图1-3-170 BLI观察

在病灶的口侧,白苔的周边,可以观察到呈茶褐色的背景,白苔处腺管结构显示不清,白苔周边腺管结构紊乱,白区内可以看到扭曲、粗细不等的襻状异型血管。

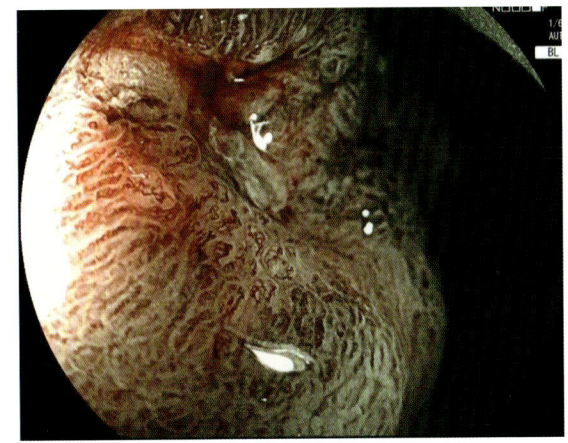

图1-3-171　BLI观察

在病灶的偏大弯侧，可以看到凹陷周边较为密集紊乱的腺管，部分腺管呈融合表现，在白区内可以看到扭曲、紊乱的异型血管。

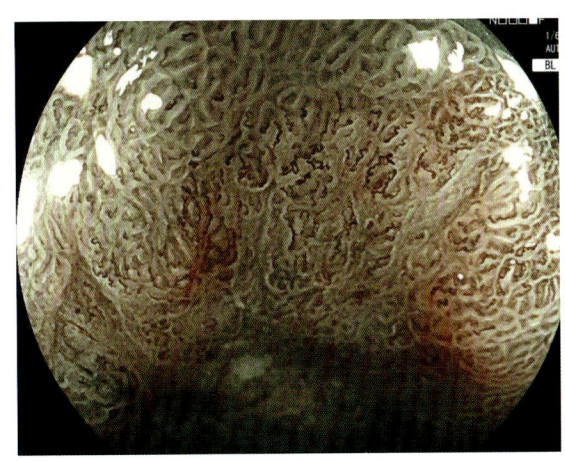

图1-3-172　BLI观察

再观察病灶的小弯侧，病灶与周围存在LBC的肠化上皮存在清晰明显的分界线，病灶处色调呈茶褐色，周边肠化黏膜呈青绿色，病灶处腺管结构紊乱，极向消失，部分腺体融合，微血管结构扭曲、粗细不等，部分区域呈跨腺体生长趋势。

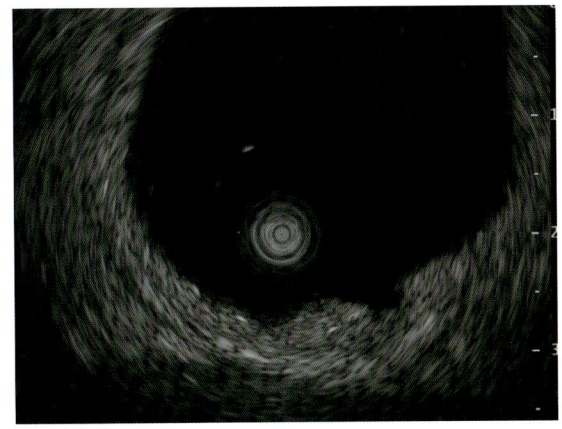

图1-3-173　小探头EUS

病灶处黏膜层呈低回声增厚，黏膜下层基本完整，局部凹陷处黏膜下层变薄，病灶长度1.5cm。

病理所见

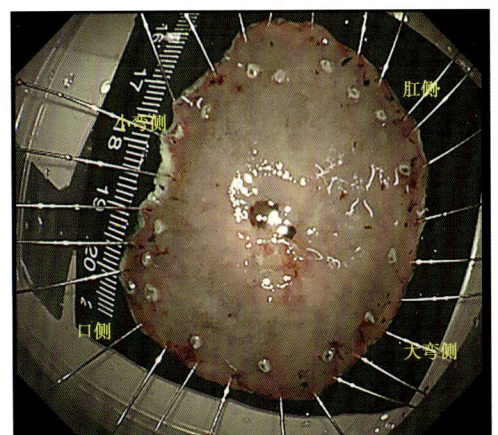

图1-3-174　ESD术后标本

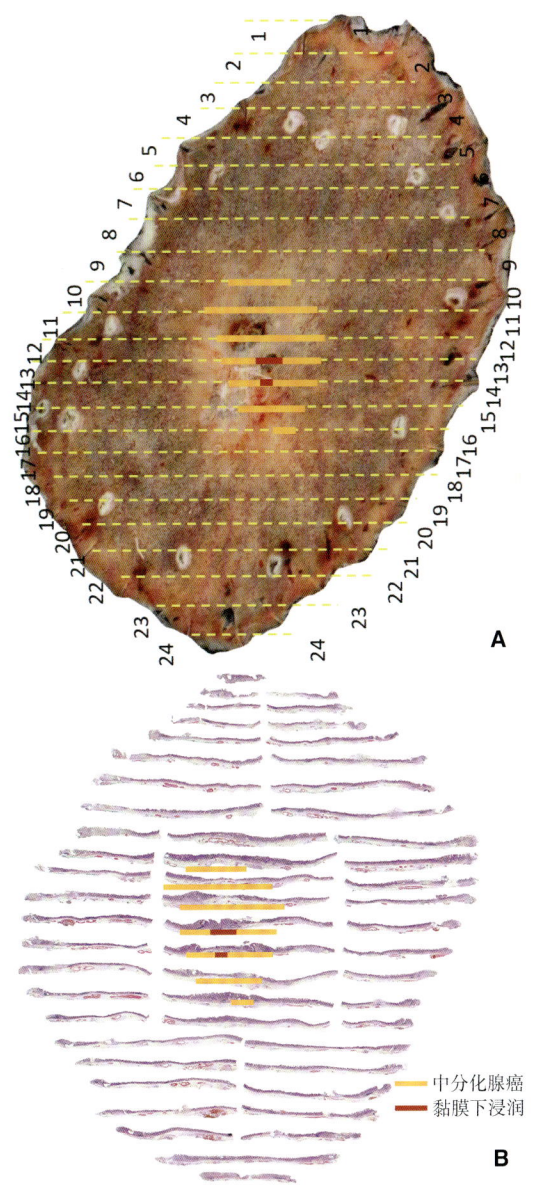

图1-3-175　病理所见(A、B)

为了保持病灶区域的完整性，绕过病灶进行改刀，最终获得24个组织条，病灶主要存在于第10~16号组织条中。

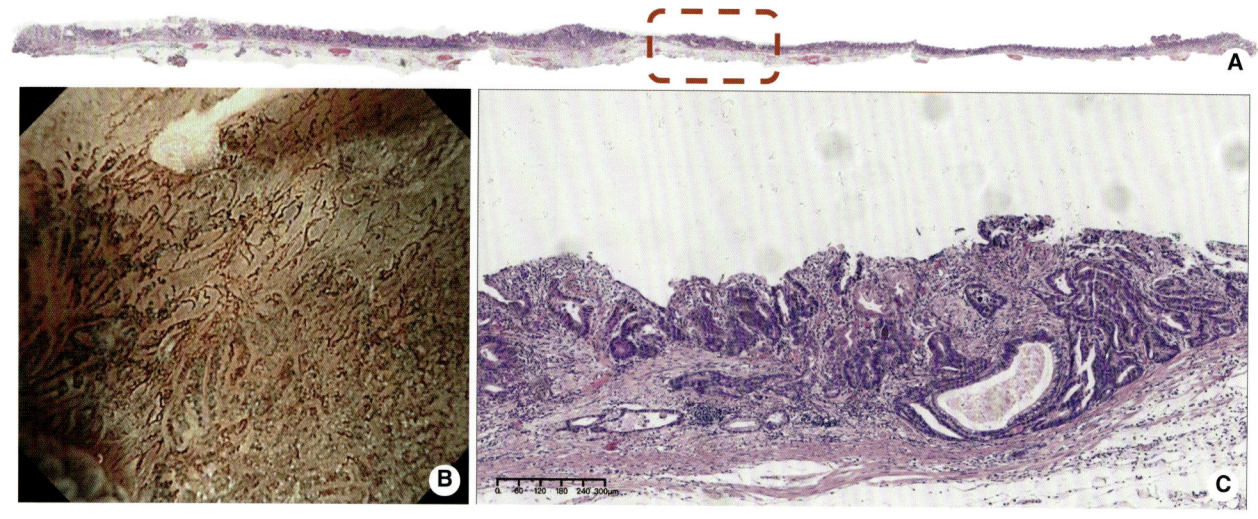

图1-3-176 病理所见(A~C)

病理复原图(第12号组织条)。在凹陷区域取一处低倍放大,可以见到明显的促纤维反应,腺体排列成筛状,有背靠背和共壁现象,部分腺体融合,这也和内镜下的表现相吻合,扩张的腺腔内还可见到坏死物质。

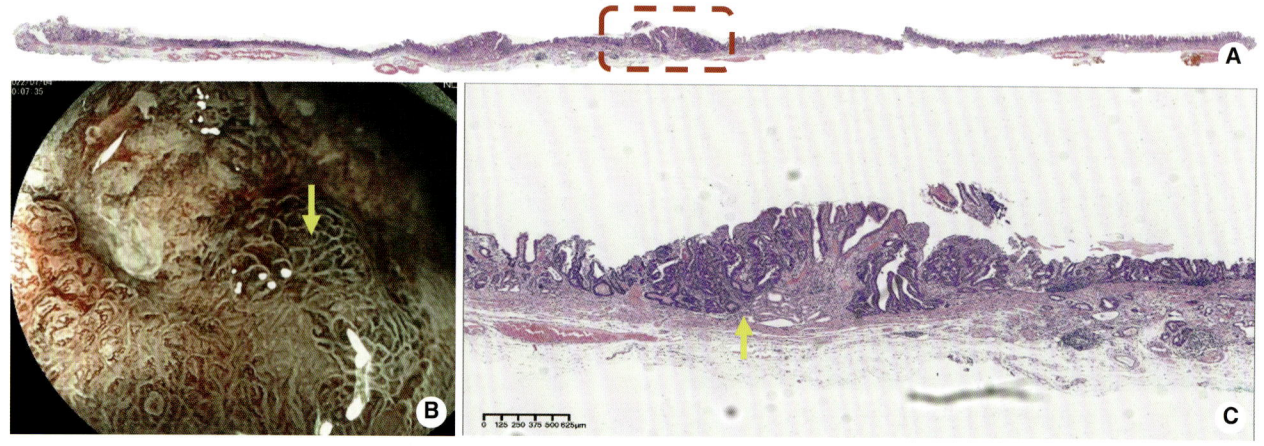

图1-3-177 病理所见

病理复原图(第14号组织条)。在低倍镜下观察有结节隆起的这一区域,可以看到表面为修复上皮,深处腺管结构密集、成筛状、乳头状结构(A~C)。

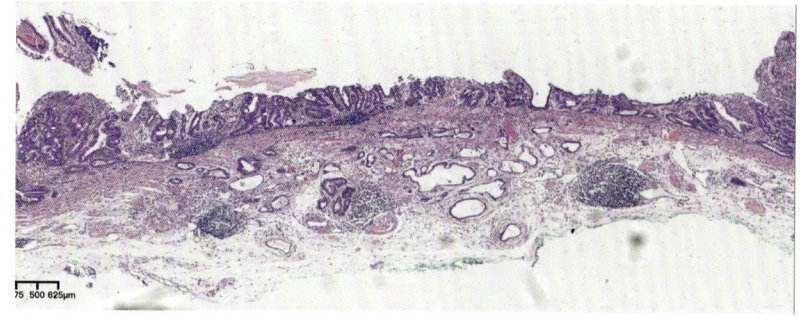

图1-3-178 病理所见

再看凹陷处,对应内镜下有白苔覆着、腺管结构显示不清、怀疑有低分化成分的区域,病理图像中可以看到此处仍有筛网状排列的腺管结构,是中分化管状腺癌的成分,但是深处出现了黏膜下层浸润。

病理诊断

- 标本部位:胃体下部。
- 标本大小:6.0 cm×5.0 cm×0.2 cm。
- 组织学类型:中分化管状腺癌,局灶侵犯至黏膜下层,黏膜下层浸润深度800 μm,肿瘤范围

1.6 cm×1.0 cm，黏膜下层浸润范围 6 mm×4 mm。
- 浸润深度：pT1b‐SM2。
- 标本垂直切缘：(−)，病灶最近水平切缘 15 mm。
- 标本水平切缘：(−)，病灶最近垂直切缘 0.1 mm。
- 脉管浸润：Ly0，V0。
- 神经侵犯：未见。

诊断体会

对于非治愈性切除的消化道早癌，术后是继续随访，还是追加外科手术，追加何种类型的外科手术，需要根据患者年龄、全身状况、病变位置以及患者就诊的医院进行综合考量

我们所期待的消化道早期内镜下治疗的明天，是不断提高内镜判断病变性质及浸润深度的准确性，同时对于非治愈性切除术后的患者进行个体化分层管理和医患共同决策，充分利用双镜联合技术、前哨淋巴结清扫技术等，在不影响患者预后的前提下，最大程度地提高患者的生活质量。

（病例指导老师：戎龙）

病例 21 胃窦中分化管状腺癌

病例提供 » **段本松** 同济大学附属东方医院

简要病史

性别：男。
年龄：71 岁。
主诉：胃早癌 ESD 术后随访。
病变部位：胃窦。

内镜表现

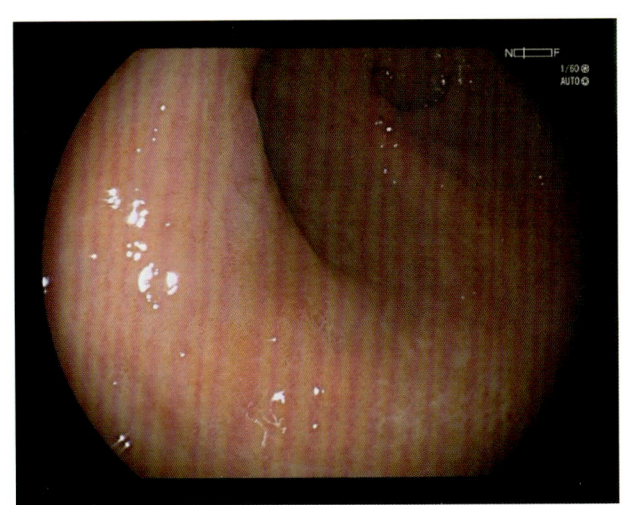

图 1‐3‐179 白光观察
病灶显示不明显，是一个难以发现的病灶。

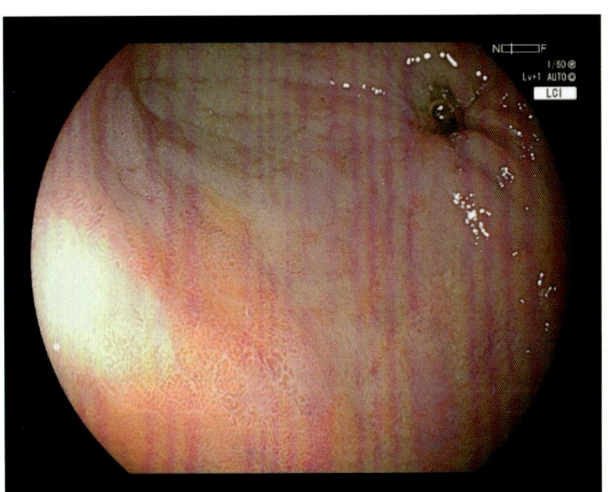

图 1‐3‐180 LCI 观察
病灶更加明显，近景可见病灶中央呈紫红色，周围微微泛黄，红黄混杂。

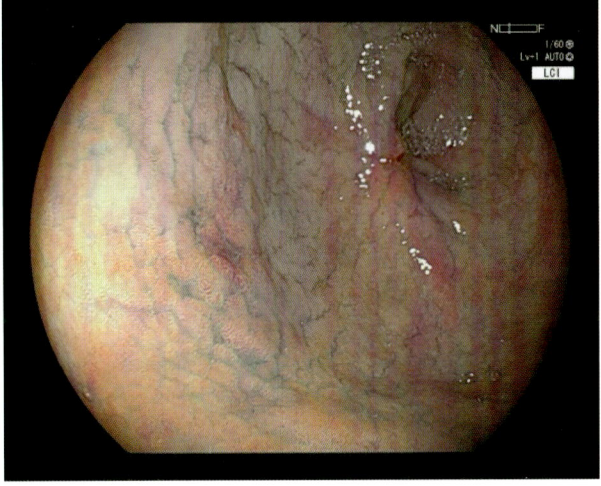

图 1‐3‐181 LCI 观察
使用靛胭脂染色后，可见病灶边界和范围，呈Ⅱc型，LCI 观察病灶部位更明显，立体感更强。

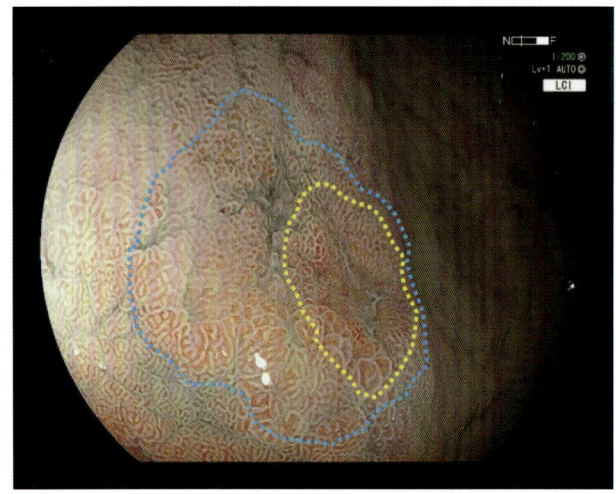

图 1-3-182 LCI 观察
靠近观察病灶范围。

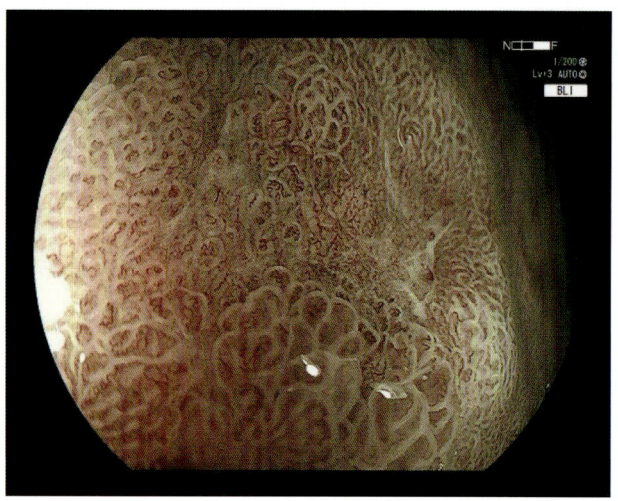

图 1-3-185 BLI 观察
腺管结构大小不一，微血管扭曲、异形。

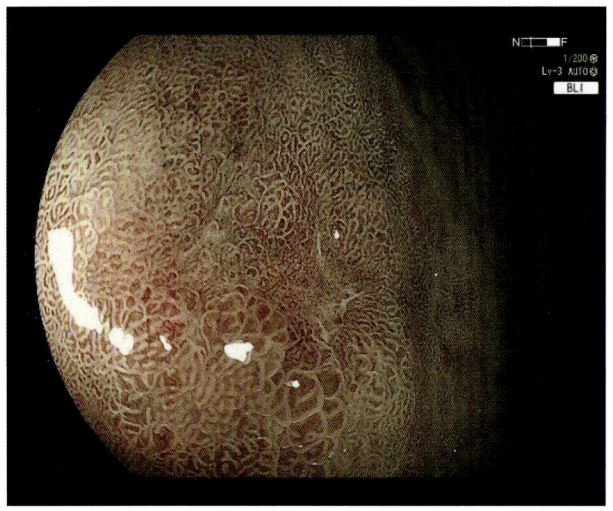

图 1-3-183 BLI 观察
病灶边界清晰。

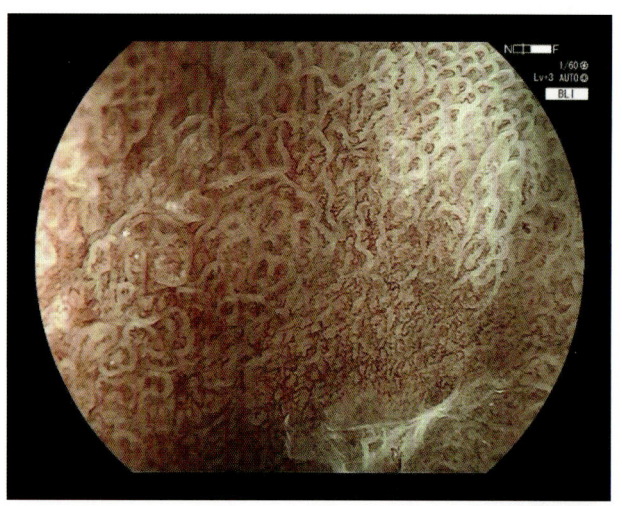

图 1-3-186 BLI 观察
部分白区不鲜明，微血管扭曲，粗细不等，过度密集。

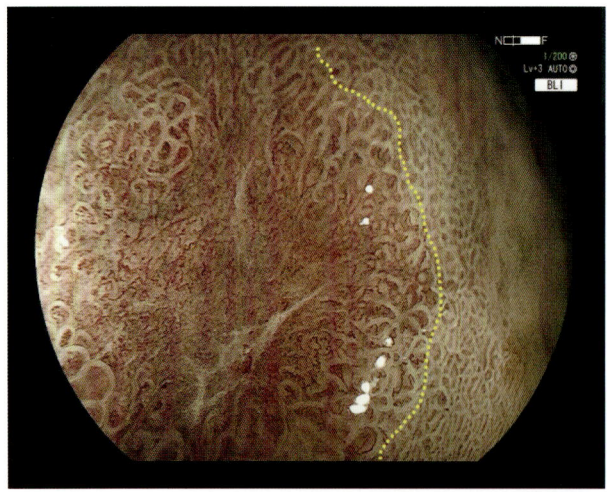

图 1-3-184 BLI 观察
病灶边界清晰，呈红茶色。

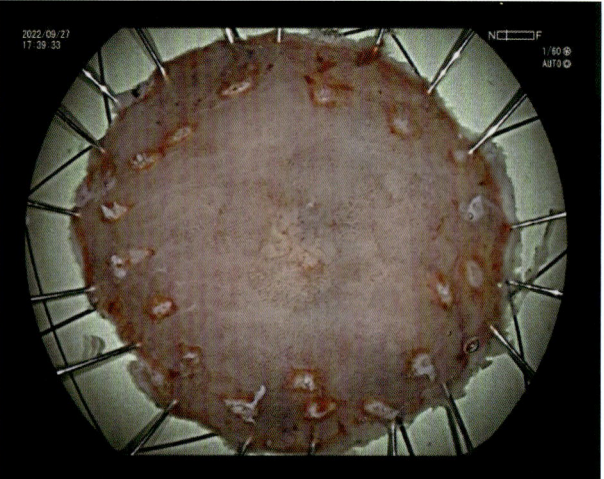

图 1-3-187 ESD 术标本

病理所见

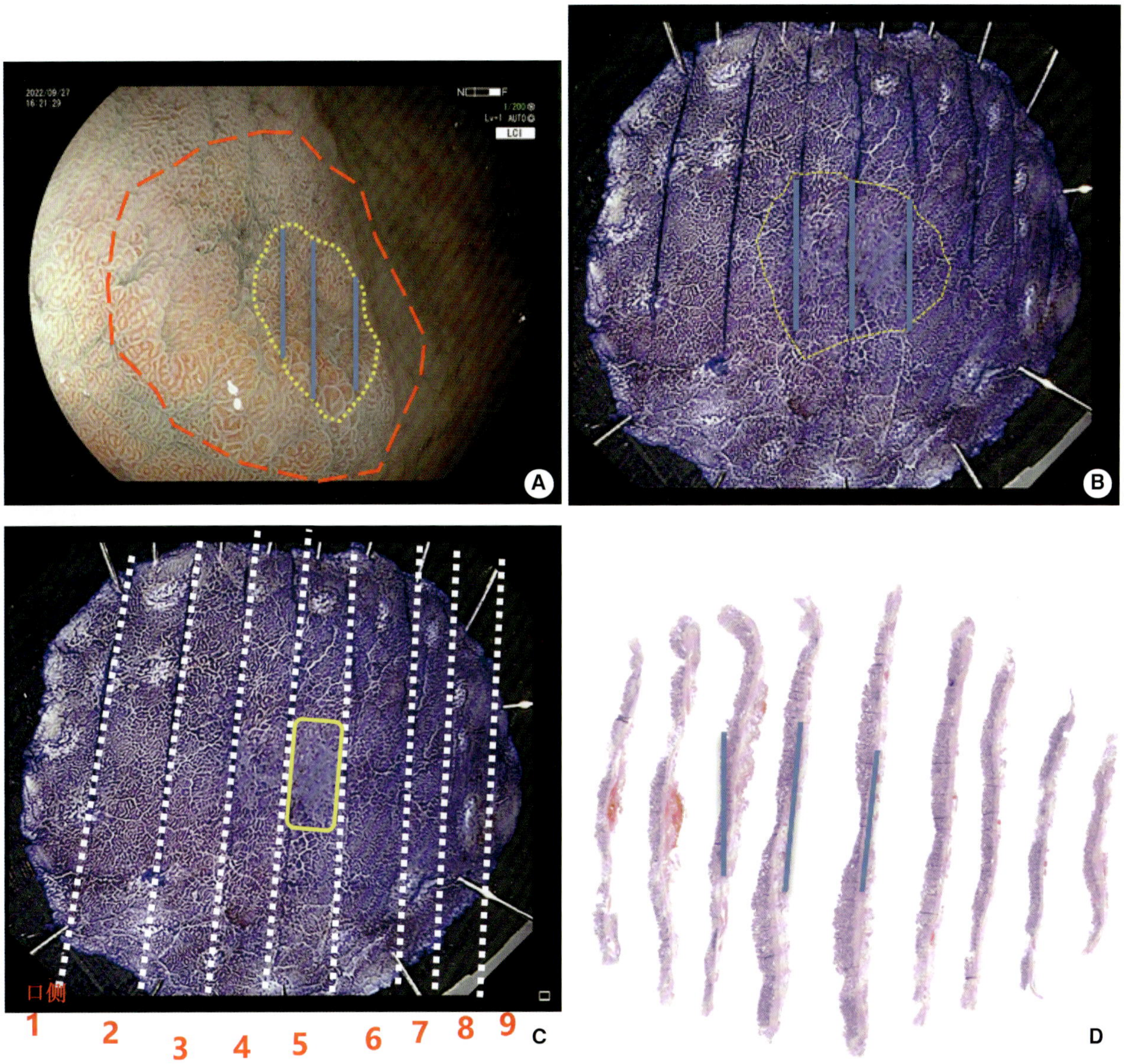

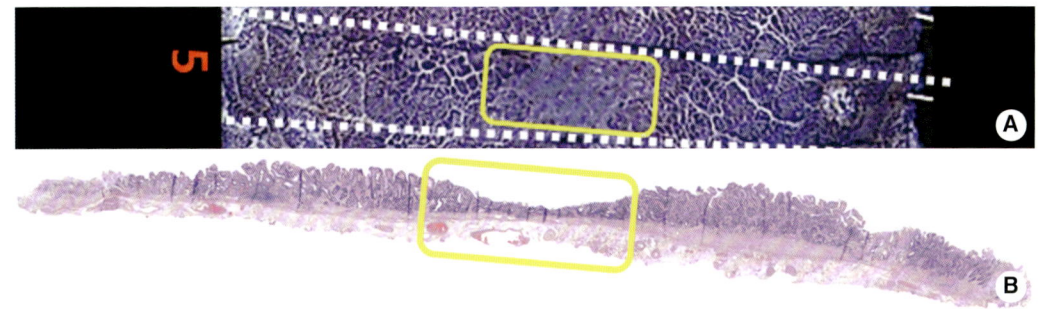

图 1-3-188 ESD 术后切片及病理组织（A～D）

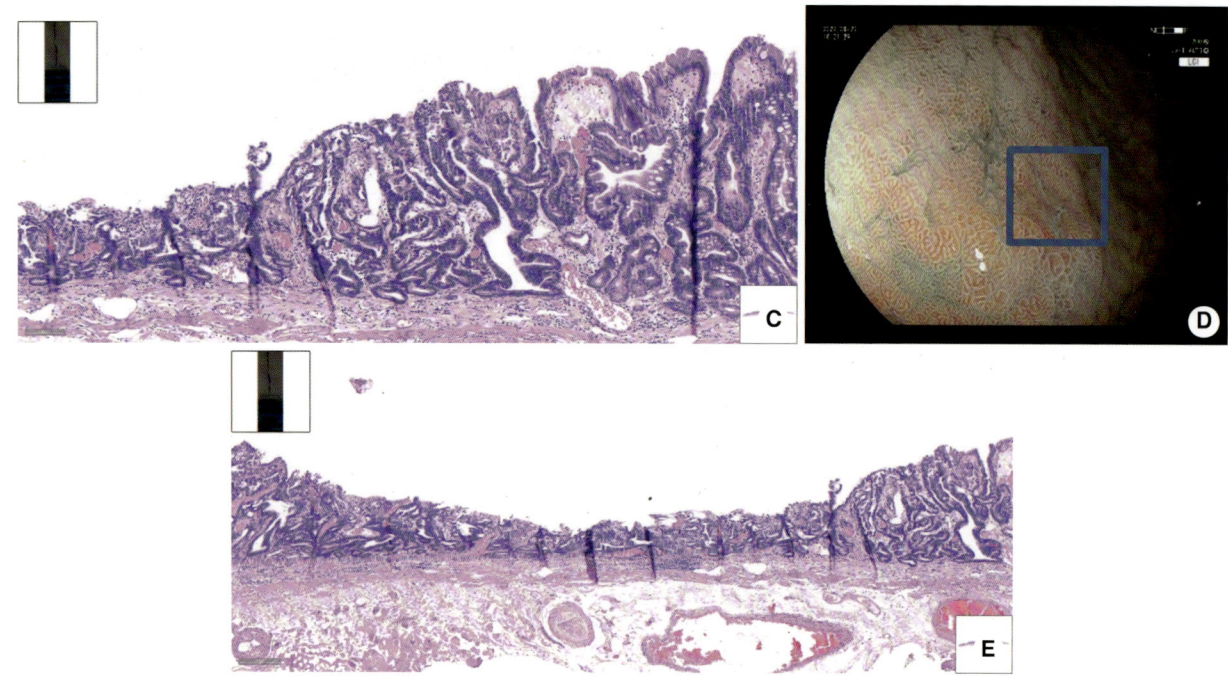

图1-3-189 病理所见(5号病理切片)

可见癌腺管形状、大小不一，排列拥挤，癌腺管上覆上皮异型性较小，符合除菌后特点。局限于黏膜基层以上，被覆腺管上皮见乳头状增生，部分腺管有融合，呈筛状，提示中分化（A~E）。

病理诊断

胃窦ESD标本(2.7 cm×2.5 cm×0.2 cm)
- 组织学分型：中分化管状腺癌/Tub2。
- 黏液分型：胃肠混合型。
- 肉眼分型：0-Ⅱc。
- 肿瘤大小：镜下约 8 mm×6 mm（3/9见肿瘤组织）。
- 浸润深度：黏膜内(pT1a-M)。
- 脉管内未见癌栓(Ly0，V0)，UL0。
- 水平切缘及垂直切缘未见瘤组织(pHM0，pVM0)。
- 周围黏膜：慢性萎缩性胃炎伴肠上皮化生，中度炎症，淋巴滤泡增生。

诊断体会

- LCI对比白光有着更高的早期病变发现率，炎症、肠化、癌症所表现出鲜明色差对比是发现早癌的强烈信号。
- LCI对于萎缩的判定及萎缩边界的判断有很大帮助。
- LCI及BLI对于病变边界的辨别和认定非常有帮助。
- ESD对异时性早癌依然具有独特的优势。
- 内镜与病理的对应、复原可进一步精准且深刻地了解病变。

（病例指导老师：徐美东）

病例22　胃角中分化管状腺癌

该病例讲解视频二维码

病例提供 ▶ 刘　文　中国医科大学附属盛京医院

简要病史

性别：男。

年龄：66岁。
主诉：外院胃镜检查提示多发病变。
病变部位：胃角。

内镜表现

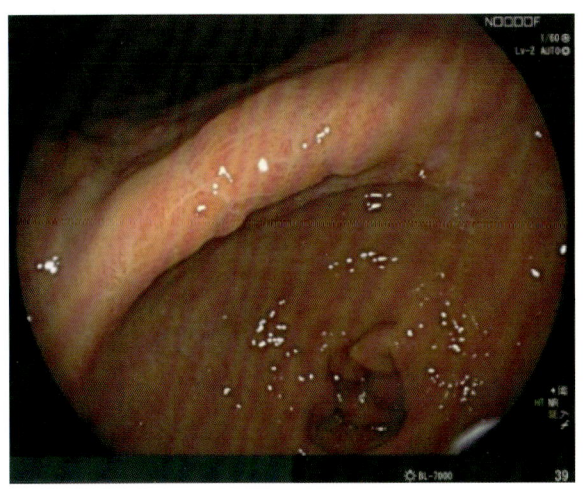

图 1-3-190　白光观察

胃角、胃窦红白相间，以白为主，皱襞萎缩，黏膜下血管透见，胃窦呈结节样增生不平，见多发瘢痕样改变，胃角偏后壁处黏膜隆起，表面覆白苔，局部有凹陷、糜烂，白光下病灶边界欠清晰。

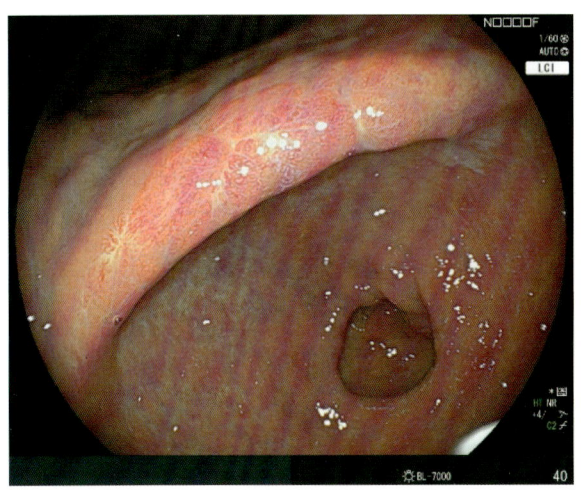

图 1-3-191　LCI 观察

可见胃角病灶区对比度增强，色调鲜艳，边界较白光下清晰，LCI 下呈紫红色，可见橙黄色区，偏后壁小凹陷区域呈红色，瘢痕样区域呈黄色。

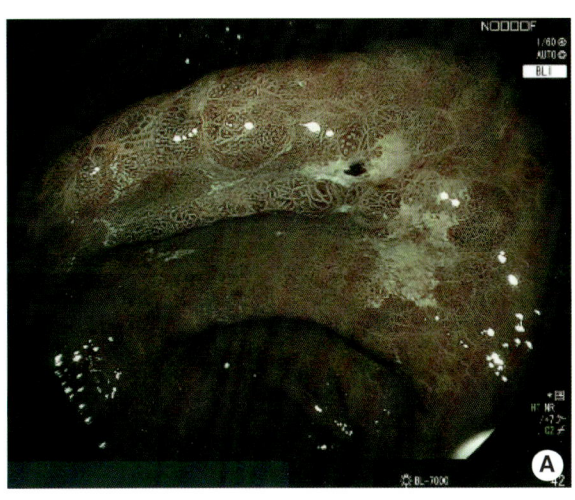

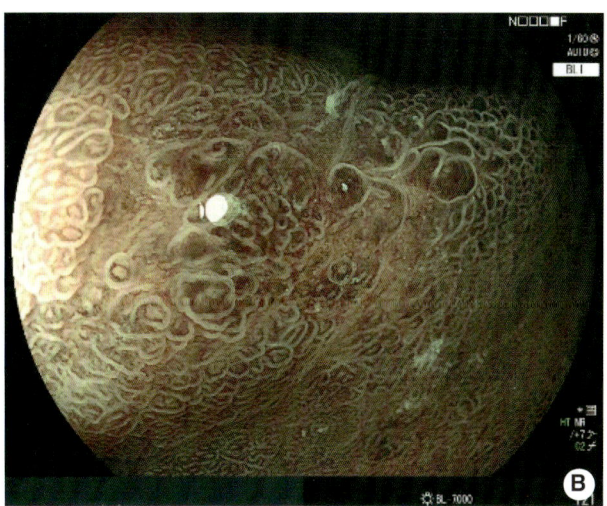

图 1-3-192　BLI 观察

胃角可见多处表面结构呈颗粒样改变，部分白区结构不鲜明、缺失，伴有微血管扩张、不规则改变（A、B）。

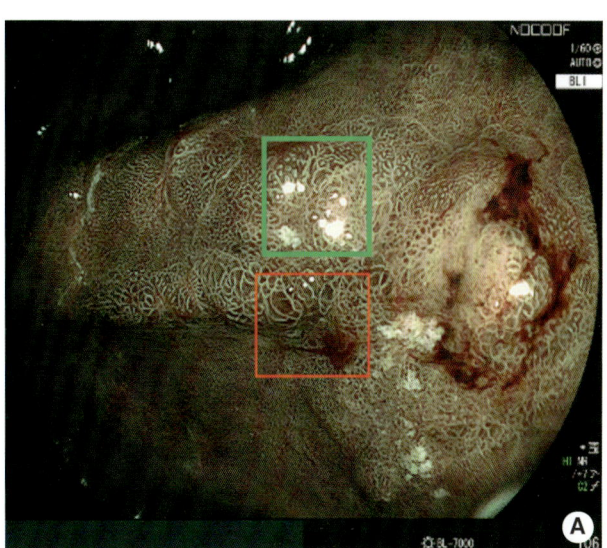

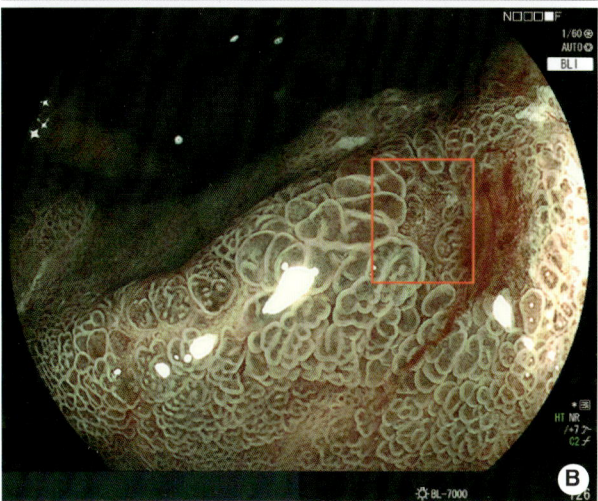

图 1-3-193　BLI 观察

胃角见两处相邻小凹陷区，肛侧凹陷区（红框）白区消失，微血管呈网格样改变，部分网格不规则（A、B）。

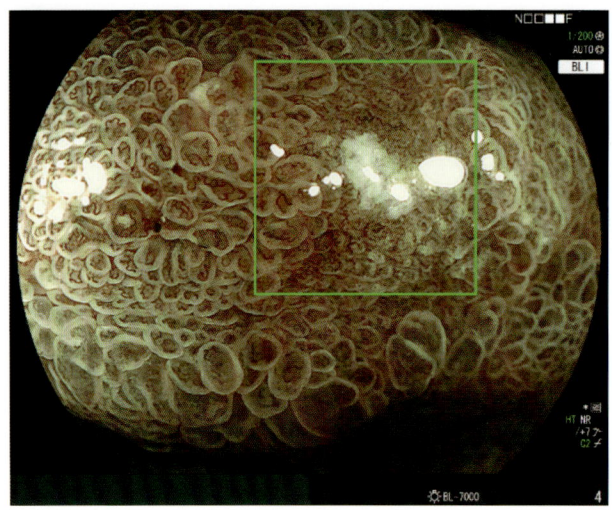

图1-3-194 BLI观察

该凹陷处口侧另可见一浅凹陷区(绿框),白区呈颗粒状,部分萎缩、不鲜明,伴有微血管形态不规则,周围可见颗粒样增生及loop样微血管。

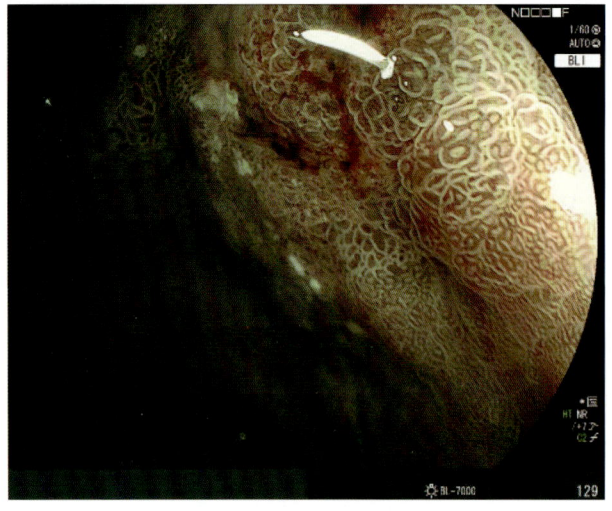

图1-3-195 BLI观察

中央部可见颗粒样、MS,局部有融合,微血管扩张、扭曲、不规则。

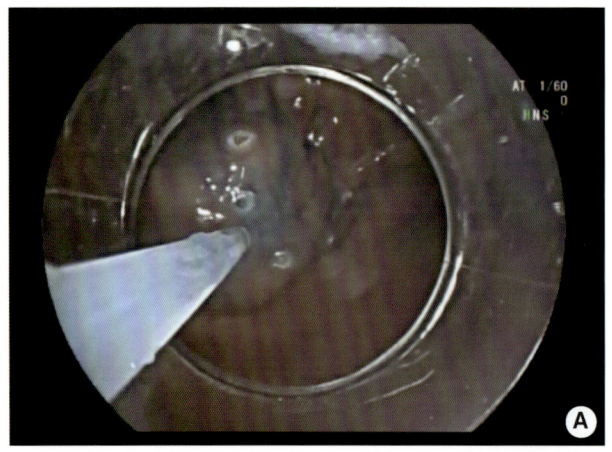

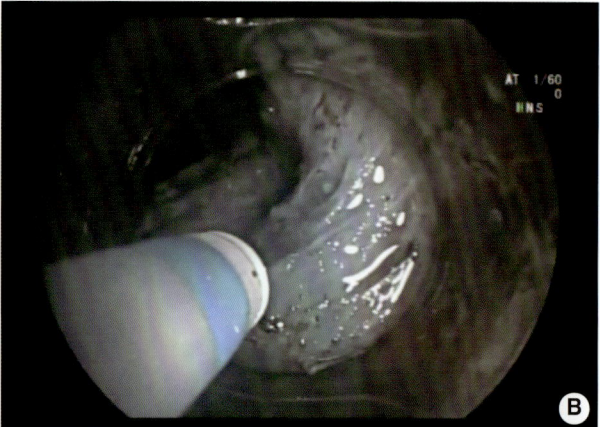

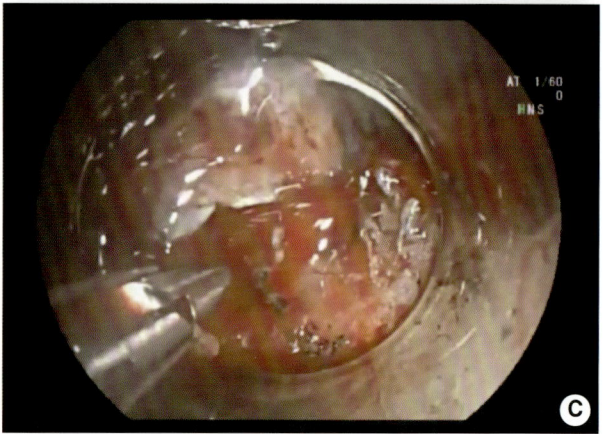

图1-3-196 ESD切除过程(A~C)

病理所见

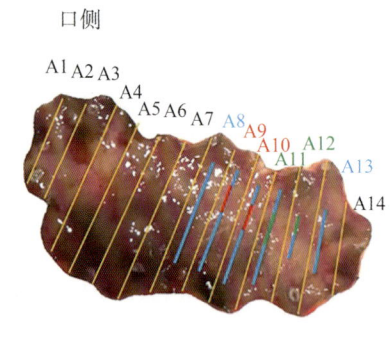

口侧

A1 A2 A3
A4
A5 A6 A7
A8 A9
A10 A12
A11 A13
A14

— 黏膜内癌
— 高级别异型增生
— 低级别异型增生

肛侧

图1-3-197 病理切片

A1~A7、A14呈广泛萎缩、肠化改变。

第一章 上消化道病变

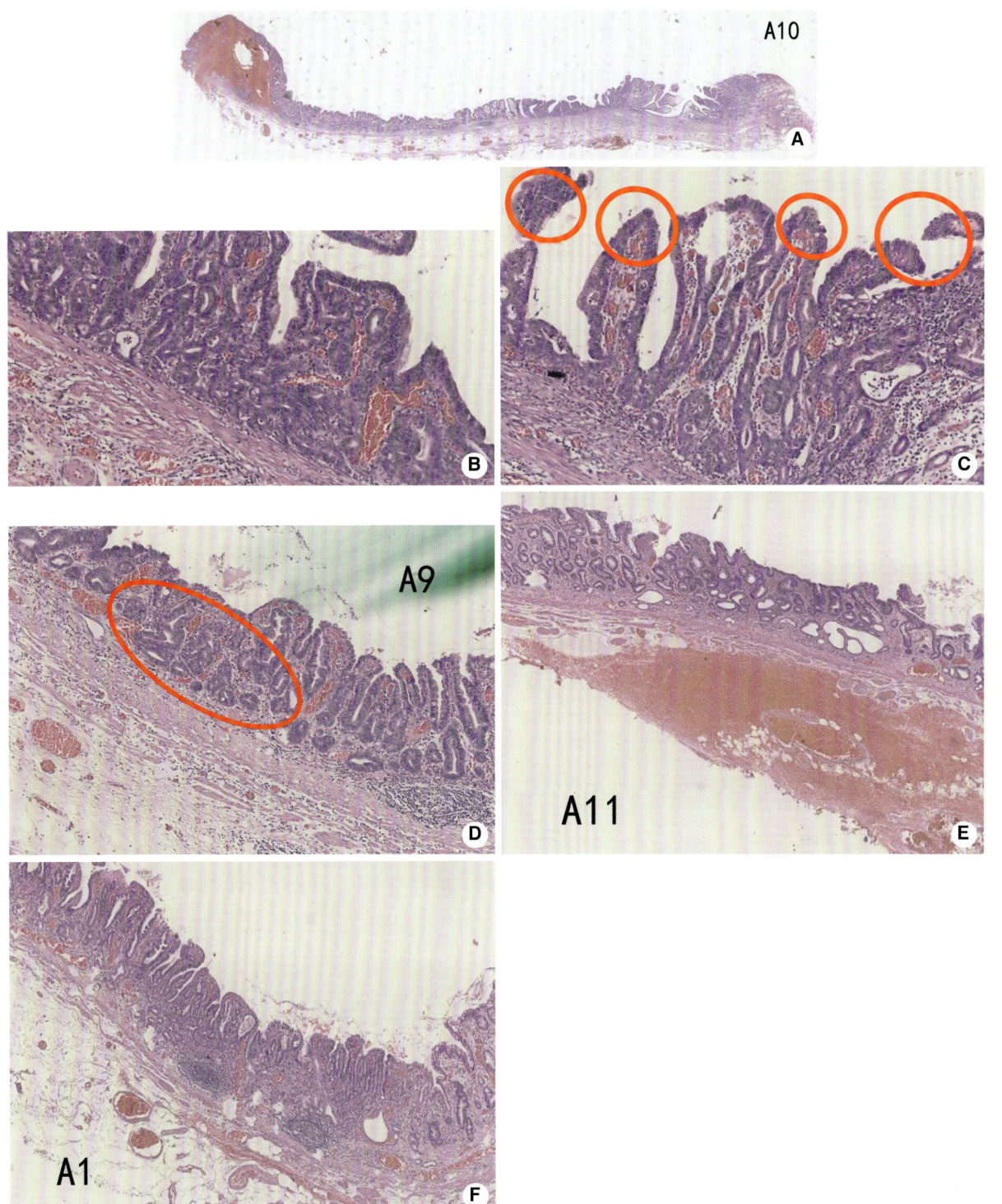

图 1-3-198 病理所见（A～F）

病理诊断

- pType 0-Ⅱa+Ⅱc，标本大小 60 mm×30 mm（病灶大小 25 mm×15 mm），Tub2，pT1a-M，UL0，Ly0，V0，pHM0，pVM0。
- 免疫组化：Ki-67（全层+），p53（>95%+，突变型），CDX-2（肠化+），Villin（肠化+），D2-40 及 CD31 染色未见脉管癌栓，Desmin（黏膜肌+）。

诊断体会

- 白光观察是基础。

- Hp 和黏膜萎缩需关注。
- 染色放大仔细看。
- 内镜诊疗要规范。

(病例指导老师：孙思予)

病例 23　胃窦大弯中分化管状腺癌

病例提供 » 张　军　武汉大学人民医院

简要病史

性别：男。
年龄：65 岁。
主诉：间断上腹痛 2 年余。
病变部位：胃窦大弯。

内镜表现

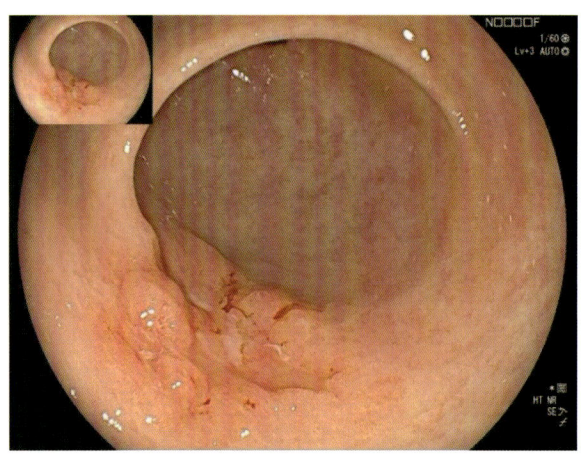

图 1-3-199　白光观察
可见胃窦大弯侧前壁处 Type 0-Ⅱc、2.0 cm×2.5 cm 病灶，表面粗糙，有凹陷及浅溃疡，可见结节样改变。

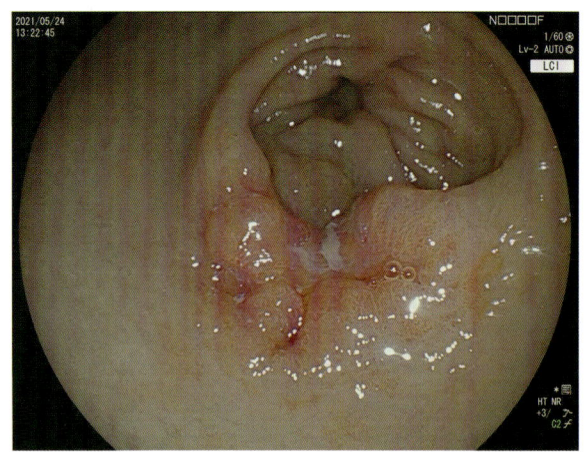

图 1-3-200　LCI 观察
病灶边界更加清晰，颜色对比更加明显，病灶处橙红混杂。

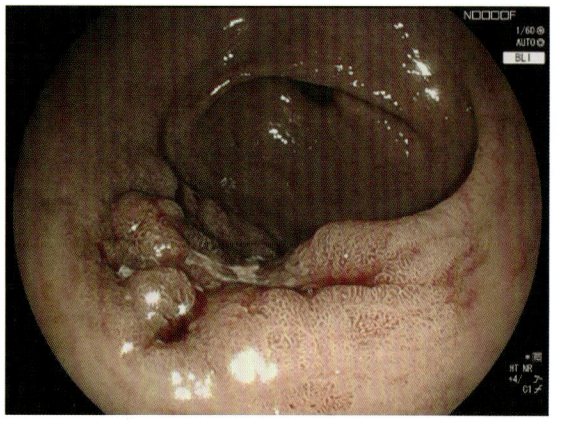

图 1-3-201　BLI 观察
病灶边界清晰。

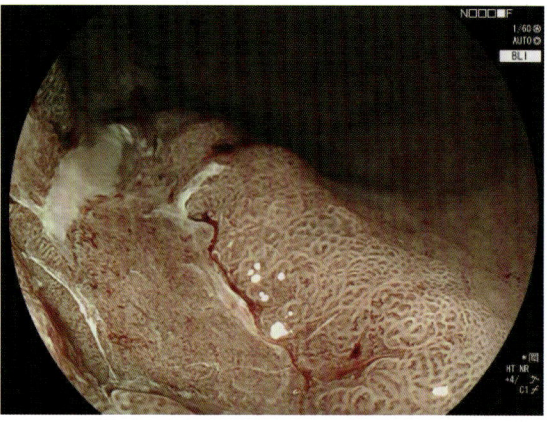

图 1-3-202　BLI 观察
病灶微血管与微结构改变，边界清晰，周边黏膜肿胀。

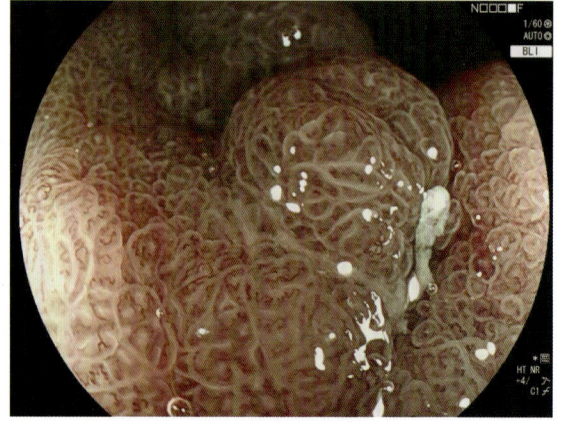

图 1-3-203　BLI 观察
病灶口侧端，可见微血管与微结构改变。

第一章 上消化道病变

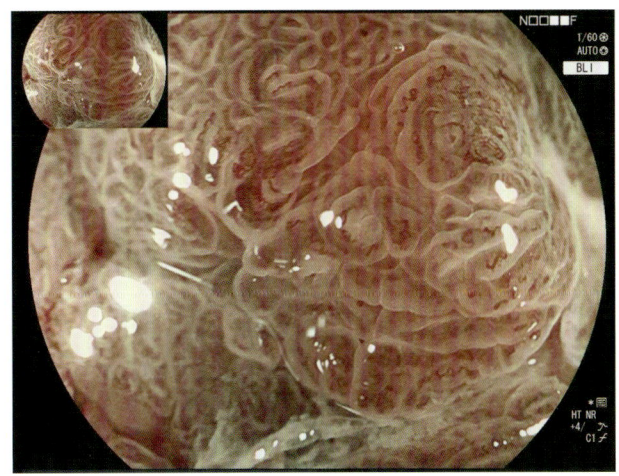

图1-3-204 BLI观察

病灶口侧端，表面黏液分泌，病灶呈棕褐色调改变，MS明显改变，MV增粗。

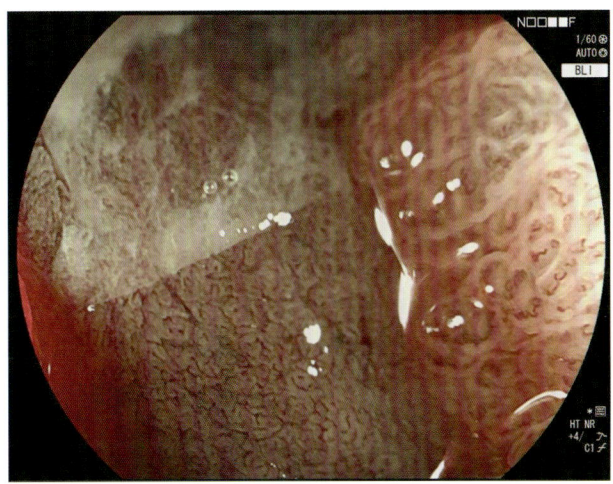

图1-3-205 BLI观察

病灶肛侧端，可见类似网格样血管。

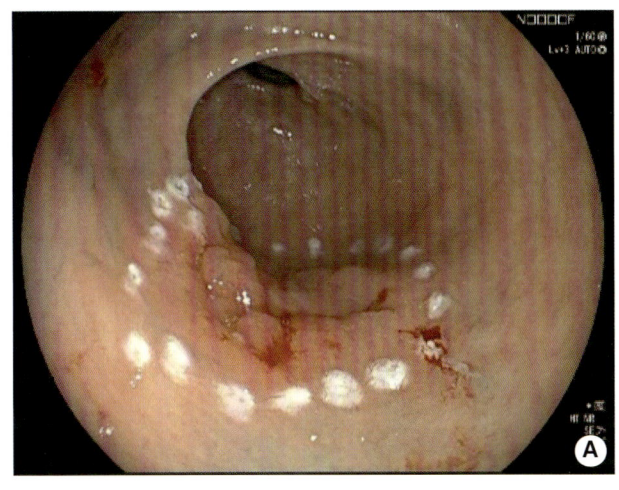

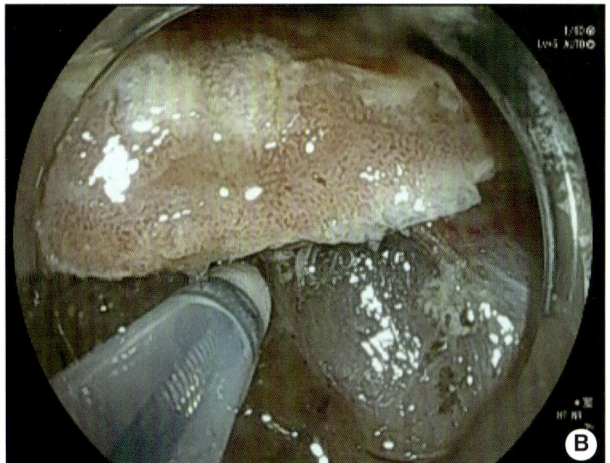

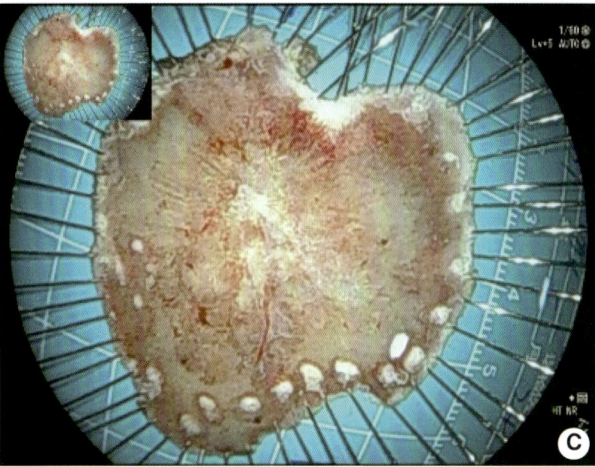

图1-3-206 ESD切除过程（A~C）

病理所见

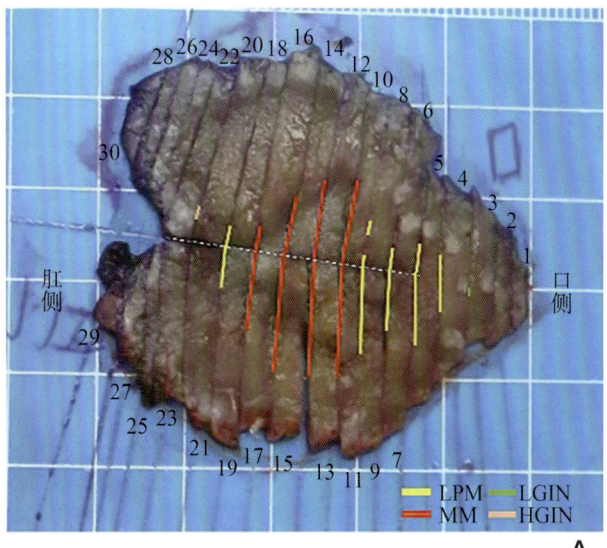

图1-3-207 ESD术后病理组织

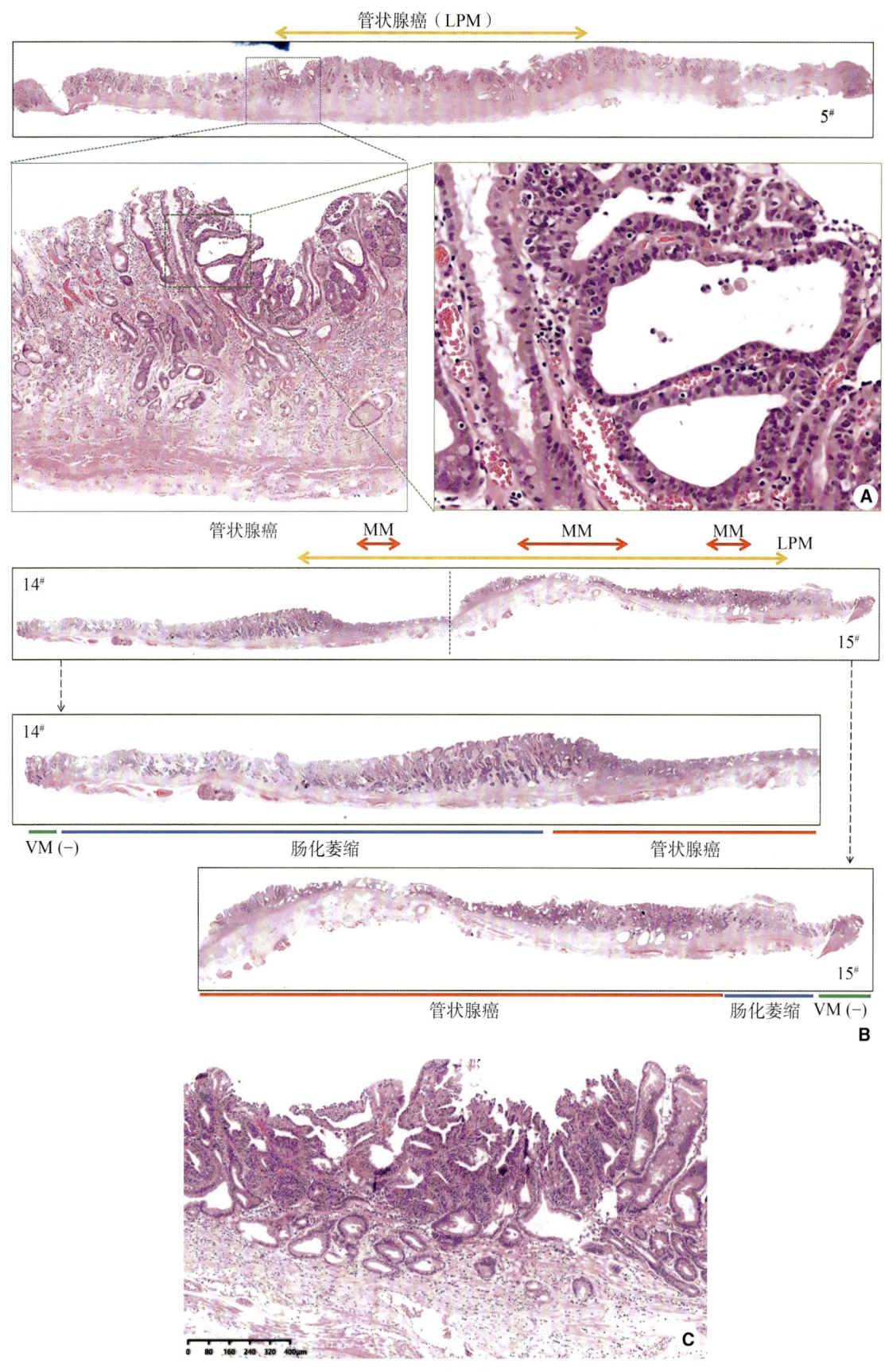

图 1-3-208 病理所见(A~C)

病理诊断

- 部位:胃窦大弯侧偏前壁。
- 肉眼分型:Ⅱc型。
- 病变:切片5～21,黏膜内癌;中分化管状腺癌;Tub2。
- 浸润深度:癌组织累及黏膜肌层。
- 病灶大小:5.0 cm×4.5 cm×0.2 cm。
- 脉管内未见明确癌栓(Ly0,V0)。
- 肿瘤区可见溃疡形成(UL1)。
- 切缘:侧切缘(pHM0)和基底切缘(pVM0)。
- 背景黏膜:中度慢性萎缩性胃炎伴中度肠上皮化生。
- 免疫组化:PCK(＋),Ki-67(约30％＋),p53(－,无突变型),Hp(－),Desmin示黏膜肌层。

总结:胃窦,黏膜内癌,Type 0-Ⅱc,Tub2,pT1a-M,Ly0,V0,VM0,HM0,UL1。

诊断体会

- 早期胃癌(EGC)规范化处理是早癌治疗决策的关键。
- 胃癌高危因素的病史评估。
- AI在EGC诊断中的作用。
- 术后的标本规范化处理是解决内镜与病理脱节的有效手段,是探索EGC内镜表现与诊断的重要前提。

(病例指导老师:沈磊)

病例24 胃体小弯中分化管状腺癌

该病例讲解视频二维码

病例提供 ◆ 郑林福 联勤保障部队第九〇〇医院

简要病史

性别:男。
年龄:49岁。
主诉:反复中上腹胀痛6个月余。
病变部位:胃体小弯。

内镜表现

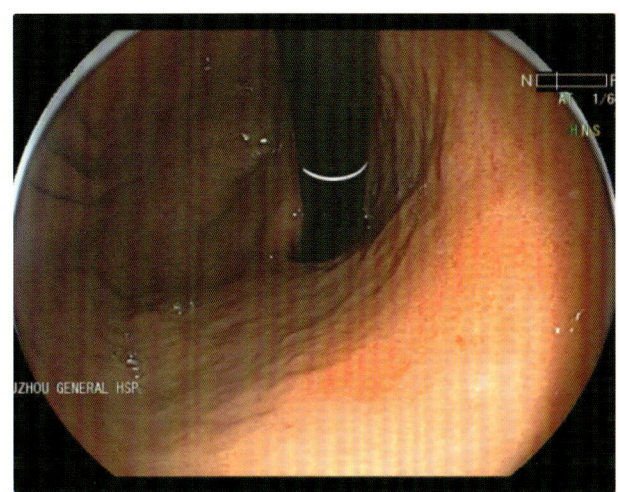

图1-3-209 白光观察
可见胃体小弯侧有片状发红区域,0-Ⅱb型病灶。

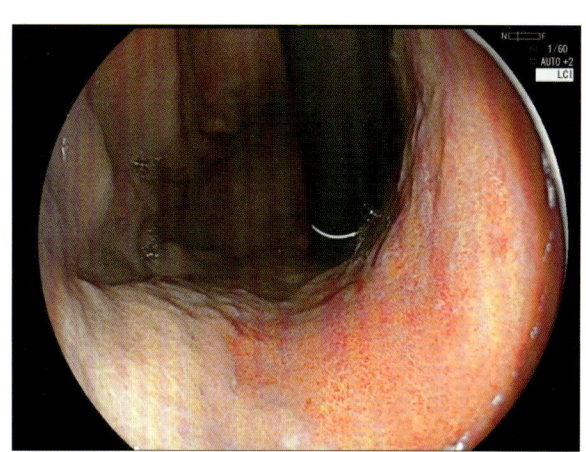

图1-3-210 LCI观察
可以看到发红区域与周围对比更加明显。

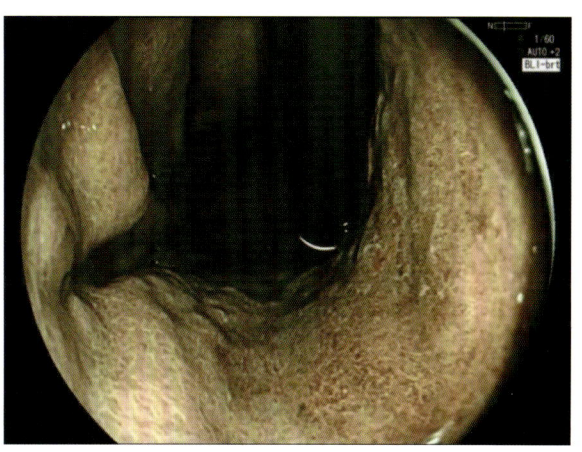

图1-3-211 BLI观察
可见病变区域呈茶褐色样改变。

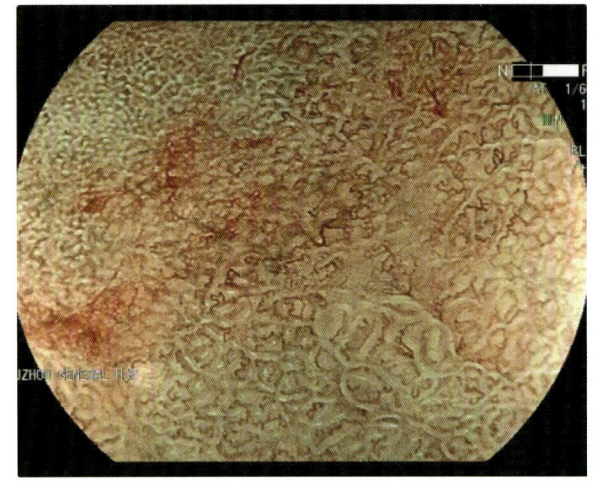

图1-3-212 BLI观察
可见病灶边界线明显,部分腺体缺失,血管呈现扩张。

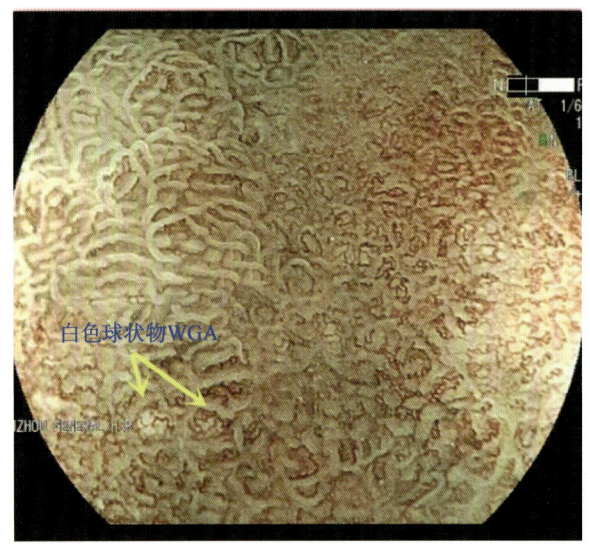

图1-3-213 BLI观察
放大观察病灶边缘可以看到白色球状物(WGA)。

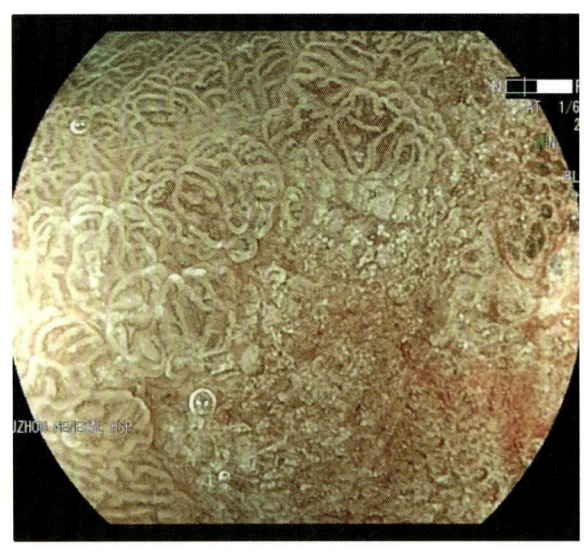

图1-3-214 BLI观察
喷洒醋酸后观察病灶更加立体。

病理所见

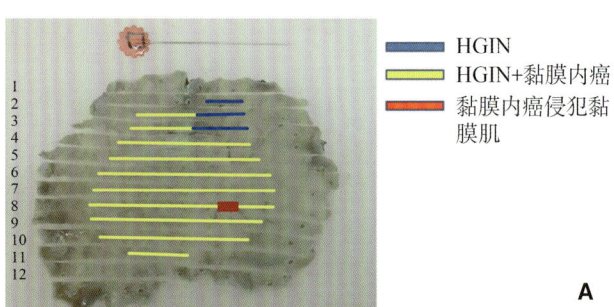

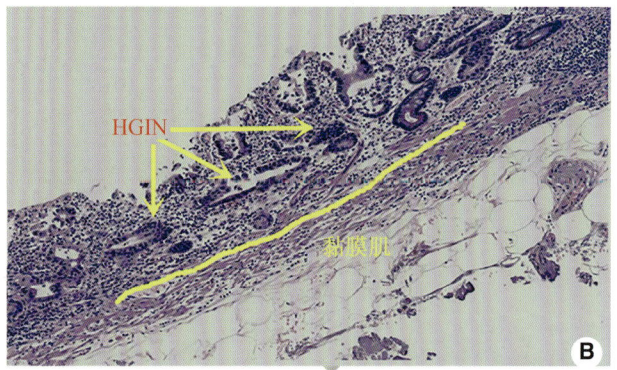

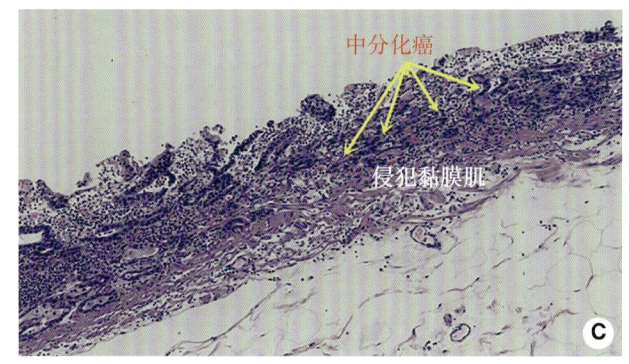

图1-3-215 病理所见
复原与对照(A~C)。

病理诊断

胃黏膜中分化管状腺癌(Tub2),pT1a,HM0,VM0,Ly0,V0。

诊断体会

● 标准化内镜检查是发现早癌的基础。

● 不满足只发现一处病变,要重视同时性胃早癌存在。

● 严密的内镜随访是发现胃内多元早癌的重要举措。

● 规范化的EGC处理流程才能使患者最大身心获益。

(病例指导老师:王雯)

病例 25　胃体小弯中分化管状腺癌

病例提供　▶　潘晓林　南昌大学第一附属医院

该病例讲解视频二维码

简要病史

性别：男。
年龄：49 岁。
主诉：反复上腹痛 1 个月余。
病变部位：胃体小弯。

内镜表现

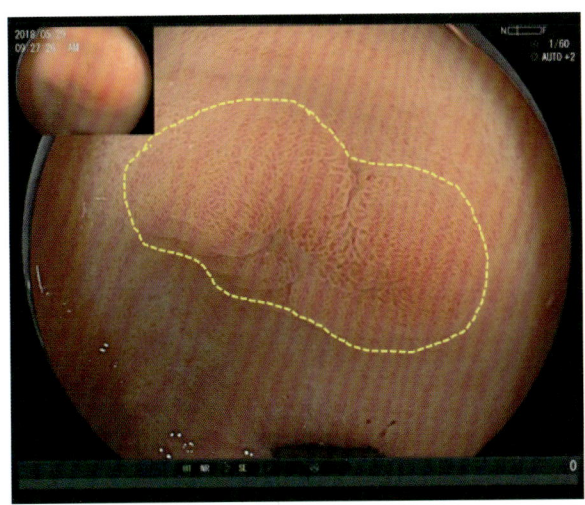

图 1-3-216　白光观察
胃体小弯侧可见约 2 cm 大小的中央凹陷、边缘隆起型病灶，凹陷区不规则发红。

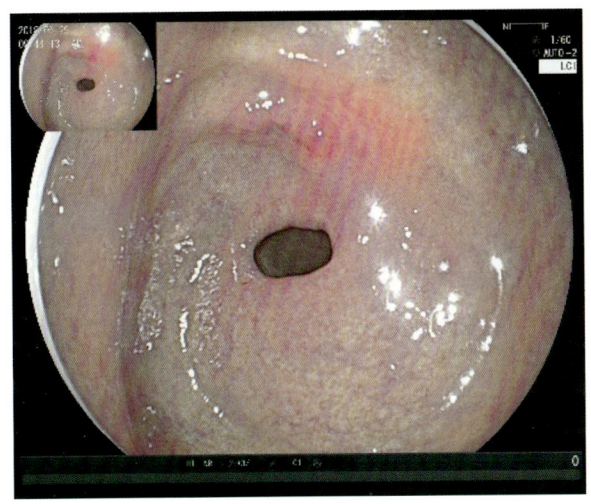

图 1-3-217　LCI 观察
可见发红区域更加明显。

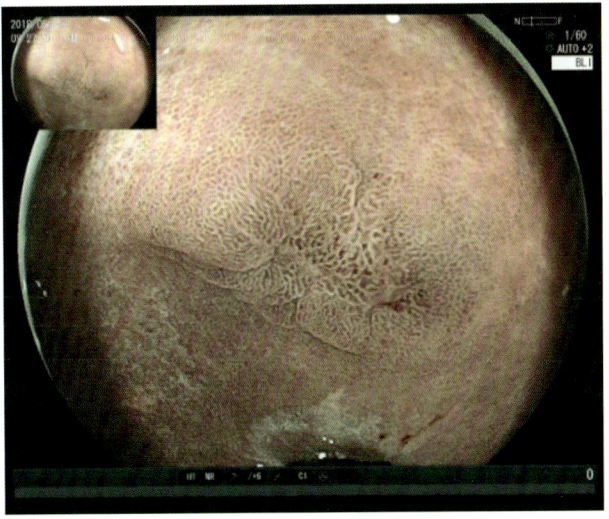

图 1-3-218　BLI 观察
可见局部有茶褐色的改变。

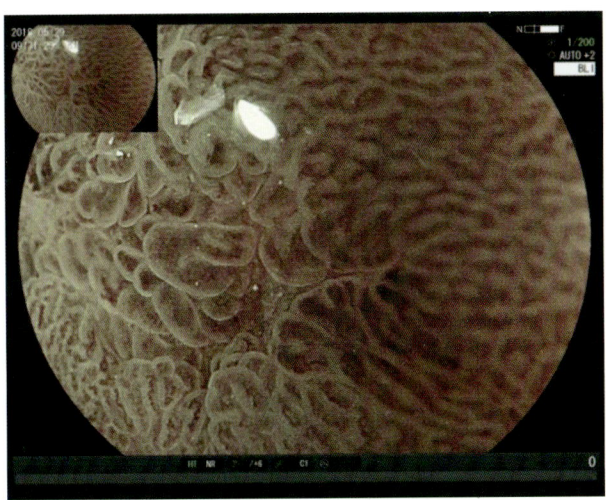

图 1-3-219　BLI 观察
病灶边缘隆起部分，可见微血管密度增高，微结构大小不一，但未见明显边界。

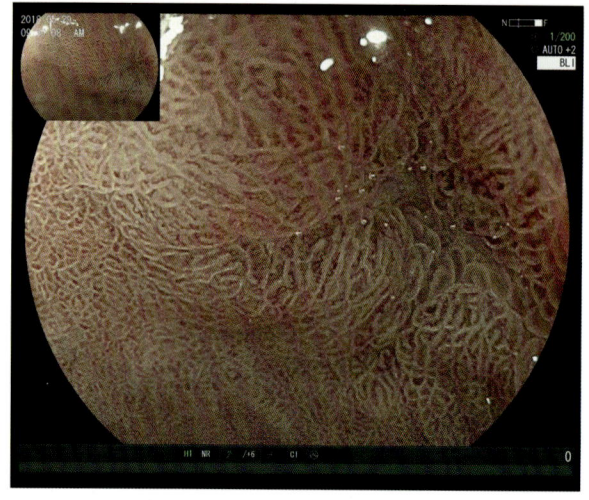

图1-3-220 BLI观察
病灶边缘隆起部分,可见微血管密度稍高,微结构规则,同时未见明显边界。

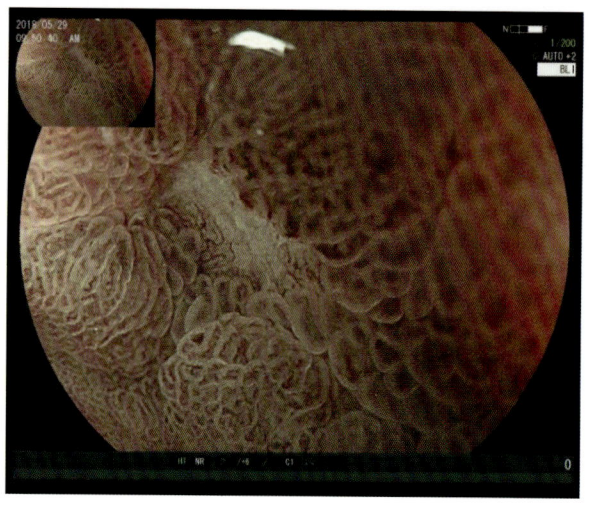

图1-3-221 BLI观察
病灶中央凹陷部位可见分界线明显,表面腺体结构缺失,微血管不规则,呈破碎网格状结构,粗细不一,形态不规则。

病理所见

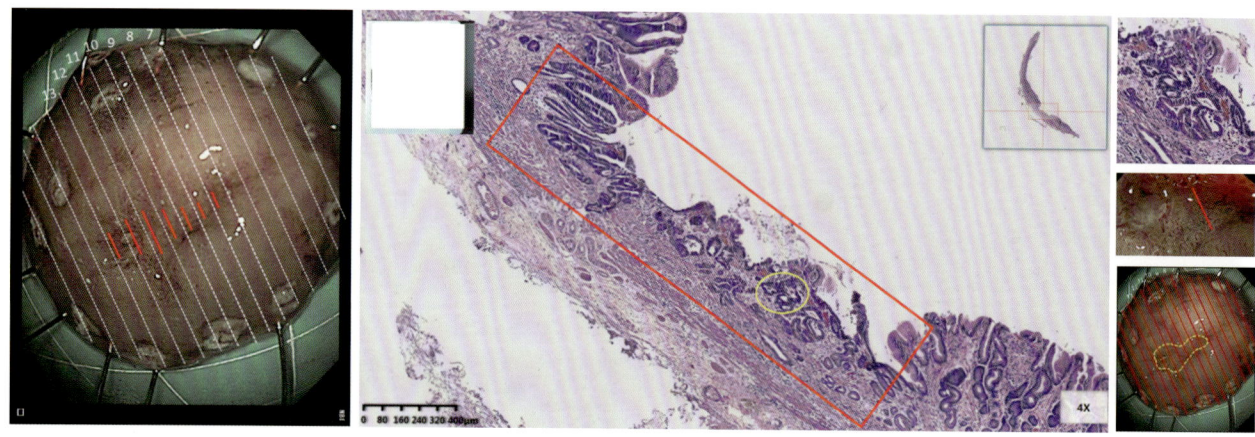

图1-3-222 病理所见(9号病理组织条)
ESD术后标本共切片成17个组织条,7~13号镜下黏膜腺体部分区域见异型增生。

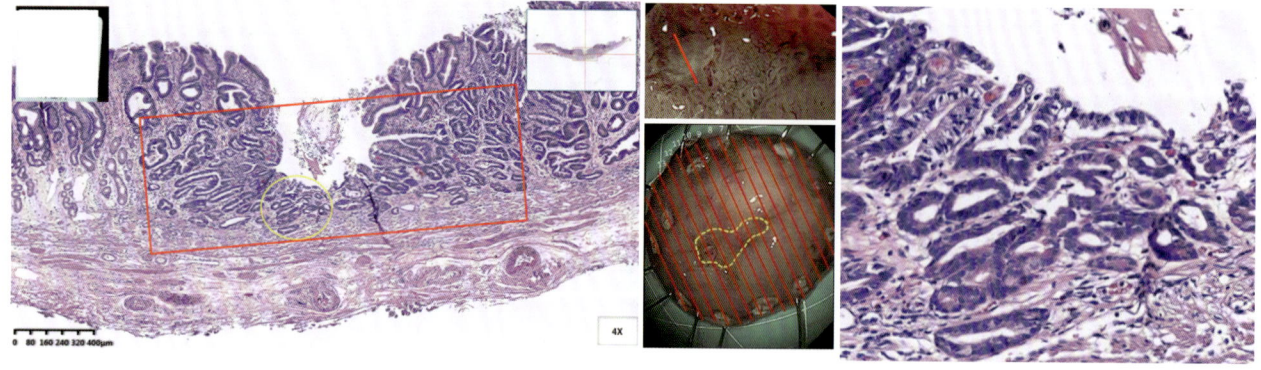

图1-3-223 病理所见(12号病理组织条)
ESD术后标本共切片成17个组织条,7~13号镜下黏膜腺体部分区域见异型增生。Ly0,V0,LM0,VM0,Hp(-)。

病理诊断

Tub2,0-Ⅱc,0.4cm×0.8cm,pT1a-M,UL0,

诊断体会

判断糜烂性病变性质时需要特别注意：①萎缩背景；②单发、大病灶；③异常发红；④病灶凹陷面形态（星芒状）；⑤凹陷边缘明显隆起；⑥自发性出血。

（病例指导老师：舒徐）

病例 26 胃窦大弯中分化管状腺癌

该病例讲解视频二维码

病例提供 » 郭先文 广西壮族自治区人民医院

简要病史

性别：男。
年龄：70 岁。
主诉：上腹疼痛 3 个月余。
病变部位：胃窦，以基础部位为主。

内镜表现

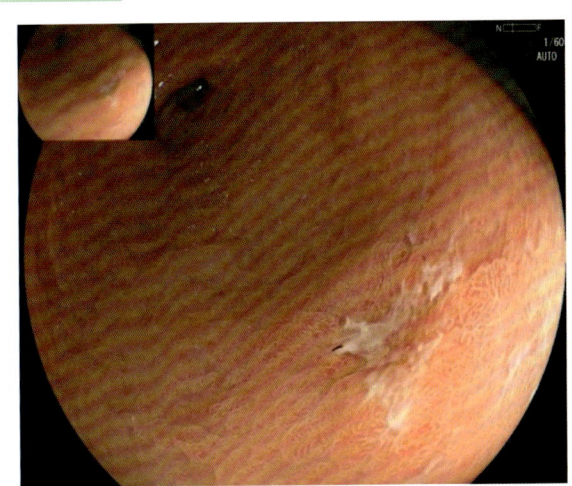

图 1-3-224 白光观察
胃窦大弯 0-Ⅱc 型病灶，约 5mm×7mm，中央凹陷，白苔，色偏红。

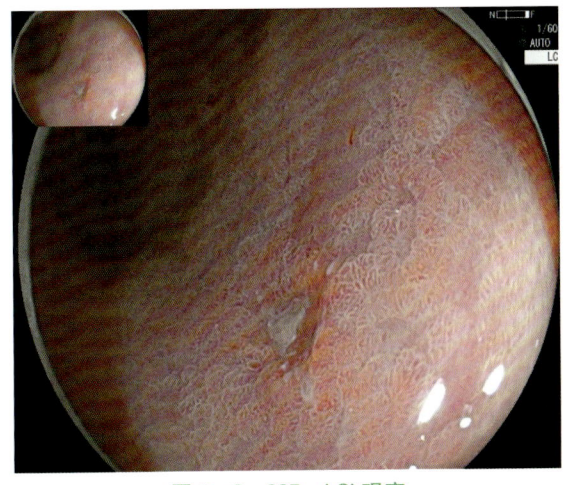

图 1-3-225 LCI 观察
病灶区域色泽橘黄色，周围呈紫色。

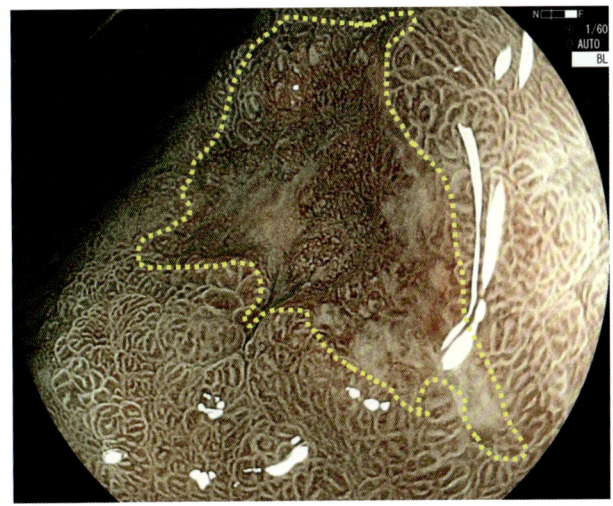

图 1-3-226 BLI 观察
低倍放大下观察病灶边界清晰不规则，存在伪足样改变。

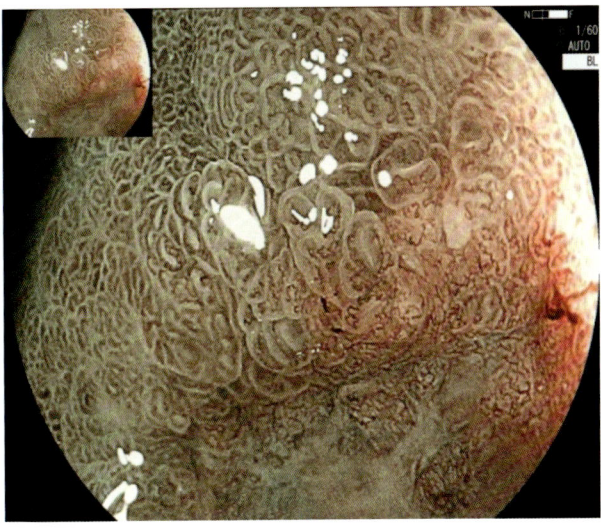

图 1-3-227 BLI 观察
病灶边缘可见不规则微结构，白区形态不一，走向不一致，分布不均，局部可见融合和上皮内微小侵犯的证据。

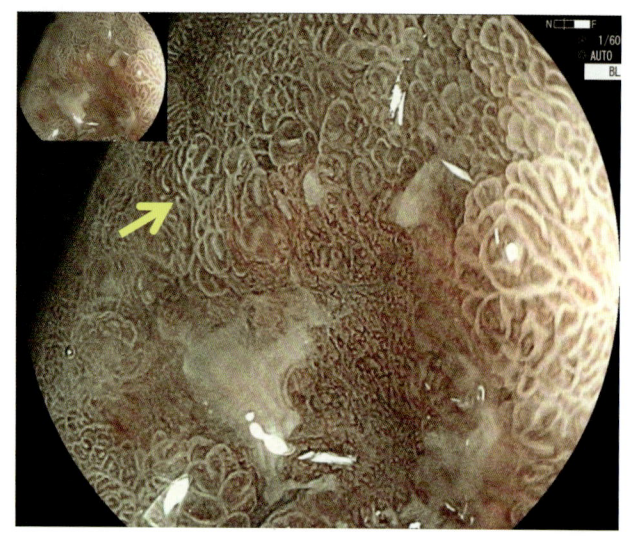

图1-3-228 BLI观察
周围黏膜可见亮蓝脊。

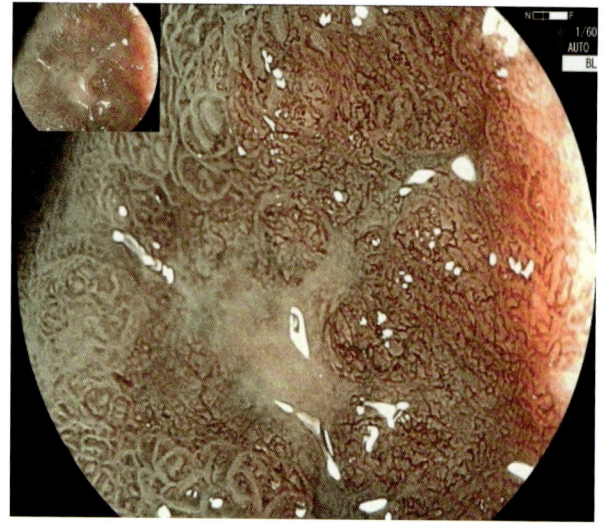

图1-3-229 BLI观察
中央白区显示不清楚,腺管结构无法辨认,可见不规则微血管,微血管存在断裂、变细或消失,呈不规则网格状,局部见可疑白色球状物。

病理所见

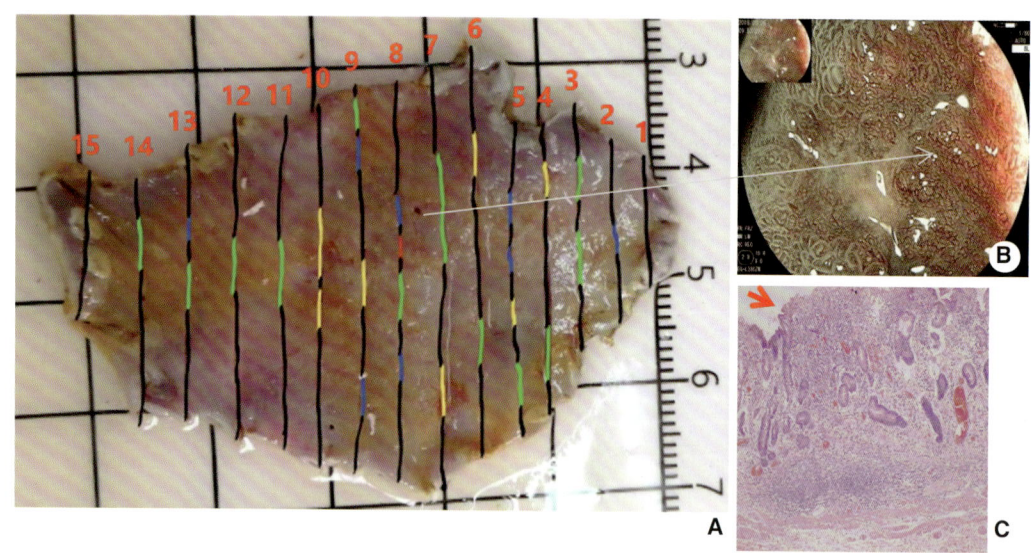

图1-3-230 病理所见(A~C)
—— :中分化腺癌
—— :低级别异型样增生
—— :肠上皮化生
—— :糜烂

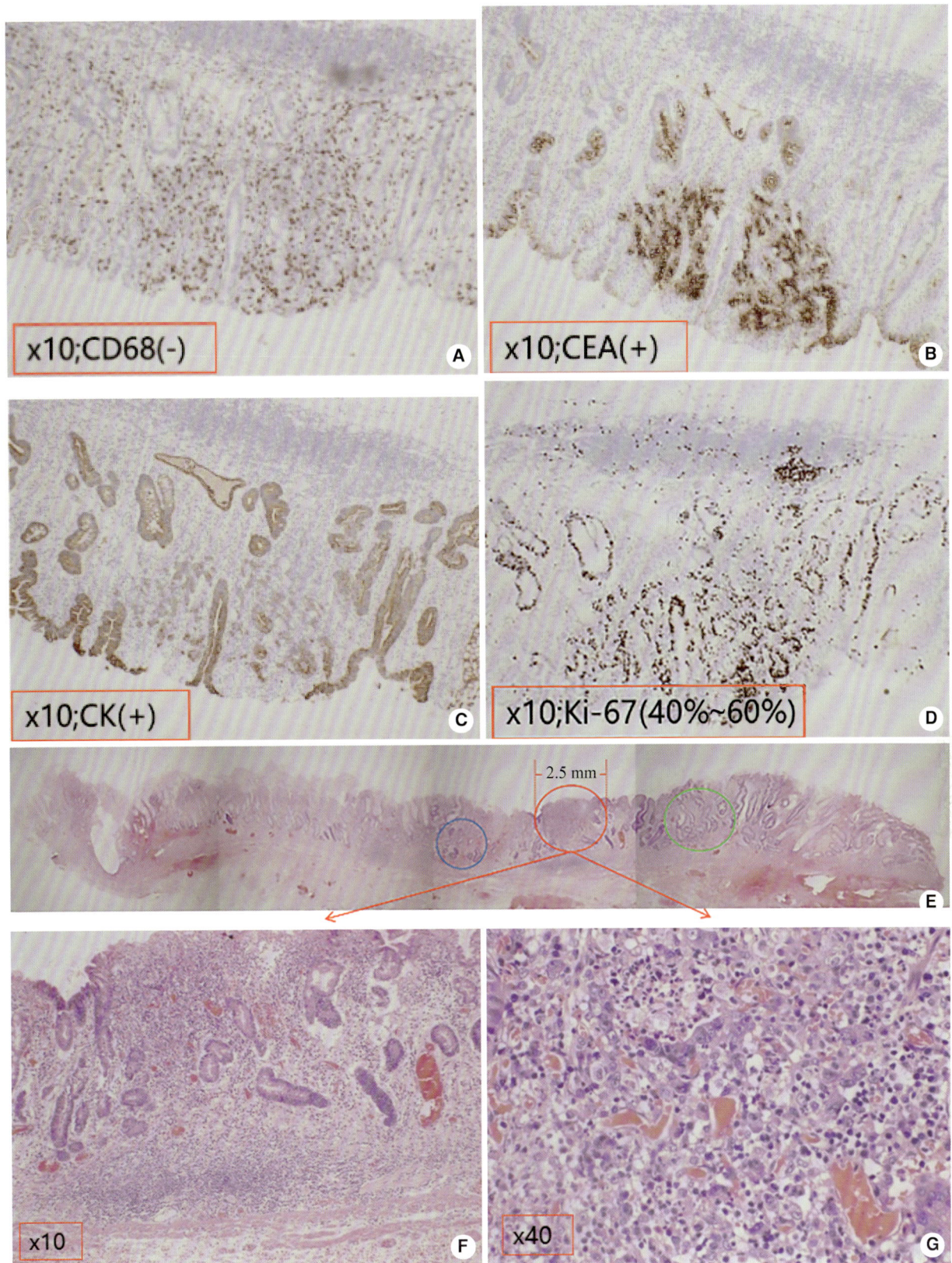

图1-3-231 病理所见

免疫组化,8号病理组织条,中分化腺癌(A~G)。

病理诊断

Tub2,0-Ⅱc,2.5 mm,pT1a-M,UL1,Ly0,V0,HM0,VM0。

免疫组化:CD68(-),CEA(M)(+),CK(+),Ki-67 阳性率约 40%~60%。

诊断体会

- 病灶小,精准活检重要。
- 胃癌风险高,活检非癌,随访重要。
- Ⅱc 中分化腺癌与糜烂鉴别:①背景萎缩、肠化;②发红;③单发;④边缘不整齐,呈伪足状,周边稍隆起;⑤LCI:紫包橘黄色;⑥BLI:茶色背景,与周围黏膜有分界线,表面微结构不清楚,微血管呈不规则网格状;⑦醋酸染色:微结构致密,形态不一,窝间部狭窄,病灶白化消失快。

(病例指导老师:梁运啸)

病例 27 胃角中分化-高分化管状腺癌

该病例讲解视频二维码

病例提供 ▶ 张继伟 吉林市人民医院

简要病史

性别:男。
年龄:65 岁。
主诉:间断性上腹部隐痛 1 年。
病变部位:胃角后壁。

内镜表现

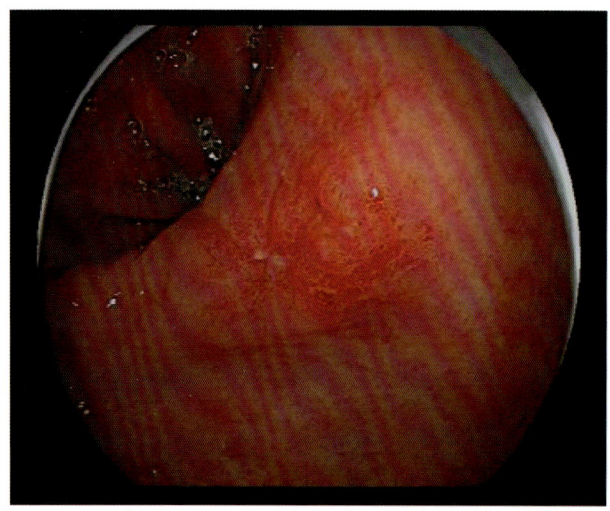

图 1-3-232 白光观察

胃角后壁观察可见Ⅱa+Ⅱc型病灶,范围约 1.5 cm×1.0 cm,隆起黏膜表面呈结节状发红;中央凹陷,可见活检溃疡瘢痕改变,覆白色黏液;病灶周边黏膜下血管网透见。

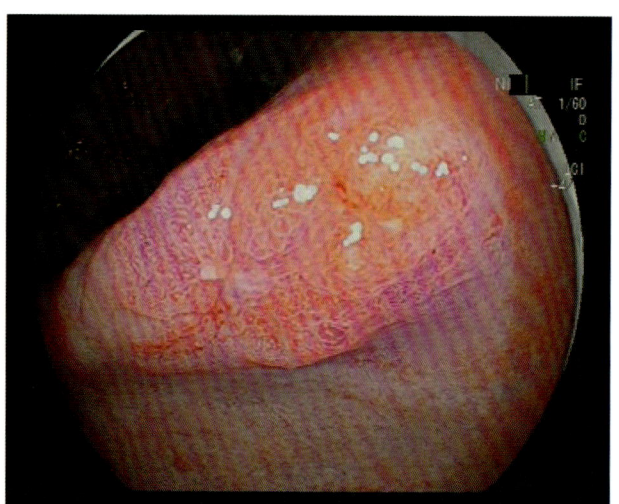

图 1-3-233 LCI 观察

LCI 模式下,由于亮度和色泽对比强化,使病灶立体结构更加突出,界限较 WLI 模式更为清楚;病灶色泽:局部区域呈紫色,肛侧、前壁侧及后壁侧局部呈橙红色;病灶周围黏膜呈黄白色。

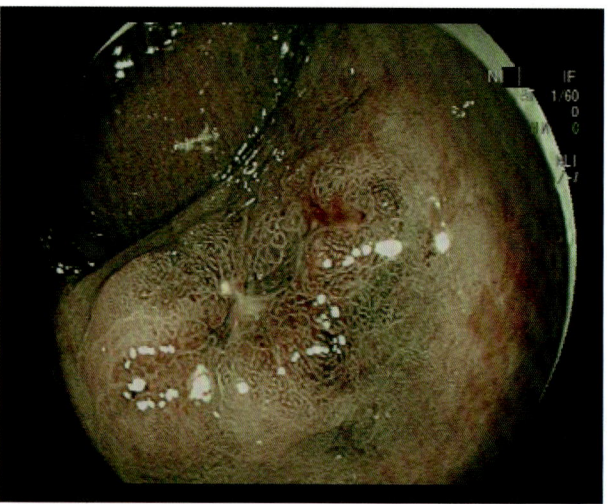

图 1-3-234 BLI 观察

BLI 模式下可见病灶呈茶褐色改变,色泽不均,轮廓清晰,MS 异常。

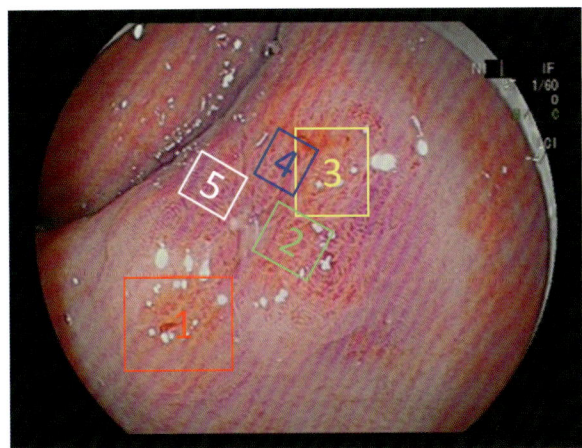

图 1-3-235 LCI 观察

LCI 下观察病灶整体色泽呈"紫包橙红";根据色泽改变初步辨识肿瘤与非肿瘤橙色、红色(1~4 号区域);提示肿瘤性病变紫色,考虑炎性、肠化;5 号活检后修复(不除外肿瘤)褪色:萎缩。

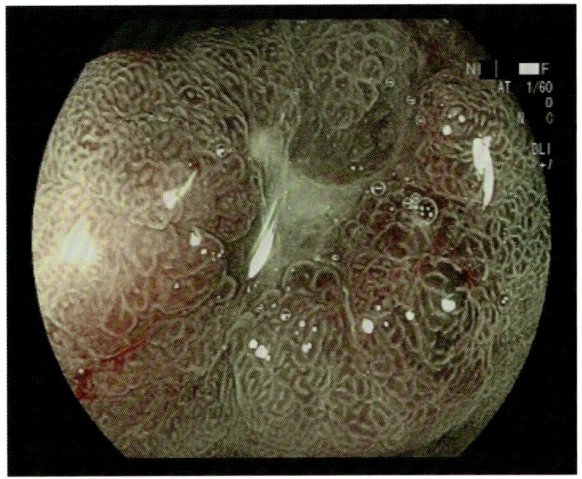

图 1-3-238 BLI 观察

BLI 放大观察 2 号区域,腺管大小不一,形状、排列不规则,局部有融合;2 号区域:考虑 Tub2。

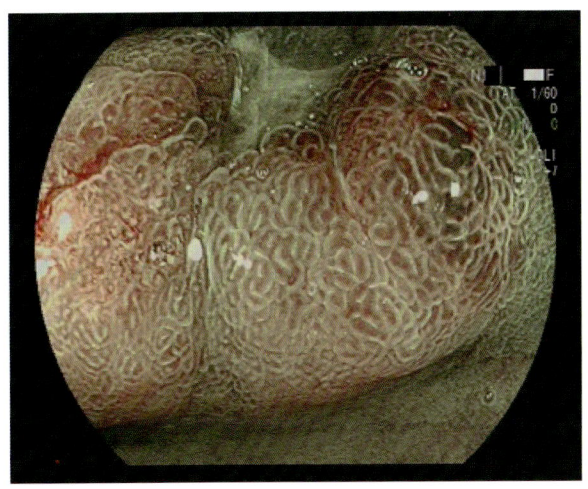

图 1-3-236 BLI 观察

1 号区域 BLI 下放大观察病灶 DL(+),IMVP(+),IMSP(+)。

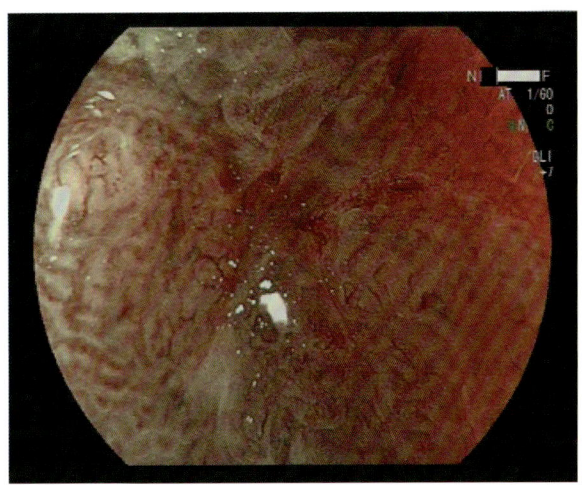

图 1-3-239 BLI 观察

IMVP(+),微血管扭曲,管径不一,走向不规则;IMSP(+),腺管结构大小不一,形状不规则,排列紊乱,腺管局部融合;3 号区域:考虑 Tub1+Tub2。

病理所见

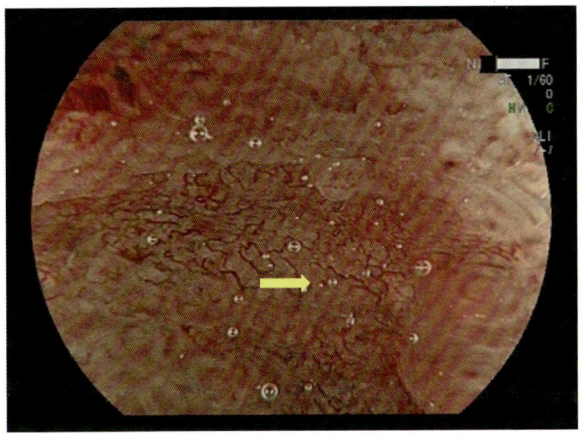

图 1-3-237 BLI 观察

BLI 下放大观察 1 号区域,微血管管径不一,形态、走向不规则(irregular mesh pattern),可见白色球状物(黄色区域),考虑分化型;LBC 可见,MCE 模糊、缺失,局部可见腺管融合,考虑 Tub2。

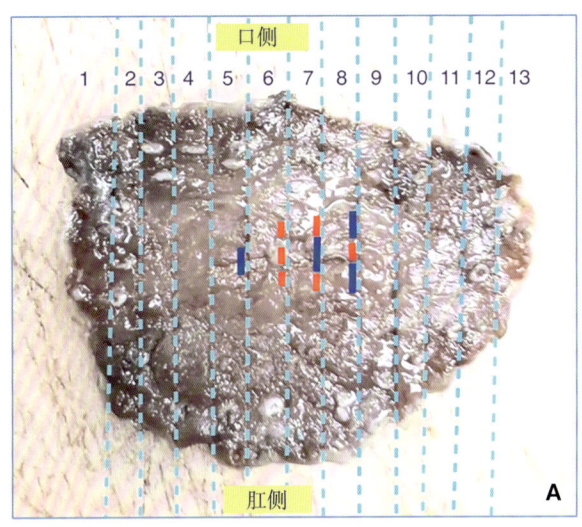

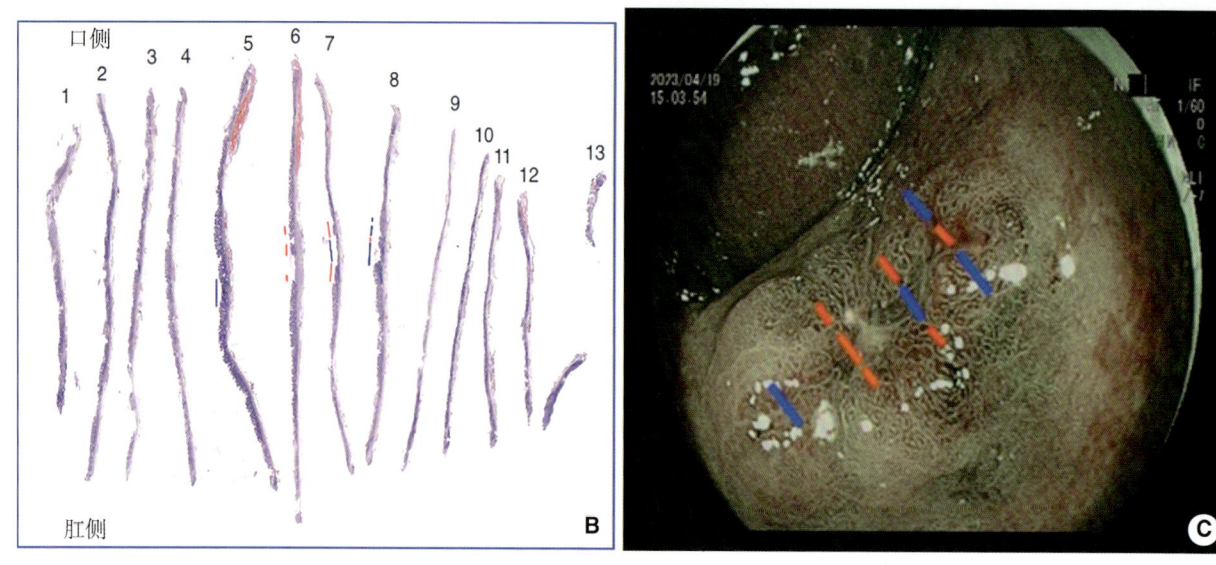

图1-3-240　ESD术后切片病理对照所见(A~C)

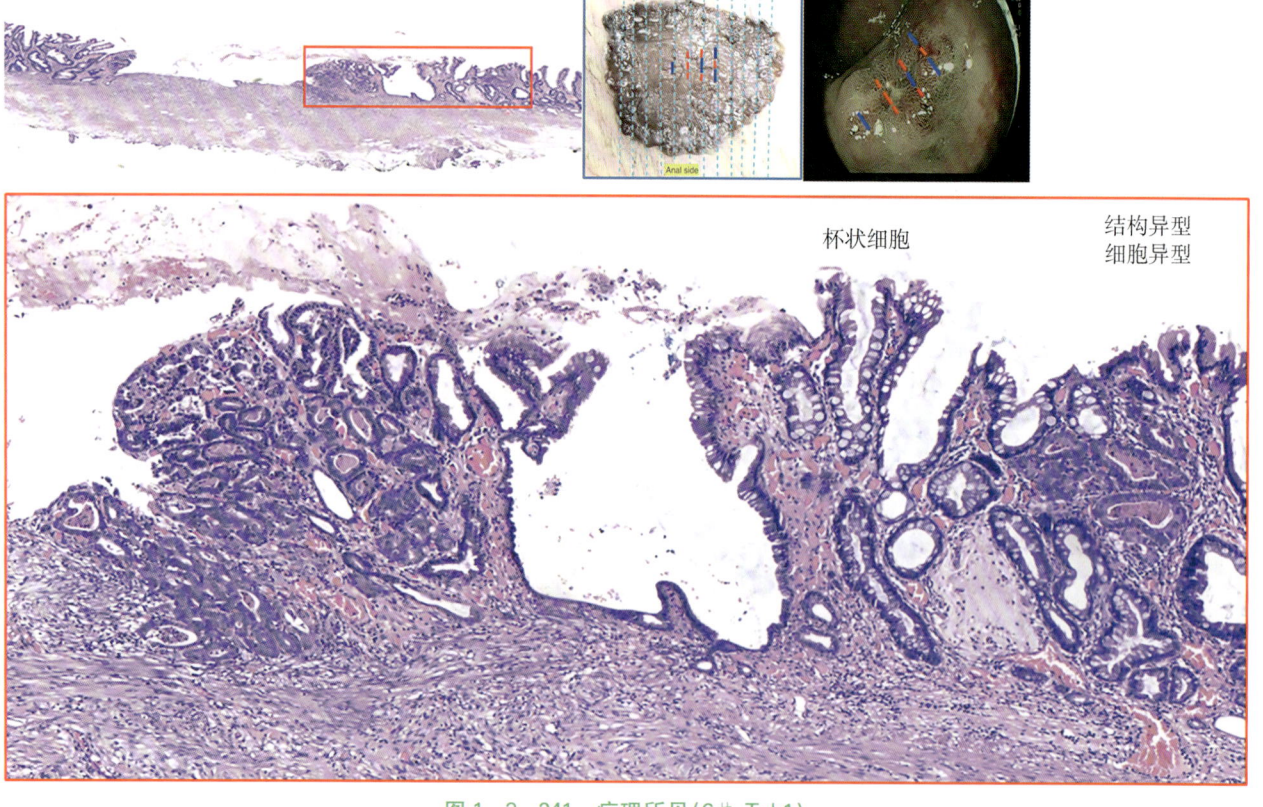

图1-3-241　病理所见(6# Tub1)

黏膜萎缩、肠化；肿瘤细胞核大、深染；腺管大小不一，排列紊乱，部分腺腔扩张，其内可见坏死物，但腺管相对独立。

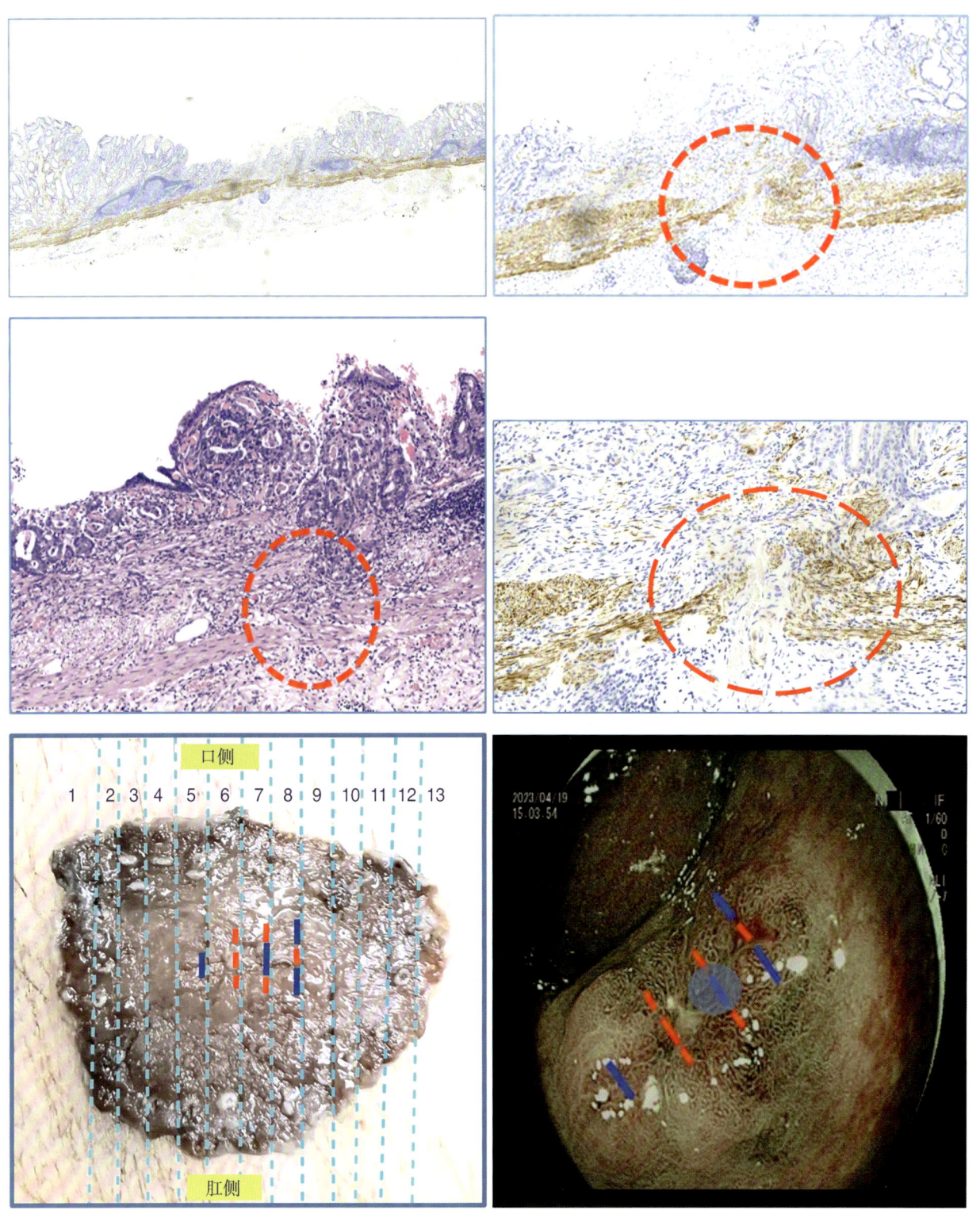

图1-3-242 病理所见(7# Desmin)

黏膜肌(十);肿瘤局部侵及黏膜肌层,未突破黏膜肌;黏膜内癌。

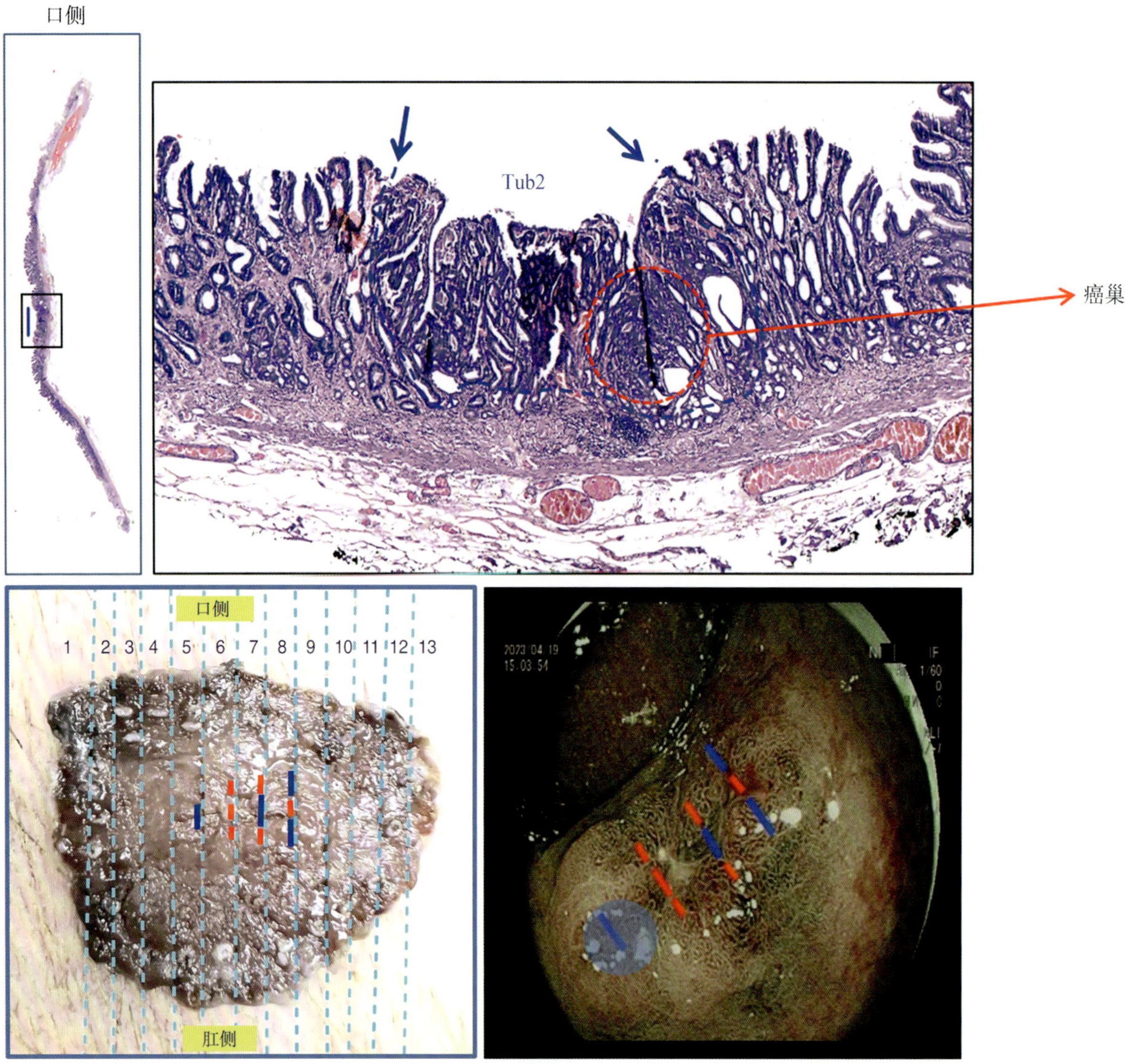

口侧

癌巢

图 1-3-243 病理所见(5# Tub2)

肿瘤界限清晰;腺体扭曲、排列不规则且密集,向边界非肿瘤区域下方膨胀性生长;腺腔融合成筛状。

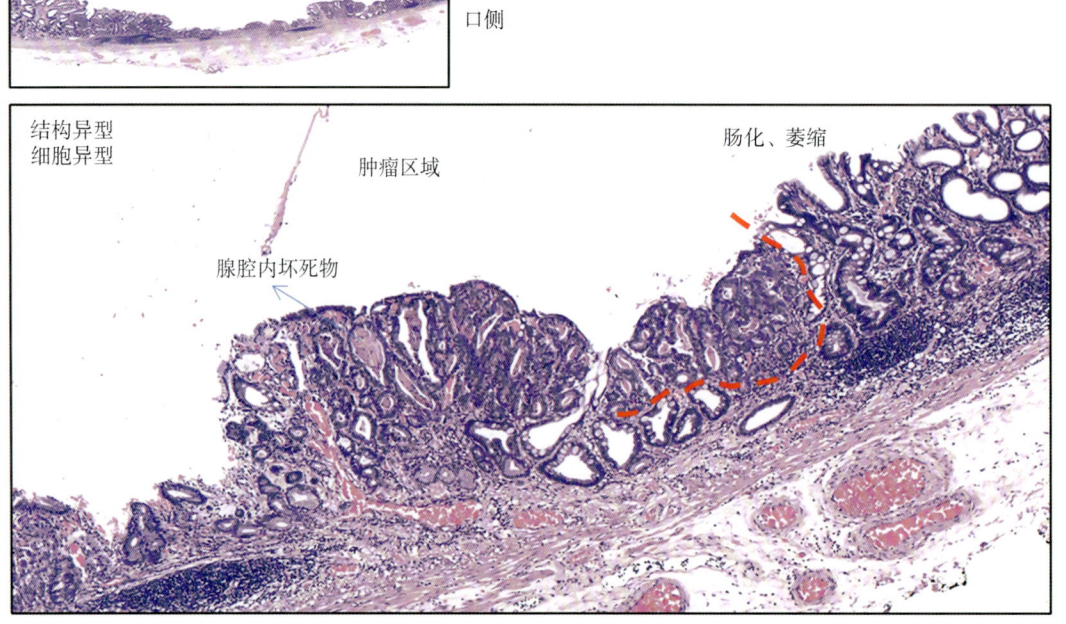

图 1-3-244 病理所见(7# Tub1)

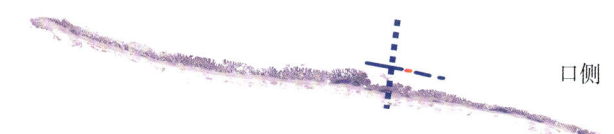

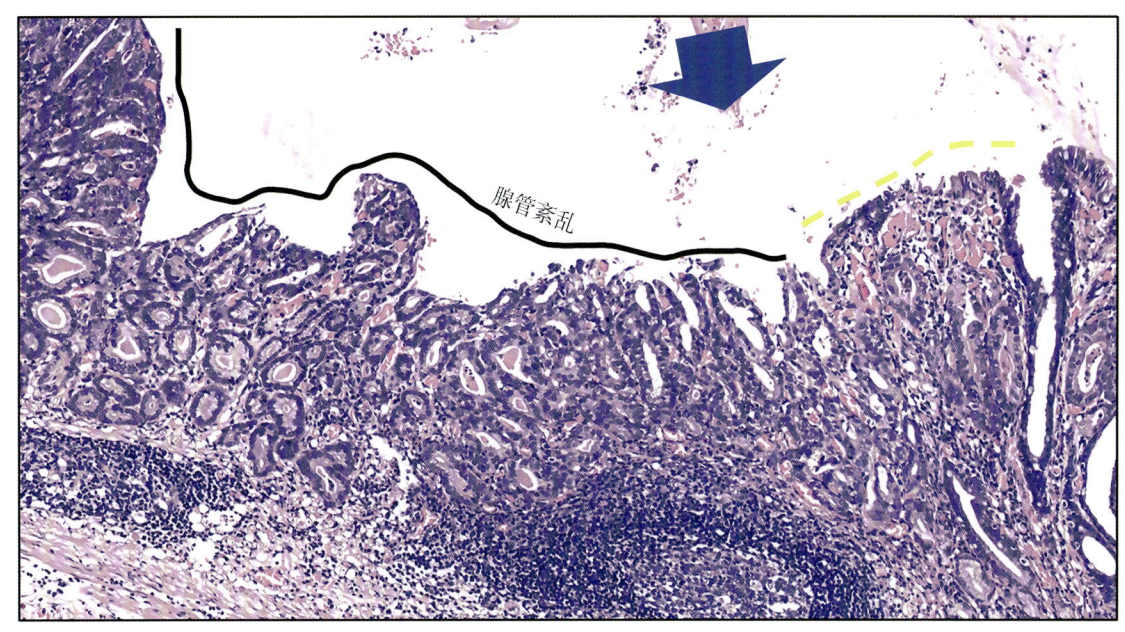

图1-3-245 病理所见(8号 Tub2)

病理诊断

Tub2＞Tub1，pT1a(M)，Ly0，V0，pHM0，pVM0，pType 0-Ⅱa+Ⅱc，1.2 cm×0.5 cm，UL1，M，Less。

诊断心得

● 规范化内镜检查及术前准备可提高内镜检查质量。

● LCI 模式下，根据病灶色调鲜明改变，可快速确定病变大致范围，初步辨识肿瘤，联合 BLI 模式精查有助于确定病变边界，明确病变表面 MV 及 MS 形态结构，判断病变性质。

● BLI 放大模式下加深对分化型早期胃癌特异性标志物的认识，如白色球状物与病理腺体内坏死碎片(IND)的对应，可提高早期胃癌诊断的确定性。

● 精细的放大内镜检查及病理评估是提高内镜诊治质量的重要步骤。

● 内镜与病理复原对照，可帮助内镜医生、病理医生加深对病变的理解与认识，进而提高早癌诊治率。

(病例指导老师：王宏光)

病例28 胃窦大弯中高分化管状腺癌

该病例讲解视频二维码

病例提供 ▶ 刘 辉 大连医科大学附属第二医院

简要病史

性别：男。

年龄：83岁。

主诉：反复腹胀1年，加重1个月。

病变部位：胃窦大弯。

内镜表现

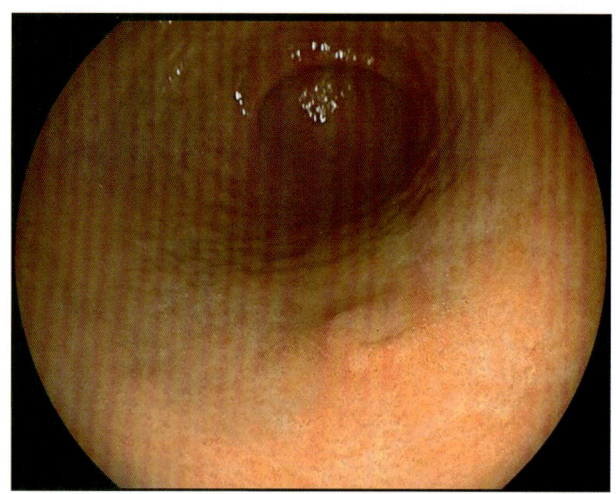

图 1-3-246 白光观察
可见胃窦上部大弯侧,0-Ⅱa+Ⅱc 型病灶,大小约 1.0 cm× 0.8 cm。

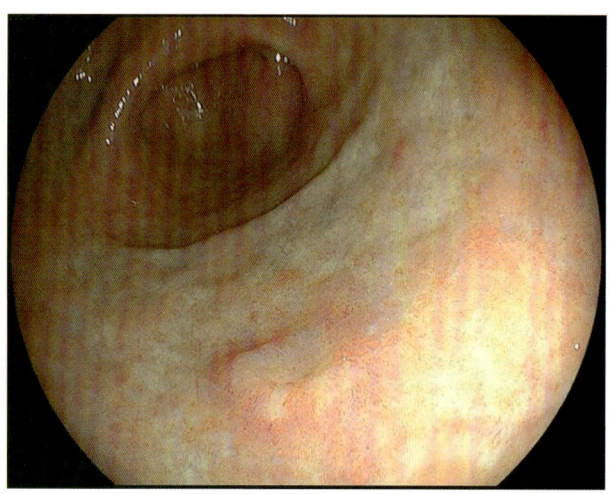

图 1-3-247 LCI 观察
病灶呈典型的紫包黄改变。

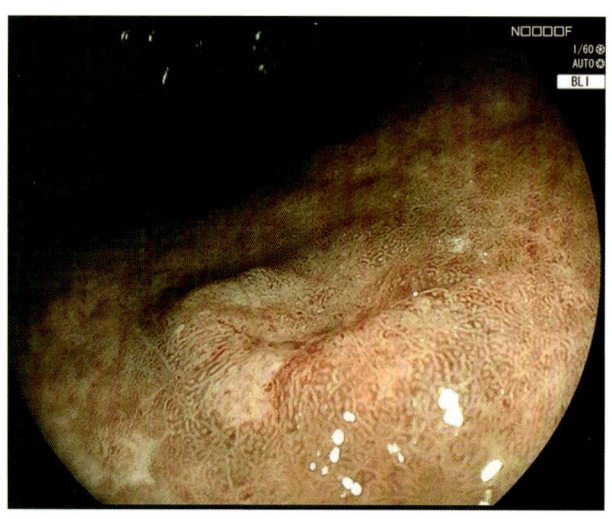

图 1-3-248 BLI 观察
可见病灶与周围黏膜对比明显,DL(+)。

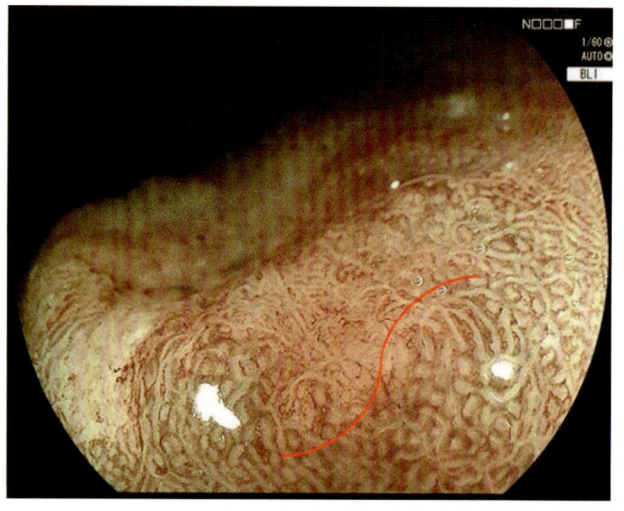

图 1-3-249 BLI 观察
逐级放大病灶口侧,DL(+),IMSP(+),IMVP(+)。

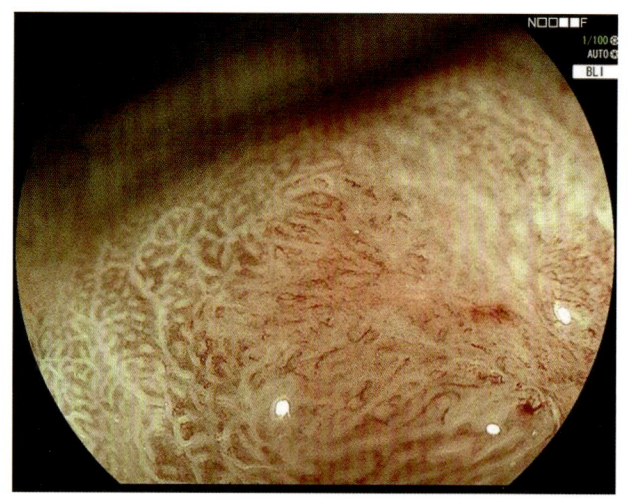

图 1-3-250 BLI 观察
逐级放大病灶肛侧,DL(+),IMSP(+),IMVP(+)。

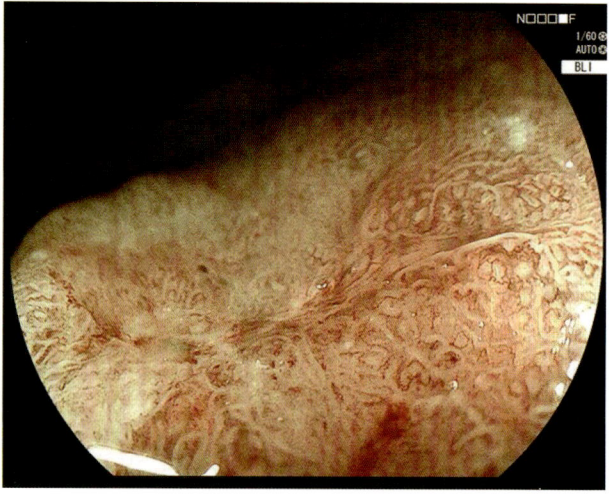

图 1-3-251 BLI 观察
病灶中央部,腺管模糊不清,部分缺失,血管稀疏、紊乱;血管破碎的网格样,loop 样血管。

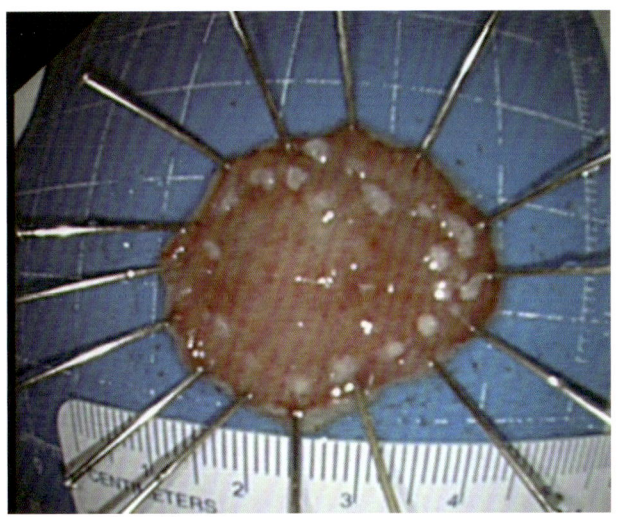

图 1-3-252　ESD 切除标本

病理所见

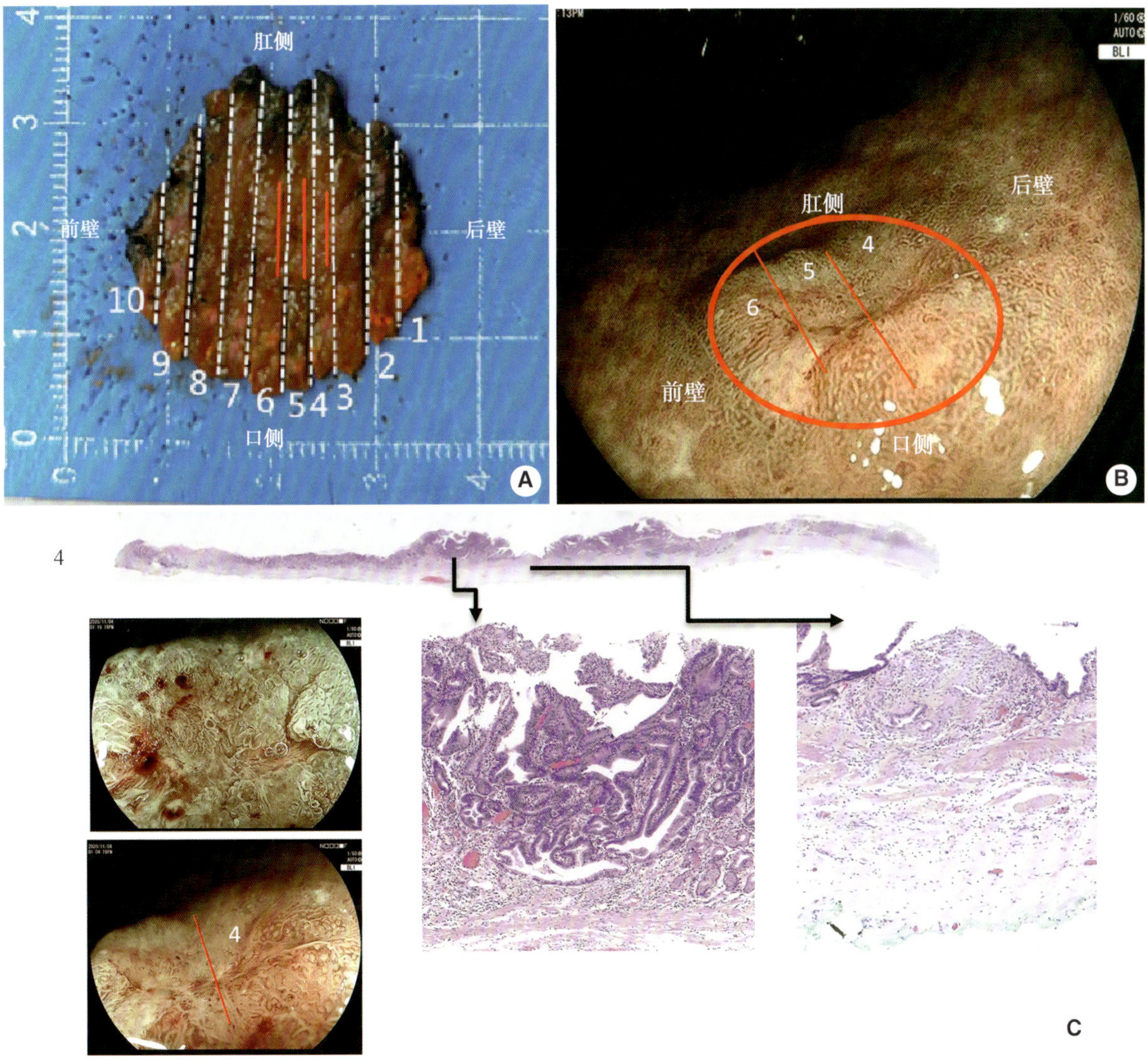

图 1-3-253　病理所见(4 号病理切片)

腺体呈不规则腺管样排列,核大深染;无腺体存在,间质充血,考虑活检后改变(A~C)。

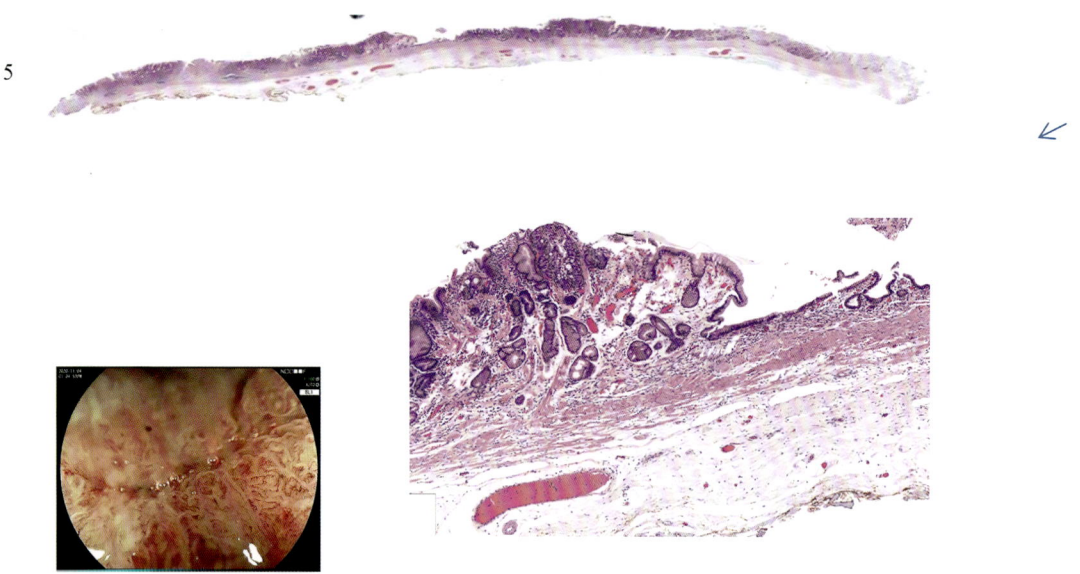

图1-3-254 病理所见(5号病理切片)

腺管结构模糊不清,血管紊乱,局部白区增宽,病理可见腺体融合成筛状,肿瘤细胞浸润至黏膜层;大小不一,稀疏的腺管。

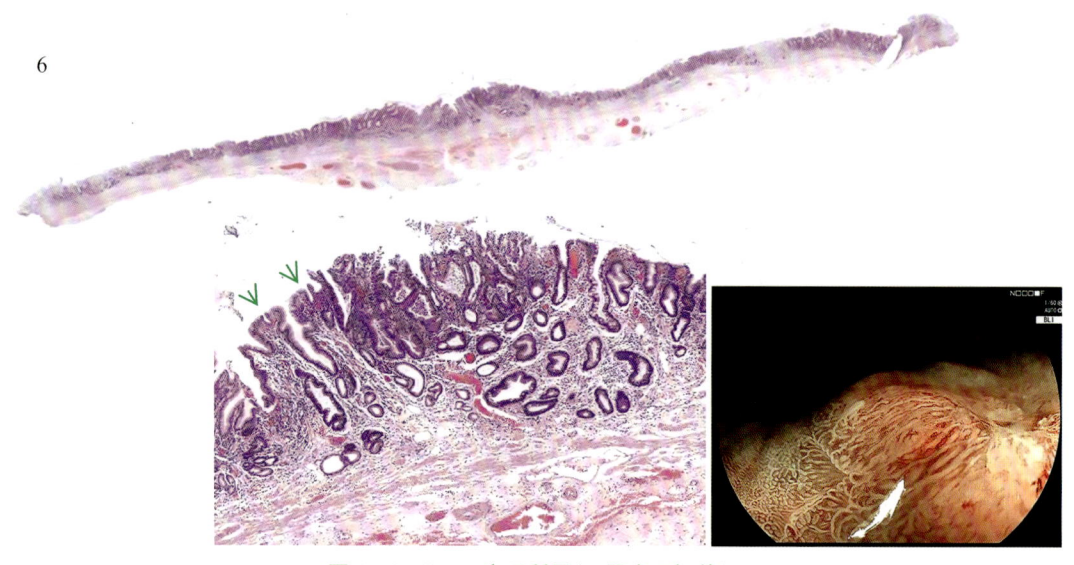

图1-3-255 病理所见(6号病理切片)

内镜可见腺管融合扩大;腺管结构模糊不清,大量肿瘤细胞存在,失去正常的腺管结构;分支样、增宽的腺管结构。

病理诊断

- 大体检查:ESD标本大小2.5 cm×2.0 cm×0.3 cm。
- 病灶范围:0.9 cm×0.8 cm,距离病变最近切缘0.5 cm。
- 病理诊断:中高分化管状腺癌,累及黏膜层;水平切缘及基底切缘未见肿瘤组织;脉管内未见癌栓。
- 病灶周围黏膜:慢性萎缩性胃炎。

诊断体会

- 不遗漏规范化的胃镜检查是发现早癌的前提。
- 放大染色内镜实现了内镜医生对早期胃癌病理形态和分型的预判。

(病例指导老师:姜春萌)

病例 29　胃体上部胃底腺型胃癌

病例提供 » 张鹏丽　云南省第一人民医院

简要病史

性别:男。
年龄:65 岁。
主诉:间断上腹痛 2 年余。
病变部位:胃体中段。

内镜表现

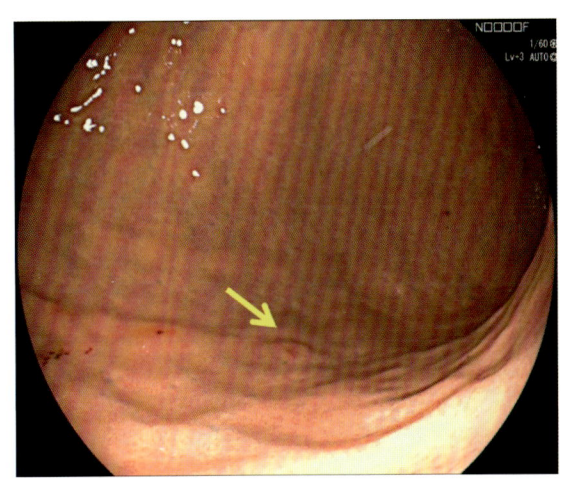

图 1-3-256　白光观察

胃体中段大弯可见一扁平隆起病灶,大小约 5.0 mm× 6.0 mm,色红,边界尚清晰。

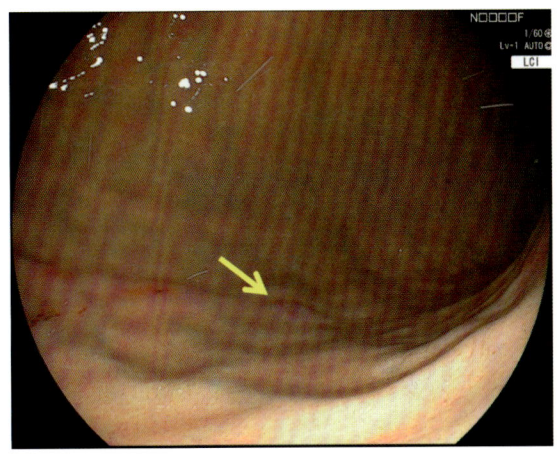

图 1-3-257　LCI 观察

杏黄色胃体黏膜背景中,病灶隆起处呈紫色调,边界清晰。

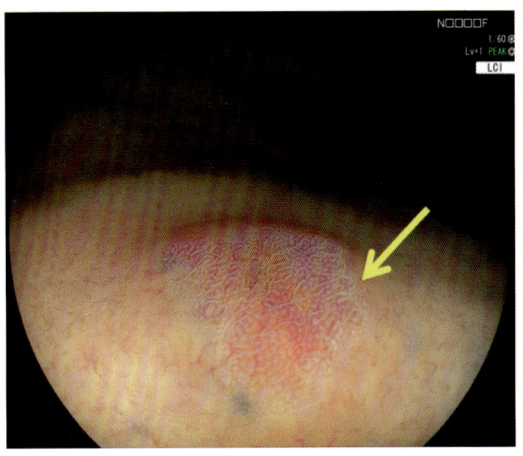

图 1-3-258　LCI 观察

杏黄色胃体黏膜背景中,病灶隆起处呈紫色调,边界清晰,病灶隆起边缘可见褪色调改变,病灶中央可见浅凹陷。

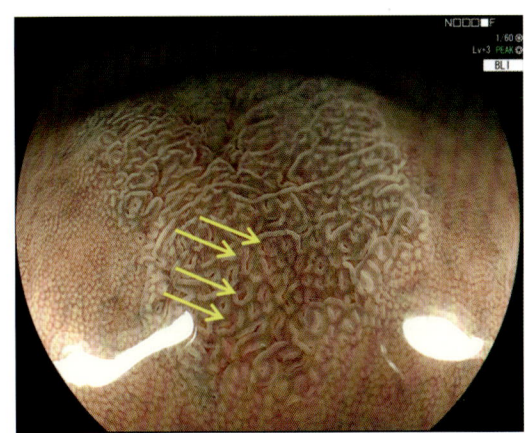

图 1-3-259　BLI 观察

病灶呈茶褐色改变,边界清晰,表面微结构大小不一、走行稍紊乱,MCE、IP 拉宽。

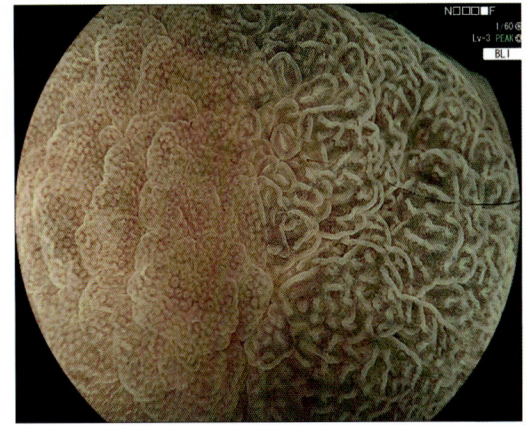

图 1-3-260　BLI 观察

病灶口侧边缘处可见明显的 MS 的边界,表面微结构大小不一、走行稍紊乱,MCE、中间区域(IP)拉宽,MV 呈充血状态。

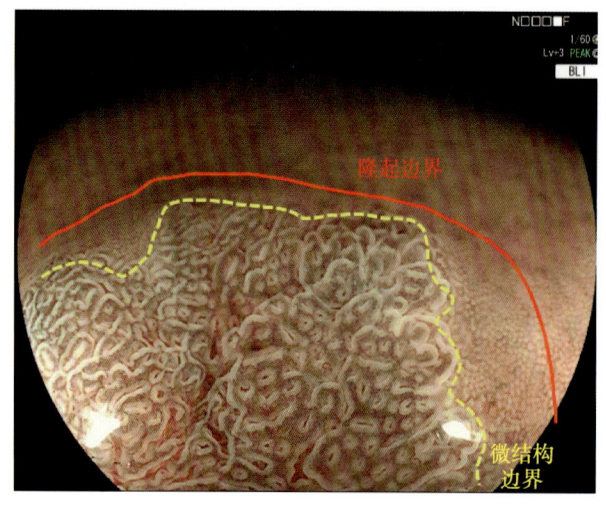

图1-3-261 BLI观察

病灶肛侧边缘处可见明显MS的边界,病灶隆起内可见相对正常的胃底腺微结构存在,MV呈充血状态。

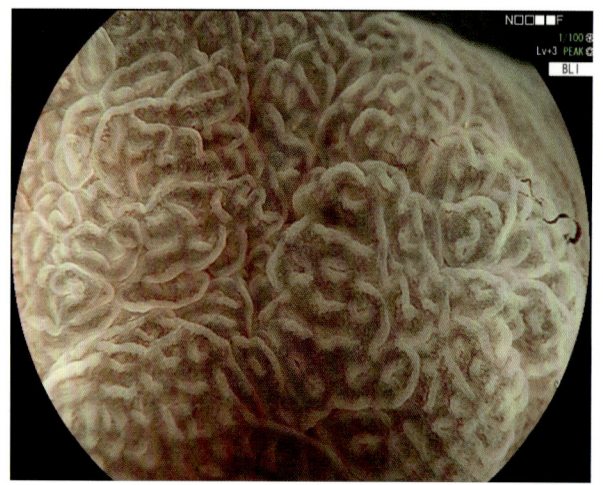

图1-3-262 BLI观察

病灶中央浅凹陷处表面微结构大小不一、走行稍紊乱,MCE、IP拉宽,表面微血管呈充血像。

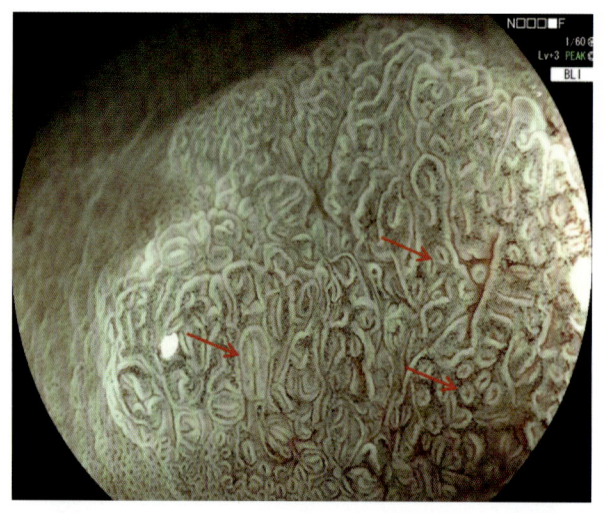

图1-3-263 醋酸+BLI放大观察

病灶隆起处微结构异型度明显,大小不一、走行稍紊乱,MCE、IP拉宽,pit呈不规则的管状及短棒状。

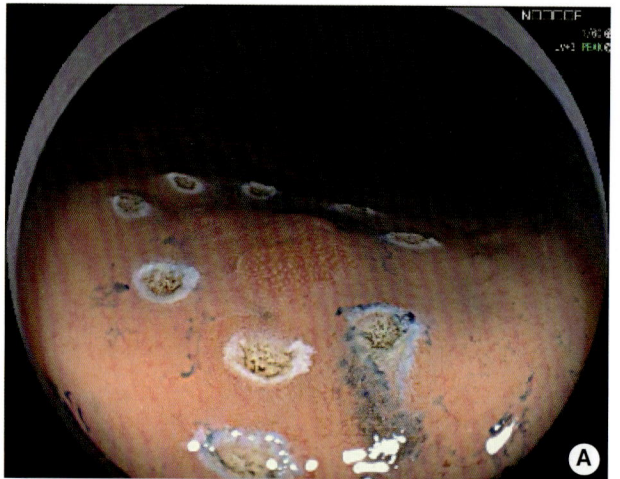

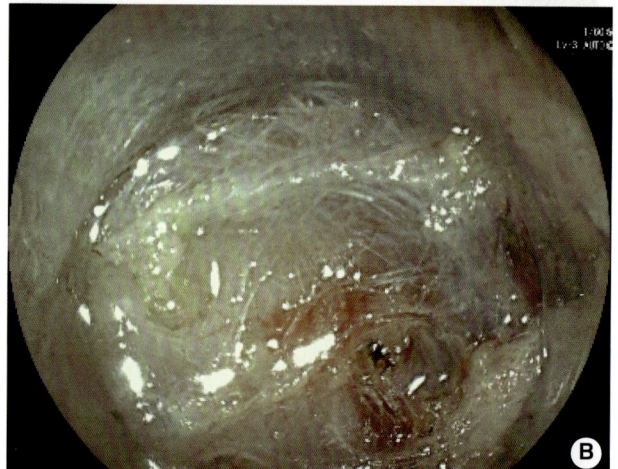

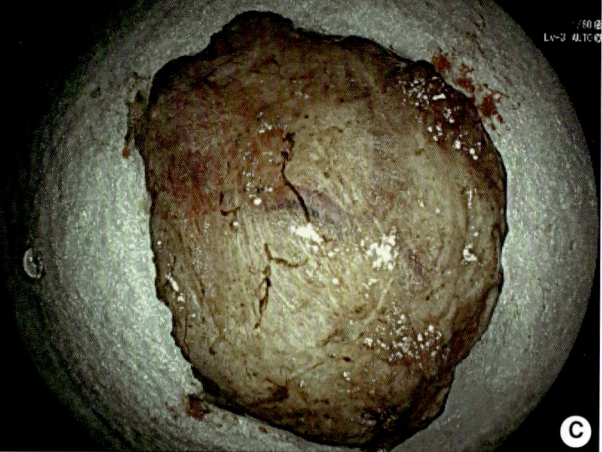

图1-3-264 ESD切除过程(A~C)

病理所见

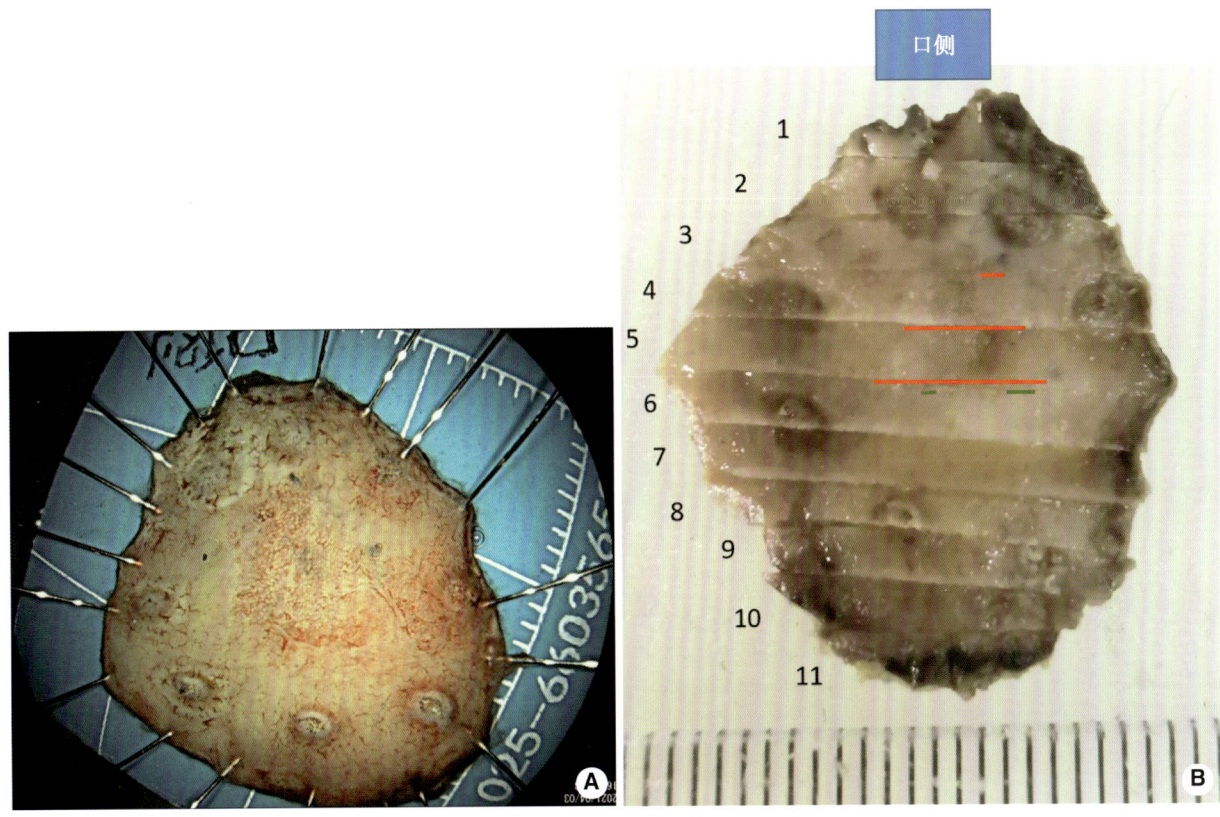

图1-3-265 病理所见(A、B)

— Type Ⅱa,0.6 cm×0.6 cm,Tub1＞Tub2,pT1a-M,UL0,Ly0,V0,HM0,VM0;
— pT1b(SM1)。

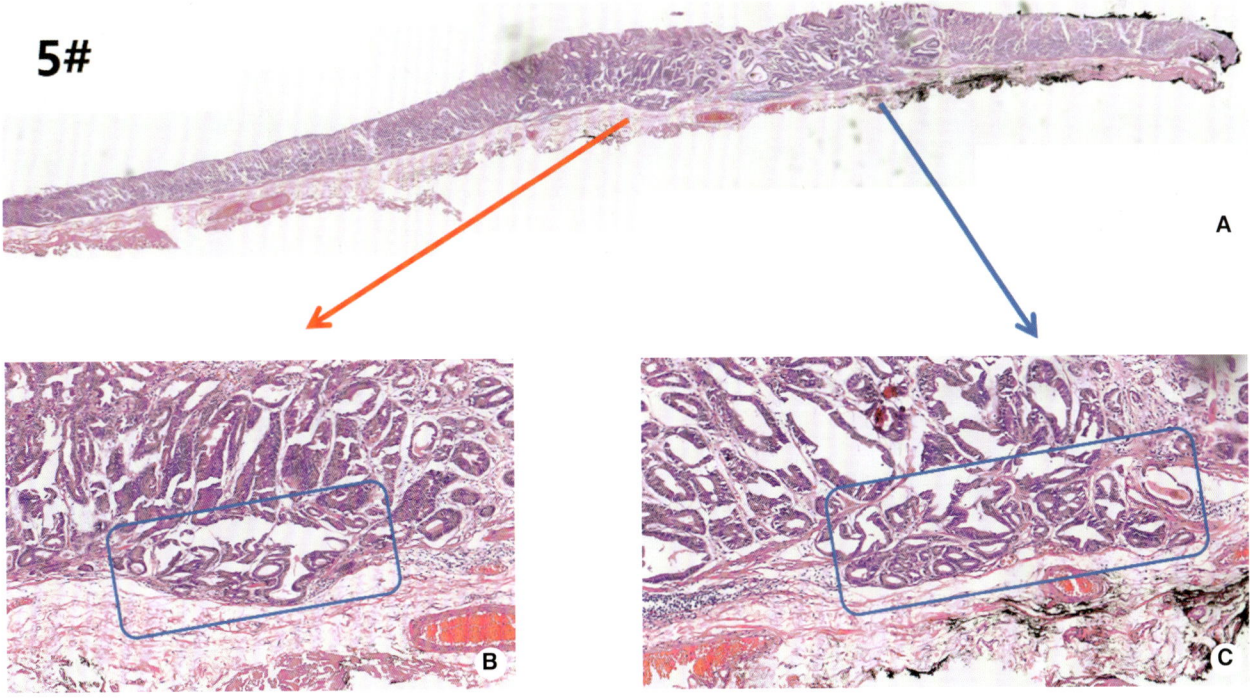

图1-3-266 病理所见(5号病理切片)(A~C)

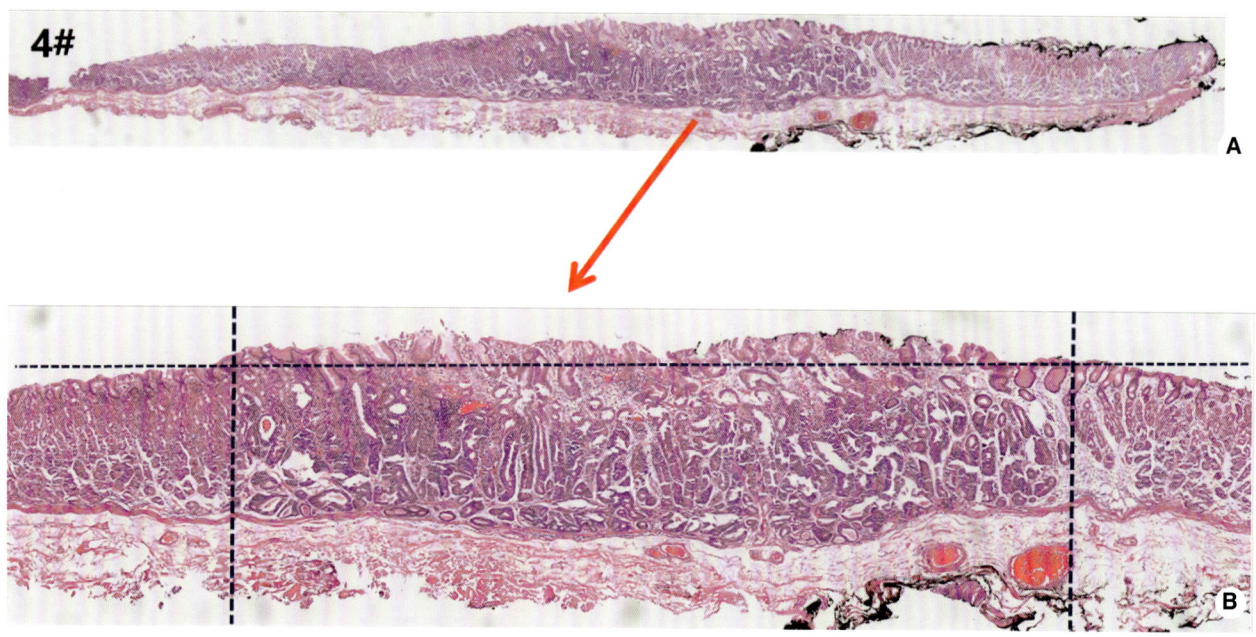

图 1-3-267　病理所见(4号病理切片)(A~C)

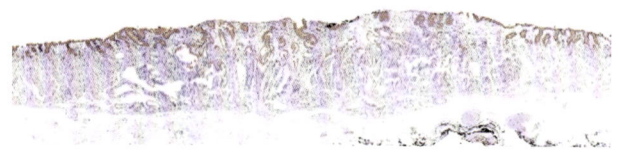

图 1-3-268　MUC 5AC(-)

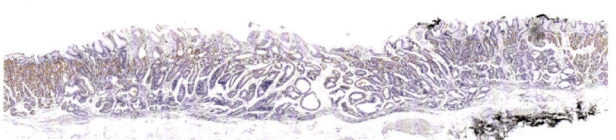

图 1-3-269　H^+/K^+-ATP

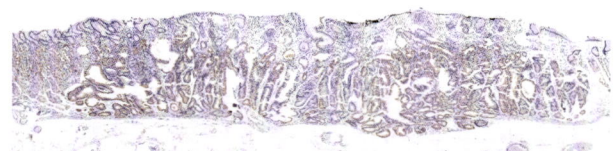

图 1-3-270　MUC 6(+)

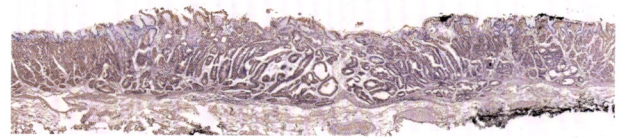

图 1-3-271　Pepsinogen Ⅰ

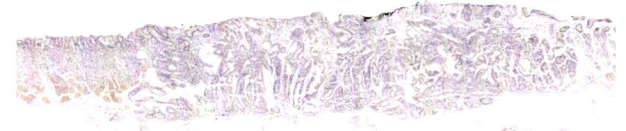

图 1-3-272　CD X2(-)

病理诊断

（胃体中部）黏膜组织一块，大小 3.8 cm×3.5 cm，表面见浅表隆起病变（Ⅱa），大小 0.8 cm×0.6 cm。

- ESD 切除标本，胃底腺型腺癌（主细胞为主型），镜下病变范围约 0.6 cm×0.6 cm。
- 小灶浸润黏膜下层（SM1），浸润深度约 230 μm（＜500 μm）。
- 未见明确脉管侵犯。
- 黏膜组织内未见溃疡及瘢痕性病变。
- 水平切缘及垂直切缘阴性。
- 周围胃黏膜组织呈慢性炎伴灶性淋巴细胞聚集改变。

免疫组化：

CDX2(-)，MUC2(-)，MUC5AC(-)，MUC6(+)，HER2(0)；CD31 示血管癌栓(-)，D2-40 示淋巴管内癌栓(-)。

诊断体会

胃底腺型胃癌的定义：胃底腺型胃癌属于低异型度分化胃癌，发生于深层的胃底腺，表面覆盖正常上皮；小的病变即可出现黏膜下浸润，细胞增殖活性及脉管侵袭度极低，属于低度恶性肿瘤，预后较好。好发于高龄者，多位于胃体上部，多见于 Hp 阴性者。

白光镜下的特点：①SMT 样改变；②褪色调；③树枝状血管；④背景黏膜无萎缩肠化。

NBI/BLI 观察特点：①没有清晰的边界；②隐窝开口增大；③窝间部增宽；④缺乏异型血管。

免疫组化特点：①pepsinogen-Ⅰ阳性（主细胞）/MUC6 阳性（副细胞/幽门腺）；②H^+/K^+ ATPase 阳性（壁细胞）/MUC5AC 阴性（隐窝上皮）；③MUC2、CD10 阴性（肠型），但在进展型病变中可伴有肠型形态；④Ki-67 标识率较低，为 5%，表现为阳性细胞的分布不规则。

（病例指导老师：郭强）

病例 30　胃体上部高分化管状腺癌

病例提供　刘　嵩　武汉市第一医院

该病例讲解视频二维码

简要病史

性别：男。
年龄：67 岁。
主诉：因"结肠息肉切除术后 2 年"入院。
病变部位：胃体上部。

内镜表现

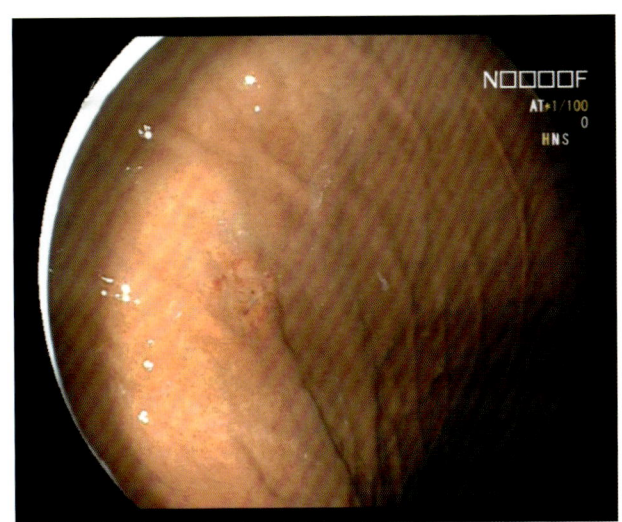

图 1-3-273　白光观察
内镜可见胃底腺区域体上部病灶，与周围黏膜相比呈褪色调。

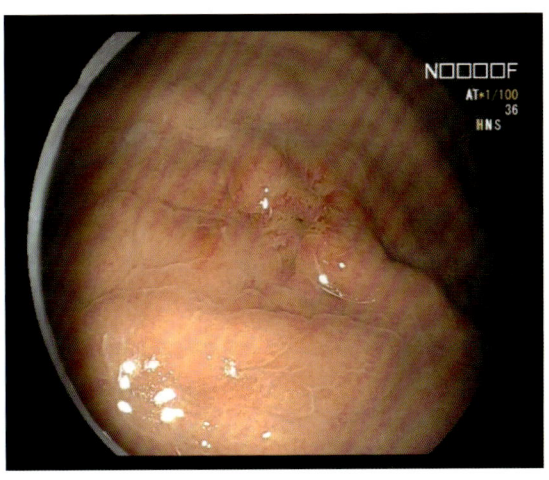

图 1-3-274　白光观察
进一步中景观察病灶有似黏膜下隆起的饱满感，整个病灶微微隆起，隆起中央有凹陷，充分充气后呈平坦中央略显凹陷，表面可见扩张血管。

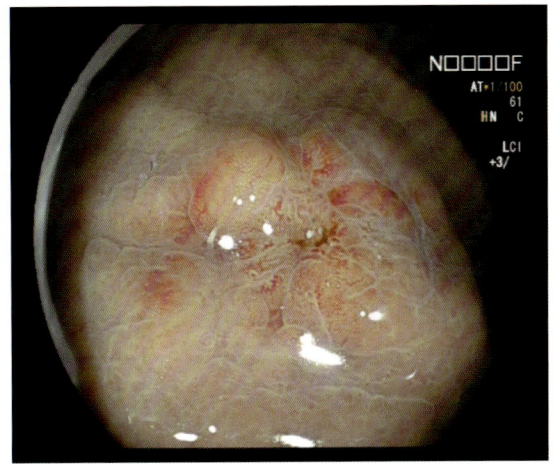

图 1-3-275　LCI 观察
病灶发红区域更显突出，出现紫红色，病灶更显清晰。

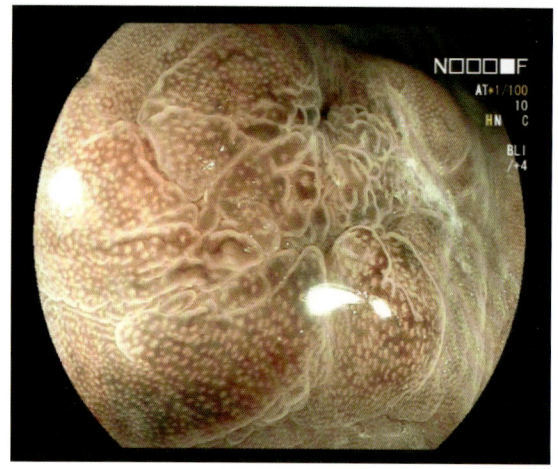

图1-3-276 BLI观察

病灶中央凹陷区域,可见隐窝开口增大,窝间增宽。

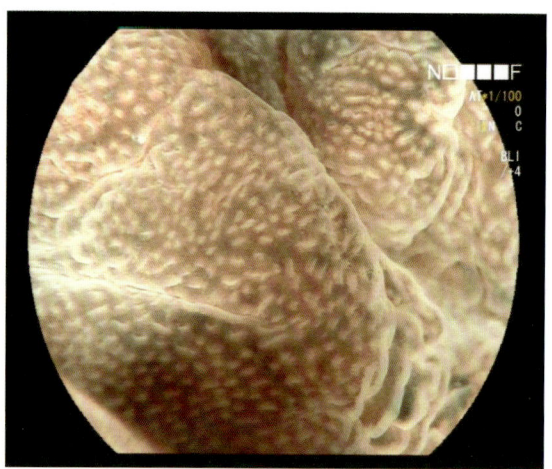

图1-3-277 BLI观察

病灶边缘隆起区域,血管腺管结构清晰可见,与周围黏膜无明显分界线。

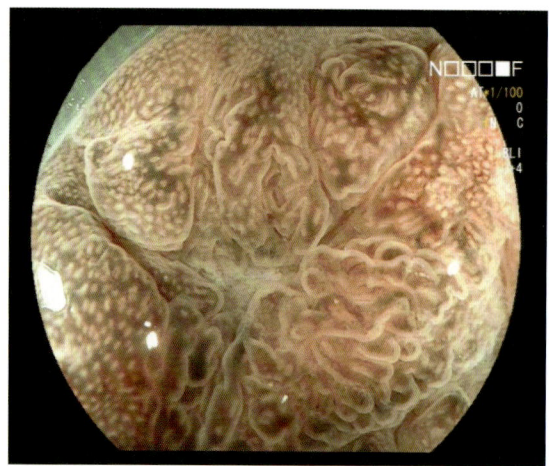

图1-3-278 BLI观察

病灶可见隐窝开口增大,窝间增宽,表面纹理规则,DL不清晰(中央明显凹陷部考虑活检所致),缺乏异型血管。

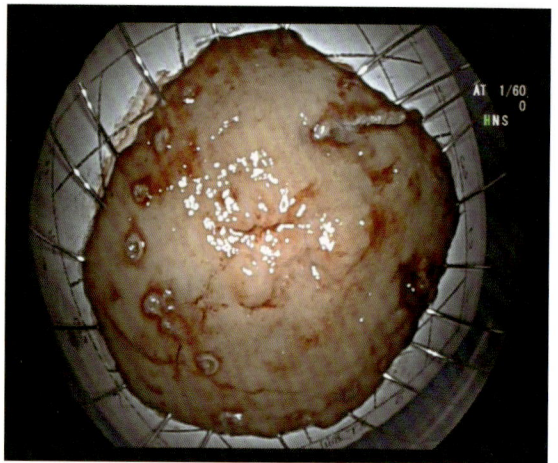

图1-3-279 ESD切除标本

病理所见

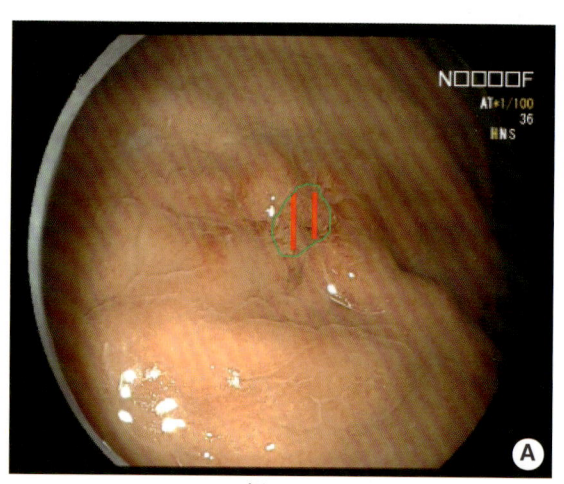

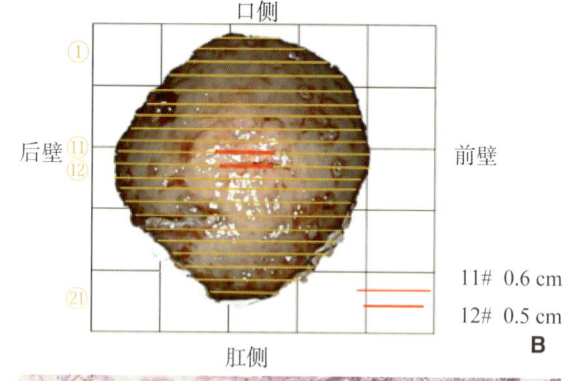

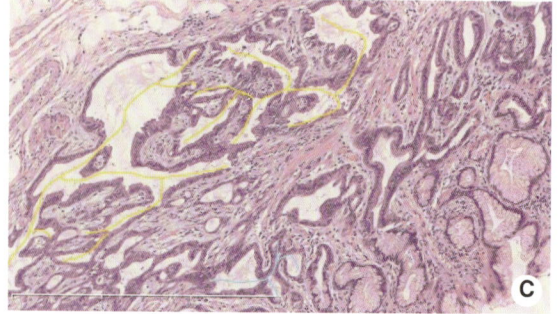

图1-3-280 病理组织及所见

高分化腺癌(A~C)。

病理诊断

- 胃体上部大弯近后壁:高分化腺癌。
- 范围:约 5 mm,Tub1>Tub2。
- 癌组织穿透黏膜肌层至黏膜下层。
- 病理分期:pT1b‐SM1(350 μm)。
- 未检出明确脉管内癌栓及神经侵犯。
- 水平切缘及基底切缘未见癌组织累及。
- 周边胃黏膜组织未见明显异常。
- 免疫组化染色示:癌细胞 CK8/18(＋)、PCK(＋)、HER2(－)、p53(－)、MUC6(＋)、Ki‐67(index 约 2%)、Syn(－)、Pepsinogen A(＋,弥漫)、H‐K‐ATP 酶(少数＋)、MUC5AC(灶状＋)。

最终诊断:符合胃底腺型腺癌。

诊断体会

- 临床往往碰到低异型癌活检困难。
- 本病例推测可能是胃底腺黏膜型的病理类型,有报道其恶性度是远远高于纯的胃底腺型胃癌,所以此例病灶只有 0.5 cm,就已经发生了黏膜下浸润。
- 这类疾病往往内镜表现多有特殊性,只要记住典型表现,就不容易漏诊。

(病例指导老师:时昭红)

病例 31 胃体上部未分化型腺癌

病例提供 》 岳柯琳 云南省第一人民医院

该病例讲解视频二维码

简要病史

性别:男。
年龄:48 岁。
主诉:反复上腹痛 2 个月余。
病变部位:胃体上部。

内镜表现

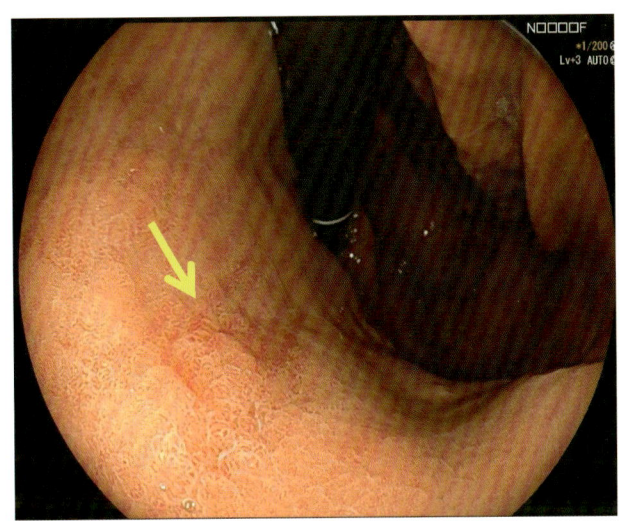

图 1-3-281 白光观察

可见胃体上段小弯偏后壁侧浅表凹陷,略发红病灶,呈 0-Ⅱb+Ⅱc 型。病灶表面未见明显溃疡、糜烂。病灶肛侧可见局部瘢痕改变(黄箭),疑为活检区域。充吸气试验:胃壁柔韧度可。

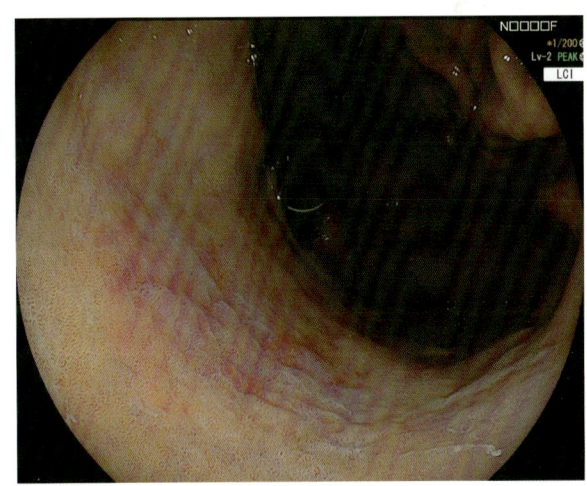

图 1-3-282 LCI 观察

LCI 下病灶呈现复杂色调,局部出现红橙色调改变,边界清晰。

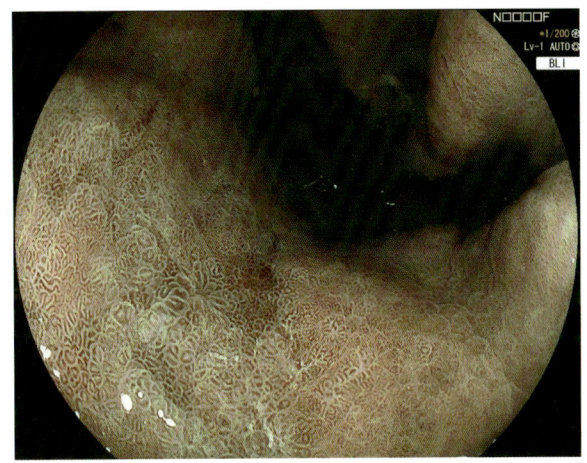

图 1-3-283 BLI 观察

BLI 模式下病灶呈茶褐色改变,边界清晰。

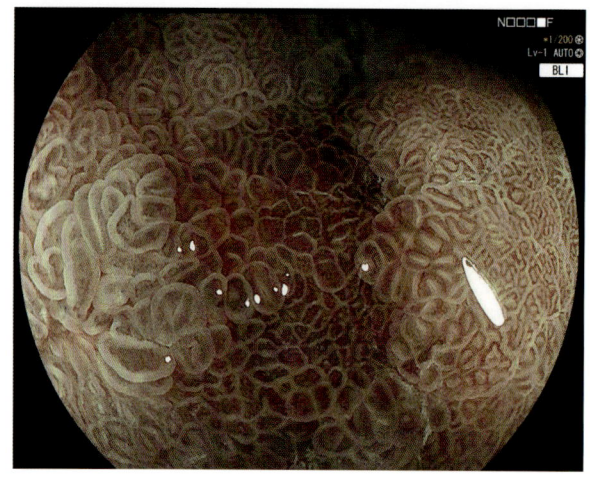

图 1-3-284 BLI 观察

BLI 放大观察病灶口侧可见局部呈茶色改变,微结构增大、融合,MCE 变窄,IP 拉宽,微血管呈襻状,呈 loop-1 型及少量 loop-2 型,可疑波状微血管。

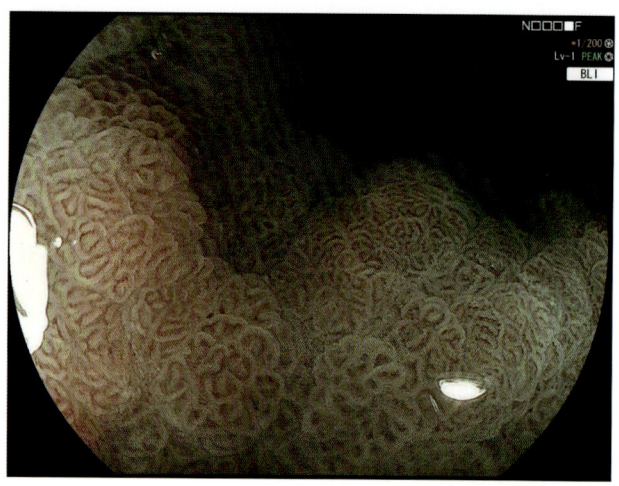

图 1-3-287 BLI 观察

BLI 观察病灶小弯侧区域可见黏膜稍呈浅灰色改变,微结构微血管未见明显异型性。

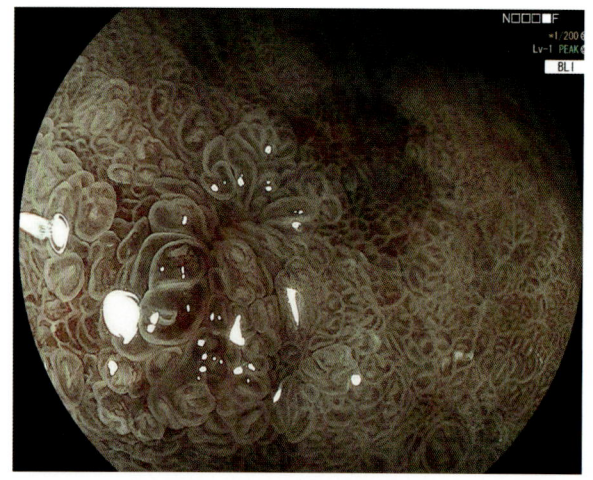

图 1-3-285 BLI 观察

BLI 放大观察病灶肛侧瘢痕区域稍呈浅茶色,微结构增宽、融合,微血管呈襻状,倾向修复性改变。

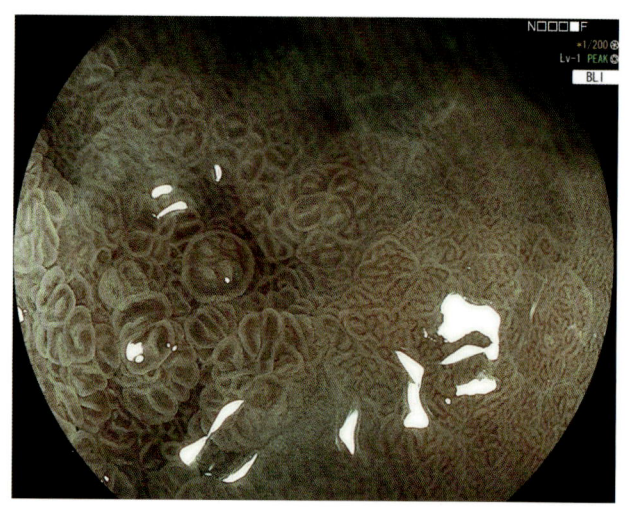

图 1-3-288 BLI 观察

BLI 观察仅在病灶小弯侧近肛侧可见局部少量茶褐色改变,微结构增宽、融合,MCE 变窄,IP 拉宽,微血管呈襻状,呈 loop-1 型。

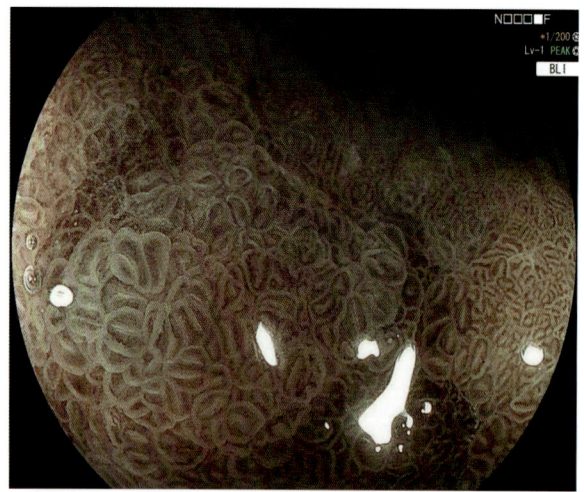

图 1-3-286 BLI 观察

BLI 放大观察病灶中央区域可见散在的茶褐色改变,局部可见稍有异型的微结构及微血管,但异型度偏低。

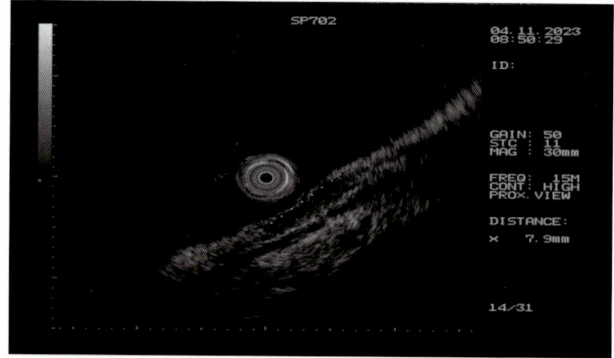

图 1-3-289 超声内镜

病灶来源于黏膜层,局部黏膜肌层回声稍减低,截面 2.9 mm×7.9 mm。

病理所见

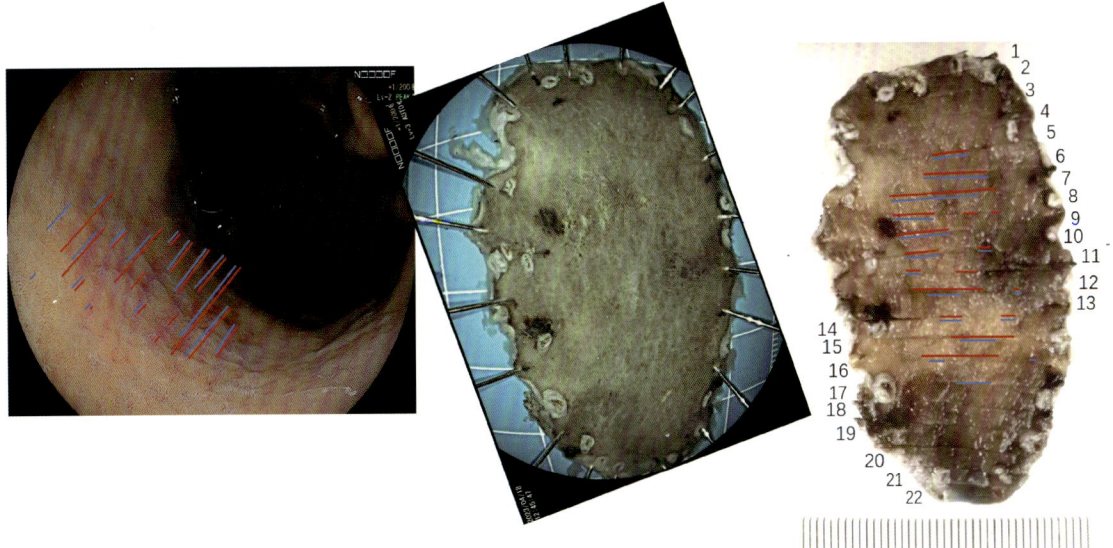

图1-3-290 ESD术后病理所见(A～C)
Type Ⅱc,1.6 cm×3.2 cm
por2＞sig,pT1a,Ly0,V0,HM0,VM0
— por2
— sig

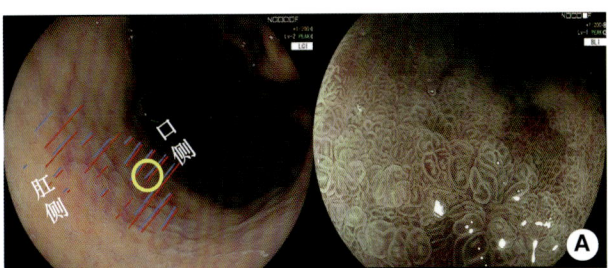

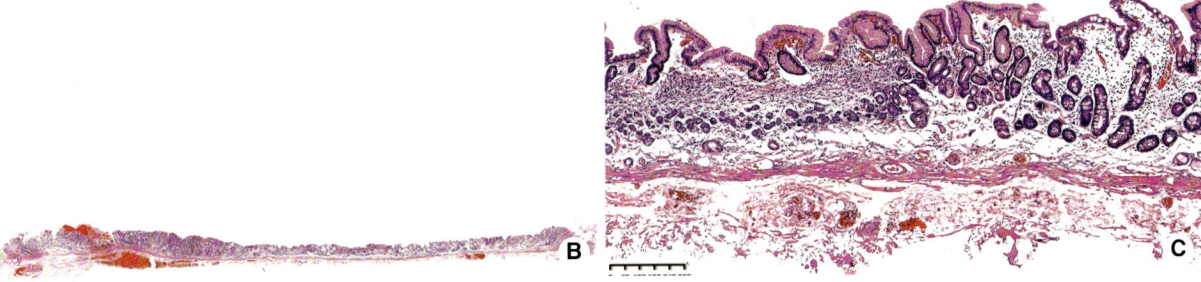

图1-3-291 病理所见(7号病理条)(A～C)

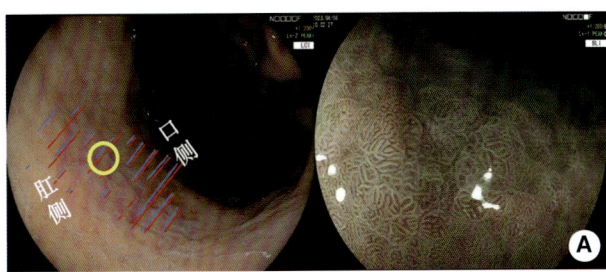

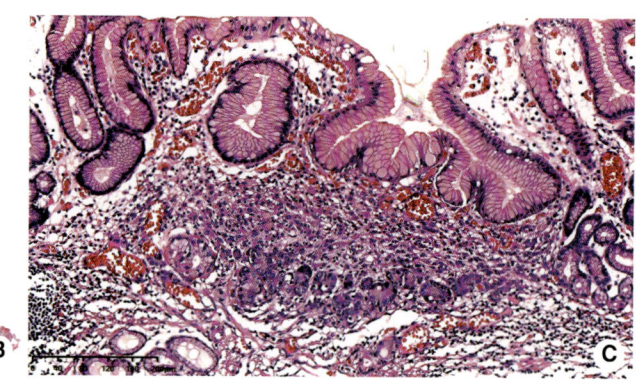

图 1-3-292 病理所见(12号病理条)(A~C)

病理诊断

ESD 切除标本

- (胃体上段 ESD 标本)未分化型腺癌(por2>sig),大小约 1.6 cm×3.2 cm。
- 浸润黏膜固有层,未侵犯黏膜肌层。
- 周围胃黏膜呈慢性萎缩炎伴肠上皮化生。
- 黏膜组织内未见溃疡及瘢痕性病变。
- 未见脉管侵犯。
- 水平及基底切缘未见显著改变。
- 病理分期:pT1a。
- 免疫组化结果:p53(−),Desmin(平滑肌+),LCK(+)。

诊断体会

无溃疡表现、无淋巴血管受累、肿瘤直径≤4 cm 的纯未分化型黏膜内癌,淋巴结转移风险低,建议将此类患者纳入 ESD 扩大适应证[Gastric Cancer. 2020 Mar;23(2):285-292.]。

对于未分化型早癌,如仅有肿瘤大小>2 cm 这一项非治愈性内镜切除因素,淋巴结或远处转移风险微不足道(低于1%)。对于此类患者,虽然追加外科手术+淋巴结清扫是标准治疗,但对于老年人、身体状态差的患者来说,密切随访未尝不是一种选择[Gastric Cancer. 2021 Mar;24(2):435-444.]。

(病例指导老师:郭强)

病例32 胃窦体交界印戒细胞癌

该病例讲解视频二维码

病例提供 » 谭 丽 北海市人民医院

简要病史

性别:男。
年龄:52岁。
主诉:上腹部不适半年余。
病变部位:胃窦体交界。

内镜表现

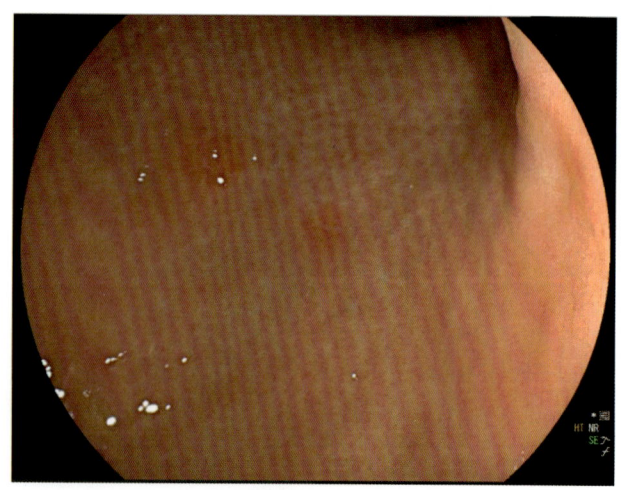

图 1-3-293 白光观察

胃窦体交界大弯侧,非萎缩黏膜背景下,可见略褪色 0-Ⅱb 型病灶,病灶在白光下较为隐匿。

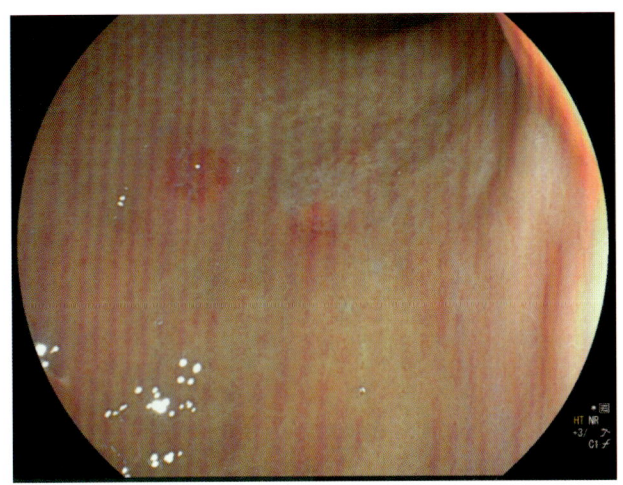

图 1-3-294　LCI 观察

LCI 模式观察,病灶更加明显,范围约 0.5 cm×0.6 cm。

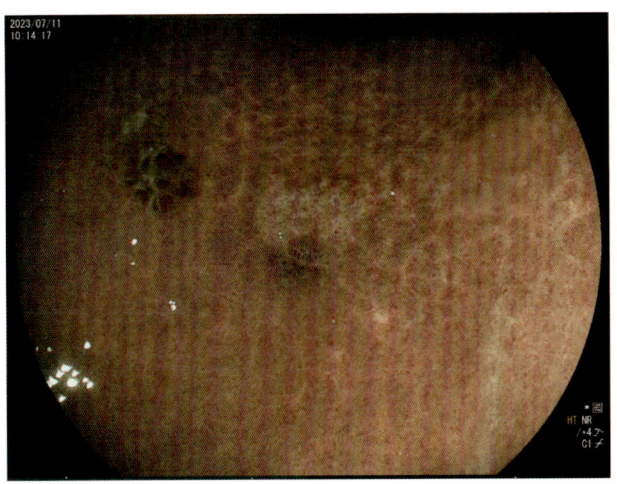

图 1-3-295　BLI 观察

切换至 BLI 模式,逐步抵近观察,病灶发白更加明显,病灶褪色较前明显,边界较前清晰。

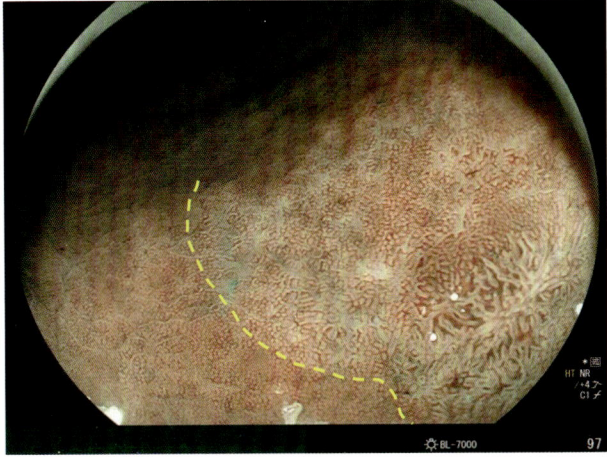

图 1-3-296　BLI 观察

对病灶前壁侧进行 BLI 放大观察,边界清晰,局部可见腺管拉长,窝间部增宽,血管异型性不明显。

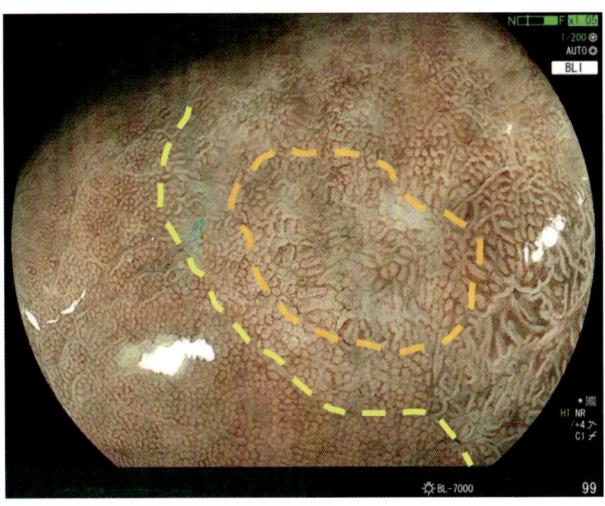

图 1-3-297　BLI 观察

BLI 放大观察病灶前壁侧,边界清晰,局部可见腺管拉长,窝间部增宽,血管异型性不明显。

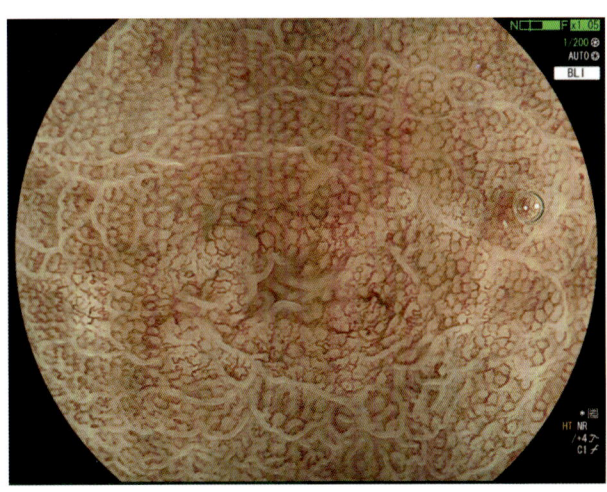

图 1-3-298　BLI 观察

对病灶中央进行 BLI 放大观察,边界不清,可见窝间部增宽,部分表面结构显示不清,可见波状微血管(wavy-micro vessel)。

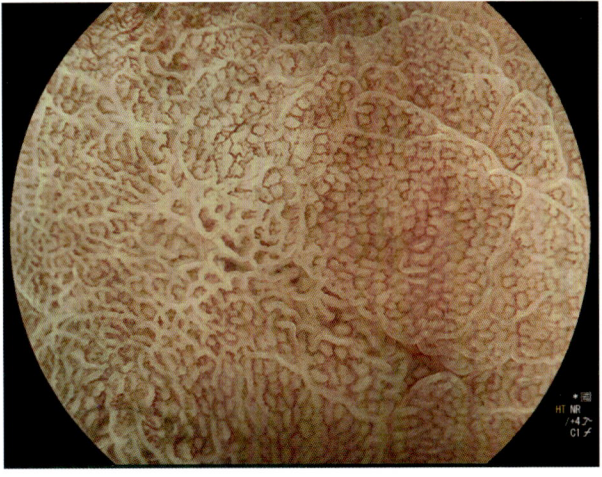

图 1-3-299　BLI 观察

BLI 放大观察病灶后壁侧,可见 IP 增宽,部分表面结构显示不清,可见波状微血管及雷纹状血管。

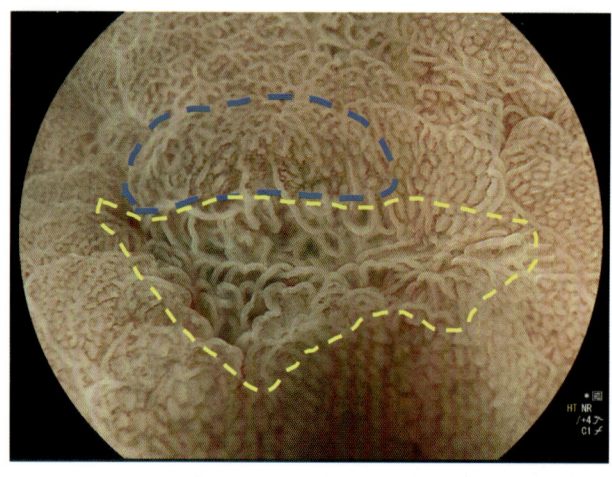

图1-3-300 BLI观察

BLI模式下对活检处进行放大,边界清晰,黄线区域内表面结构、大小、形状不一,考虑再生上皮可能性大;蓝线区域内可见腺管拉长,IP增宽,可见雷纹状血管。

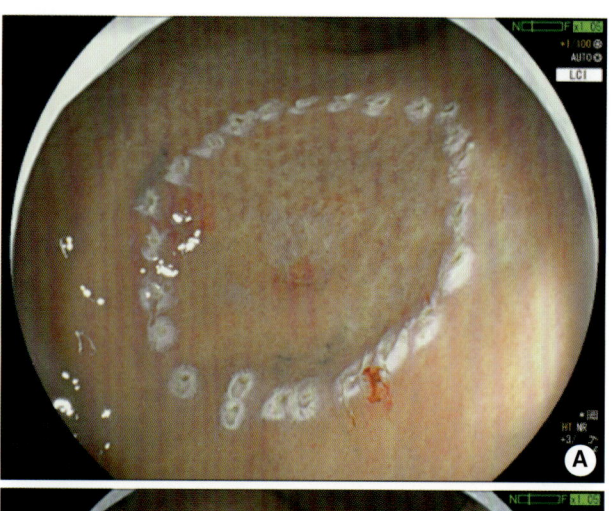

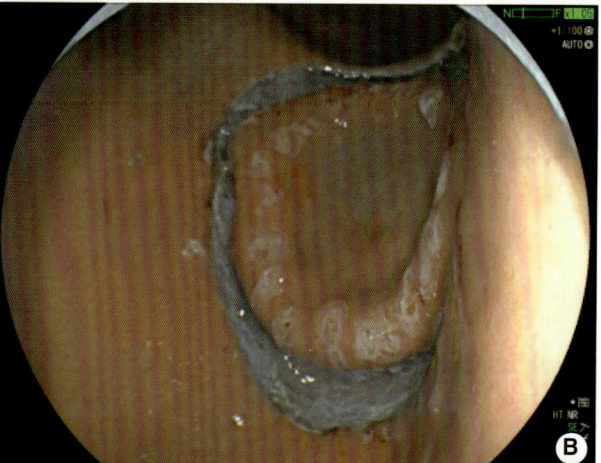

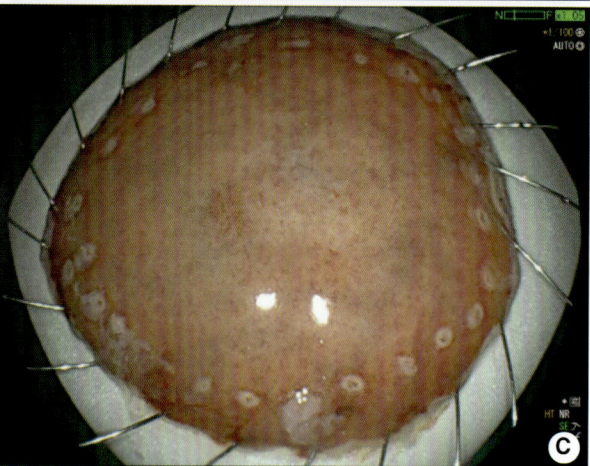

图1-3-302 ESD手术过程(A~C)

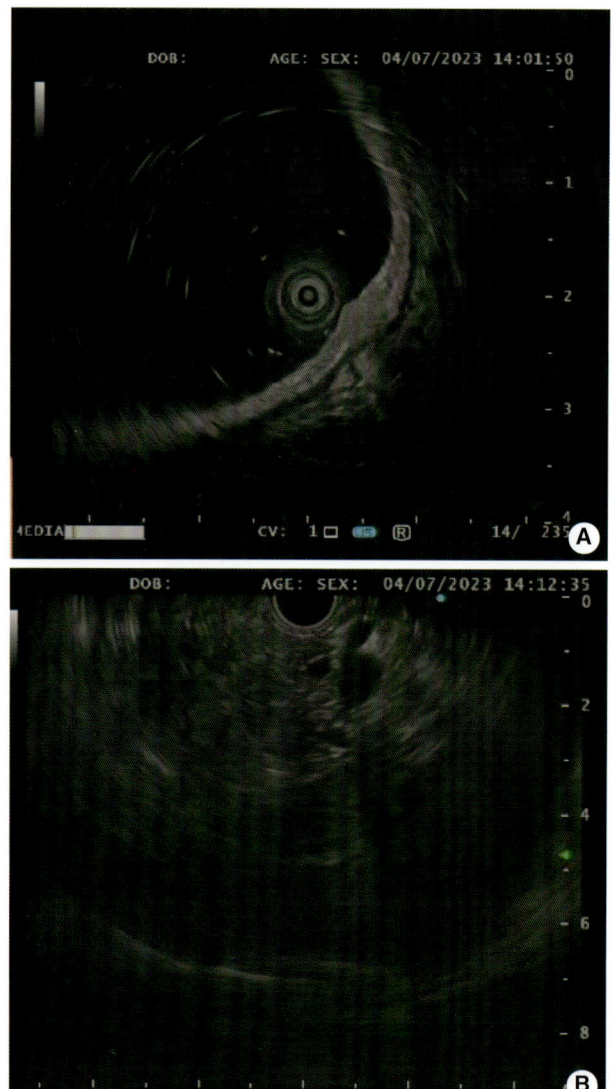

图1-3-301 超声内镜

黏膜层略增厚,各层次结构完整,胃周围未探及肿大淋巴结(A、B)。全腹部+盆腔CT增强未见明显异常。

病理所见

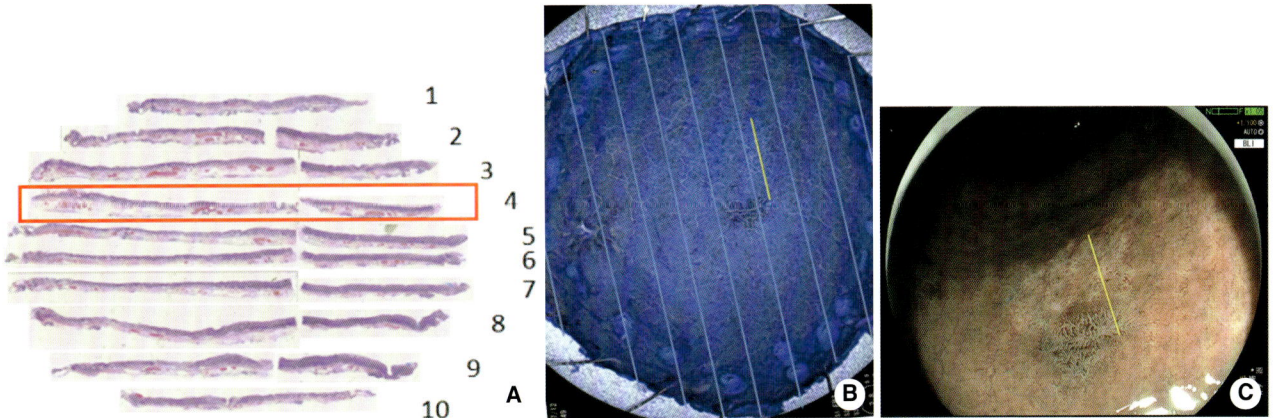

图 1-3-303 病理组织及对照(A~C)。

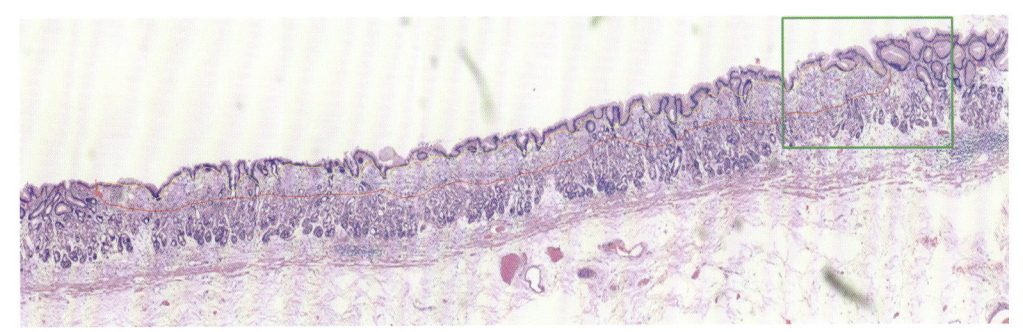

图 1-3-304 病理所见(4号组织条)
4号组织条病灶最长，连续性最好。

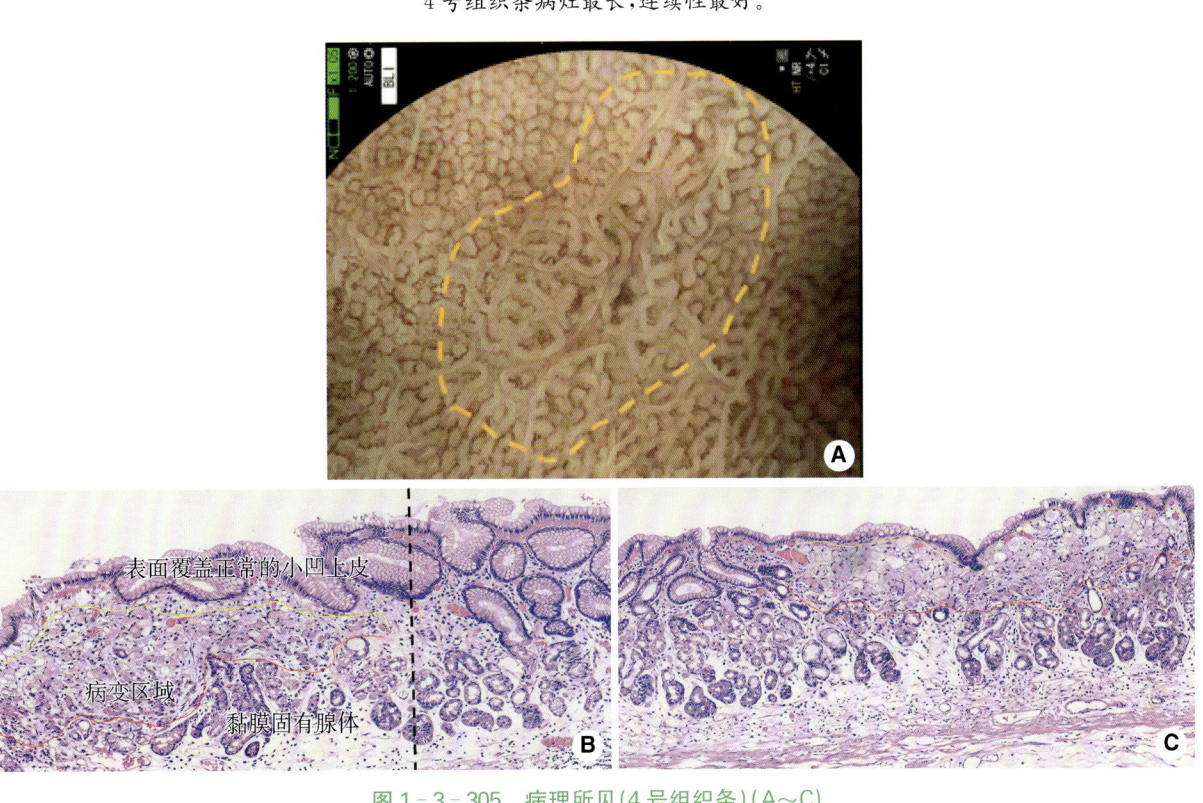

图 1-3-305 病理所见(4号组织条)(A~C)

病理诊断

- 病变部位：窦体交界大弯侧。
- 黏膜大小：4.5 cm×4.2 cm。
- 肉眼分型：Type0-Ⅱb。
- 病灶大小：0.85 cm×0.9 cm。
- 组织学分型：印戒细胞癌。
- 黏液表型：胃型。
- 浸润深度：黏膜内。
- 脉管侵犯：淋巴管（-），血管（-）。
- 切缘状况：水平及垂直切缘（-）。
- 免疫组化：CDX-2（-），CD10（-），MUC2（-）、MUC6（+），MUC5AC（+），p53（-），Ki-67（+5%），CD34（-），D2-40（-），S100（-），Desmin（未见黏膜肌侵犯），Hp（-）。

诊断体会

胃印戒细胞癌是公认的高度恶性肿瘤，约占胃癌的9.9%，具有侵袭力强、进展快、恶性度高、易转移的特点，预后较差。是不是所有的印戒细胞癌都是那么"邪恶"的呢？其实不然，日本的研究提出，早期的纯印戒细胞癌是比较"善良"的，甚至是惰性的，而本病例正好印证了这点，同时我们也从病理角度很好地诠释了"癌"之初性本善的缘由。

（病例指导老师：何咖鲒）

病例 33　胃体印戒细胞癌

该病例讲解视频二维码

病例提供 ▶ 王　翀　南昌大学第一附属医院

简要病史

性别：女。
年龄：50岁。
主诉：上腹不适1个月余。
病变部位：胃体。

内镜表现

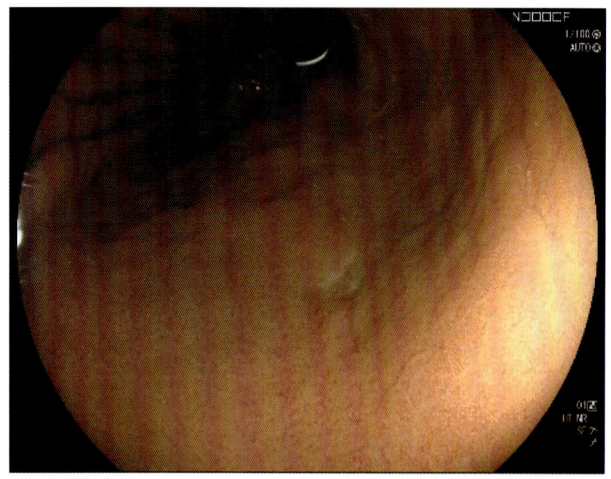

图1-3-306　白光观察
胃体前壁近小弯处可见典型褪色调病灶，无萎缩背景，无Hp感染。

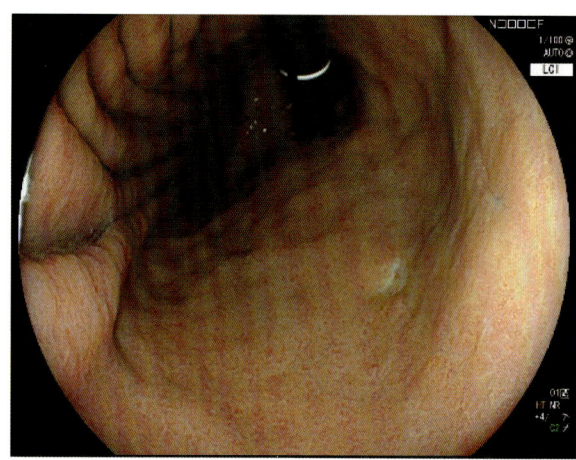

图1-3-307　LCI观察
LCI模式下病灶对比更明显。

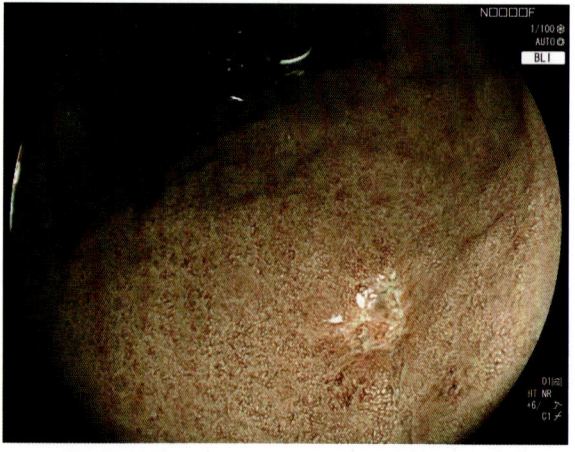

图1-3-308　BLI观察
BLI模式下病灶褪色更加明显。

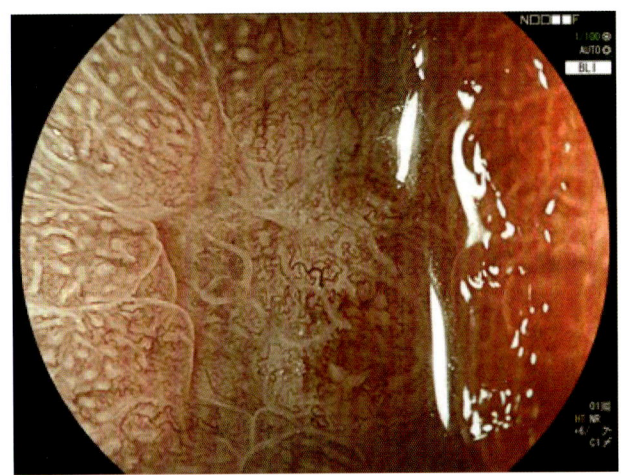

图1-3-309 BLI观察

BLI放大观察病灶中央可见典型的CSP样血管,考虑为未分化型癌。

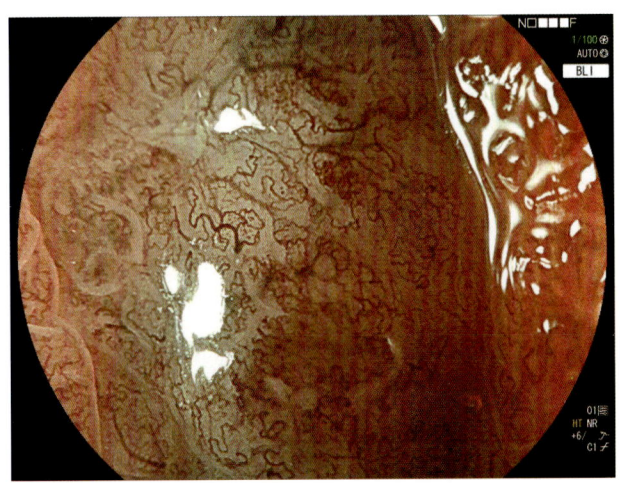

图1-3-310 BLI观察

放大观察病灶中央可见典型的CSP样血管,考虑为未分化型癌。

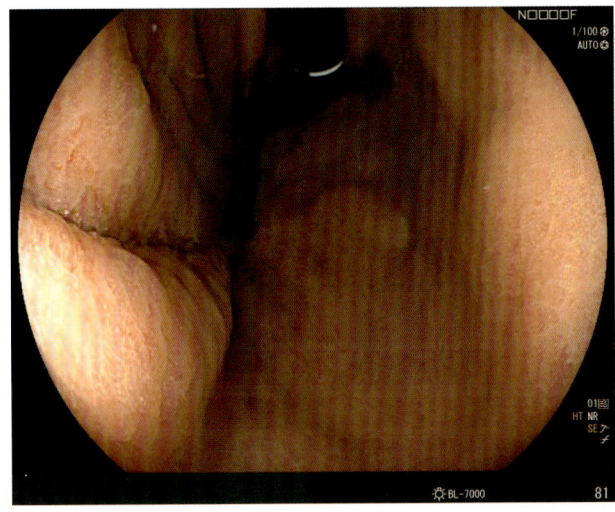

图1-3-311 白光观察

白光下对病灶进行充吸气试验,观察延展症良好。

病理所见

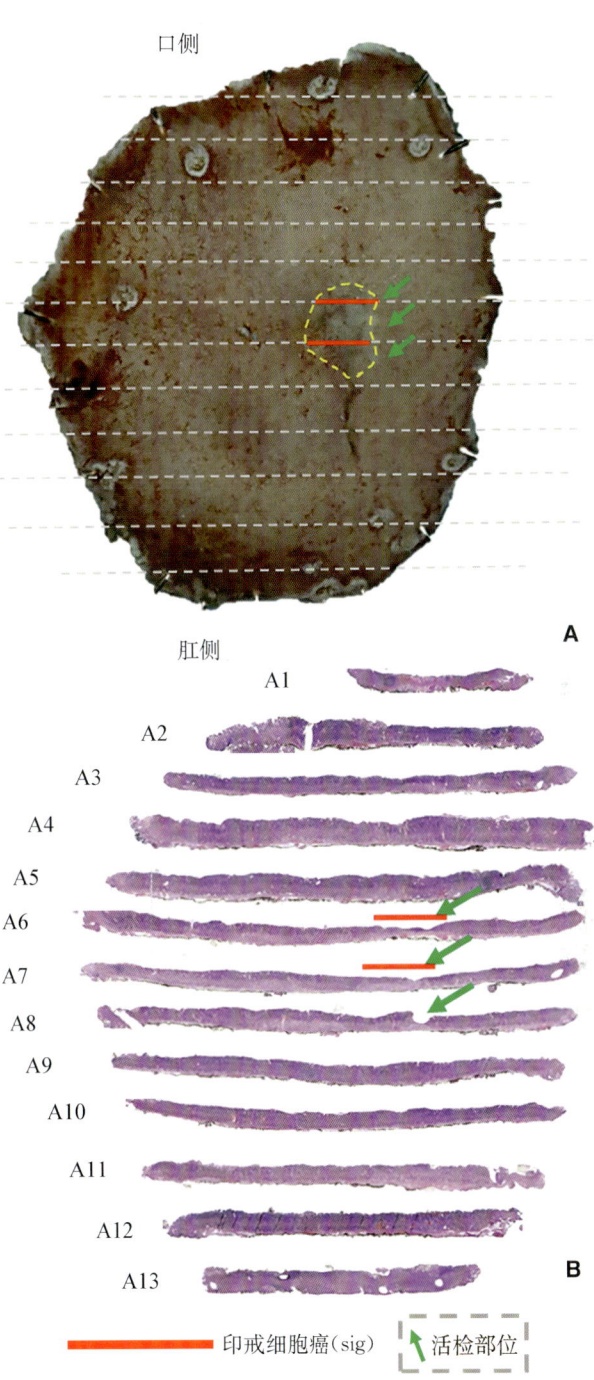

图1-3-312 病理所见(A、B)

胃窦ESD切除标本：肉眼观察黏膜组织,大小25mm×22mm×2mm,距肛侧切缘最近4mm见一凹陷,周边黏膜平坦,部分区粗糙(Type0-Ⅱc),肉眼范围：10mm×8mm,送检组织全部取材,共制片13张(A1~A13)。

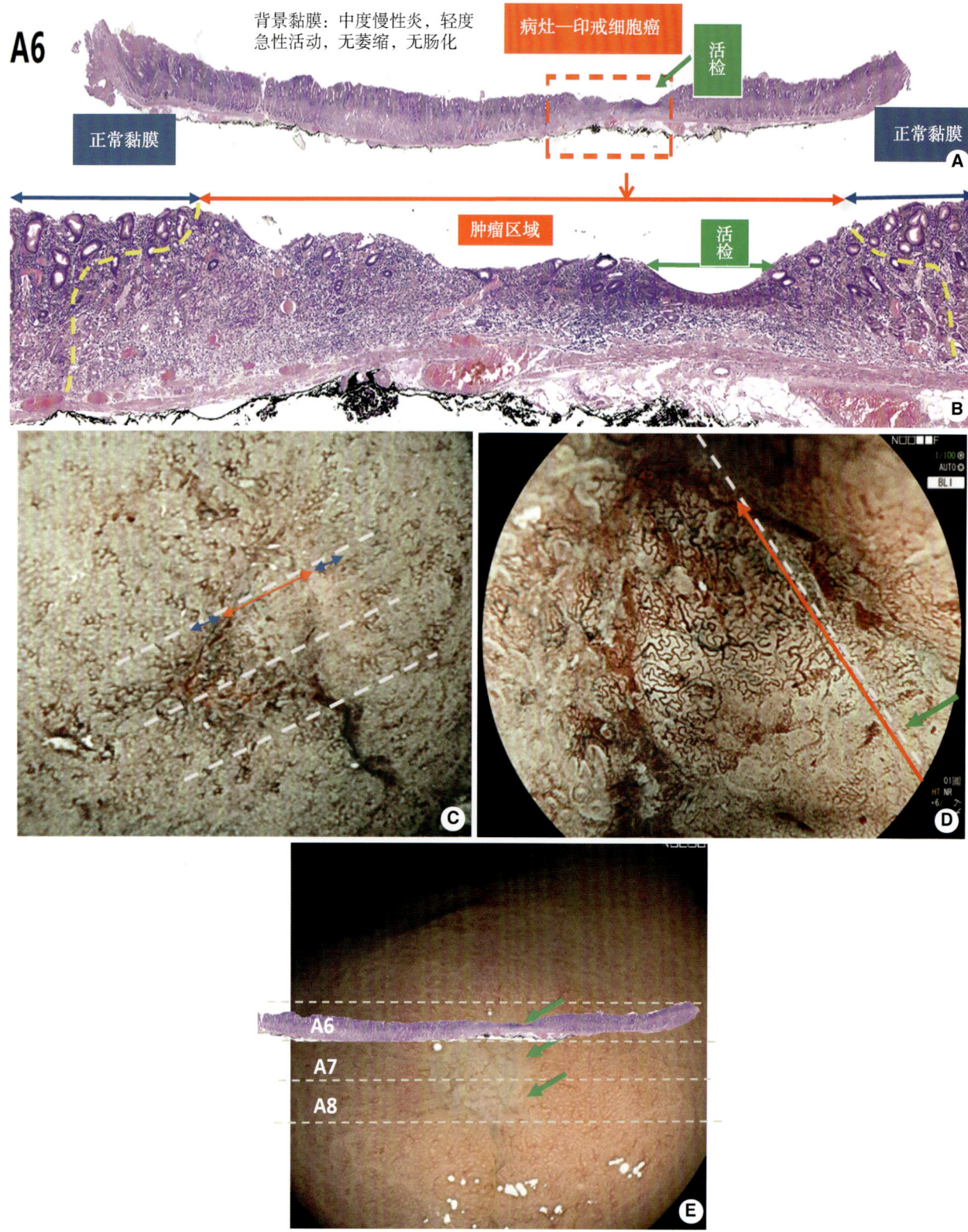

图1-3-313 病理所见

病灶区小凹上皮显著减少,代之以肿瘤细胞及增生的炎细胞,肿瘤细胞实际范围超过内镜下病灶边界(A～E)。

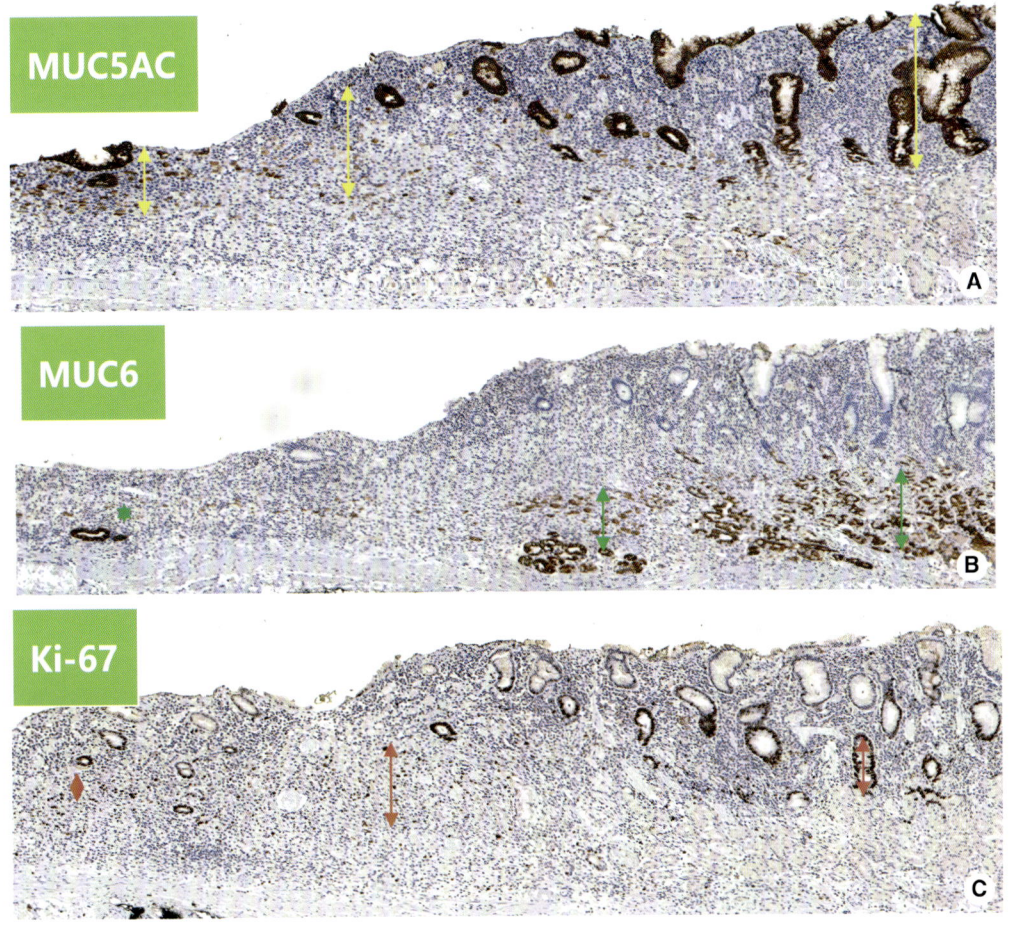

图1-3-314 病理所见
免疫组化(A~C)。

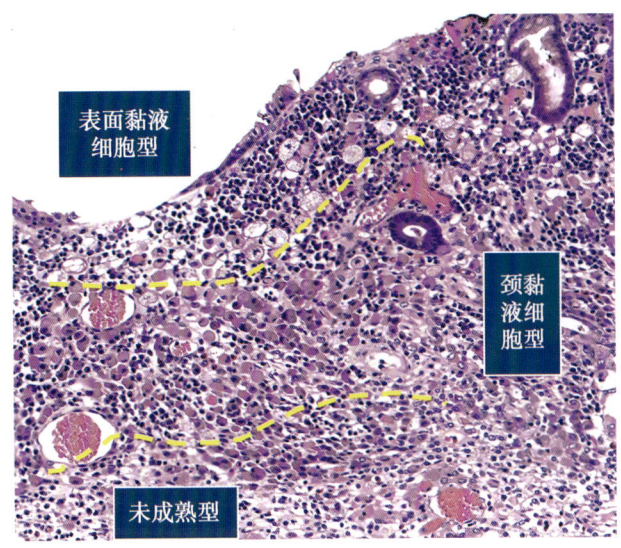

图1-3-315 病理所见
印戒细胞癌双层结构(double-layer structure, DLS)。

病理结果

- 未分化型癌(印戒细胞癌, sig), 黏液表型: 胃型, 镜下大小5.0mm×4.5mm, 局限于黏膜内。
- 溃疡瘢痕: 未见。
- 浸润形式: INFc。

- 淋巴管、血管均未见侵犯。
- 水平及垂直切缘均未见病变累及。
- 周围胃黏膜组织呈中度慢性炎,无萎缩,无肠上皮化生,轻度急性活动。

诊断体会

- 萎缩背景下需注意分化型癌,但非萎缩背景更应注意褪色调病变。
- 未分化癌的边界:在非萎缩背景下为褪色、断崖。
- "此边界非彼边界",未分化癌易潜行浸润生长。
- 严格把握未分化癌的ESD手术适应证。
- 良好的医患沟通,多学科团队的支持。

(病例指导老师:舒徐)

病例34 胃窦印戒细胞癌

病例提供 » 钱爱华 上海交通大学医学院附属瑞金医院

该病例讲解视频二维码

简要病史

性别:女。
年龄:22岁。
主诉:上腹痛1天。
病变部位:胃窦。

内镜表现

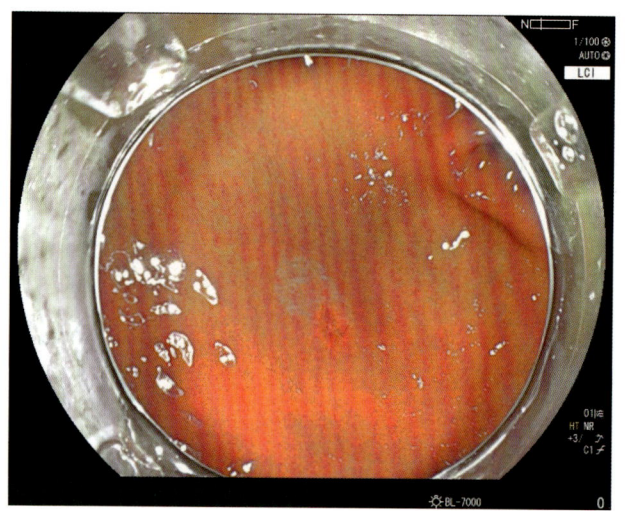

图1-3-317 LCI观察
联动成像模式观察下,病灶边界更加清晰,同样呈褪色样,平坦型。

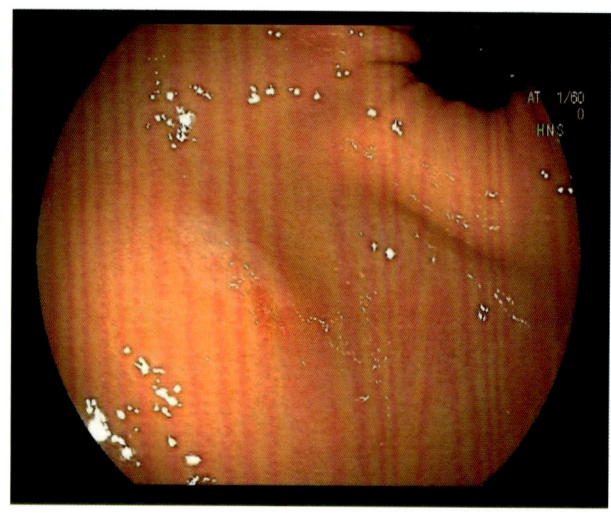

图1-3-316 白光观察
可见胃窦大弯侧有0-Ⅱb型平坦型褪色样、发白样病灶,周围黏膜无明显萎缩背景,边界清晰,范围0.8cm×1.0cm。

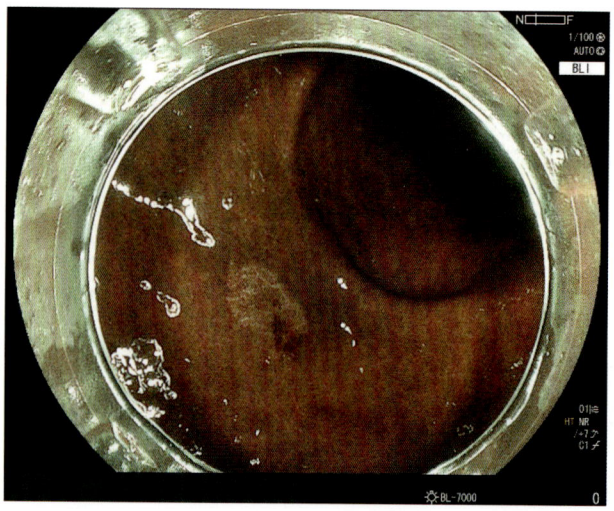

图1-3-318 BLI观察
可见褪色样、平坦型病灶,原先活检部分可见茶褐色改变。

第一章 上消化道病变

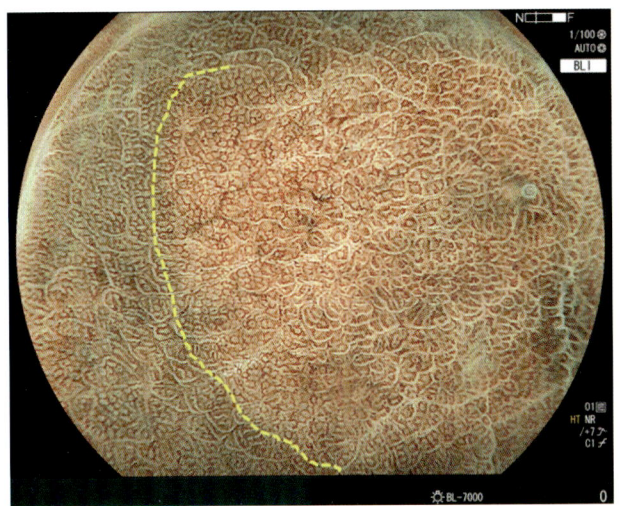

图 1-3-319 BLI 观察
可见病灶口侧与肛侧均有明显分界线。

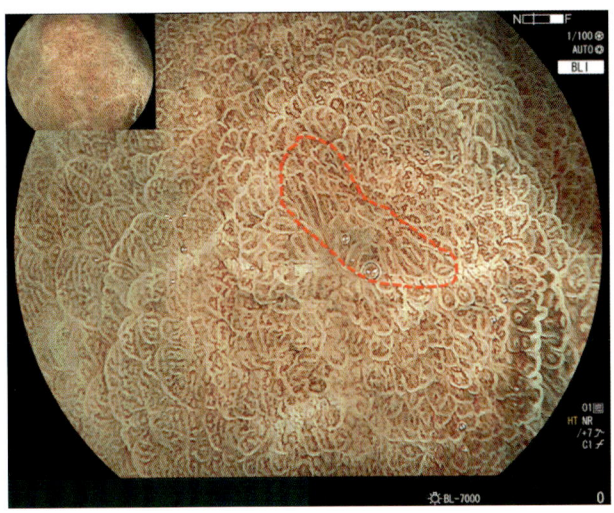

图 1-3-320 BLI 观察
该病灶（红色区域圈出的腺管）出现明显拉长，内部结构排列不规则。

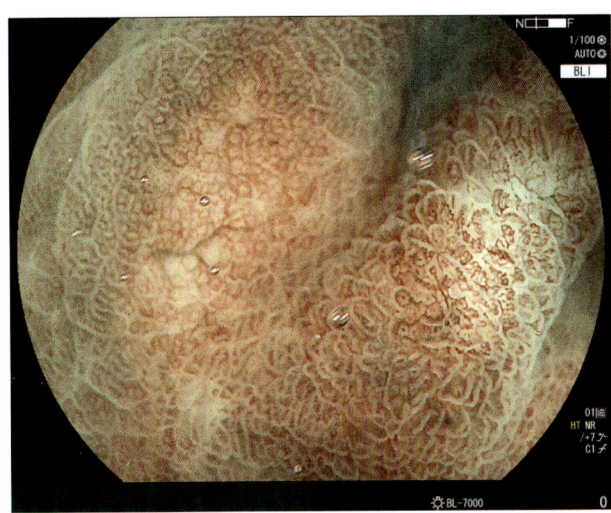

图 1-3-321 BLI 观察
高倍放大可见病灶边界线明显，表面微血管呈扭曲、扩张，呈雷纹样改变，腺管拉长明显。

病理所见

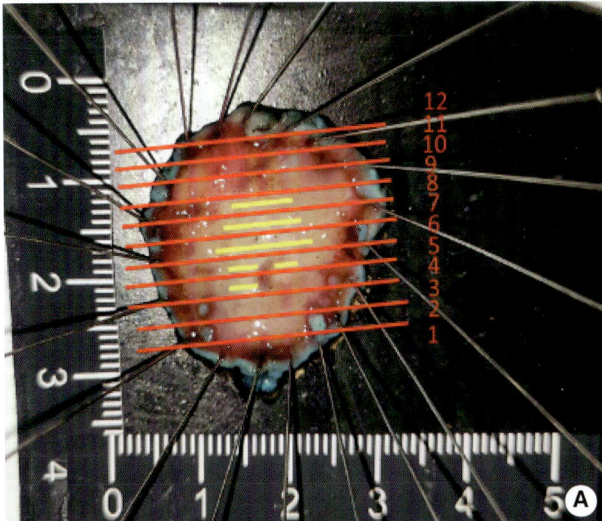

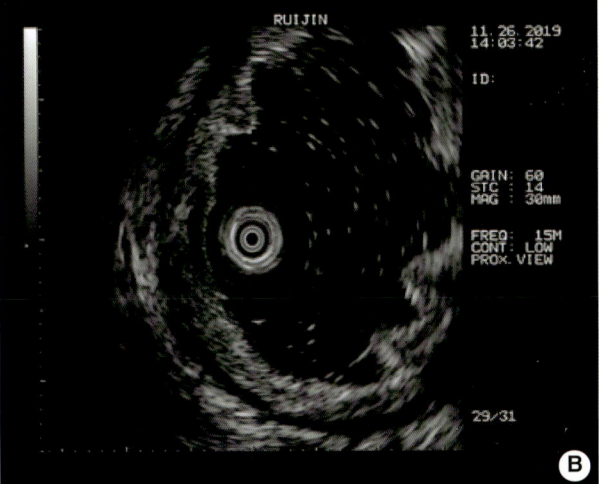

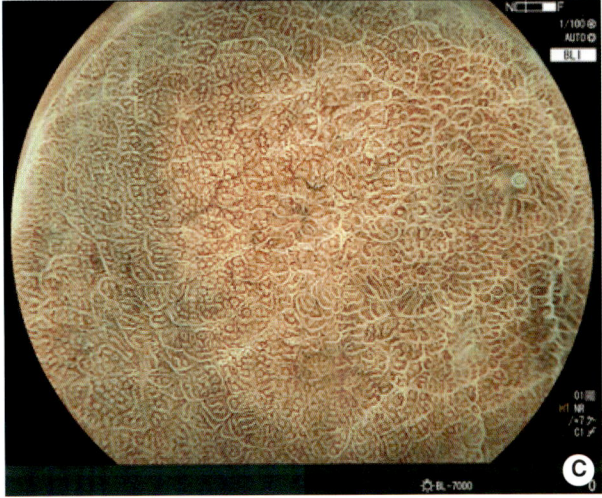

图 1-3-322 病理所见（A～C）
ESD 术后对照复原，胃癌，sig，1.0 cm×1.37 cm，T1a-M，Ly0，V0，HM0，VM0。

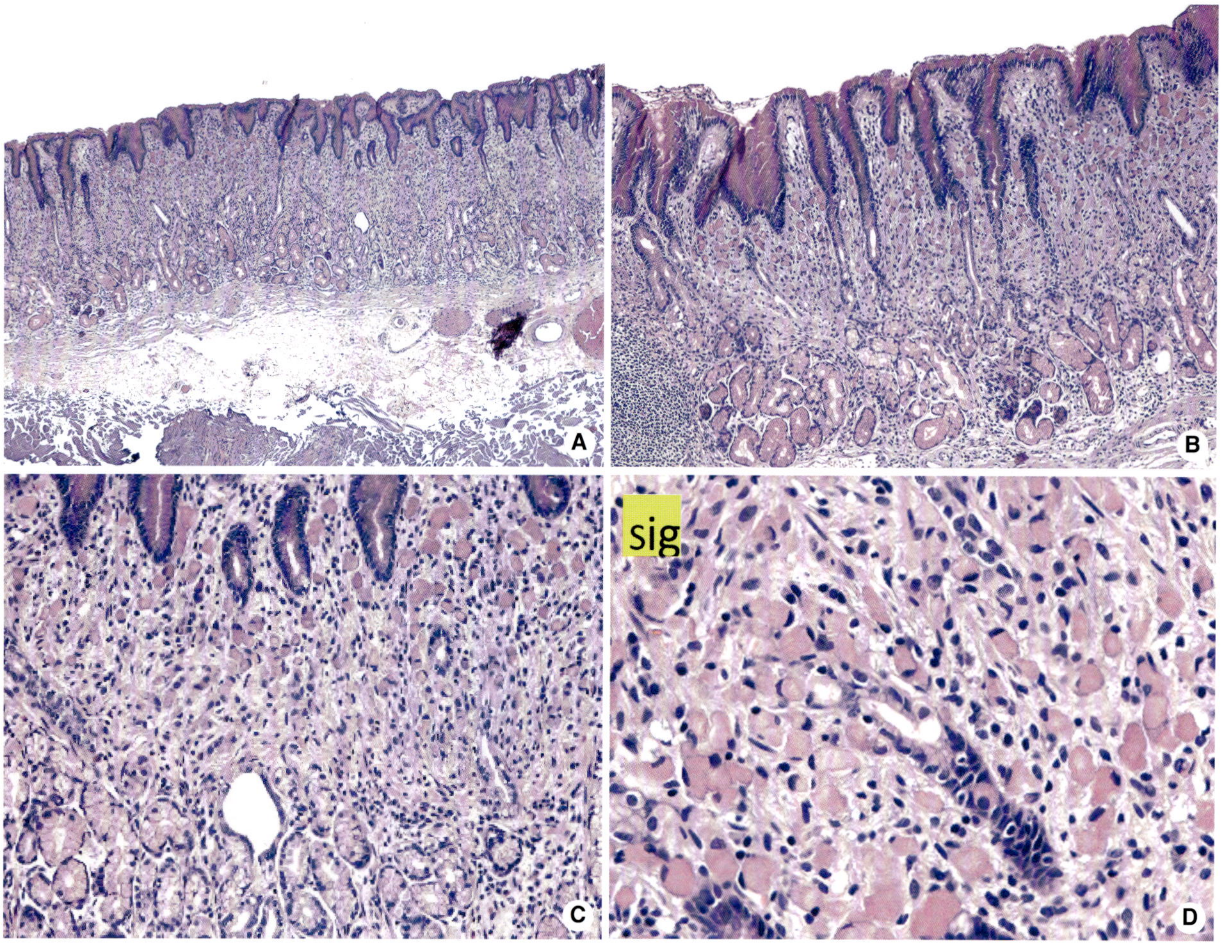

图 1-3-323 病理所见

印戒细胞分化的病理生理学的理论视图。A. 肿瘤细胞起源于腺体的颈部并扩散至黏膜下间隙；B. 越来越多的肿瘤细胞堆积在一起，形成桶状；C. 先前未暴露的肿瘤通过坏死和溃疡形成而暴露；D. 印戒细胞癌（sig）。

病理诊断

胃癌，sig（印戒细胞癌），1.0 cm×1.37 cm，T1a-M，Ly0，V0，HM0，VM0。

诊断体会

通过积极的筛查，可以在早期发现胃癌，从而有可能成功地进行微创治疗，例如内镜黏膜下剥离术。一种罕见的胃癌，即印戒细胞癌，具有侵略性的生物学特征，但早期治疗患者的预后可能比腺癌的患者好。因此，早期诊断印戒细胞癌对于指导最佳治疗至关重要，但是常规内镜检查的典型表现是苍白、平坦的病变，即使有经验的内镜医师也很容易错过。

（病例指导老师：孙蕴伟）

病例 35　胃窦印戒细胞癌

该病例讲解视频二维码

病例提供　张文华　广西壮族自治区人民医院

简要病史

性别：男。
年龄：48 岁。
主诉：反复烧心 10 年，腹痛 2 个月。
病变部位：胃窦。

内镜表现

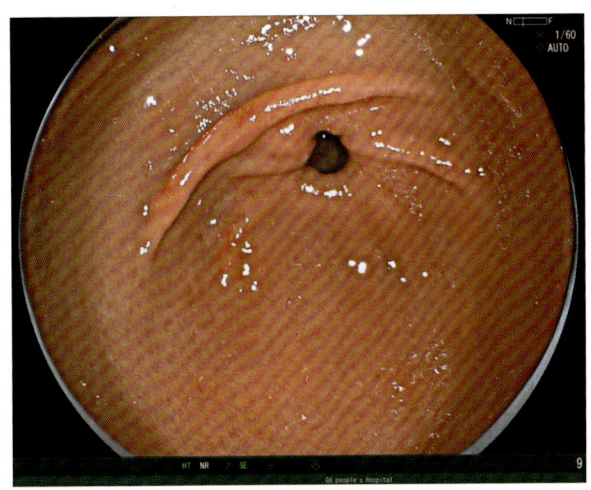

图 1-3-324 白光观察
可见胃窦前壁Ⅱc型发白样病灶。

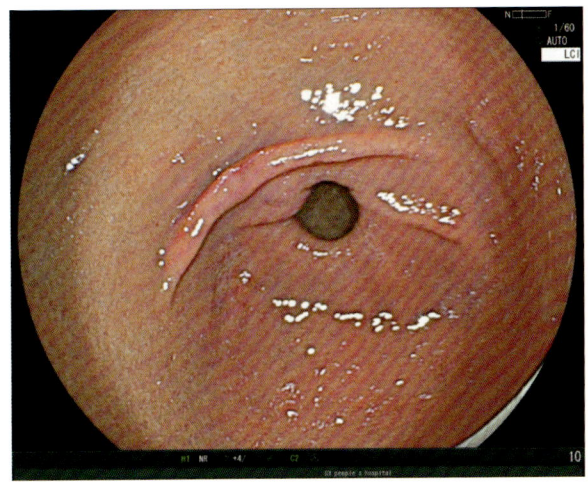

图 1-3-325 LCI 观察
可见胃窦前壁病灶以发白为主,部分呈现橙色及红色,对比明显,周围呈弥漫性的薰衣草紫色。

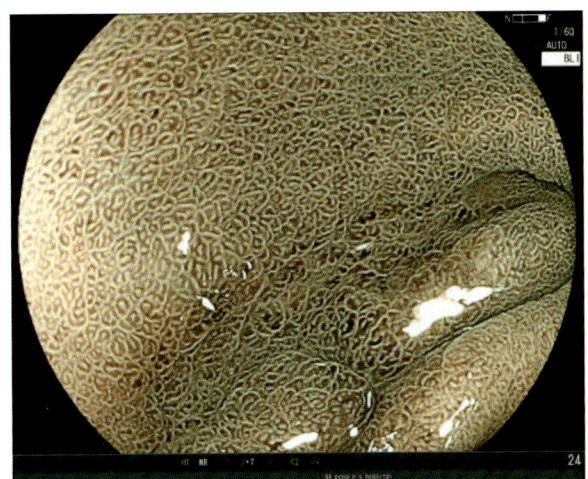

图 1-3-326 BLI 观察
近小弯侧边界清晰,近大弯侧病灶边界欠清,两侧微结构及微血管差别较小;MS:MCE 大小不一,极性消失,局部微结构不清晰;MV:需进一步放大。

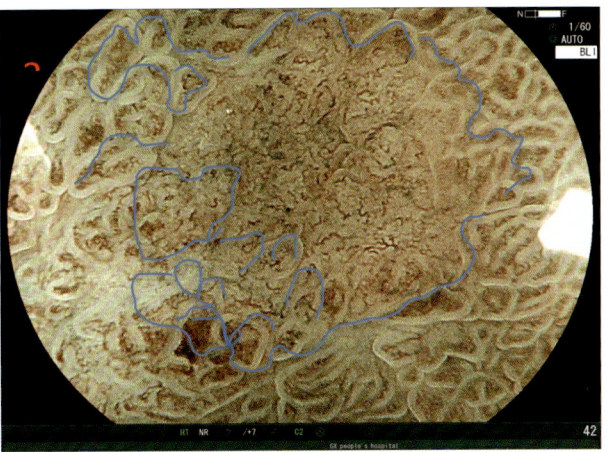

图 1-3-327 BLI 观察
可见 MS:MCE 不规则,大小不一,极性消失,可见融合,部分 MCE 不清晰;MV:不规则,可见 ILL-2、CSP 样血管。

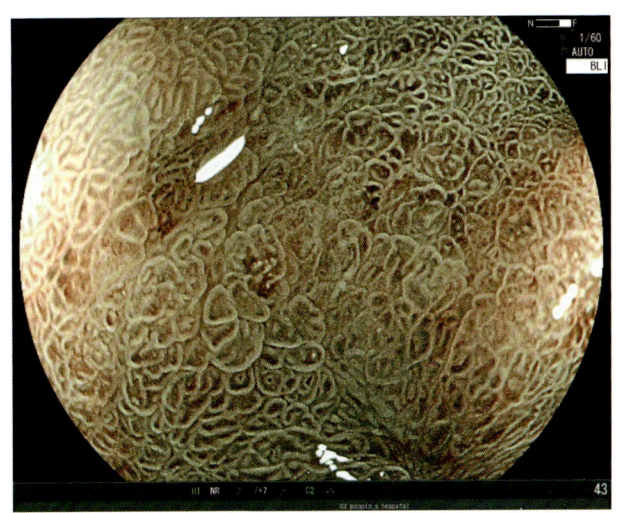

图 1-3-328 BLI 观察
MS:MCE 不规则,大小不一,极性消失,可见融合,部分 MCE 不清晰;MV:不规则,可见 ILL-2、CSP 样血管。

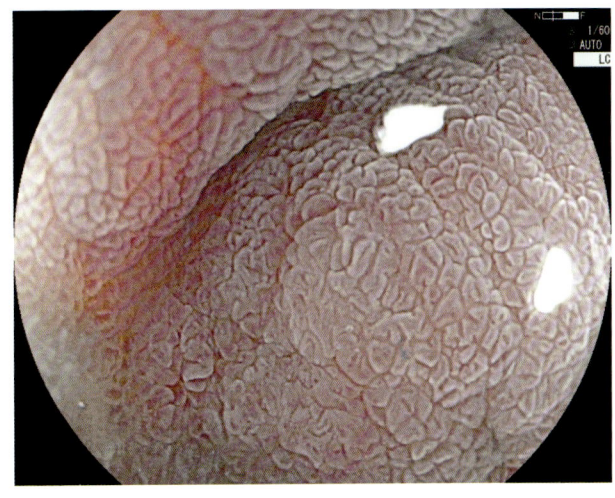

图 1-3-329 LCI+醋酸染色
MCE 大小不一,部分融合,局部在 18 秒左右褪色变红,LCI 可强化醋酸染色后的色差,动态观察更明显。

病理所见

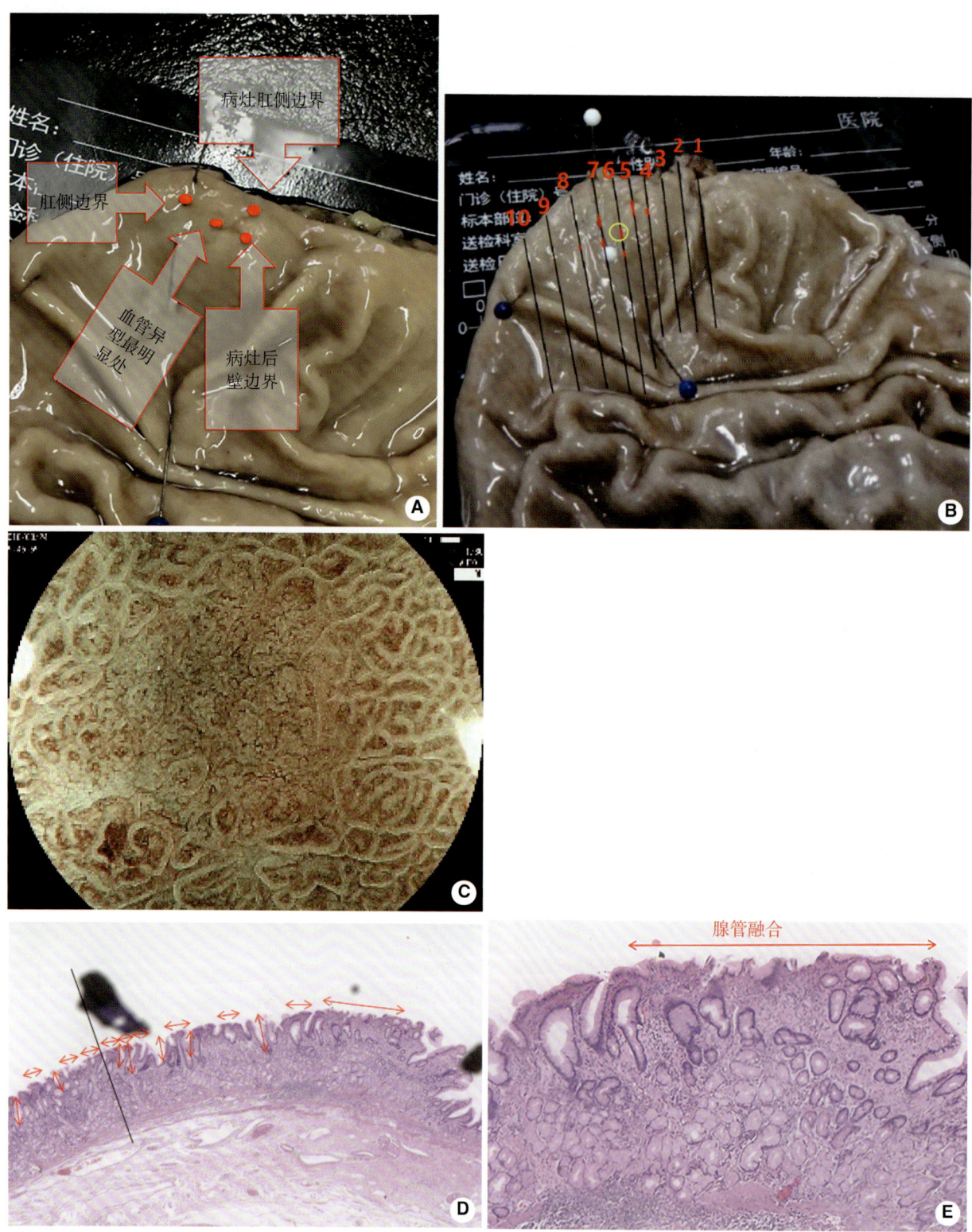

图 1-3-330 病理所见
病灶边界线两侧腺管的宽度及深度差别较大（A~E）。

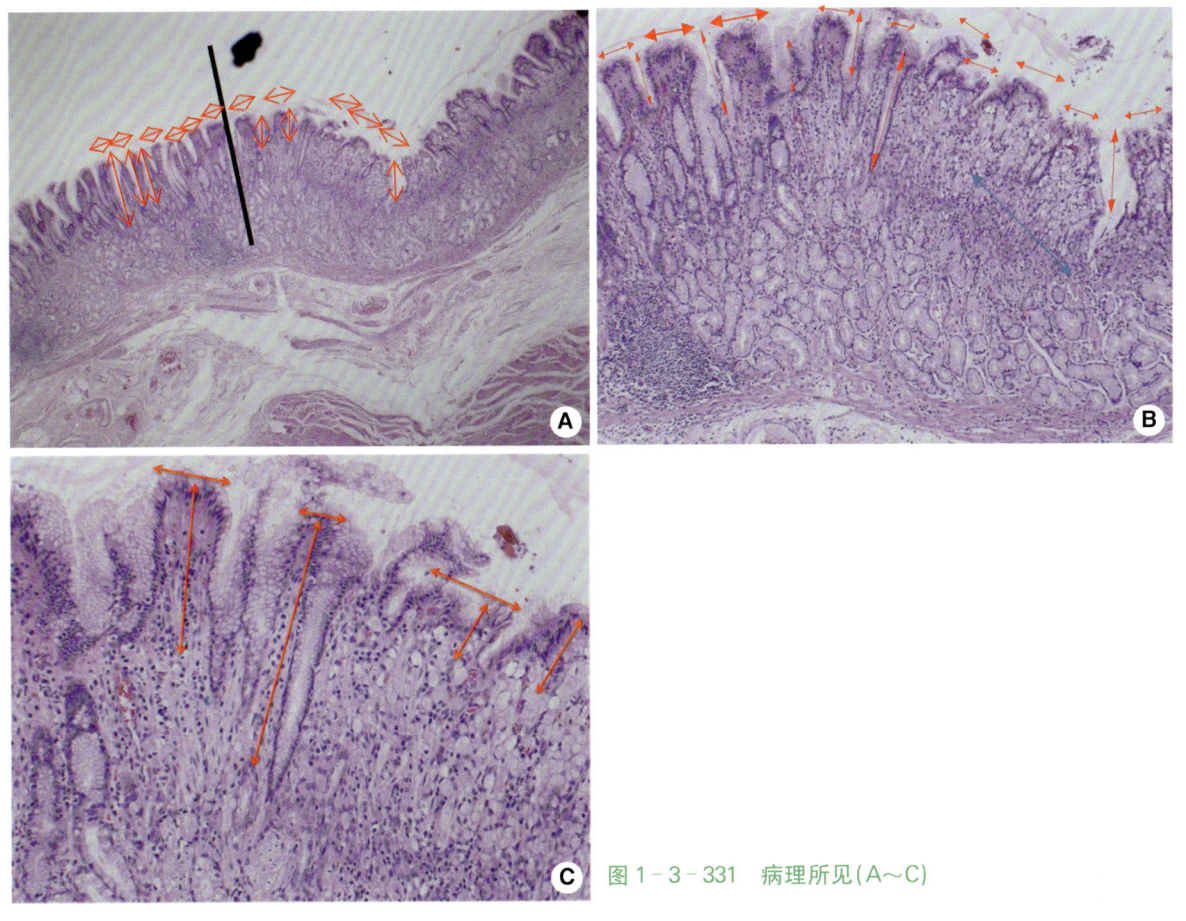

图1-3-331 病理所见（A~C）

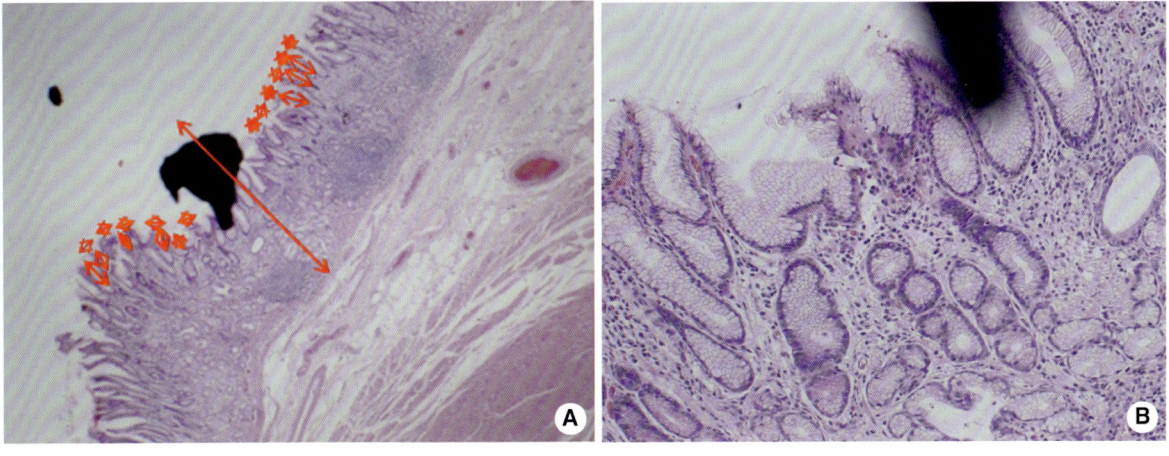

图1-3-332 病理所见
病灶边界处具有相似的腺管宽度和深度，表面覆盖正常上皮（A、B）。

病理诊断

Sig，Ⅱc，1.0 cm×0.8 cm，pT1a(M)，Ly0，V0，UL0，HM0，VM0。

诊断体会

- 印戒细胞癌的背景可以为Hp感染及轻度萎缩肠化。
- 该病灶边界不清楚的原因，一方面受未分化癌生长模式的影响，该病灶呈多灶性马赛克式生长；一方面受炎症、活检、除菌。
- 胃癌三角理论有一定的局限性，应结合内镜下的表现综合判断。
- 在LCI模式下呈橙色的病灶应警惕早期肿瘤。
- 应警惕胃肠道肿瘤同时发生。

（病例指导老师：梁运啸）

病例 36 胃窦印戒细胞癌

病例提供 » 何 旭 云南省第一人民医院

简要病史

性别:男性。
年龄:54 岁。
主诉:腹不适 3 个月余。
病变部位:胃窦。

内镜表现

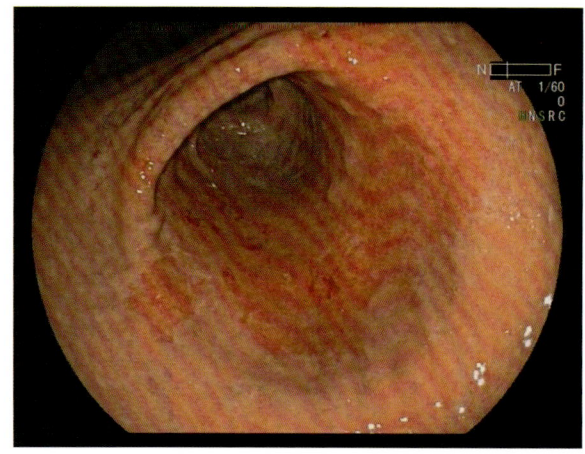

图 1-3-333 白光观察

萎缩性胃炎背景下见胃体窦交界至胃窦大弯、后壁见Ⅱa+Ⅱc 型病灶:边界尚清楚,见大片状黏膜发红,粗糙不平,散在小结节样隆起,散在浅凹陷呈褪色性改变,胃角后支凹陷覆白苔。

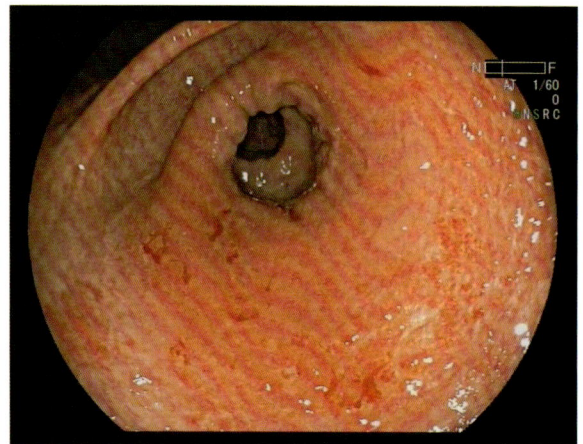

图 1-3-334 白光观察

病灶边界不清楚,表面黏膜粗糙不平,凹陷发白更加清楚,红色加深区黏膜呈颗粒样改变,自发出血。

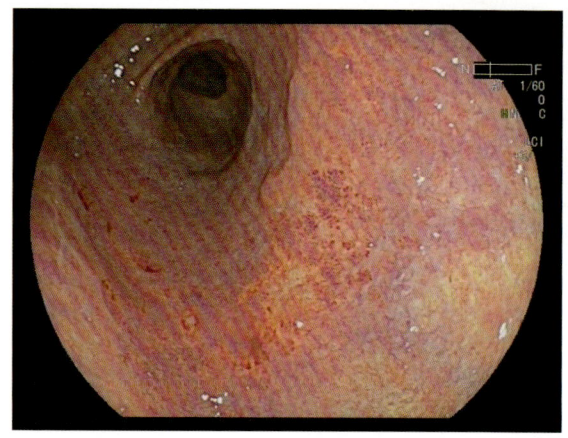

图 1-3-335 LCI 观察

中近距离观察,病灶边界欠清晰,表面黏膜粗糙不平,结节样隆起,凹陷处成黄色,红黄混杂,部分黏膜颜色加深呈紫红色,表面成颗粒样改变。

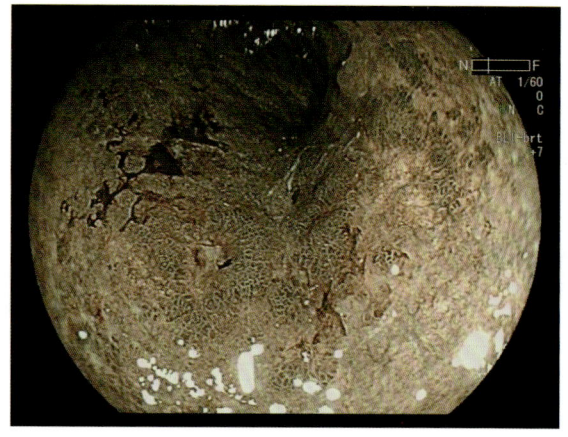

图 1-3-336 BLI 观察

病灶呈茶褐色,边界欠清晰,表面粗糙不平,有褪色改变,自发出血。

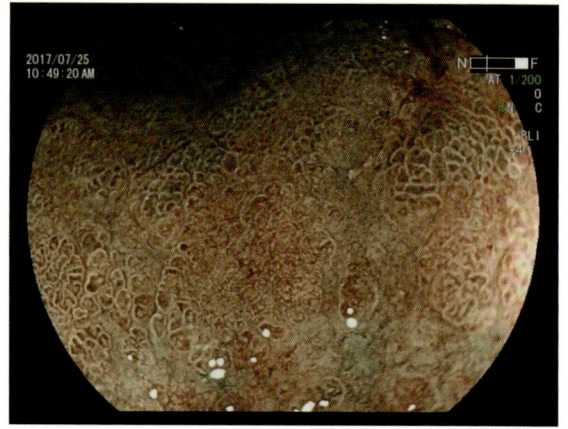

图 1-3-337 BLI 观察

弱放大观察见微结构缺失、排列紊乱、融合,微血管密集、迂曲、异型性(+)。

病理所见

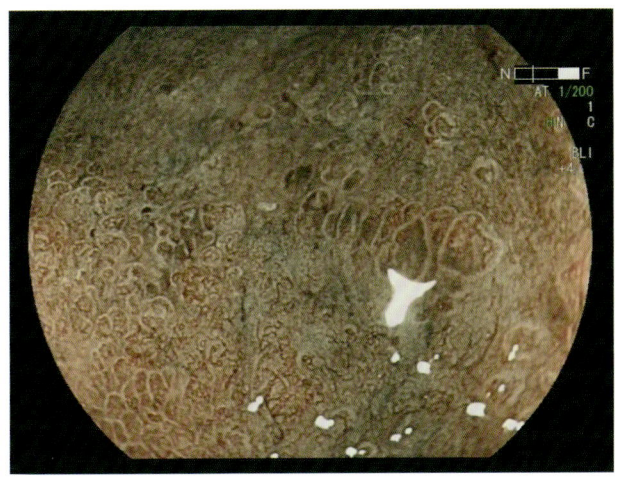

图 1-3-338　BLI 观察

中放大观察微结构排列紊乱、缺失、大小不一、部分融合，微血管增粗、扩张、迂曲、管径不一。

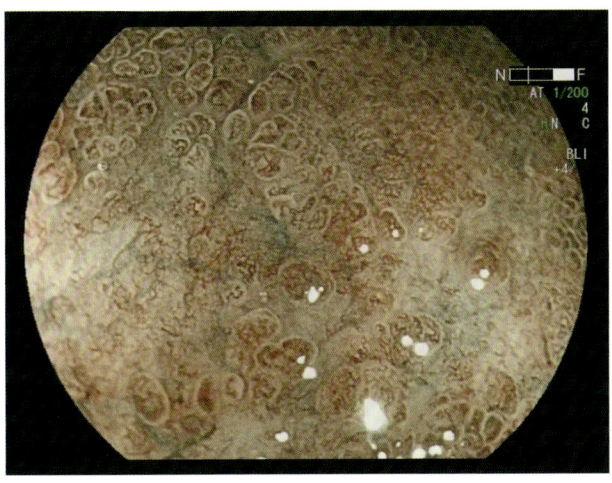

图 1-3-339　BLI 观察

放大观察见微结构大小不一、缺失、融合，腺管内微血管扩张、迂曲、管径粗细不均。

图 1-3-340　BLI 观察

放大观察见微结构排列紊乱、缺失、融合、大小不一，腺管内微血管扩张、迂曲、管径粗细不均。

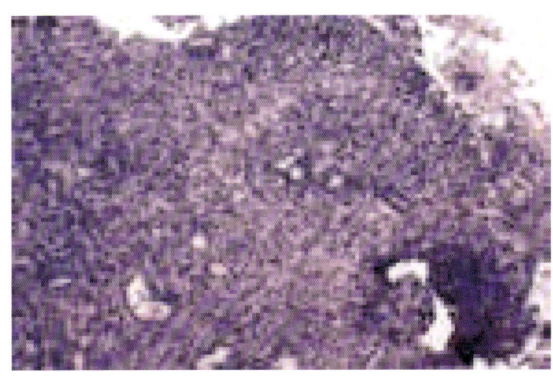
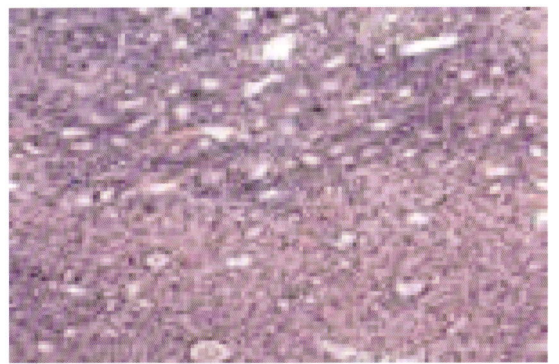
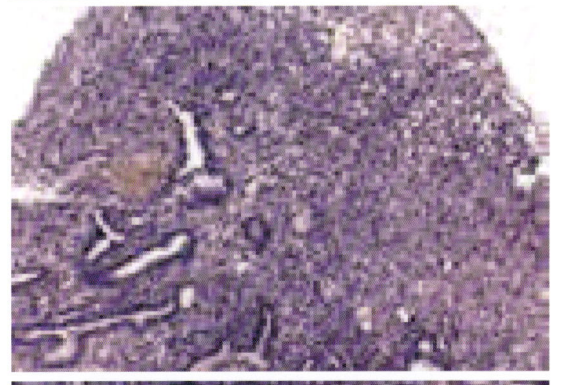
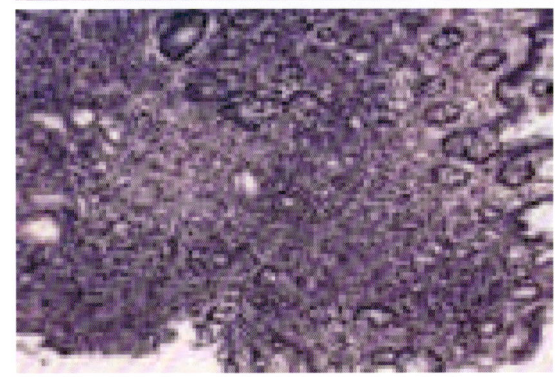

图 1-3-341　病理所见

病理诊断（活检病理）：低分化腺癌，含印戒细胞癌；患者行胃癌根治术（毕Ⅰ式吻合），术中所见肿瘤位于胃窦部，溃疡型浸润性生长，大小约 3cm×2cm，表面黏膜破坏，未浸出浆膜层。贲门右动脉、胃左动脉旁可见肿大淋巴结，质硬，未融合。腹腔内无腹水，肝脏、盆底未及转移结节。

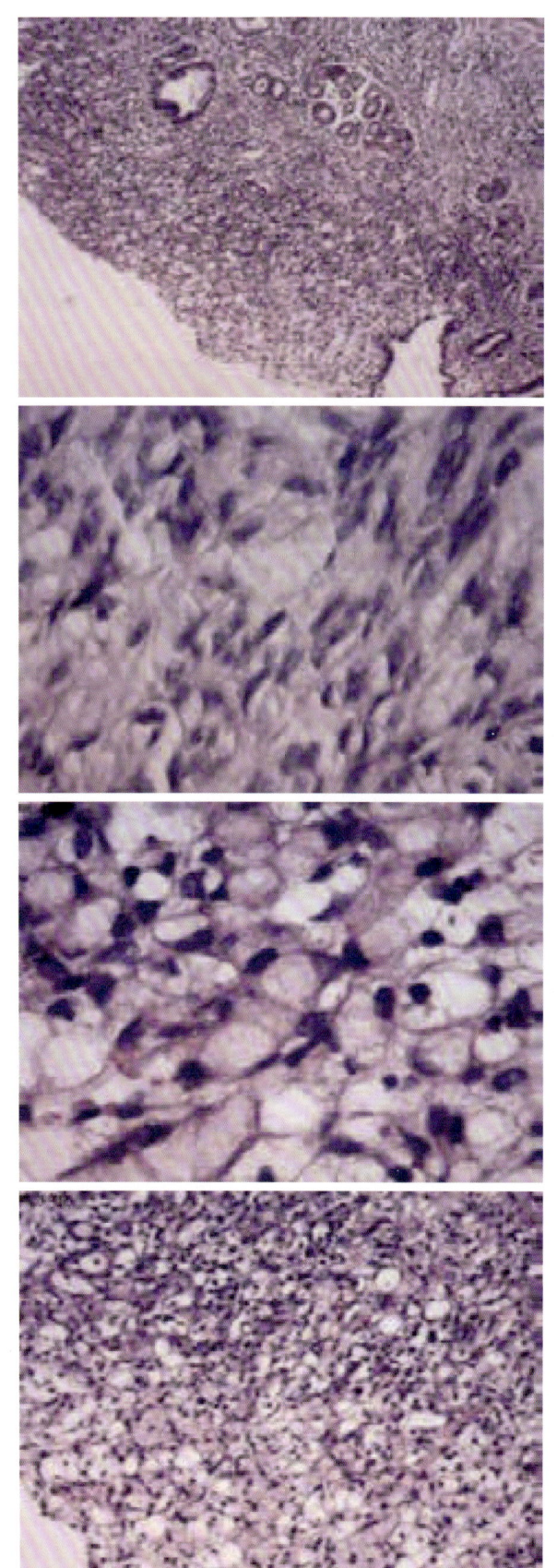

图 1-3-342 病理所见

病理诊断(术后病理):①(胃)低分化腺癌(含印戒细胞癌,局限于黏膜内);②(吻合口近、远端,大网膜)呈(一);③送检淋巴结未见癌转移;④(胃壁结节)梭形细胞肿瘤,待免疫组化助诊。

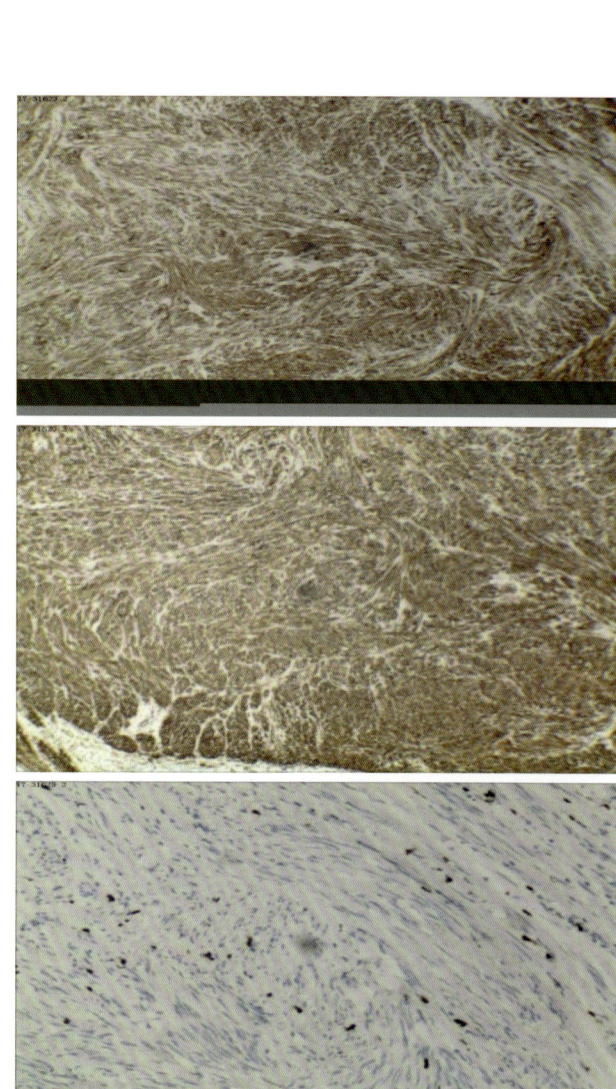

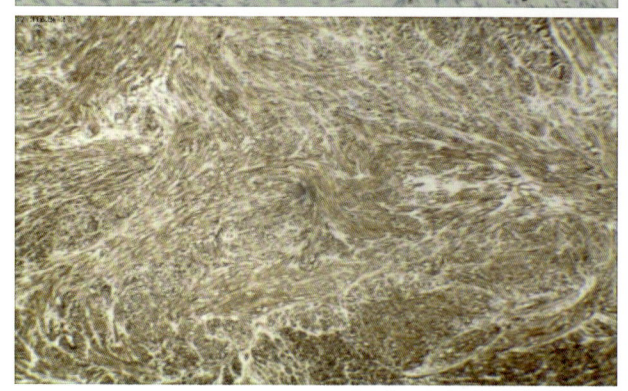

图 1-3-343 病理所见

免疫组化:胃壁结节支持胃肠道间质瘤,极低危。

病理诊断

印戒细胞癌;胃肠道间质瘤。

诊断体会

早期胃癌

首先判断胃黏膜是萎缩性胃炎或是非萎缩胃炎

的背景,白光下观察病变黏膜的色调改变,病变的高低变化,表面黏膜模样、病灶边缘的性状,再通过LCI模式进一步观察病灶颜色变化,表面黏膜模样及病变边缘更加显现。

BLI 放大模式: 观察病灶有无边界、表面微结构、表面微血管异常改变,从而精准活检,有助于病变性质的判断,指导临床下一步治疗方案的选择。

(病例指导老师:郭强)

病例 37　胃窦印戒细胞癌

病例提供 » 齐　健　中山大学附属第七医院

简要病史

性别:男。
年龄:58 岁。
主诉:因"间断腹胀半月"入院。
病变部位:胃窦。

内镜表现

白光下于胃窦体交界大弯侧可见大小约 1.5 cm×1.0 cm 褪色 0-Ⅱc 黏膜病变,中央稍发红,LCI 下可见清晰边界。BLI 模式下可见病灶中央茶色背景,周围边界清晰,放大内镜见 IP 增宽,腺管融合可见猪鼻孔状小凹开口;表面微血管扭曲、不规则。

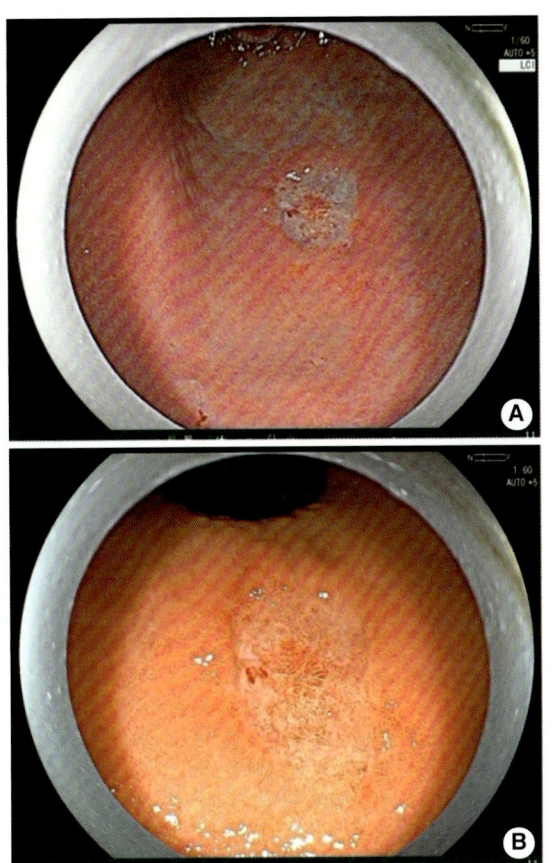
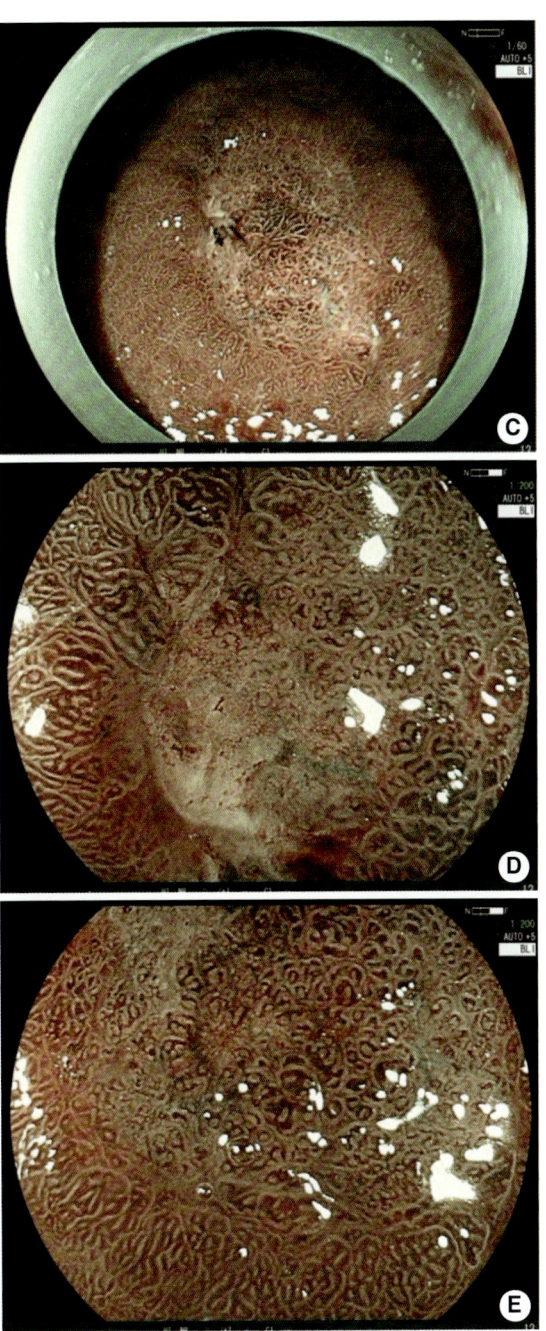

图 1-3-344　白光、LCI、BLI 模式分别观察病变(A~E)

病理所见

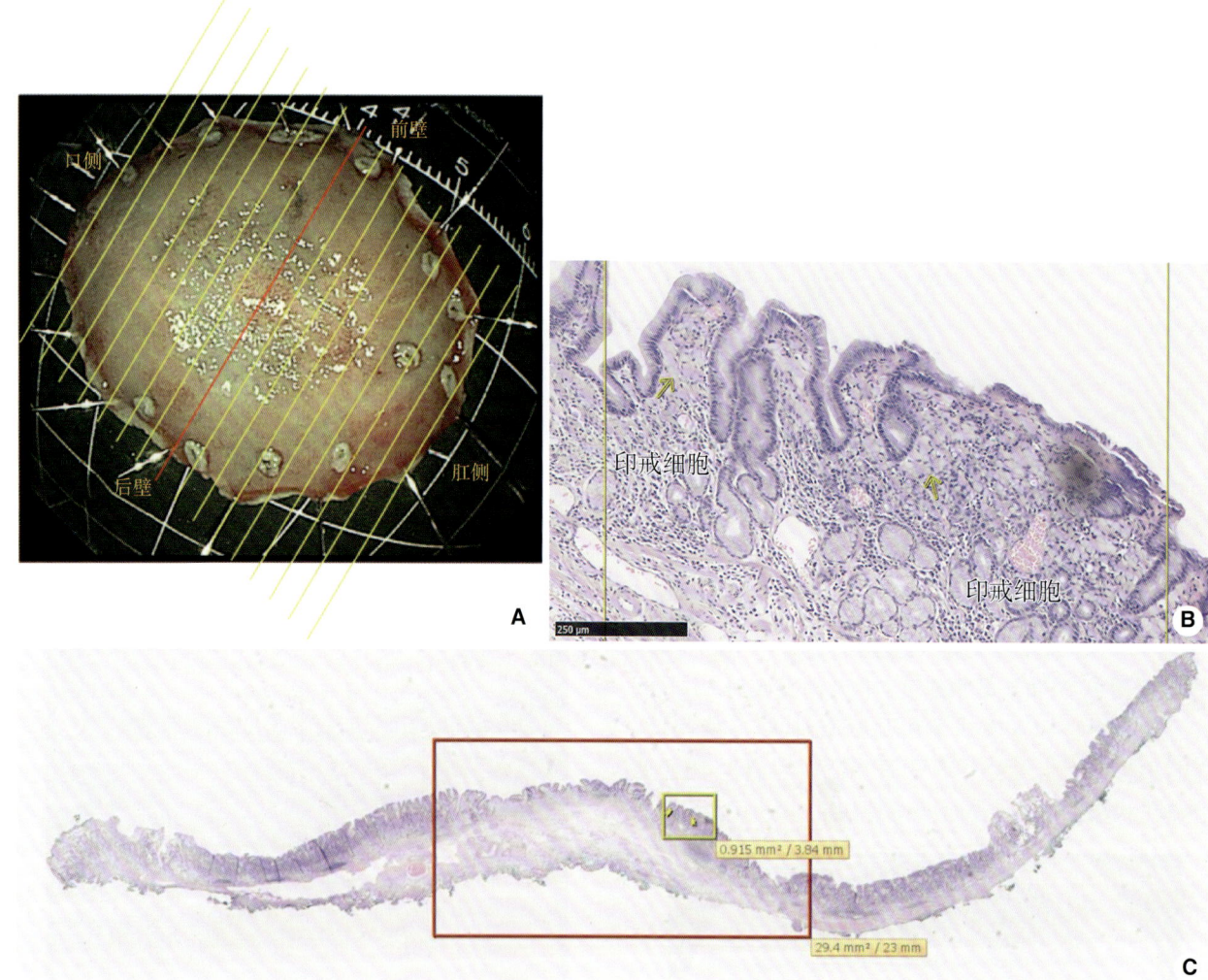

图 1-3-345 病理所见
印戒细胞癌（A～C）。

病理诊断

- 胃窦 ESD 切除标本，大小 3.6 cm×3.0 cm。
- 印戒细胞癌，肿瘤位于黏膜内（pT1a-M），手术侧切缘及基底部组织未见癌，未见脉管及神经侵犯。
- 贲门活检：送检小块黏膜组织呈慢性炎伴腺体轻度肠上皮化生。

诊断体会

印戒细胞早癌多以黏膜发白，边界清晰的凹陷性病灶为表现，常见于胃窦体交界处。

印戒细胞均存在于黏膜固有层或更深，表面的黏膜腺体形态与周围正常黏膜相比形态可不规则（表面微结构不规则），但黏膜层细胞可没有异型性或呈低细胞异型性。活检深度不足时常难以取到典型的印戒细胞而呈阴性。因此，放大染色内镜观察病灶表面微结构和微血管的变化更为重要，不能单纯依赖活检和病理。多次研究结果支持直径＜2.0 cm 的早期印戒细胞癌转移率低，预后好，可作为内镜治疗（如 ESD）的适应证。

病例 38 胃窦混合型腺癌

病例提供 » 余 超 南京中医药大学附属医院（江苏省中医院）

简要病史

性别：女。
年龄：61 岁。
主诉：上腹部隐痛不适间作 4 个月。
病变部位：胃窦。

内镜表现

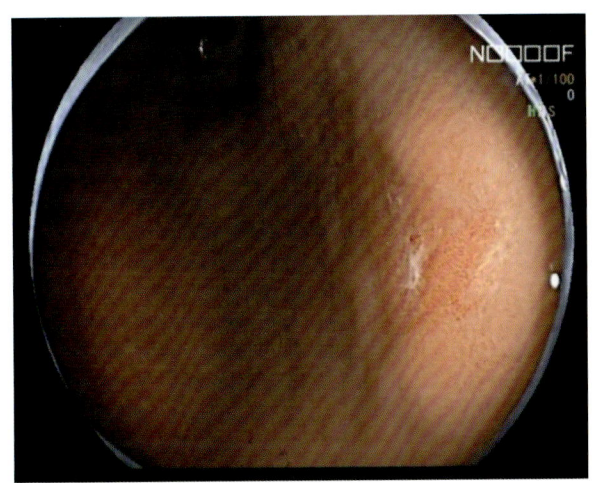

图 1-3-346 白光观察

胃窦后壁可见 1.5 cm×1.2 cm 微凹陷病灶，中央潮红，边缘略褪色发白。

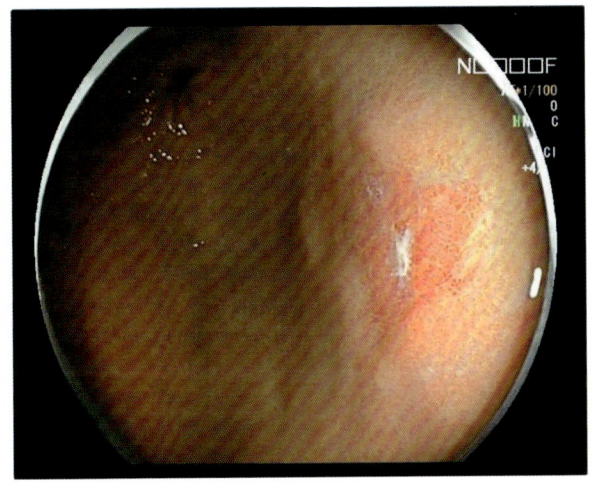

图 1-3-347 LCI 观察

病灶整体呈紫橙色。

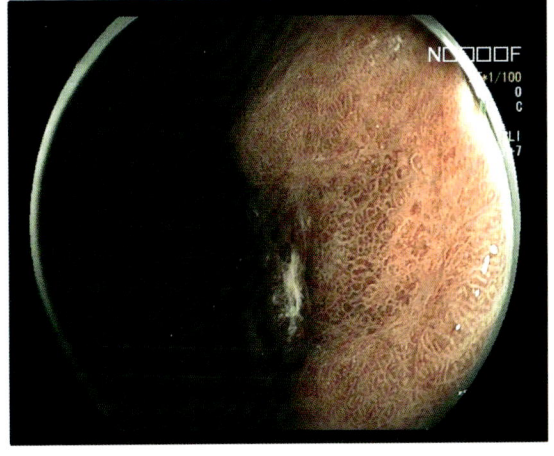

图 1-3-348 BLI 观察

病灶中央呈茶褐色改变，结构密集程度增高。

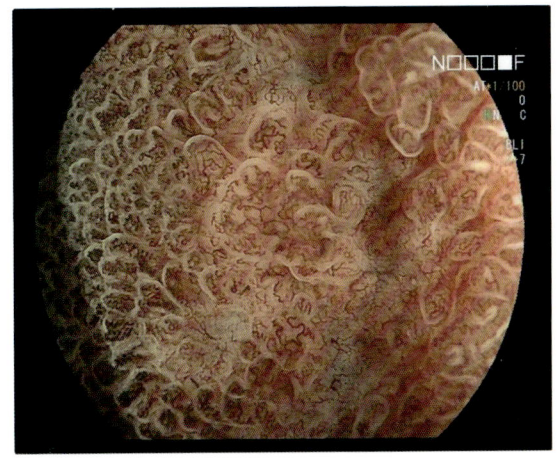

图 1-3-349 BLI 观察

BLI 放大观察病灶口侧见 MCE 融合，结构不规则，血管扭曲。

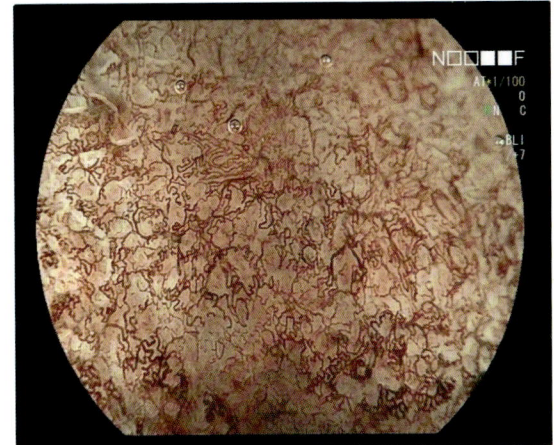

图 1-3-350 BLI 观察

BLI 放大观察病灶肛侧中央有延长、扭曲的血管，结构缺失，呈 CSP 样血管。

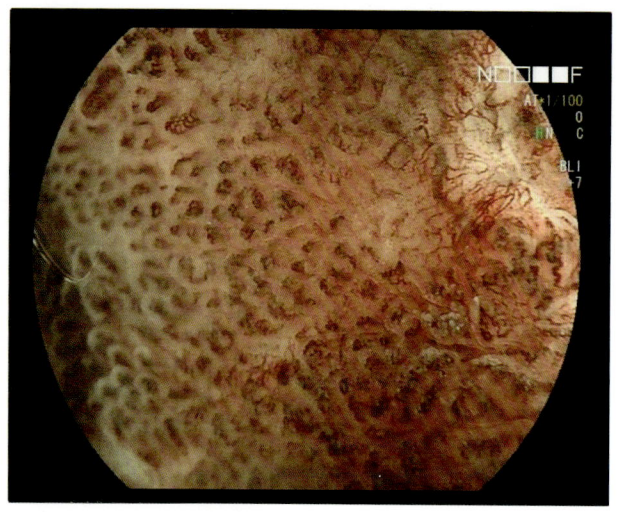

图1-3-351 BLI观察
BLI放大观察病灶中央部分呈网格状血管。

病理所见

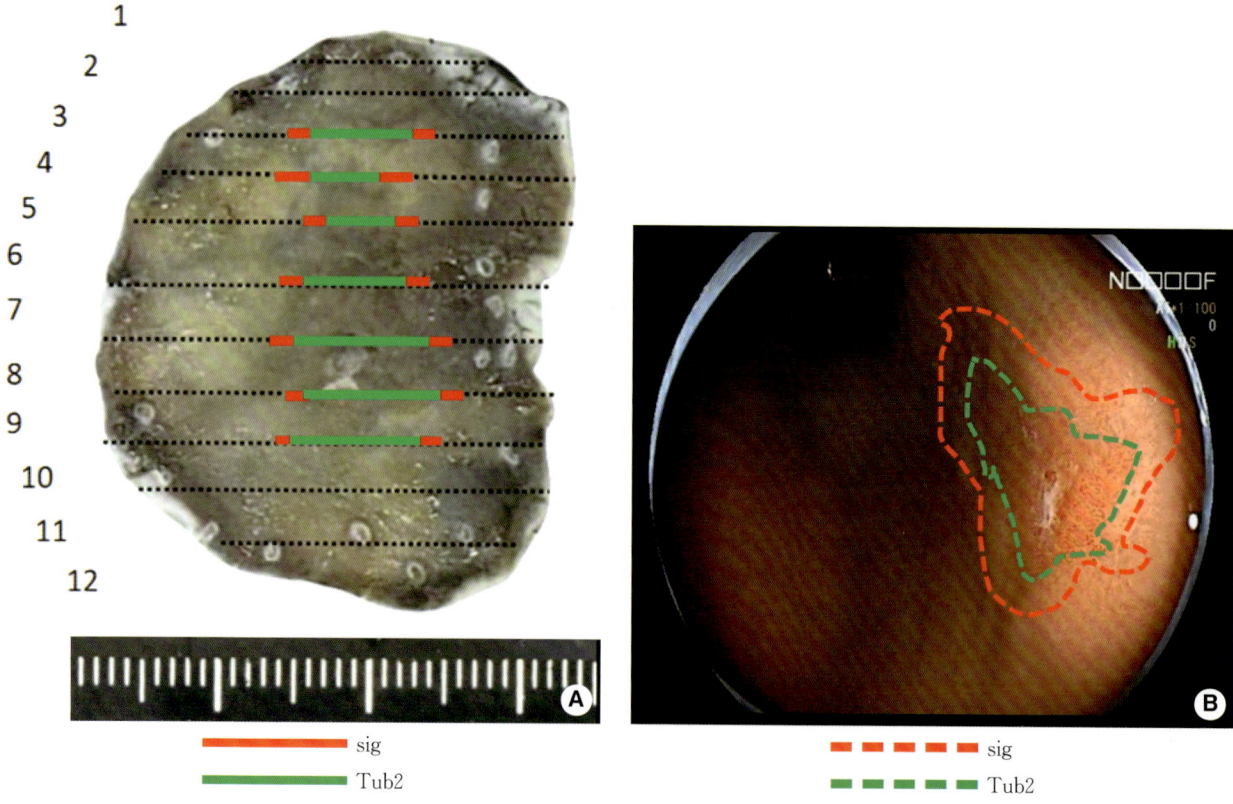

图1-3-352 ESD术后病理复原对照(A、B)

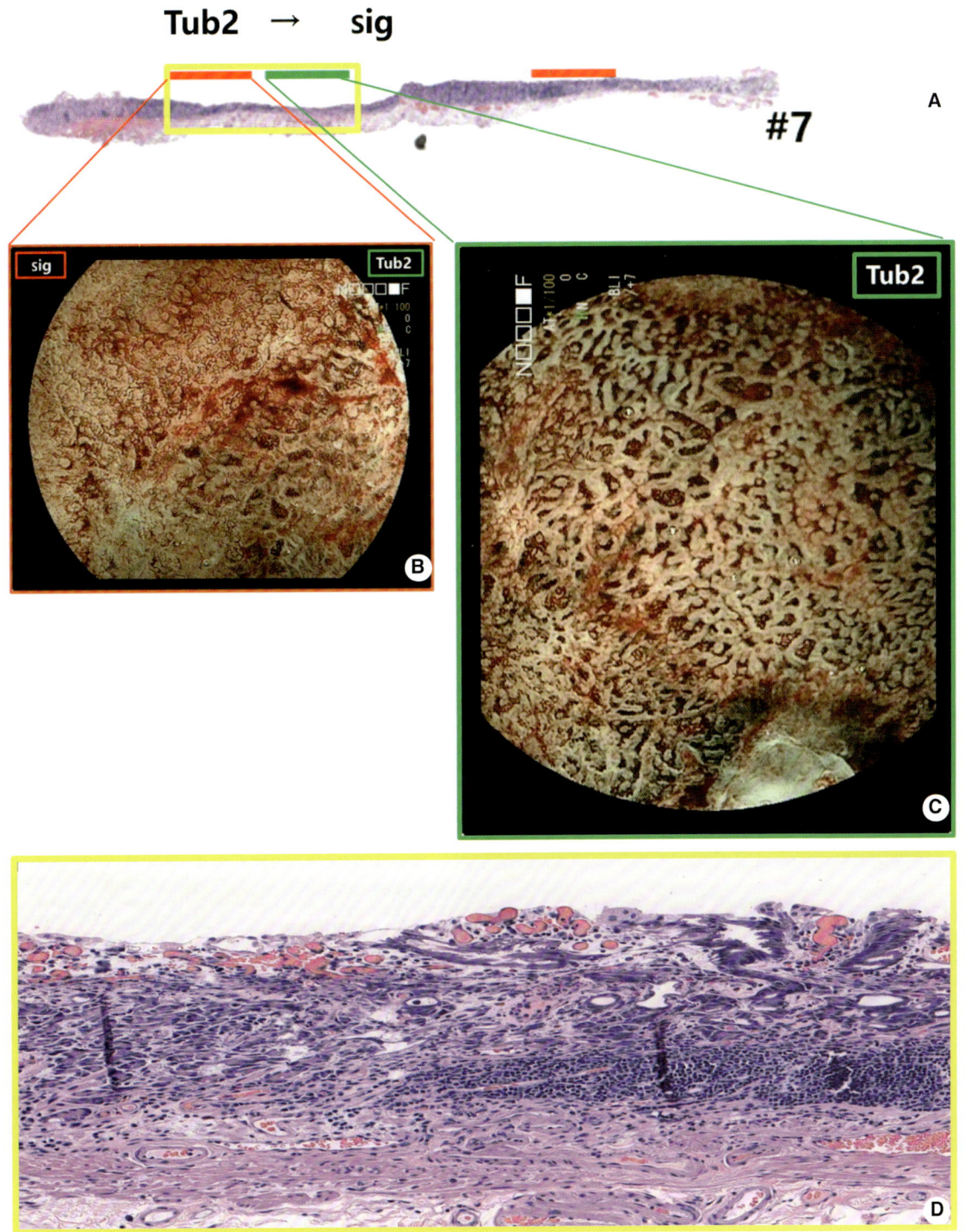

图1-3-353 病理对照还原（7号组织条）

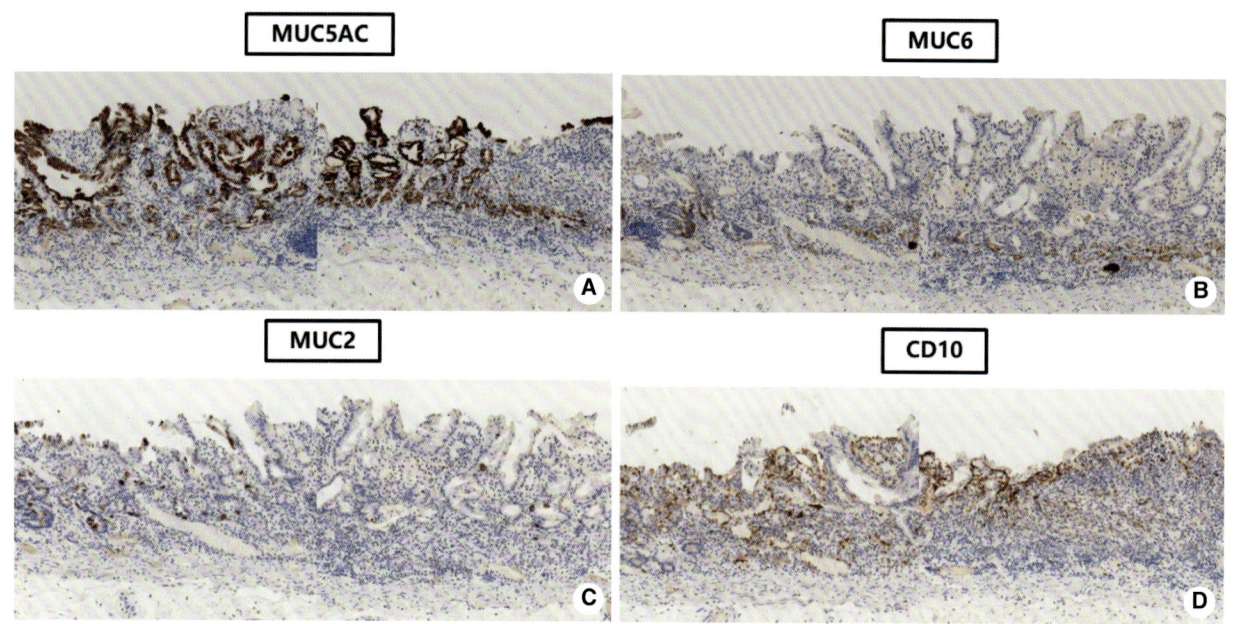

图1-3-354 病理所见

免疫组化：胃肠道型：MUC5AC（局部区域＋），MUC6（局部区域＋），MUC2（局部区域＋），CD10（局部区域＋），p53（局部区域＋），HER-2（2＋），Desmin 示黏膜肌（A～D）。

病理诊断

混合型腺癌：Tub2＞sig，pT1a-M，Type 0-Ⅱb+Ⅱc，16 mm×12 mm，Ly0，V0，UL0，pHM0，pVM0。

胃肠型，MUC5AC（局部区域＋），MUC6（局部区域＋），MUC2（局部区域＋），CD10（局部区域＋），p53（局部区域＋），HER-2（2＋），Desmin 示黏膜肌。

诊断体会

● 因混合型胃癌中分化型和未分化型癌的生物学行为不同、黏膜内的生长方式不同，此例混合型胃癌以未分化包绕分化型，呈水平分离生长，挤压、破坏生长方式共存，内镜下呈混合色调和形态混合的表现。

● 该病例中既可以观察到典型分化型和未分化型早期胃癌的特征性变化，又可以看到移行带在放大内镜下血管和腺管的改变，同时病理下亦得到清晰的验证。这对于混合型早期胃癌的发生及进展趋势的认识有重要的临床意义和价值。

● 该病例是以分化型为主导优势的混合型早期胃癌，随访策略采用 eCrua 分型，后期仍需大样本量研究及长期临床随访。

（病例指导老师：肖君）

病例39　胃体中部混合型腺癌

该病例讲解视频二维码

病例提供　马晓宇　中国医科大学附属第一医院

简要病史

性别：女。
年龄：63岁。

主诉：胃体中段大弯侧病变拟行外科手术，术前常规进行放大内镜精查。
病变部位：胃体中部。

内镜表现

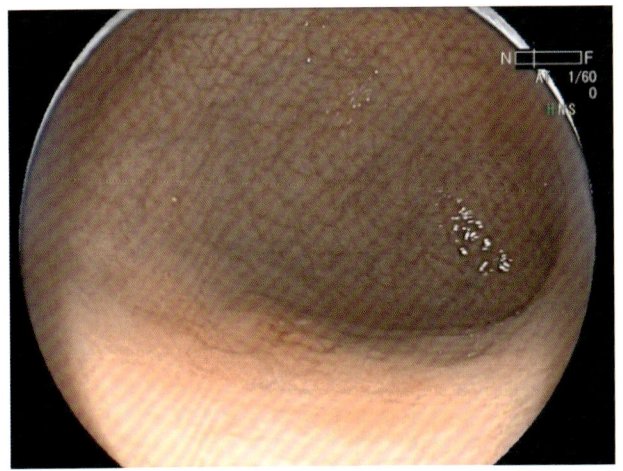

图 1-3-355　白光观察

胃体中部大弯偏后壁见一处黏膜凹凸不平,略发红,界限不清,颜色对比不明显。

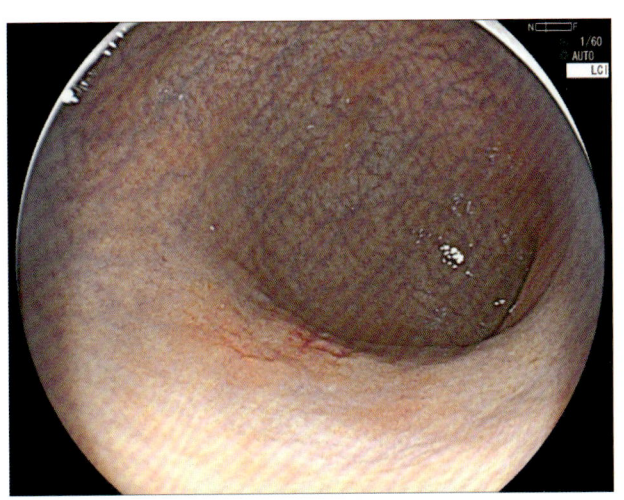

图 1-3-356　LCI 观察

病灶表面凹凸不平更明显,在凹凸不平周边尚可见橙黄色区域,整体病灶颜色对比层次分明。

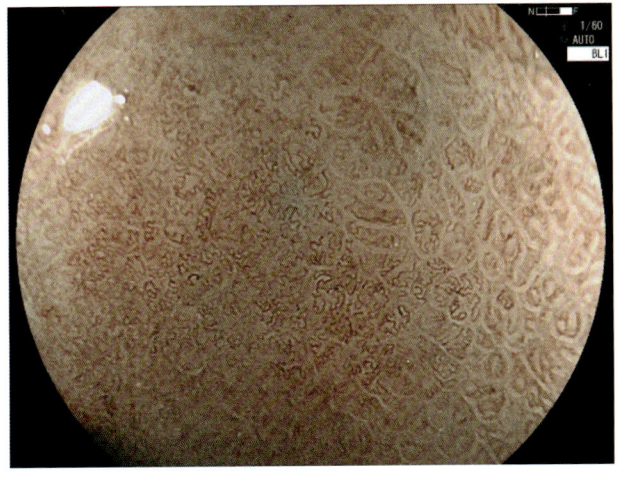

图 1-3-357　BLI 观察

病灶口侧可见萎缩肠化背景黏膜,边界线清晰,可见不规整的表面微结构、扭曲密集的表面微血管。

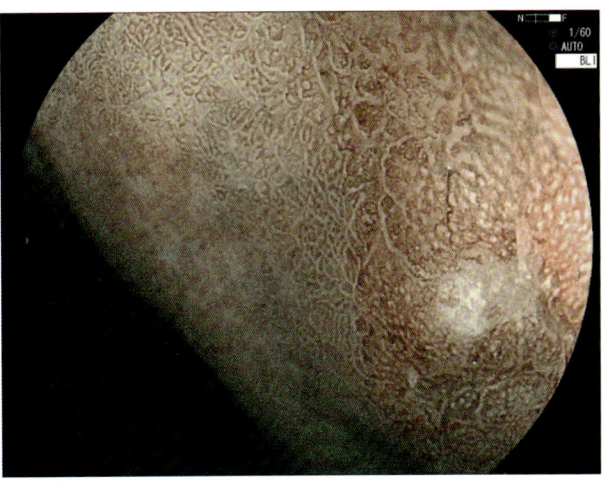

图 1-3-358　BLI 观察

病灶肛侧可见融合的腺管,在凹陷中央可见棉絮样物质存在。

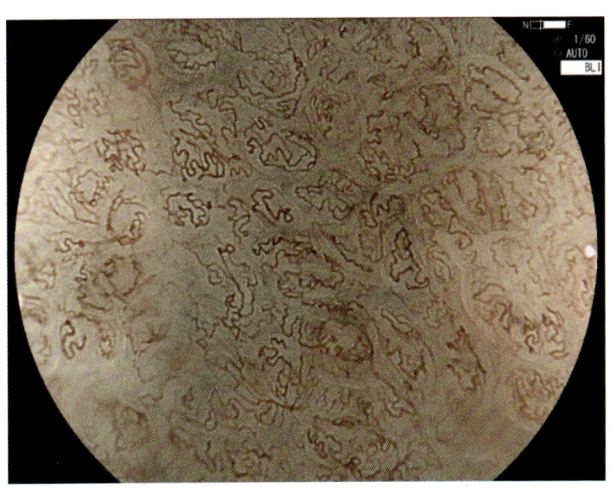

图 1-3-359　BLI 观察

对病灶平坦区进一步放大观察,可见表面腺管消失,内部大量扭曲密集的螺旋状血管。

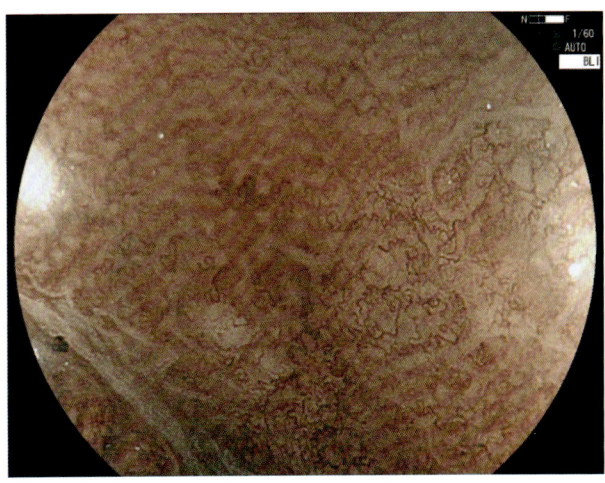

图 1-3-360　BLI 观察

BLI 放大观察可见白色球状物。

病理所见

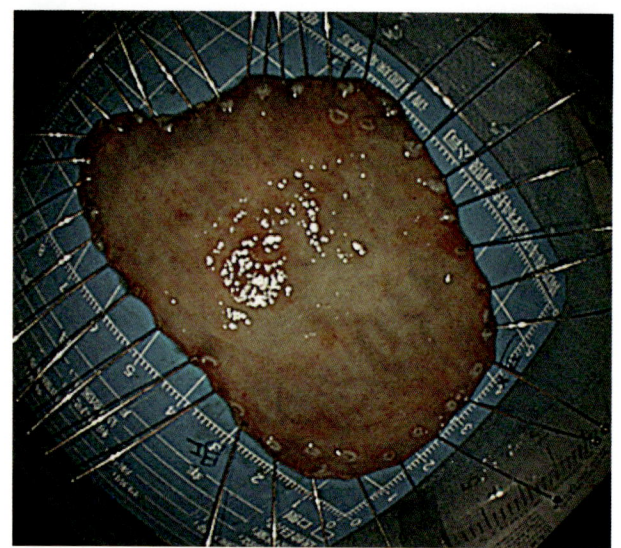

图 1-3-361　ESD 切除标本

镜下所见：
癌组织范围(cm)：2.5×4.5×0.2。
组织学分型：胃黏膜混合型腺癌(Tub2＞sig＞por＞MUC)。
浸润深度：大部分位于固有层局部累及黏膜肌。
血管癌栓(＋)。
淋巴管癌栓(＋)。
癌旁病变：肠化型萎缩性胃炎(中)。
水平切缘：7 500 μm(－)。
垂直切缘：300 μm(－)。
免疫组化染色结果：Ki-67(约50%＋)，p53(局部50%～70%＋)，CDX2(约30%＋)，MUC5AC(＋)，MUC6(部分＋)，血管腔内皮细胞 CD34(＋)，其内可见癌栓，淋巴管腔内皮细胞 D2-40(＋)，其内可见癌栓，SMA(＋)，黏膜肌局部受累。

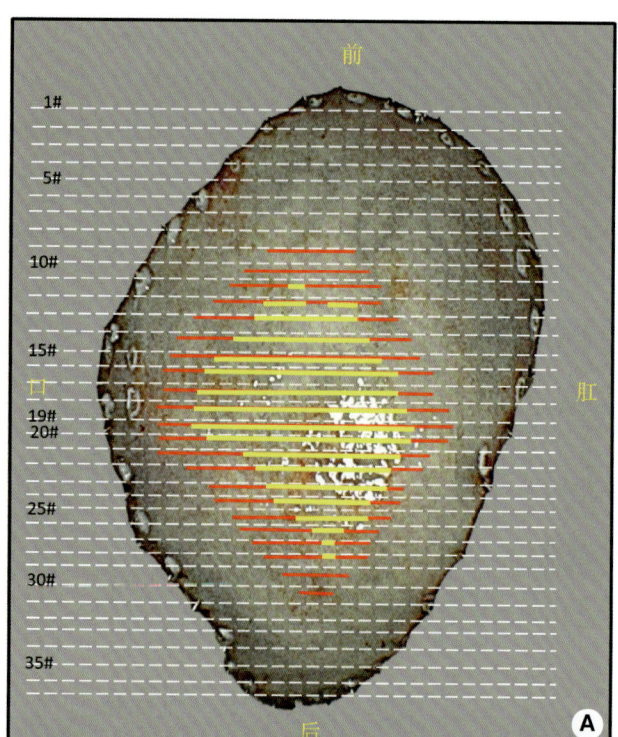

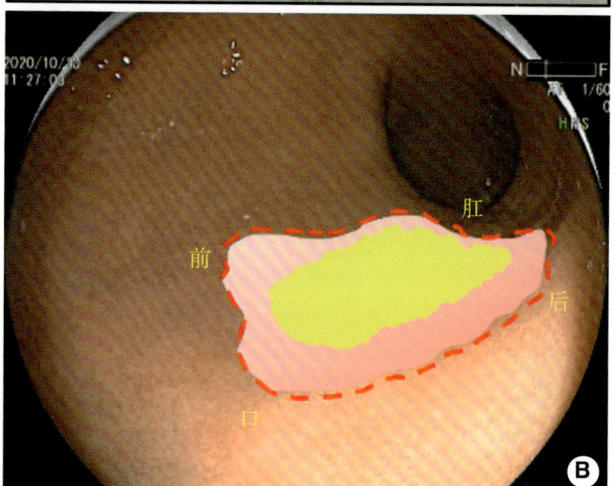

图 1-3-362　病理所见，复原与对照
━━━ sig
━━━ 混合型(Tub2＋sig＋por＋MUC)

10#

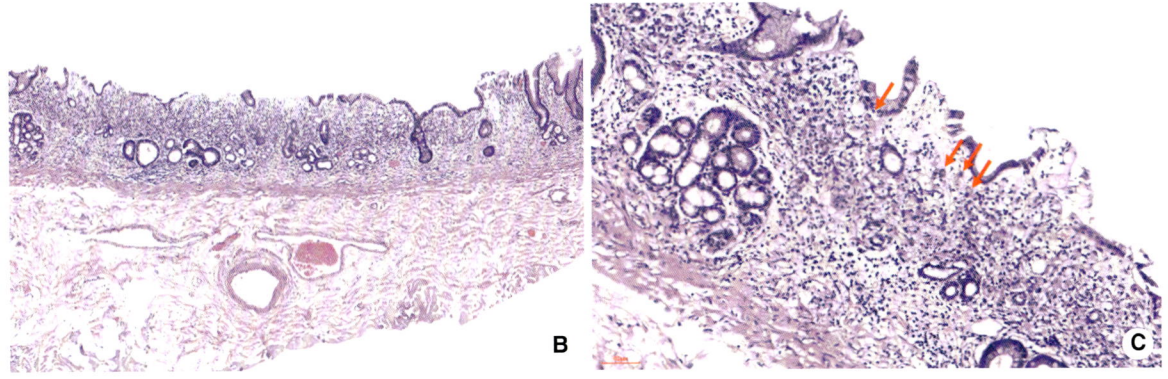

图1-3-363 病理所见(10号病理切片)(A~C)

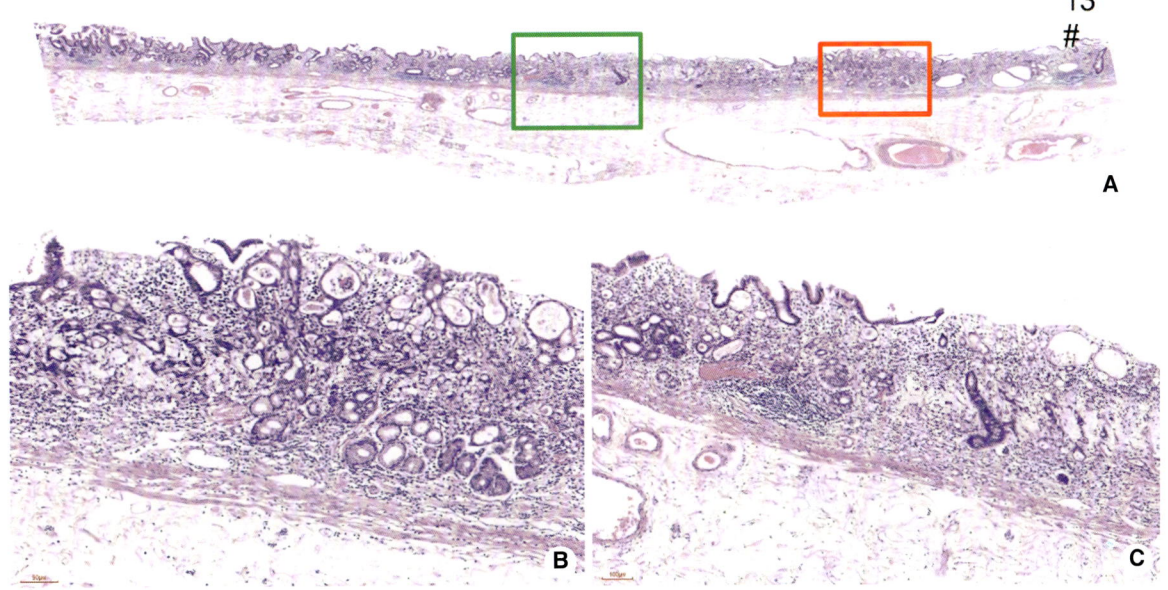

图1-3-364 病理所见(13号病理切片)(A~C)

病理诊断

胃黏膜混合型腺癌(Tub2＞sig＞por＞MUC)。

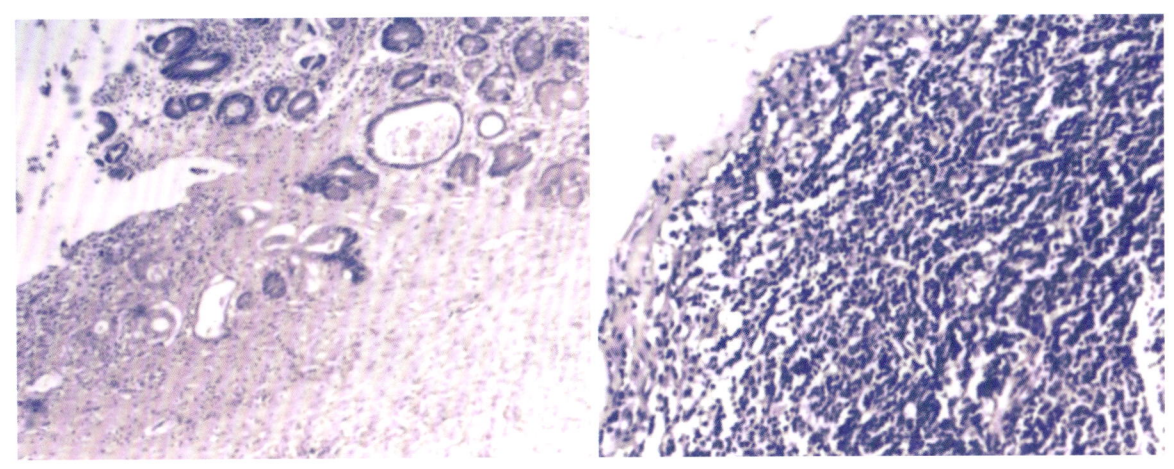

图1-3-365 ESD术后1周进行了胃远端大部切除术

术后病理:病变区黏膜及黏膜下层组织缺损,缺损区表面见极少量CK-Pan(＋)异型细胞,缺损区周围黏膜见萎缩性胃炎(轻-中度)伴肠化生及极少量腺体中度异型增生,符合ESD术后改变。口侧断端及钛夹标记区胃壁均未见明确癌细胞。送检7组淋巴结未见转移癌灶。未见明确脉管癌栓。

诊断体会

- 褪色调,平坦→伴隆起→混合型胃癌?
- 混合组织类型具有更高的淋巴结转移风险和更差的生存预后
- ESD术后非治愈性切除率更高,复发率高
- 因非治愈性切除率高,应谨慎进行病理评价,密切随访,如有可疑,应积极行外科根治性治疗

(病例指导老师:孙明军)

病例 40　胃窦混合型腺癌

该病例讲解视频二维码

病例提供　贺　娟　南方医科大学南方医院

简要病史

性别:女。
年龄:63岁。
主诉:反复上腹隐痛十余年。
病变部位:胃窦。

内镜表现

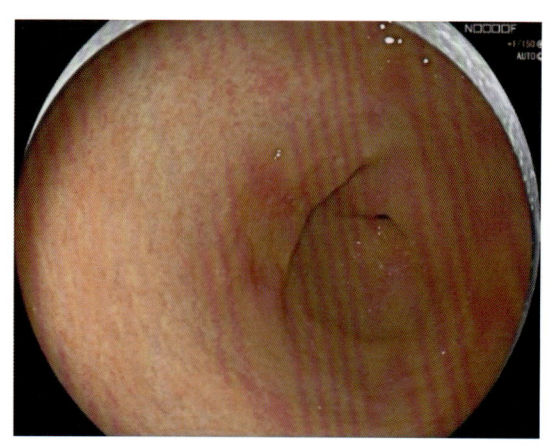

图1-3-366　白光观察

可见胃窦前壁处一浅表凹陷、略发红病灶,充吸气试验:蠕动好、黏膜柔软度可未见明显溃疡、皱襞集中。

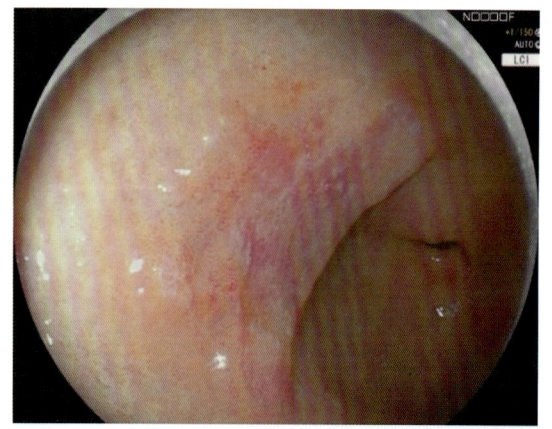

图1-3-367　LCI观察

可见病灶呈鲜明的红橙色调,背景黏膜相对发白,散在薰衣草紫色样改变。

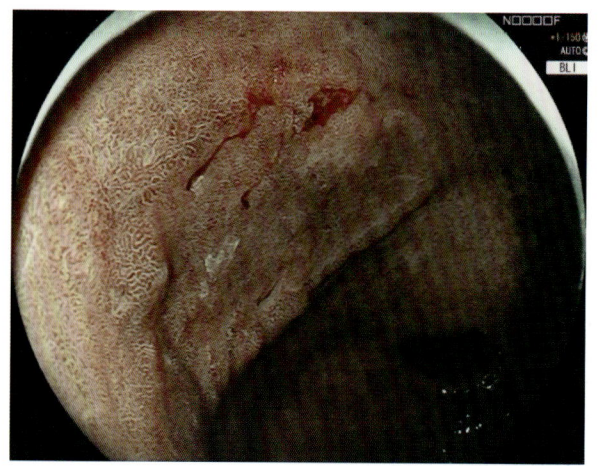

图1-3-368　BLI观察

病灶整体呈茶色调改变,提示早癌病灶。

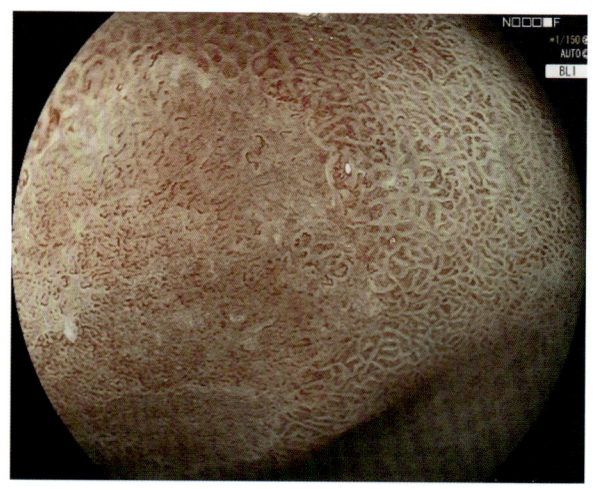

图1-3-369　BLI观察

病灶边界线清楚,DL(+),不规则微表面结构(IMVP)(+),不规则微血管结构(IMSP)(+)。

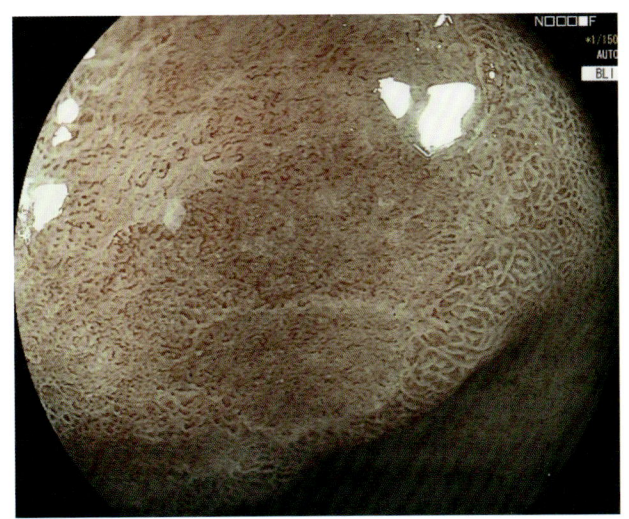

图1-3-370 BLI观察

可见病灶表面微血管密集分布,呈破碎状,MCE不鲜明。

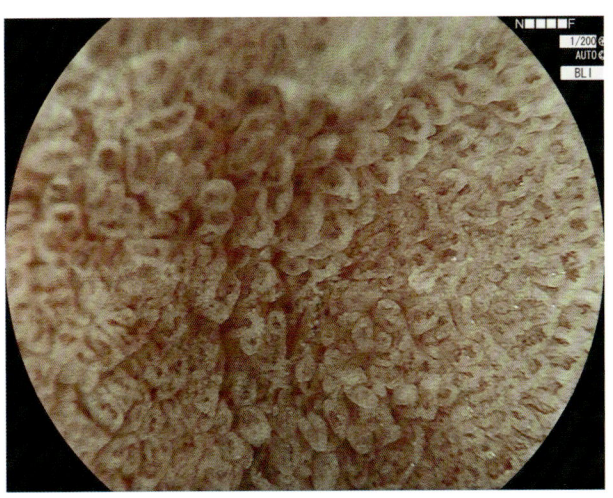

图1-3-373 BLI观察

水下BLI放大观察病灶中心区域,呈现颗粒样、乳头状,上皮环内血管(VEC)、小叶内环型(ILL)结构,漂浮感。

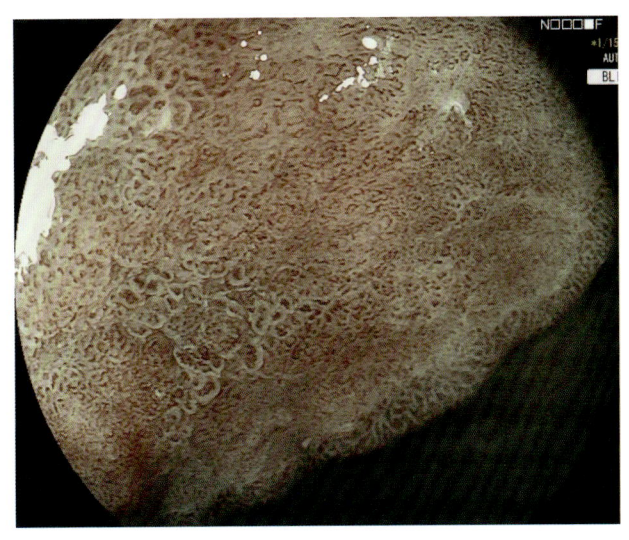

图1-3-371 BLI观察

病灶呈颗粒状、乳头状腺结构改变,可见VEC结构。

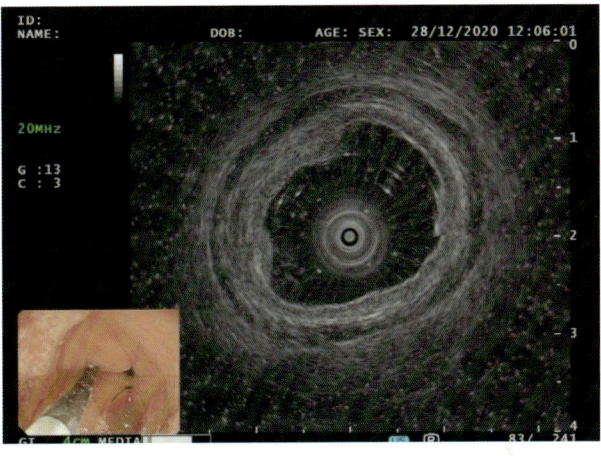

图1-3-374 超声诊断

超声内镜可见胃窦前壁管壁层次结构清晰,病灶处黏膜层及黏膜肌层增厚,呈不均质稍低回声光带,黏膜下层未见明显中断及低回声改变,考虑黏膜层及黏膜肌层病变。

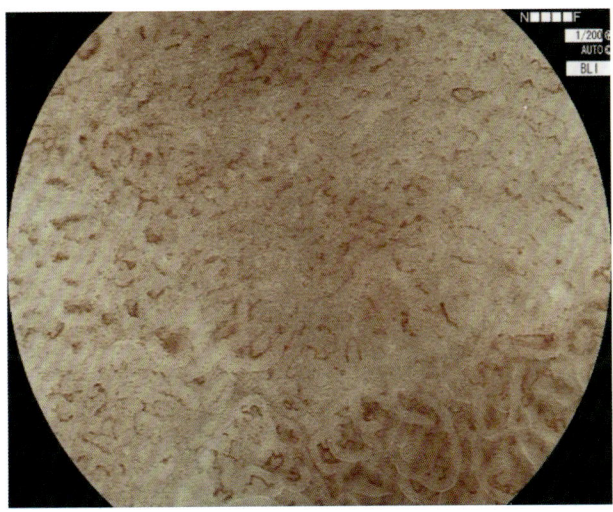

图1-3-372 BLI观察

BLI高倍放大观察病灶肛侧区域血管呈破碎状,周围MCE结构不鲜明。

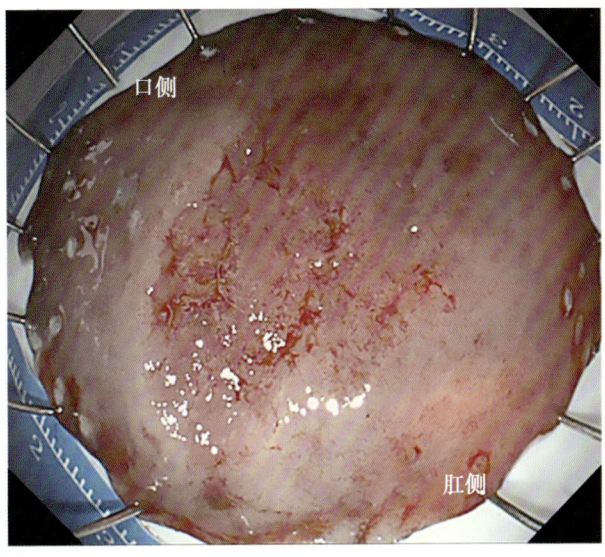

图1-3-375 ESD切除标本

病灶口侧双标记,位置对应。贴固有肌层剥离,减少出血。

病理所见

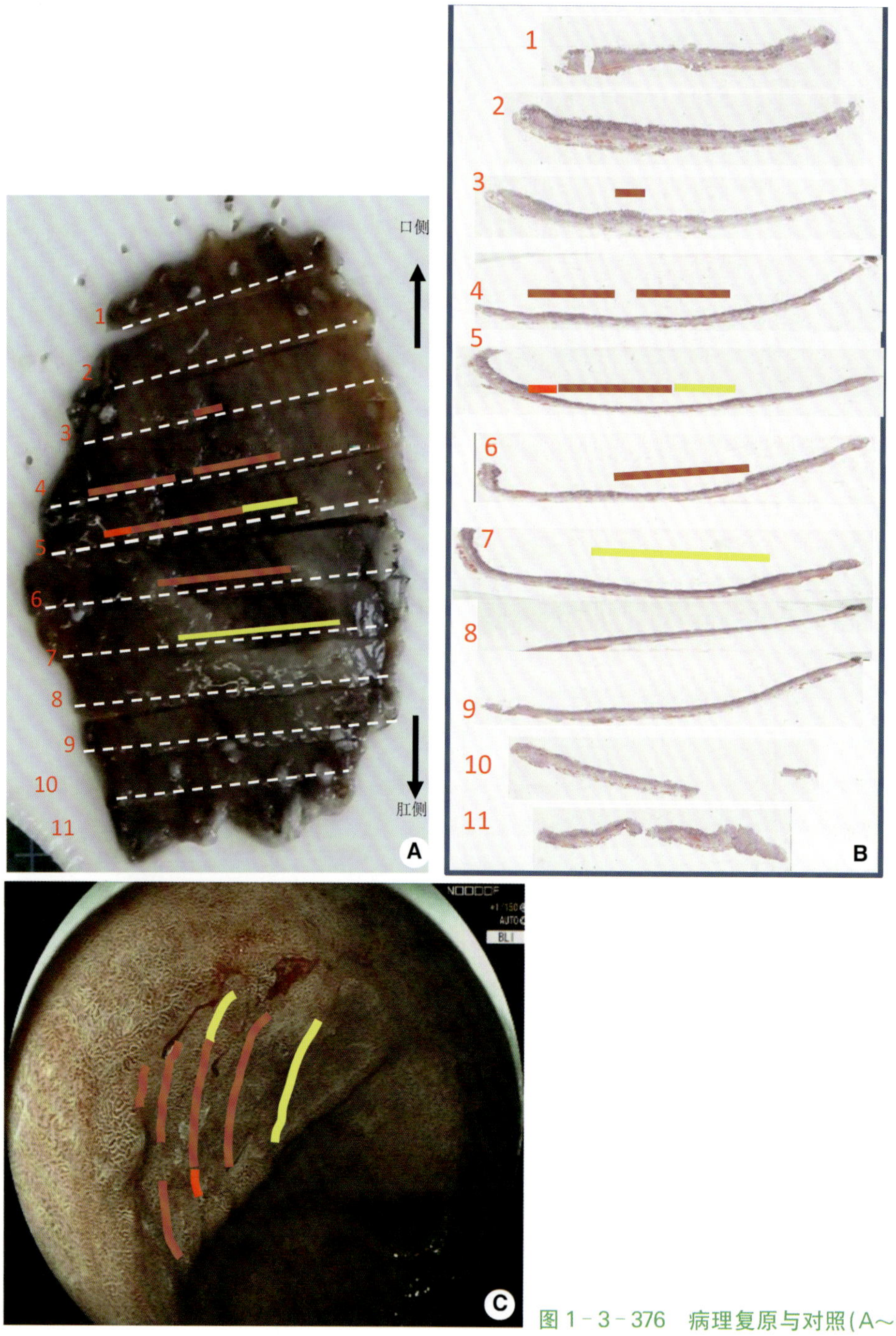

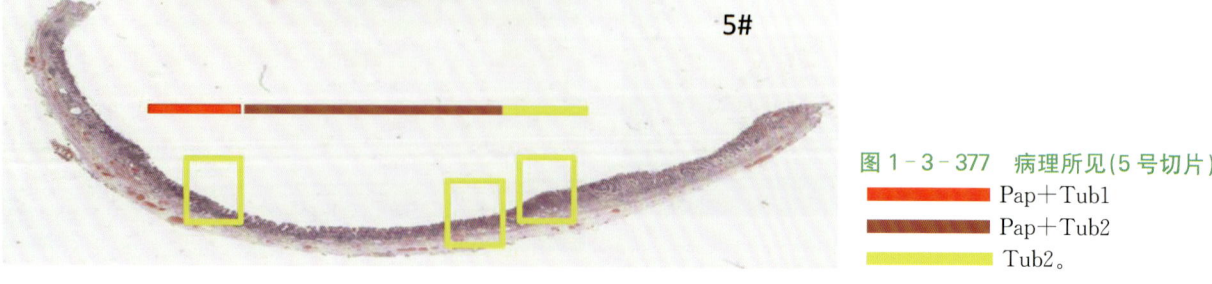

图1-3-376 病理复原与对照(A～C)

图1-3-377 病理所见(5号切片)
▬ Pap＋Tub1
▬ Pap＋Tub2
▬ Tub2。

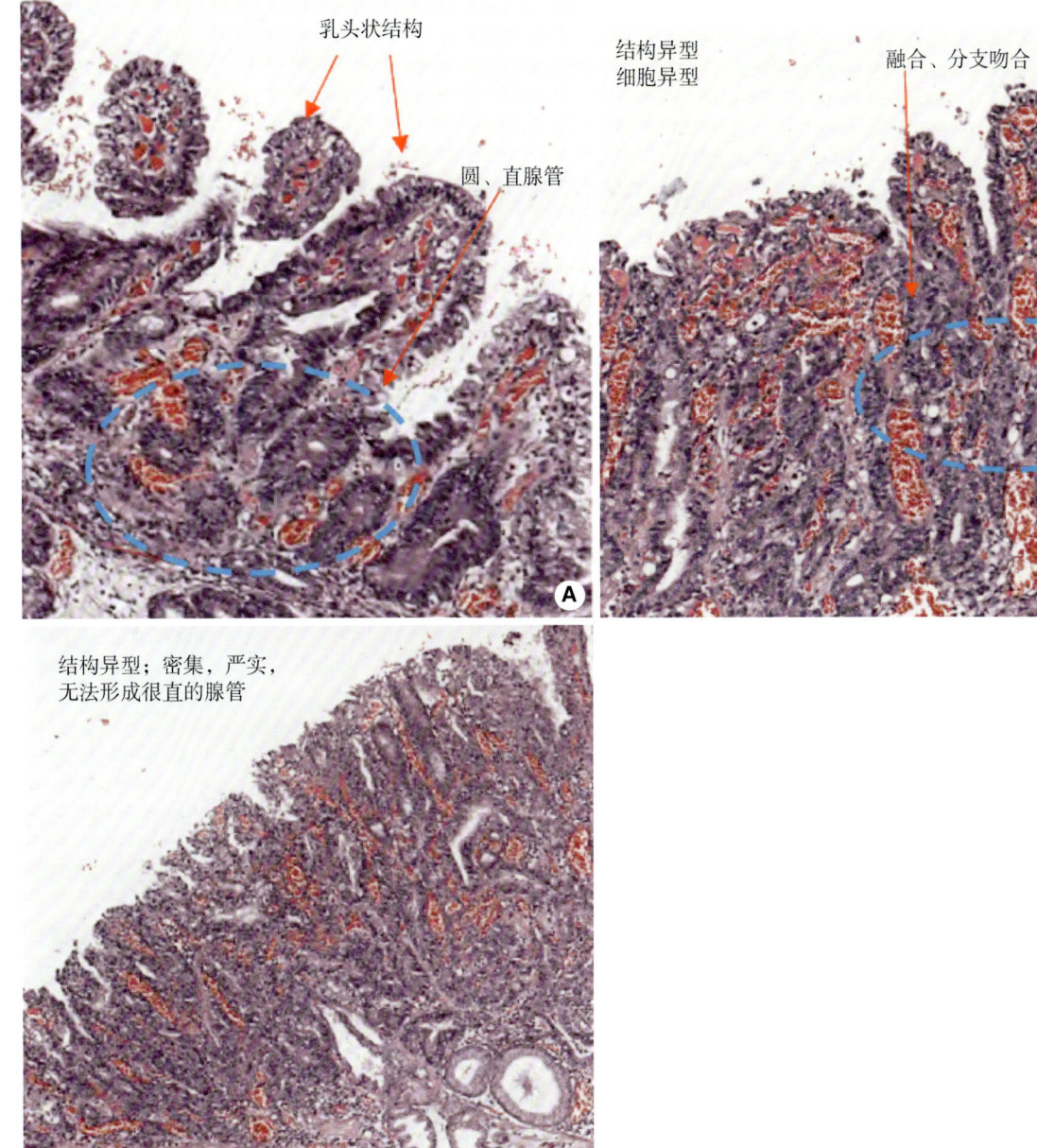

图1-3-378 病理所见(A~C)

病理诊断

- WHO标准(第五版):黏膜内癌(乳头状腺癌及中分化管状腺癌为主,少部分为高分化管状腺癌)。
- 日本标准:L,Ant,Type 0-Ⅱc,1.0 cm×1.8 cm,pT1a,Tub2＞pap＞Tub1,UL0,VM0,HM0,Ly0,V0。

诊断体会

- 优良的术前准备和标准的胃镜检查是我们发现可疑病变的前提。
- LCI下病灶色调改变强烈提示早癌,BLI放大精查有助于辨别病灶边界、性质。
- 精细的放大内镜检查及病理评估是提高内镜诊治质量、保障患者健康的重要环节。
- 内镜与病理的对照可以帮助我们进一步理解病变内镜下的表现。

(病例指导老师:刘思德)

病例 41　胃多发混合型腺癌

该病例讲解视频二维码

病例提供　▶　**陈龙平**　联勤保障部队第九○○医院

简要病史

性别:女。

年龄:64 岁。

主诉:外院体检胃镜发现胃体及胃底穹隆部隆起 10 天。

病变部位:胃。

内镜表现

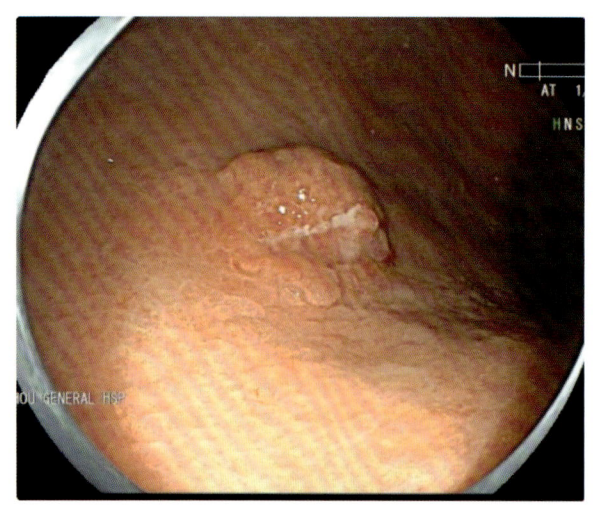

图 1-3-379　白光观察

可见胃体上部大弯侧大小约 20 mm×30 mm 病灶,呈周围隆起,中央凹陷样。

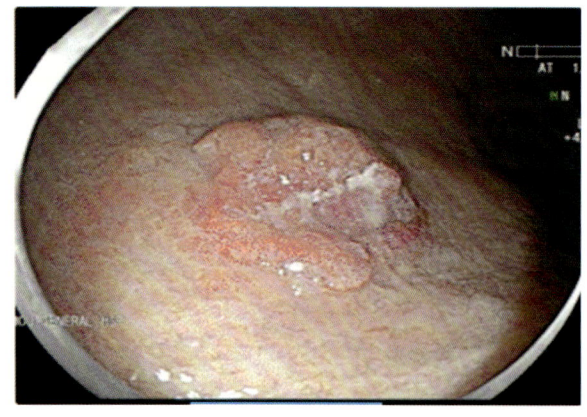

图 1-3-380　LCI 观察

病灶颜色对比更加明显。

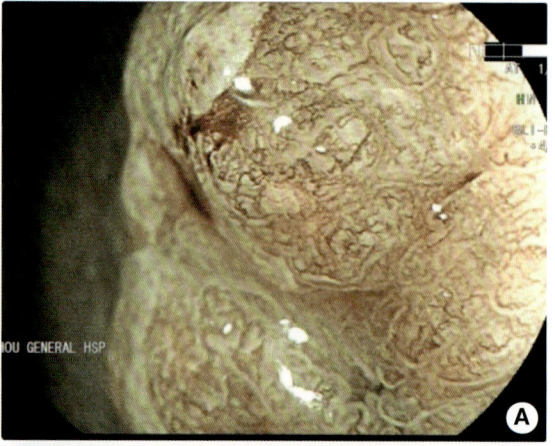

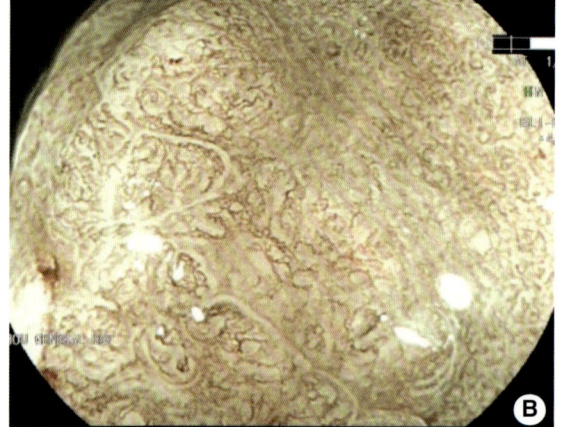

图 1-3-381　BLI 观察

可见病灶边界清晰,MCE 包绕的腺体大小不一,部分有融合,微血管明显扩张、拉伸,可见环状血管改变。活检提示为"肠型腺瘤"(A、B)。

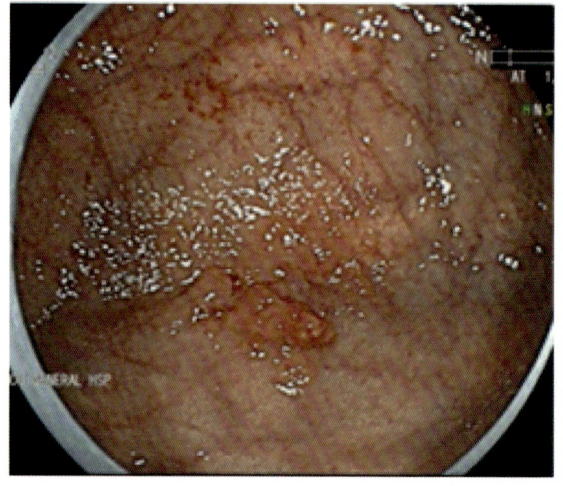

图 1-3-382　白光观察

可见胃底穹隆部大小约 30 mm×40 mm 病灶,表面发红明显,呈结节样隆起。

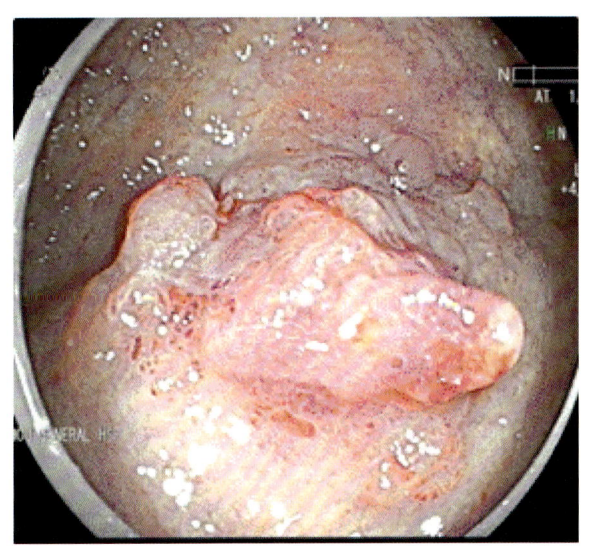

图 1-3-383　LCI 观察
病灶颜色对比更加明显,边界明显。

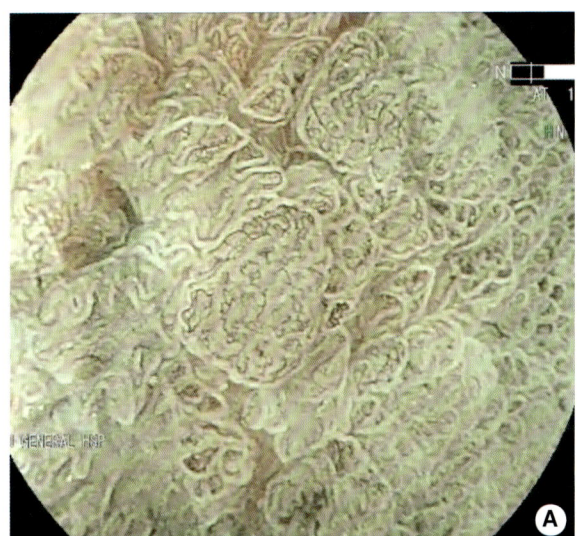

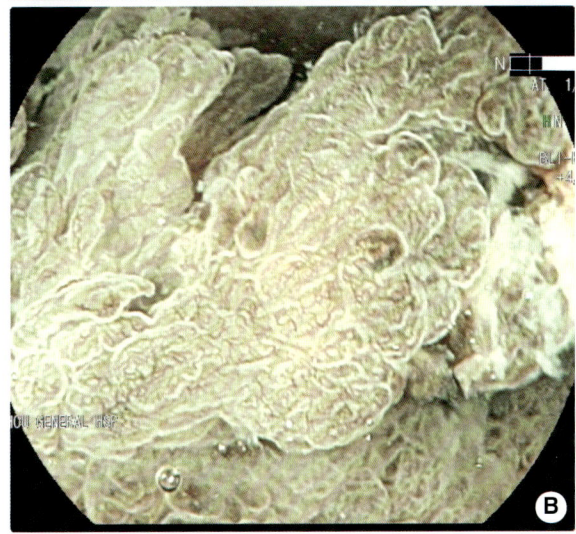

图 1-3-384　BLI 观察
放大观察可见病灶表面管状绒毛样表现,腺体明显融合,微血管明显扩张、拉伸,大小不一,极性紊乱。活检提示为"肠型腺瘤"。分析后决定对两处病变进行分期切除(A、B)。

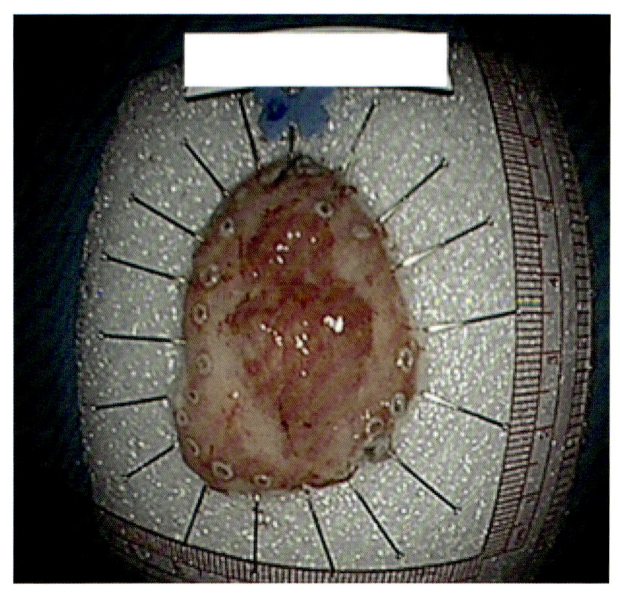

图 1-3-385　胃体病变第一次 ESD

病理所见

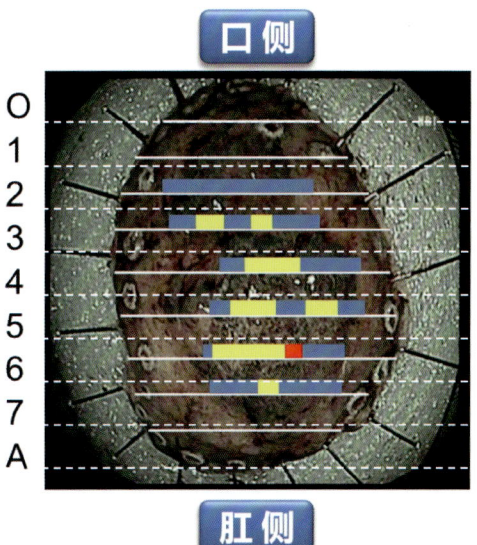

■ LGIN　□ HGIN　■ 黏膜内癌(M1)

图 1-3-386　病理所见,术后复原

标本形态:0-Ⅰs+Ⅱa。
标本大小:4.5 cm×3.0 cm。
病灶大小:2.8 cm×2.0 cm。
组织类型:管状腺癌
　　　　　(Tub1＞Tub2＞por)。
浸润深度:pT1a-M。
溃疡形成:UL0。
脉管浸润:Ly0,V0。
切缘情况:pHM0,pVM0。
背景黏膜:萎缩,轻度活动性炎症。

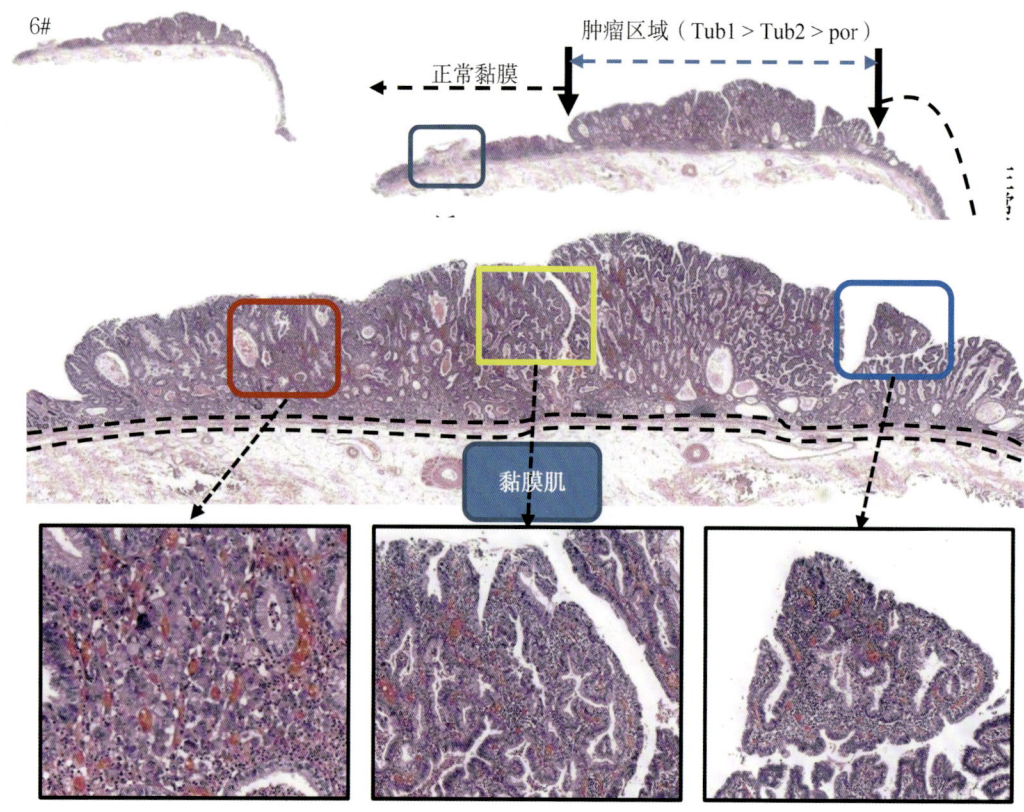

图1-3-387 病理对照(6号组织条)

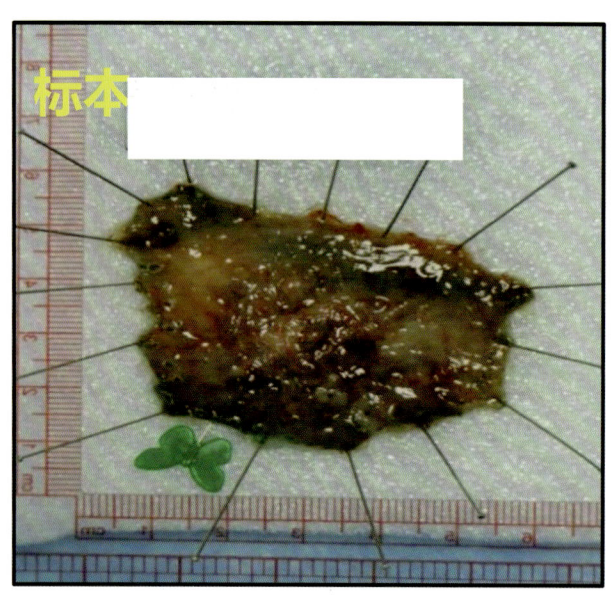

图1-3-388 ESD术后切片(胃体病变第二次ESD)

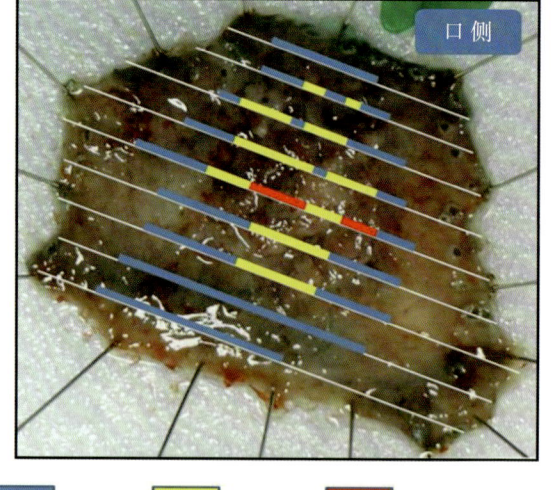

图1-3-389 病理所见,术后复原对照

标本形态:0-Ⅰs+Ⅱb。
标本大小:6.0 cm×4.0 cm。
病灶大小:4.2 cm×3.0 cm。
组织类型:管状腺癌
(Tub1＞Tub2＞por)。
浸润深度:pT1a-M。
溃疡形成:UL0。
脉管浸润:Ly0,V0。
切缘情况:pHM0,pVM0。
背景黏膜:慢性萎缩,非活动性炎症。

第一章 上消化道病变

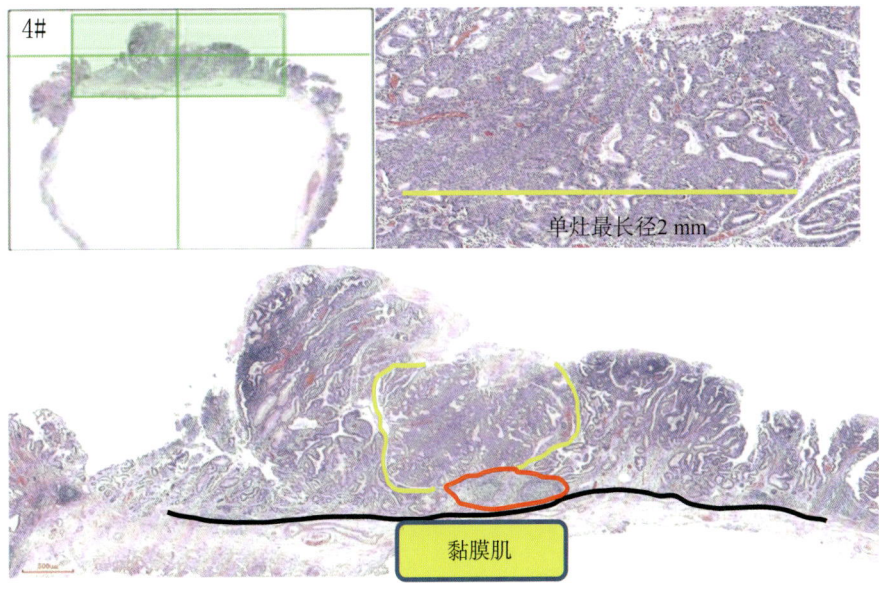

图 1-3-390 病理所见(4号病理组织条)

诊断体会

- 术前的精准评估是规范内镜治疗的基础。
- 重视 ESD 技术的同时,更需要懂得策略。
- 困难部位的 ESD 可巧用多种辅助牵引手段。
- 规范化早癌处理流程才能使患者最大获益。

(病例指导老师:王雯)

病例 42 胃混合型腺癌

该病例讲解视频二维码

病例提供 ≫ 组 明 北京大学第三医院

简要病史

性别:男。
年龄:80 岁。

主诉:间断腹胀、反酸 3 年。
病变部位:胃。

内镜表现

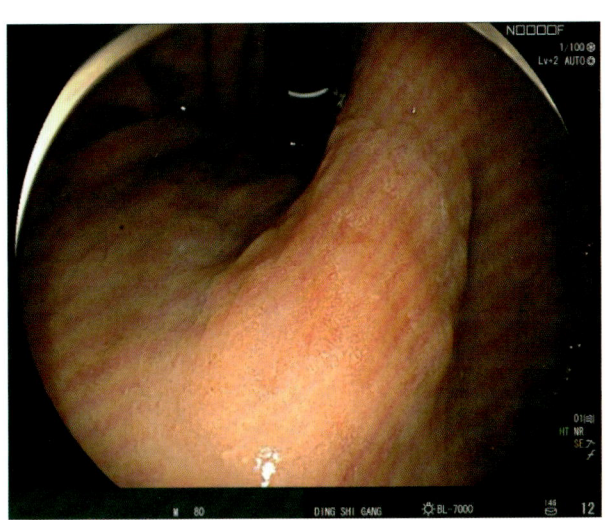

图 1-3-391 白光观察

胃角前壁可见平坦型病灶,病灶大小约 1.8 cm×1.5 cm,颜色发红。

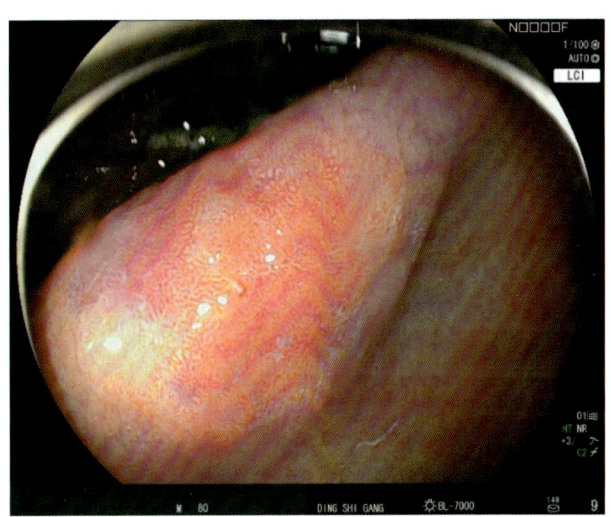

图 1-3-392 LCI 观察

充分利用注气吸气观察胃壁蠕动性良好,LCI 下病灶被强调得更加明显,呈橙红色。

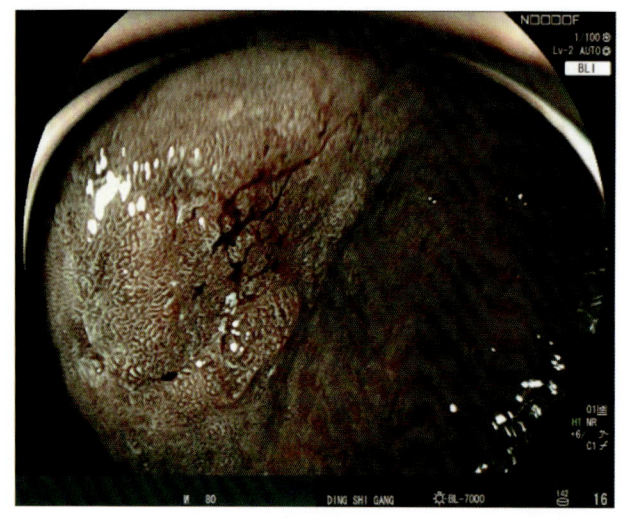

图1-3-393 BLI观察
使用BLI观察病灶,呈平坦型。

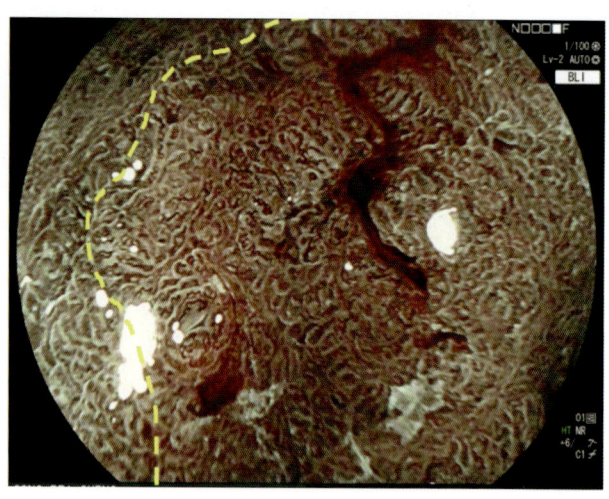

图1-3-394 BLI观察
使用BLI弱放大观察病灶边界,可见边界明显。

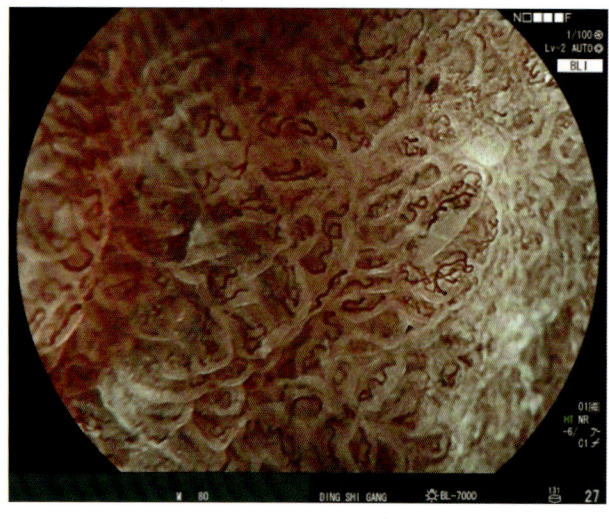

图1-3-395 BLI观察
MV不规则,部分增粗、扭曲,可见loop样血管;MS:冰醋酸染色可见MS不规则,可观察到WGA。规则,IP增宽,DL范围内可见不规则的WOS。

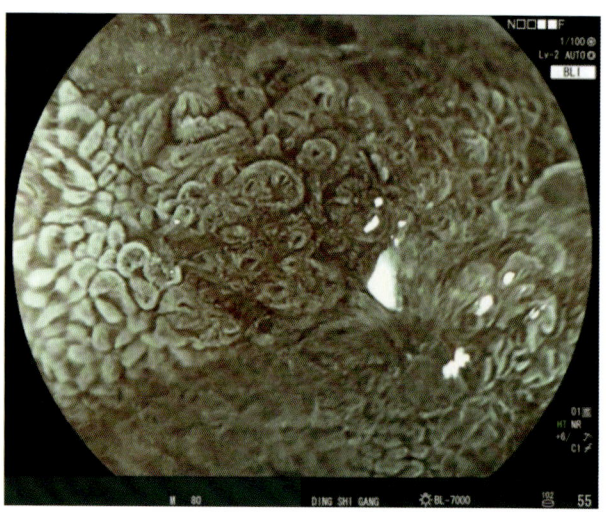

图1-3-396 BLI观察
冰醋酸染色,BLI下可见MS不规则,可观察到WGA。

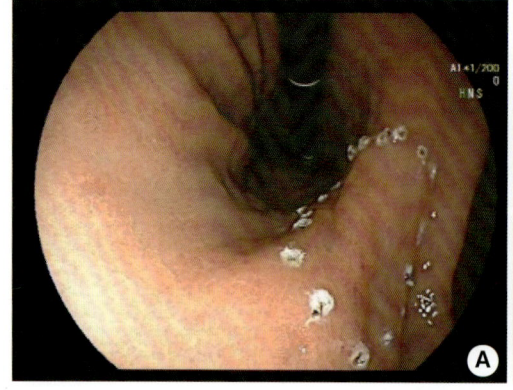
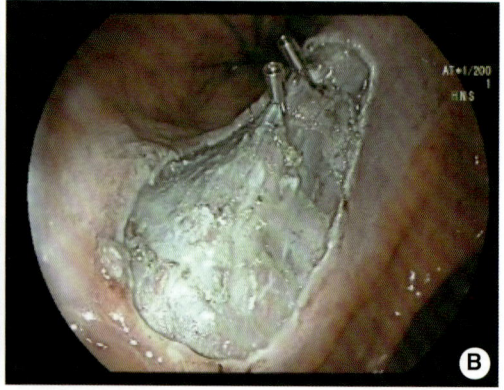

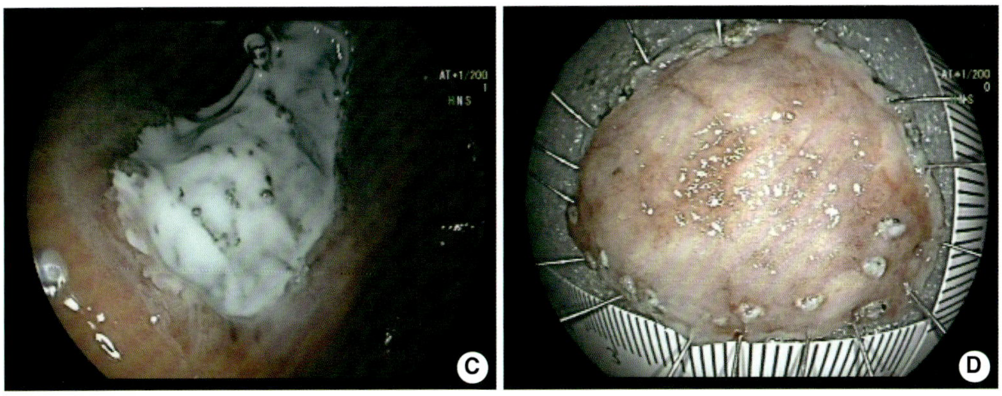

图 1-3-397 ESD 切除过程(A～D)

病理所见

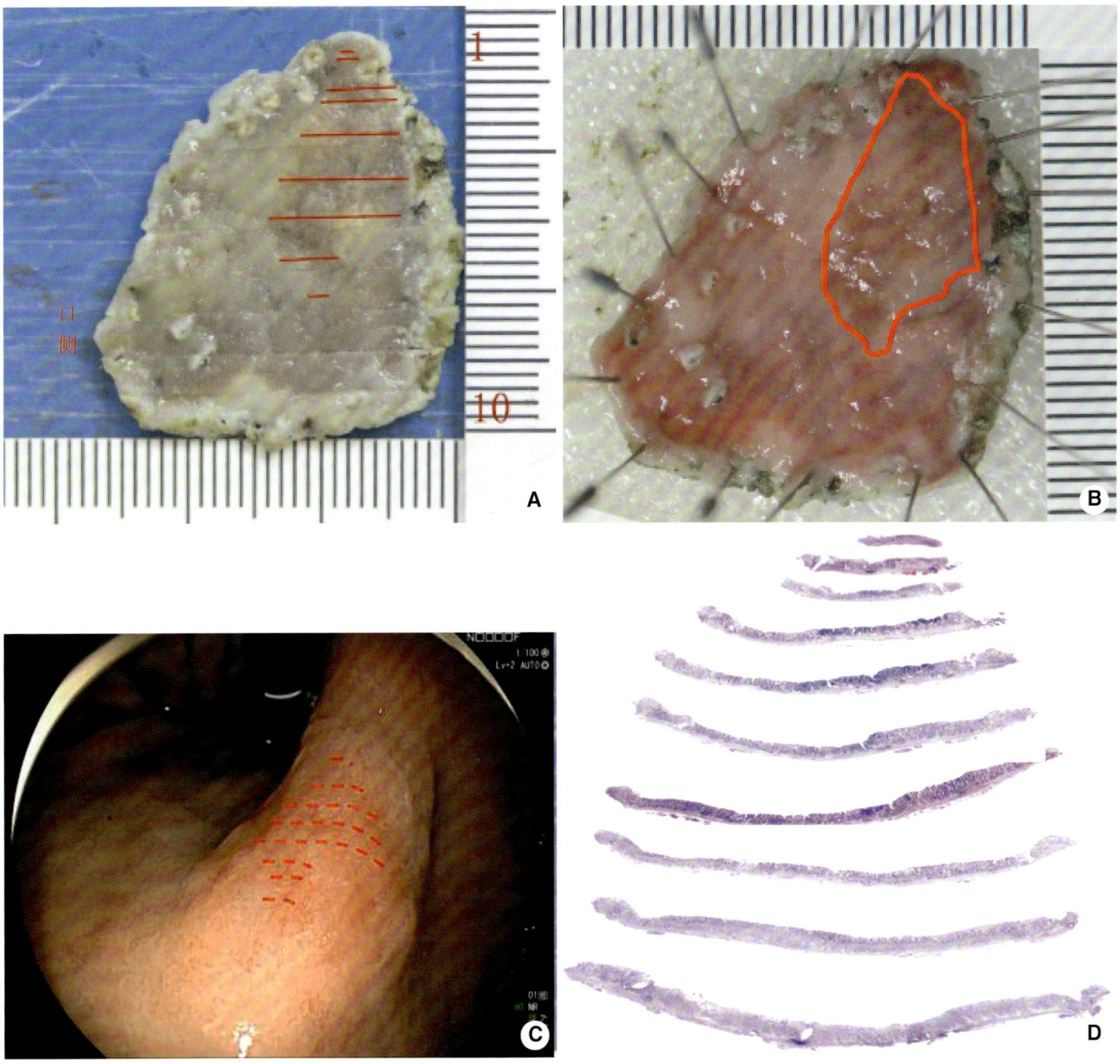

图 1-3-398 ESD 术后复原对照(A～D)

大体所见：送检组织体积约 28 mm×26 mm×2 mm，灰红，质软稍韧组织，可见局部黏膜发红，范围约为 10 mm×5 mm。

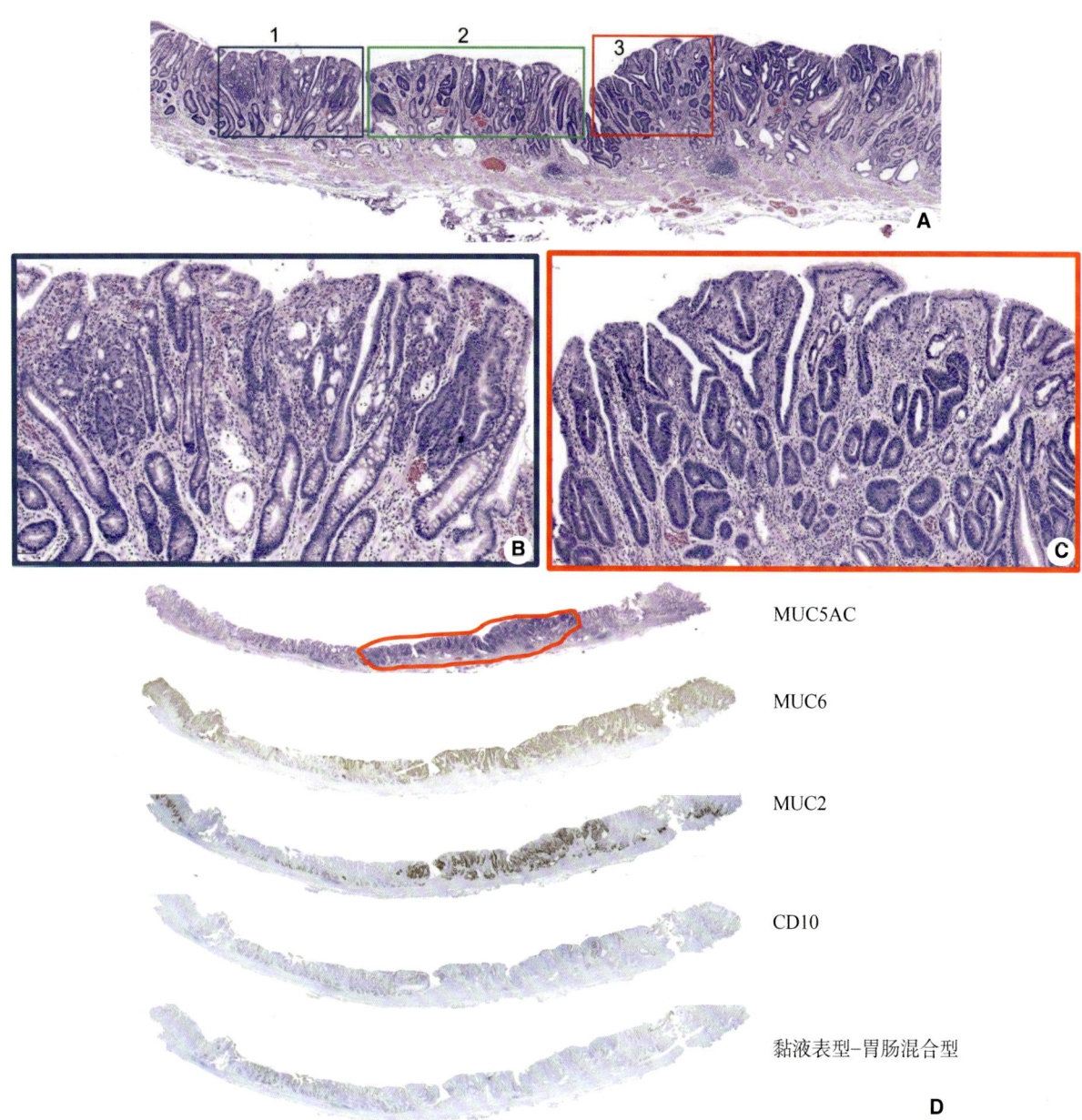

图1-3-399 (A~D)病理所见

角切迹前壁(ESD标本体积约28mm×26m×2mm,连切10块),b型早期胃癌,黏膜内癌,高分化管状腺癌,部分呈中分化管状腺癌,灶性呈低分化腺癌,光镜下癌组织范围约为7mm×19mm(第1~7块组织可见癌组织),癌组织距标本水平侧切缘可测量距离最近约0.07mm(第2块组织)(注:第1块组织经两次深切后未见癌组织),未见明确脉管内癌栓,免疫组化结果癌细胞C混(+),p53(少数+),CDX2(少部分+),IUC5AC(+),UC6(+),MUC2(少部分+),CD10(-),HER2(局灶1+),Ki-67阳性细胞率最高约为70%,CD34及D2-40免疫标记示未见明确脉管内癌栓,Desmin免疫标记示黏膜肌层完整;黏膜呈慢性萎缩性胃炎伴肠化,多灶性轻度异型增生,灶性淋巴细胞浸润。

病理诊断

- 病变位置:胃角前壁。
- 病变形态:0-Ⅱb。
- 标本大小:2.8 cm×2.6 cm。
- 肿瘤范围:1.9 cm×0.7 cm。
- 组织学类型:Tub1>Tub2>por1。
- 浸润深度:pT1a(M)。
- 溃疡:UL0。
- 标本切缘:pHM0,pVM0。
- 脉管浸润:Ly0,V0。
- 背景黏膜:萎缩性胃炎、肠化、多灶性轻度异型增生。
- 免疫组化:MUC5AC(+),MUC6(+),MUC2(少部分+),CD10(-),CK混(+),p53(少数+),CDX2(少部分+)。
- 病理:pT1a(M),Tub1>Tub2>por1,VM0,HM0,Ly0,V0。

诊断体会

● 重视慢性萎缩性胃炎的内镜下随诊。
● 放大内镜有助于分化程度的判断,必要时可借助特殊染色。
● Hp 根除后胃癌边界判断困难,需要重视。
● 诊断及治疗只是开始,对于萎缩范围广、胃黏膜有异型增生的患者,要规范随诊。

(病例指导老师:丁士刚)

病例 43 胃混合型腺癌

病例提供 ▶ 安 萍 武汉大学人民医院

该病例讲解视频二维码

简要病史

性别:男。
年龄:66 岁。
主诉:体检发现胃角黏膜糜烂 3 天。
病变部位:胃角后壁。

内镜表现

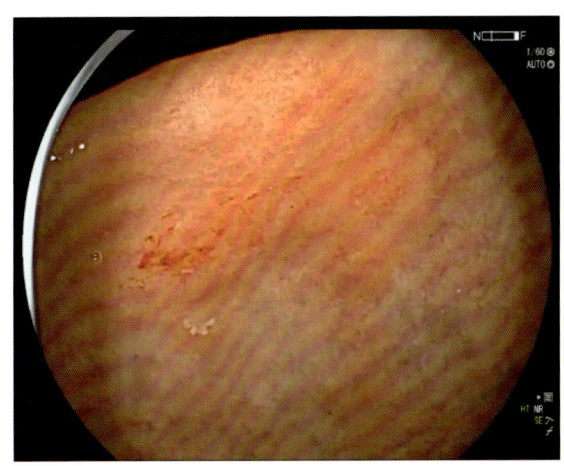

图 1-3-400 白光观察
可见胃角后壁有 1 处发红病灶。

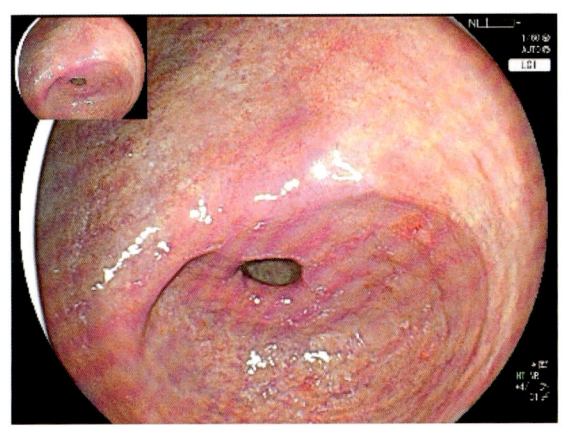

图 1-3-401 LCI 观察
胃窦及胃角周围背景黏膜呈紫色,提示存在肠化的可能。

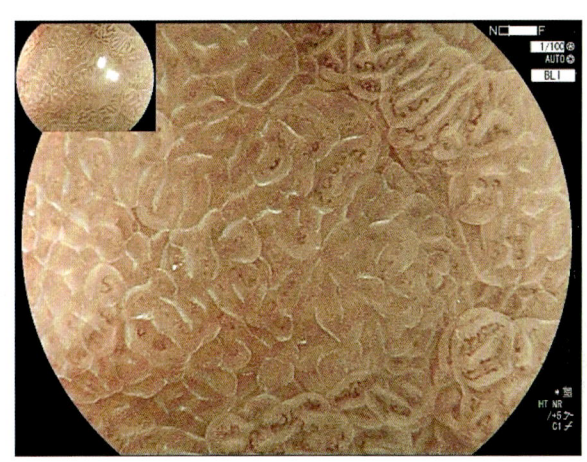

图 1-3-402 BLI 观察
胃窦四壁及胃角萎缩伴肠化,可见 MS 肠型改变、亮蓝嵴(LBC)(+)。

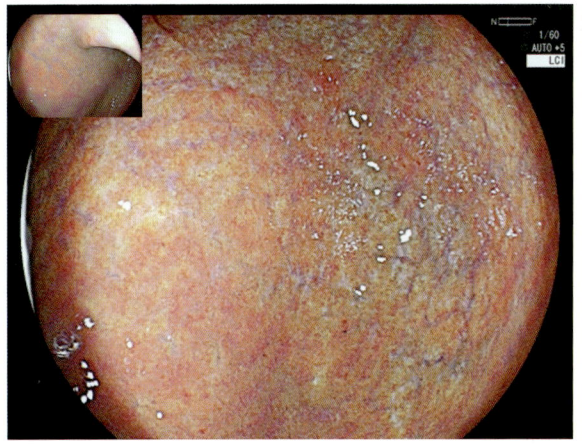

图 1-3-403 LCI 观察
胃体腺管开口部分开放,RAC(内镜下胃体部集合细静脉的规则排列)(+)。

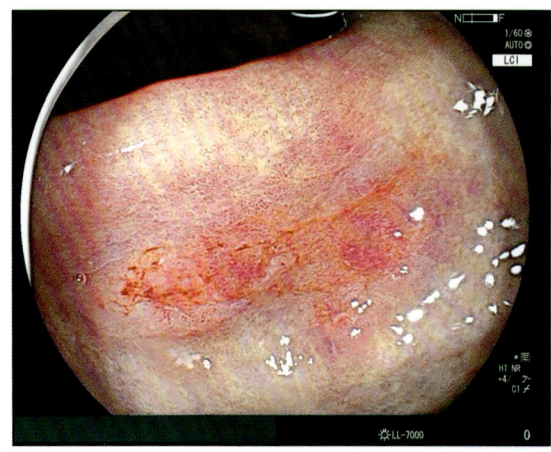

图 1-3-404　LCI 观察

充分注气后观察,可见胃角后壁Ⅱb+Ⅱa型病灶,大小约 2.0cm×3.0cm,UL0,有少量黏液,可见少量自发性出血,LCI下呈紫包橘红的色调改变。

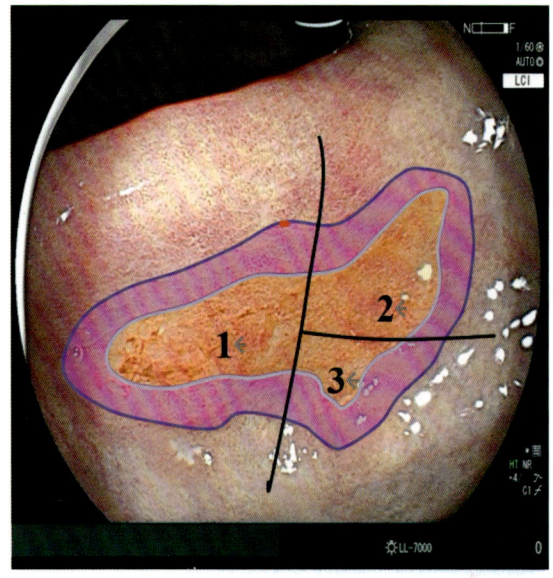

图 1-3-405　LCI 观察

拟诊癌型病灶,LCI下呈紫包橘红的色调改变,病灶处胃壁蠕动可,限于黏膜层,分区进一步行放大观察。

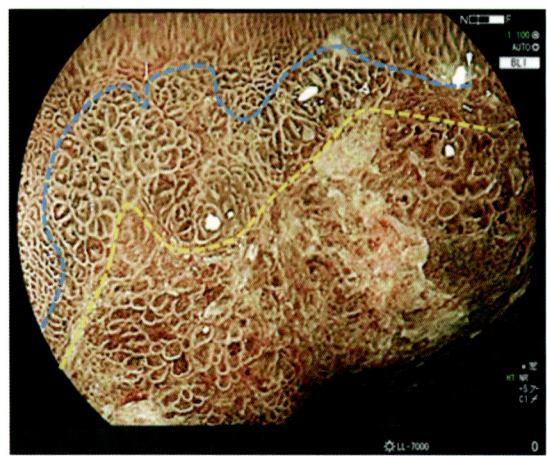

图 1-3-406　BLI 观察

1号区域边界清楚,DL(+),表面黏液分泌,病灶呈棕褐色调改变,周边黏膜肿胀,MS改变,MV增粗。

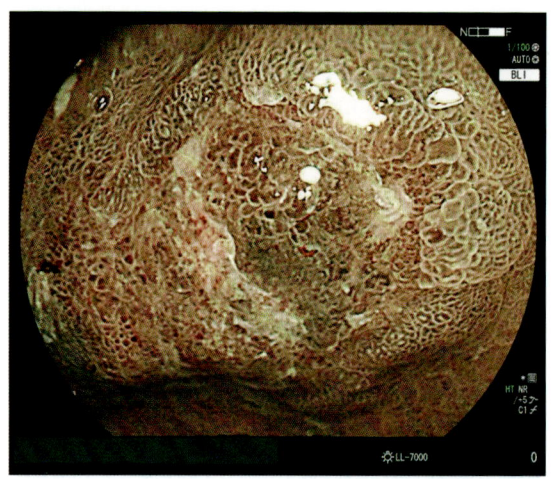

图 1-3-407　BLI 观察

2号区域边界清楚,DL(+),表面黏液分泌,病灶呈棕褐色调改变,周边黏膜肿胀,MS明显改变,MV增粗。

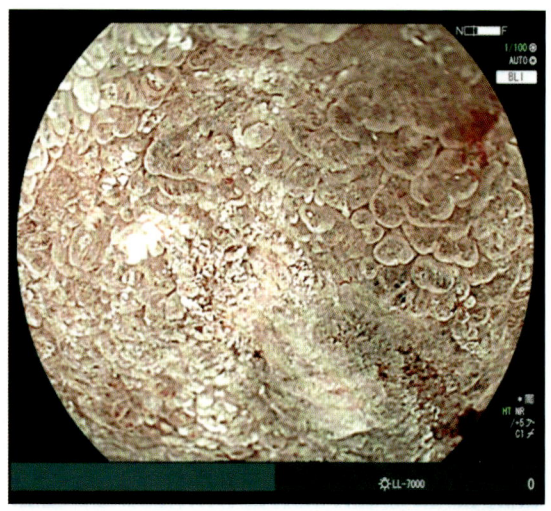

图 1-3-408　BLI 观察

高倍放大观察1、2号区域,醋酸染色未发现明显的局部缺失,考虑该区域可能为中高分化腺癌。

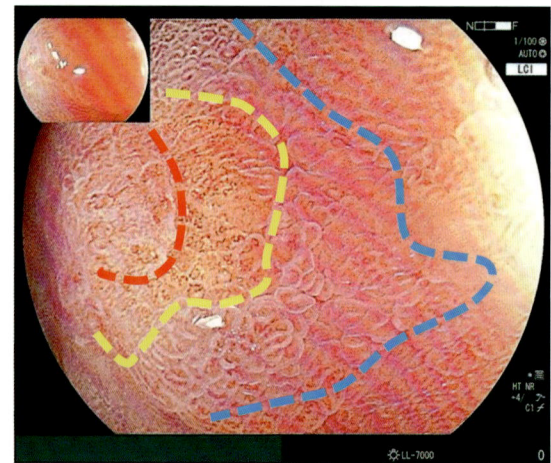

图 1-3-409　LCI 观察

观察3号区域,LCI下可见由外向内呈紫色-橘色-粉色;橘色区域:边界清楚,MS消失,MV明显扭曲变形,螺旋形图案,雷纹血管,判断病变为中高分化腺癌,局灶呈低分化。

病理所见

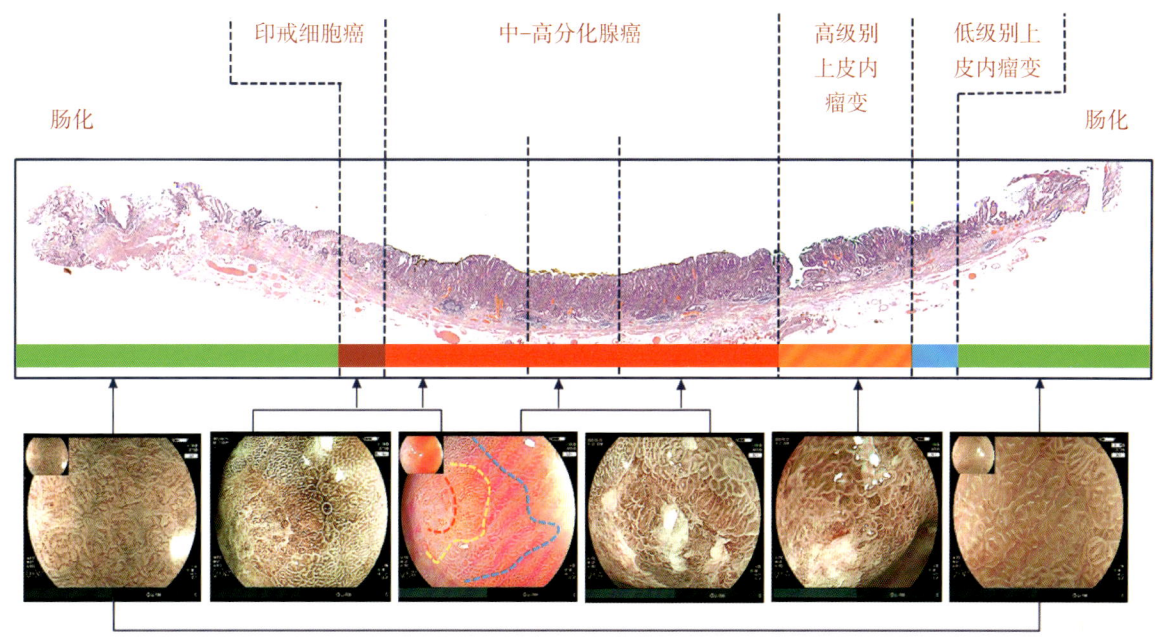

图 1-3-410 病理所见，术后复原与对照

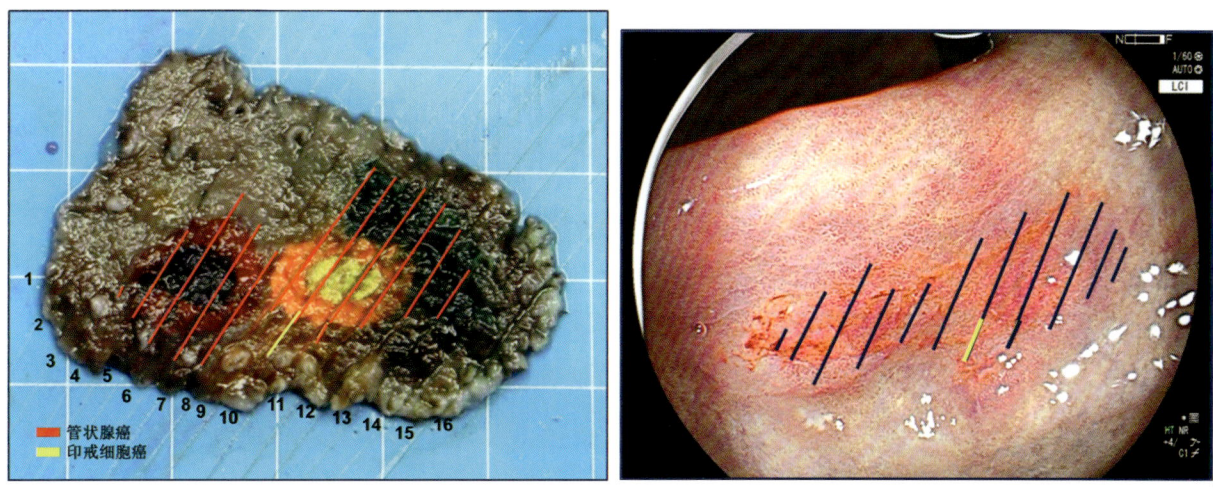

图 1-3-411 病理所见，复原与对照

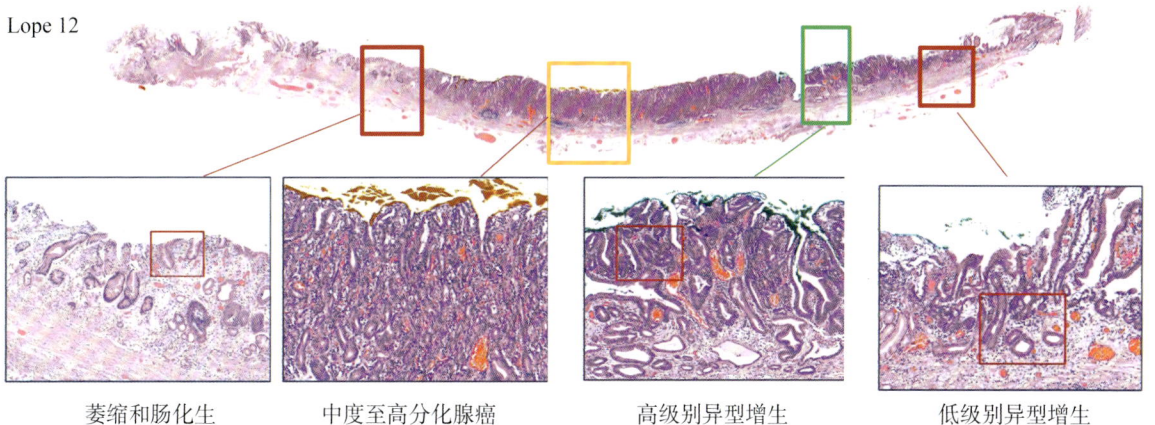

图 1-3-412 病理所见，复原对照，12号病理组织条

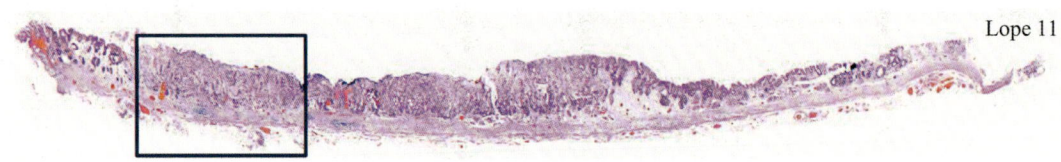

图 1-3-413　病理所见(11号病理组织条)，复原对照
未分化腺癌；印戒细胞癌。

病理诊断

Type 0-Ⅱb，1.7cm×0.6cm×0.2cm，Tub2>sig，pT1a-M，Ly0，V0，HM0，VM0，UL0。

诊断体会

● 早期胃癌(EGC)规范化处理是早癌治疗决策的关键。
● 强调术前的充分准备。
● 对于较大病灶的有序分区观察。
● LCI 在胃早癌诊断中发挥着重要作用。
● 合理应用 ESD 术中的辅助牵引。
● 术后的标本靶染是解决内镜与病理脱节的有效手段，也是探索 EGC 内镜表现与诊断的重要方法。

（病例指导老师：于红刚）

病例44　胃混合型腺癌

该病例讲解视频二维码

病例提供 ▶ 罗凌玉　南昌大学第一附属医院

简要病史

性别：男。
年龄：66岁。
主诉：上腹不适2个月余。
病变部位：胃体。

内镜表现

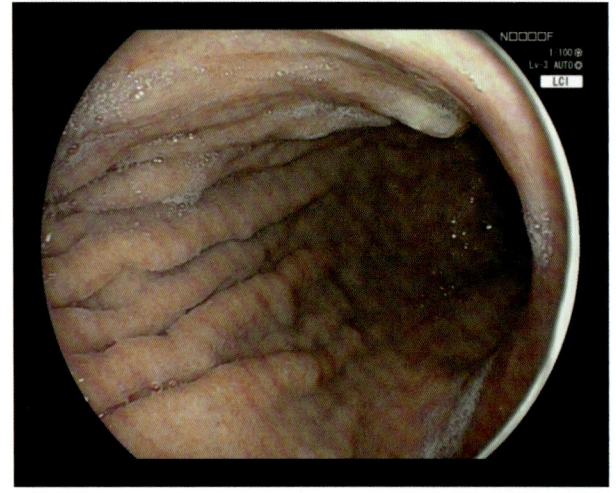

图 1-3-414　LCI 观察

黏膜肿胀，皱襞肿大，白色浑浊黏液，弥漫性发红。黏膜萎缩，黄斑瘤，否认除菌史，为 Hp 感染表现。

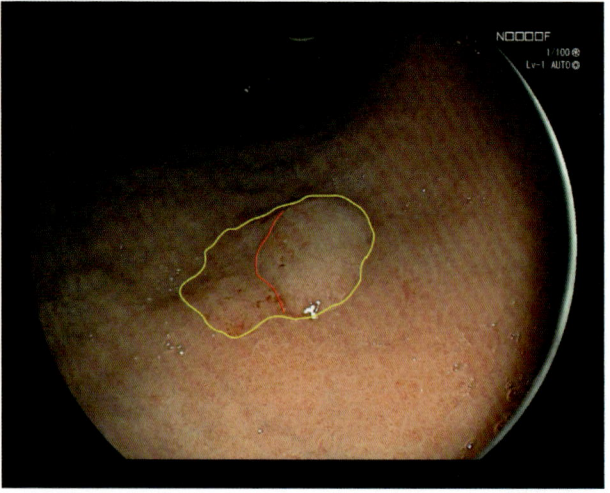

图 1-3-415　白光观察

该病灶位于胃体部，大小1.5mm×2.0mm，表面凹凸不平，红线部分隆起明显，黄线部分可见浅凹陷，整体病灶呈褪色调改变，局部发红。

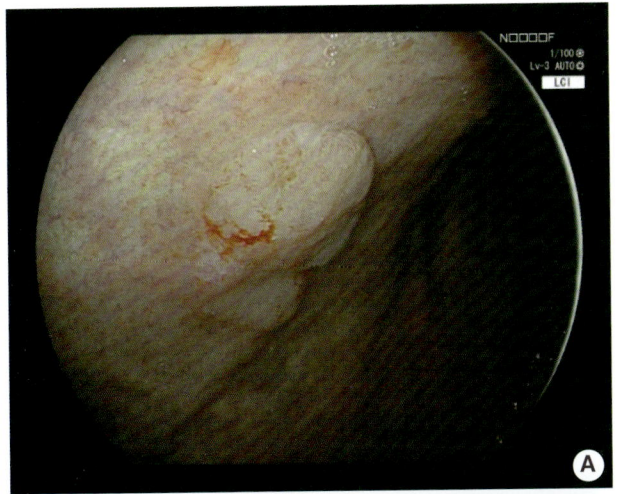

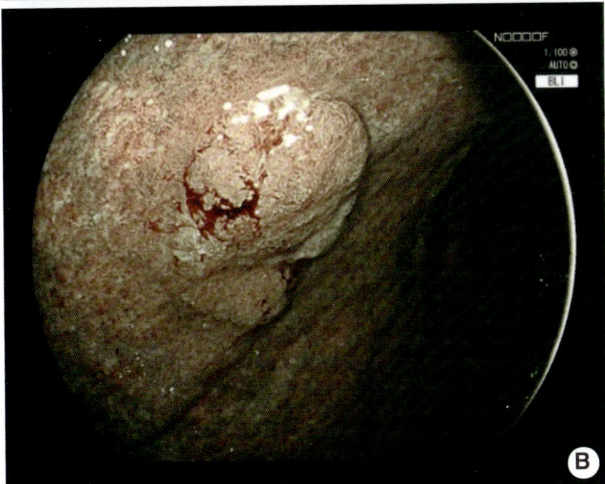

图 1-3-416 LCI+BLI 观察
病灶有清晰的边界,表面性状(高低不平,局部可见浅凹陷,结节状),色调(不均一,褪色调,局部黏膜发红),可见自发性出血(A、B)。

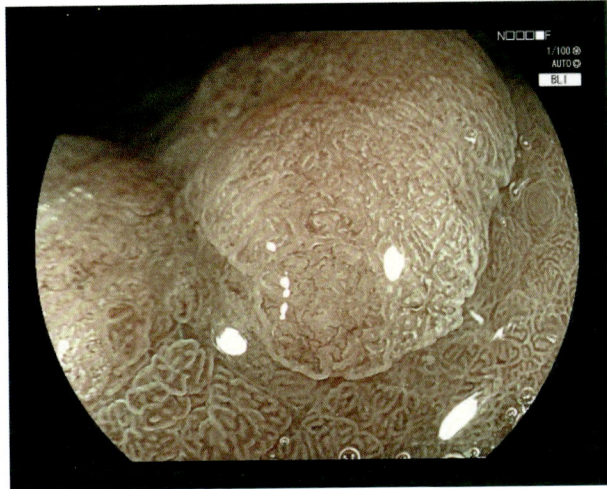

图 1-3-417 BLI 观察
病灶右下方,与背景黏膜相比,腺管呈绒毛状,排列较紧密,可见白色不透明物质(WOS),局部排列不规则。

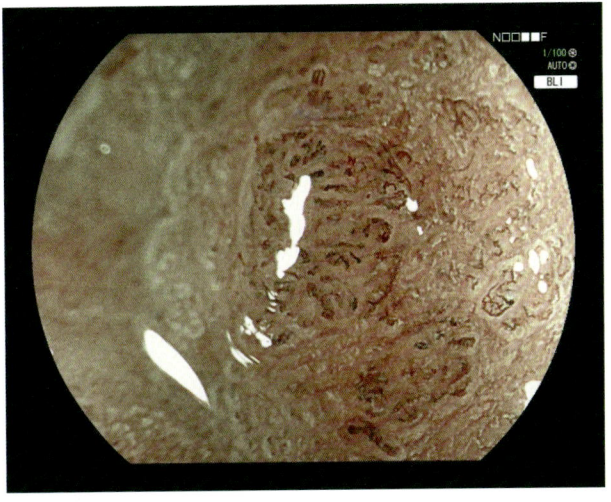

图 1-3-418 BLI 观察
病灶右上方,腺管排列紧密,WOS 相对规则,其左侧黏膜呈颗粒样改变,腺管结构紊乱,微血管增粗、迂曲。

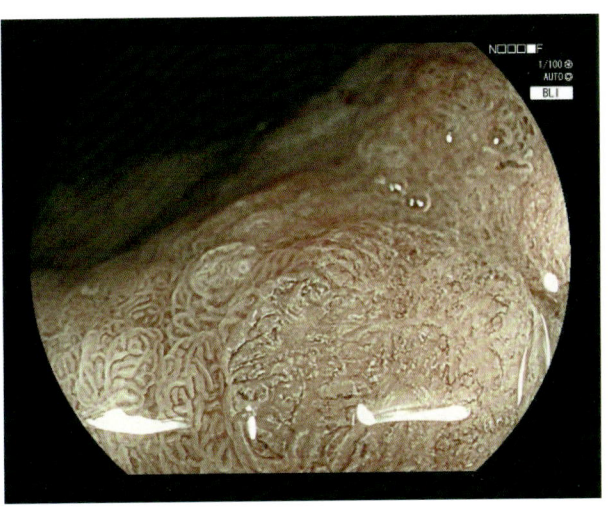

图 1-3-419 BLI 观察
病灶左上方,腺管排列紊乱,可见非网格样的血管,不规则白色不透明物质(WOS)。

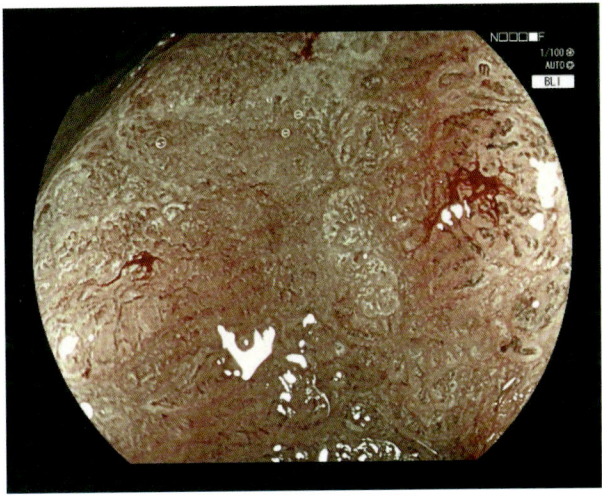

图 1-3-420 BLI 观察
凹陷部位局部腺管不够清晰,可见非网格样的血管。

病理所见

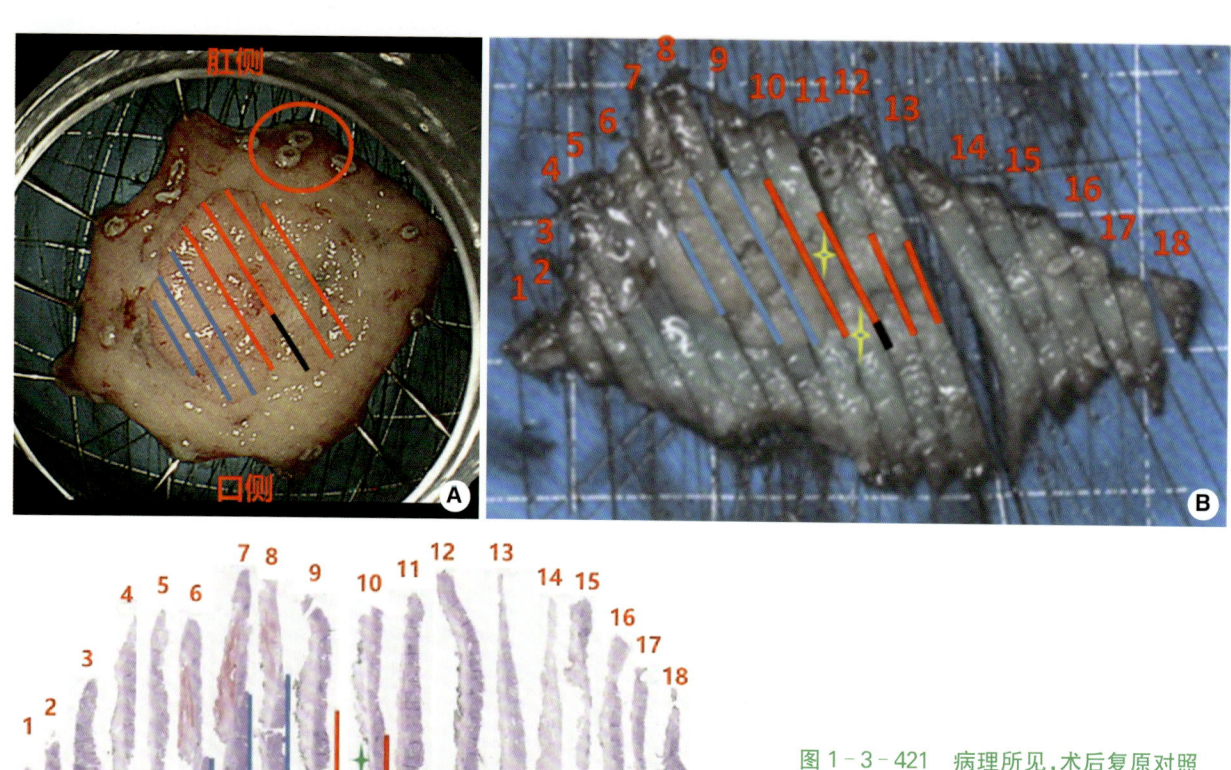

图1-3-421 病理所见,术后复原对照

胃体组织一块,送检黏膜组织,大小4.0 cm×3.2 cm×0.2 cm,黏膜表面见一隆起,大小1.5 cm×0.8 cm×0.2 cm,如图从左至右依次取材。制片18张,其中6~12号切片可见病变(范围1.5 cm×1.5 cm)。第6~7号切片腺体呈管状或筛状,细胞具中-重度异型性(范围0.9 cm×0.4 cm);第8~12号切片腺体呈不规则腺样、乳头状,细胞胞质丰富,核大、深染,呈乳头状+中分化管状腺癌表现(范围1.5 cm×1.1 cm)(A~C)。

高级别异型增生 ▬
中分化腺癌 ▬
低分化腺癌 ▬

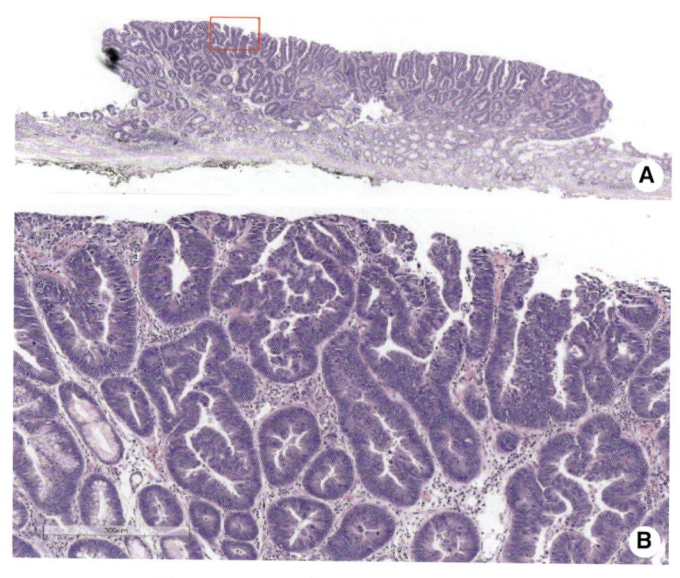

图1-3-422 病理所见(6号组织条)
腺体呈管状或筛状,细胞具有中-重度异型性(A、B)。

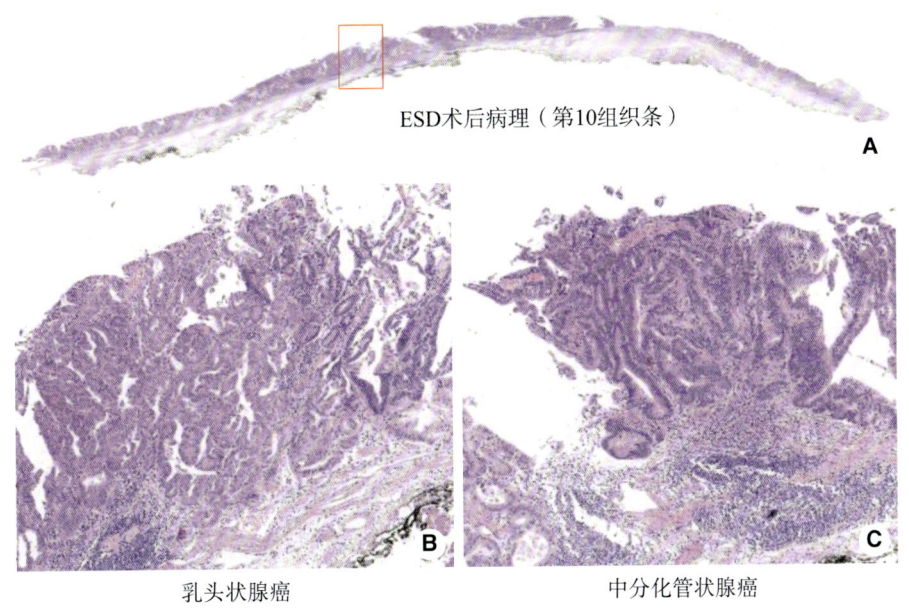

图1-3-423 病理所见(第10号组织条)(A~C)

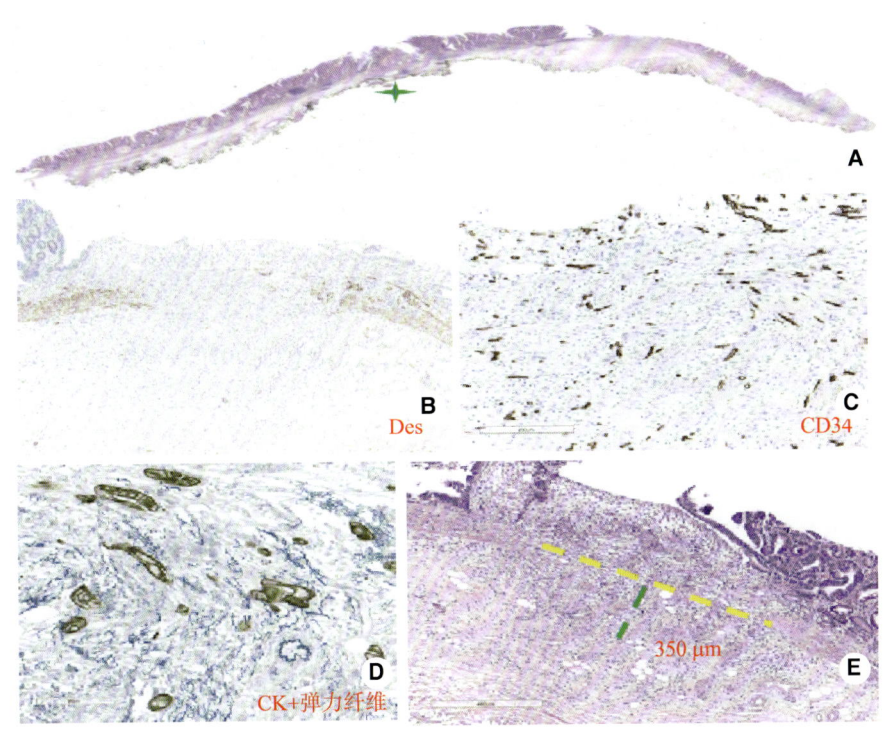

图1-3-424 病理所见

第10号切片两处可见病灶于黏膜下浸润性生长,其中一处浸润深度约250μm,另一处肿瘤呈低分化腺癌(范围0.1cm×0.1cm),浸润深度约350μm,周边胃黏膜呈中度萎缩性胃炎表现伴轻度肠上皮化生(A~E)。

病理诊断

(胃体)胃黏膜混合型腺癌,乳头状腺癌>中分化管状腺癌>低分化腺癌(por2),侵及黏膜下层(深度约350μm),未见脉管内癌栓及神经侵犯,TNM分期:T1bNXM0。

诊断体会

关于混合型早期胃癌

- 内镜表现:与分化型及未分化型病变相比,混合型病变多分布于胃中部,病变范围多>2cm,色泽多同时具有发红或褪色的混杂色调,肉眼形态中平坦型及混合型的比例较多。

- 多篇关于混合型胃癌的研究显示混合型胃癌的黏膜下浸润、淋巴结转移风险高于纯分化类型癌,类似纯非分化型癌。
- 混合型早期胃癌有较高非治愈性切除率,主要原因多为黏膜下浸润、垂直切缘阳性。
- 对于分化性癌中存在未分化成分的病例,仍然缺乏足够的科学依据来判断是否为治愈性切除。目前临床上是否可以将其中的分化及非分化成分分别对应共识或指南评估,以最差结果部分作为评估终点?

（病例指导老师：陈幼祥）

病例 45 胃窦体交界混合型胃癌

该病例讲解视频二维码

病例提供 ▶ 李晓林　青海省人民医院

简要病史

性别：女。
年龄：49 岁。
主诉：上腹不适半年。
病变部位：胃。

内镜表现

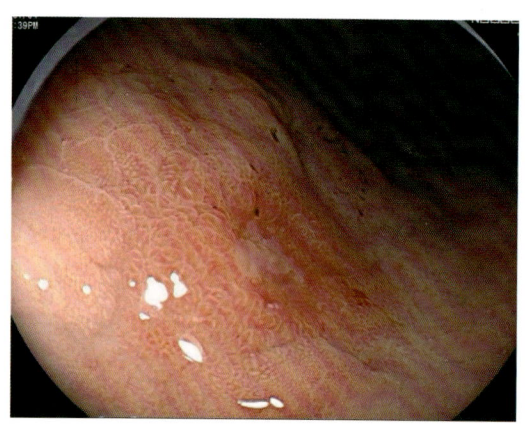

图 1-3-425　白光观察
可见窦体交界处 0-Ⅱc 病灶,病灶发红,中央发红凹陷处,表面附着白苔。

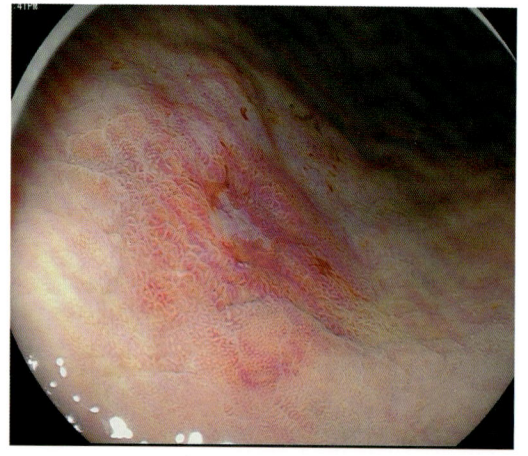

图 1-3-426　LCI 观察
发红部位更加明显。

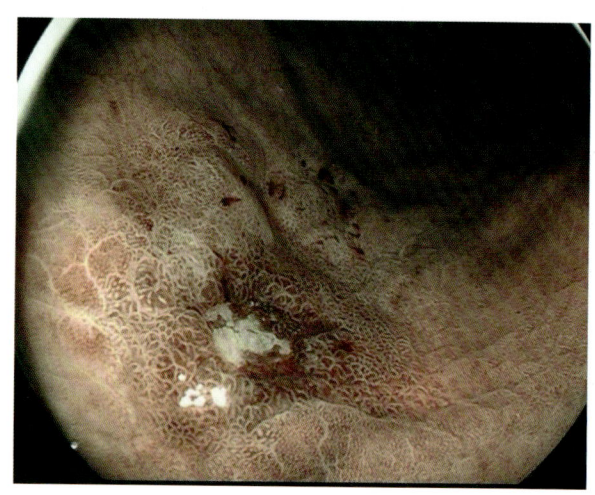

图 1-3-427　BLI 观察
近景观察,病灶对比更加清晰。

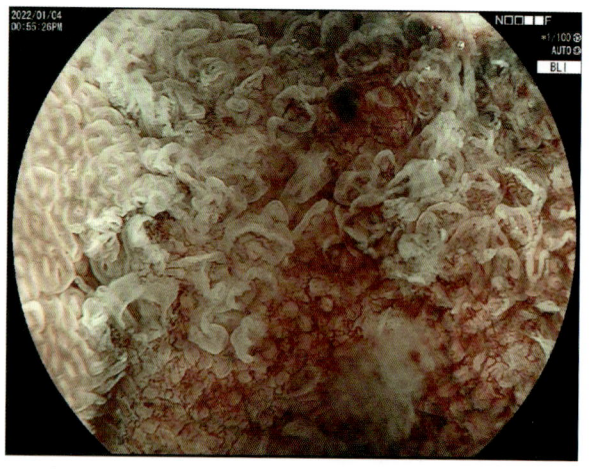

图 1-3-428　BLI 观察
靠近前壁与口侧部位的表面微结构异常,局部可见网格样血管,病灶边界明显。

第一章 上消化道病变

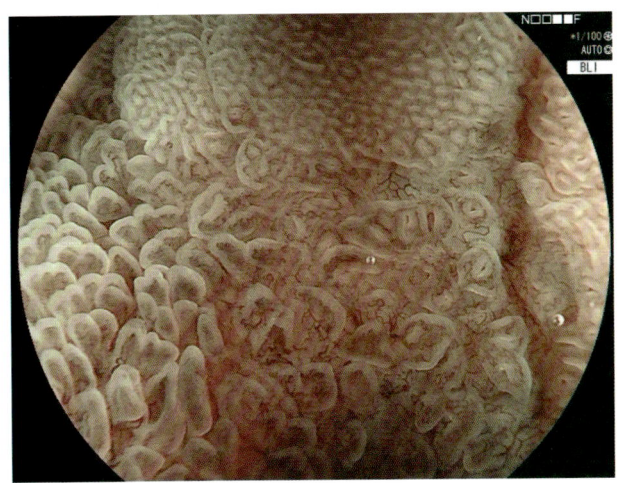

图 1-3-429 BLI 观察
病灶前壁后壁部位,边界清晰,病灶表面微结构明显不规则。

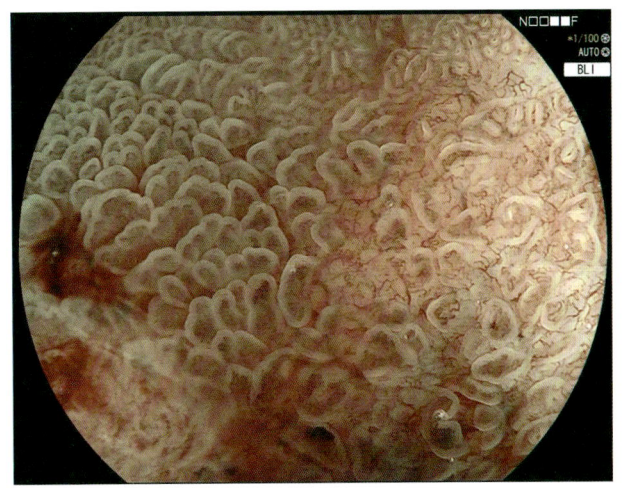

图 1-3-430 BLI 观察
病灶后壁靠近口侧部位,可见乳头样结构,微血管不规则。

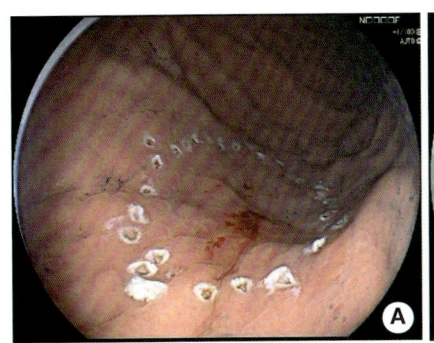 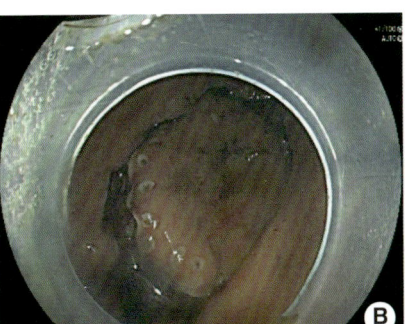 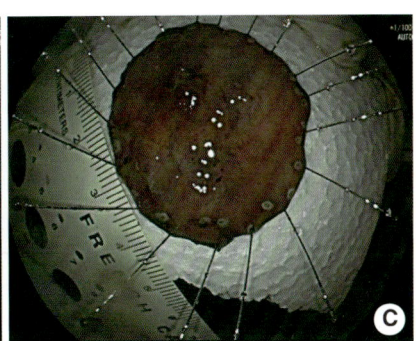

图 1-3-431 ESD 切除过程(A~C)

病理所见

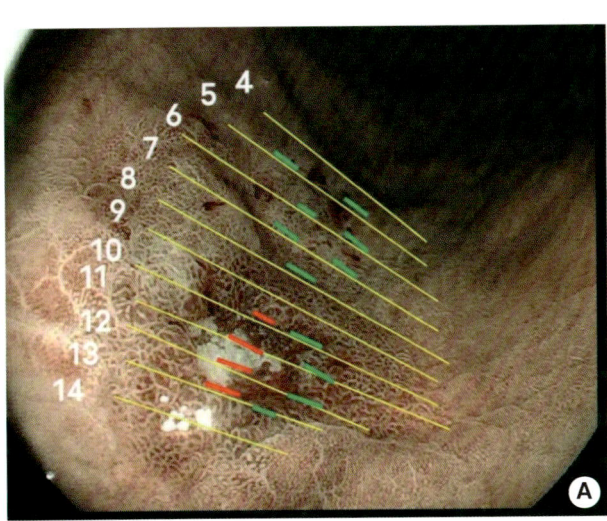 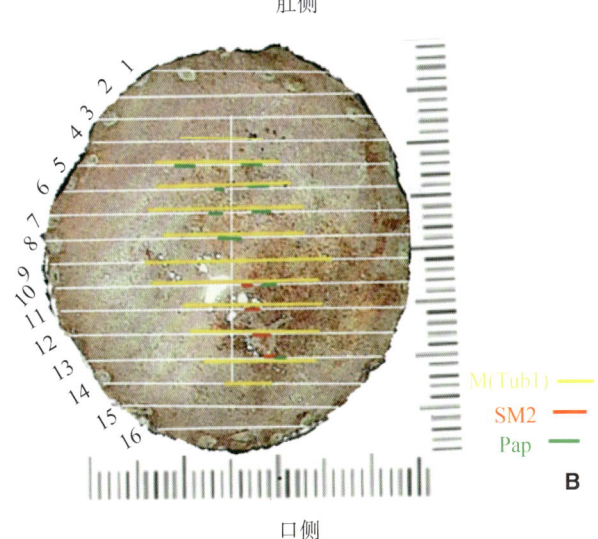

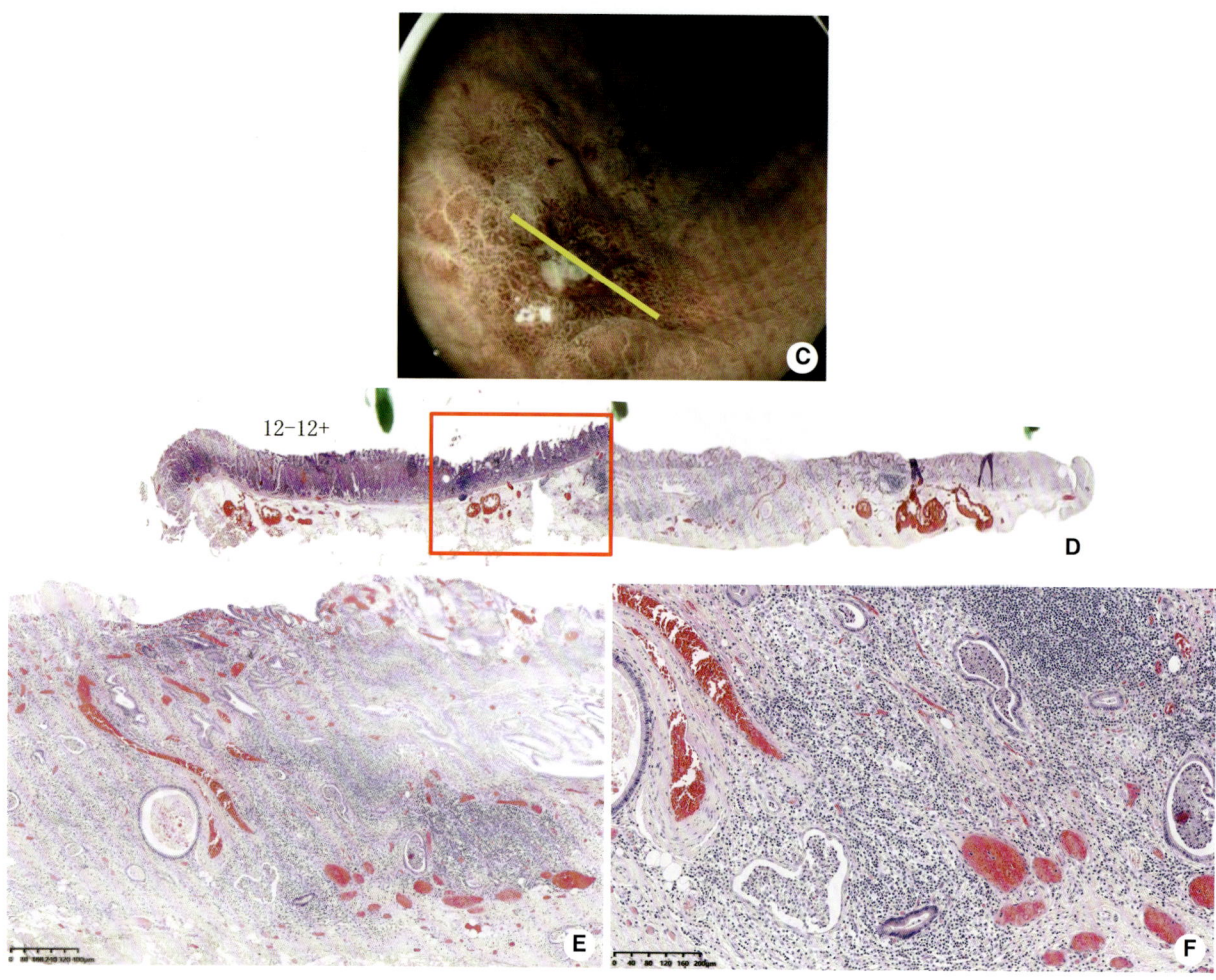

图 1-3-432　病理所见(12号病理切片),术后复原与对照(A~F)
病灶边界清晰,表面可见正常的胃小凹及胃底腺,近黏膜肌可见异型腺管,局部融合,黏膜下层可见异型腺管。

病理诊断

- 标本类型:ESD 标本。
- 病变位置:胃体胃窦交界大弯。
- 肉眼分型:0-Ⅱc。
- 病灶范围:2.3 cm×1.6 cm。
- 范围切片:4~14#。
- 组织类型:Tub1>pap,pT1b(SM2),最大浸润深度约 2 000 μm,UL0,Ly0,V0,pHM0,pVM0。
- 免疫组化:MUC6(+),MUC5AC(+),MUC2(−),CD10(灶性+),Ki-67(<10%),p53(−),CD34(−),D2-40(−),Desmin(示癌组织穿透黏膜肌层)。

后续处理:

- ESD 术后 eCura 评分为 C-2,建议追加手术。
- 患者前往北京两家肿瘤医院,病理评价相同,并复查胃镜及腹部 CT 未见异常,建议随诊。

诊断体会

- 该病例白光检查提示病变红白相间,边界不清晰,位于体窦交界萎缩线以外,内镜判断考虑未分化癌、混合型癌以及淋巴瘤可能性大,但病理为分化型癌,理论上 Hp 感染后的分化型癌以红色调多见,黏液表型以肠型多见,该患者内镜下表现及病理考虑与根除 Hp 及在非萎缩性区域表现有关,黏液表型与胃型胃癌相关。
- 乳头状结构需警惕,多见于混合型癌、胃型腺癌、除菌后癌表现,可能混有低分化癌及深浸润可能,最终病理与除菌及胃型胃癌相关。
- 该病例以胃型为主,侵袭性强,转移风险大,患者年轻,根据内镜根治度 eCura 评价系统为 eCura C-2,应进行追加外科手术,但患者在外就医后未选择行手术,目前通过内镜及 CT 随访未发现转移,患者一般情况良好,随访工作比较重。

(病例指导老师:刘芝兰)

病例 46　胃多发早癌

病例提供 ▶ 冯歆夏　华中科技大学同济医学院附属同济医院

简要病史

性别：男。
年龄：85岁。
主诉：体检发现贲门黏膜病变1年。
病变部位：胃部（两处病变）。

● 病变 1 ●

内镜表现

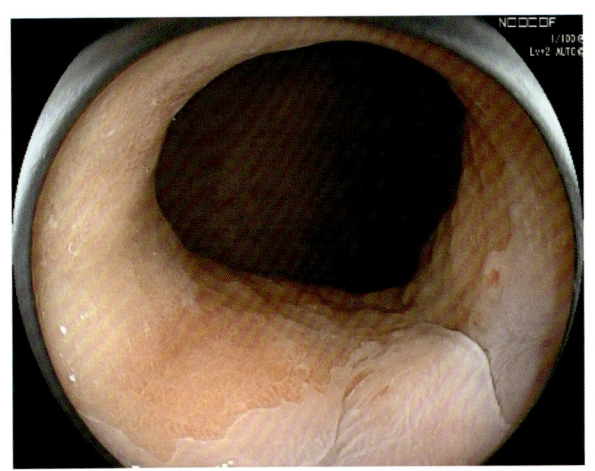

图 1-3-433　白光观察

该患者白光检查中发现两处病灶，背景黏膜呈慢性萎缩性胃炎 O3 型，Hp 除菌治疗后改变。第一处病灶位于贲门后壁，0-Ⅱb+Ⅱc，尚柔软，略发红。

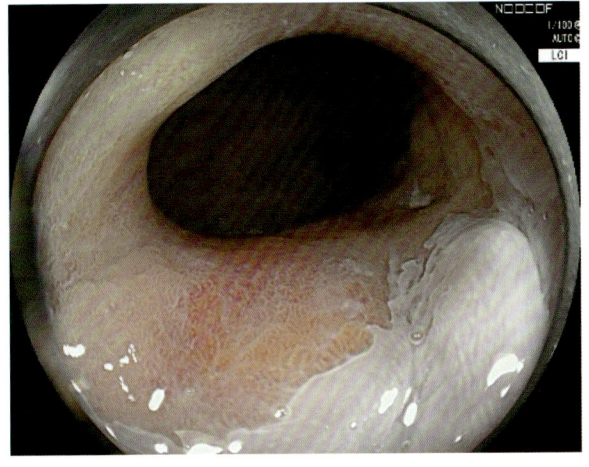

图 1-3-434　LCI 观察

LCI 模式下观察背景黏膜呈白色调，病灶区色调更鲜明，轮廓清晰，病灶口侧见条片状紫色区，多考虑为肠化。

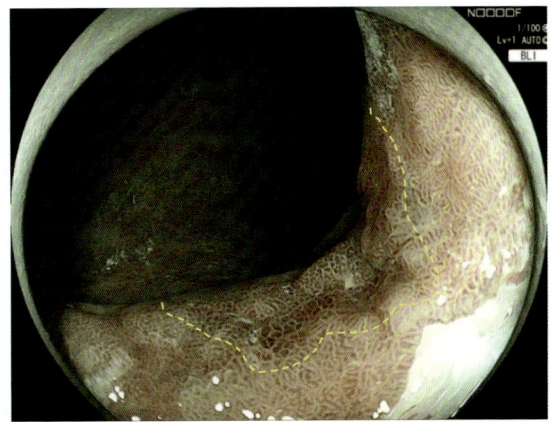

图 1-3-435　BLI 观察

BLI 模式下观察病灶轮廓与 LCI 模式下所见一致，病灶区呈茶色调，可见 DL。

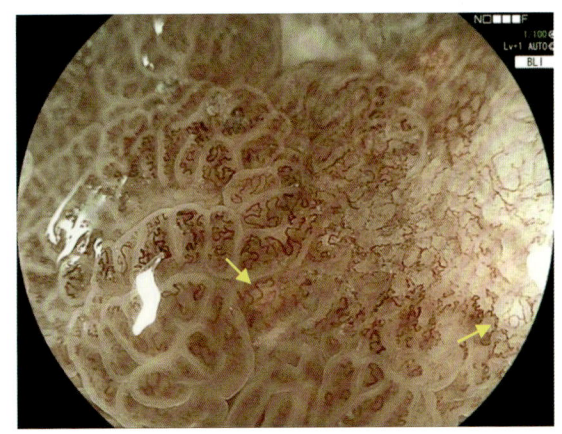

图 1-3-436　BLI 观察

BLI 模式下强放大观察病灶区，MS 呈叶片状，大小不一，局部似有融合；MV 增粗扭曲，口径不一，可见 WGA 结构（黄箭）。

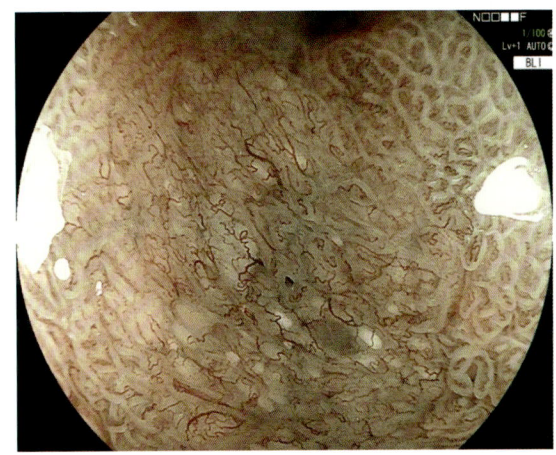

图 1-3-437　BLI 观察

BLI 强放大观察，MS 局部似有融合；MV 增粗扭曲、口径不一，可见散在 WGA 结构。

病理所见

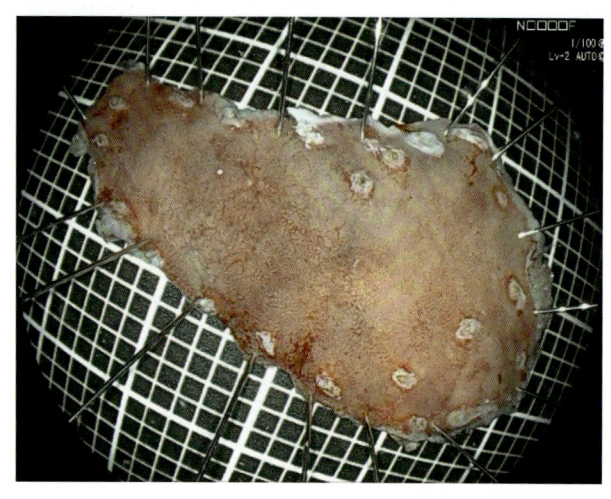

图1-3-438 ESD手术策略

于肛侧切开,尽可能剥离,当刀头方向与肌束垂直时,穿孔风险高,可改为顺镜,自口侧向肛侧剥离剩余组织。

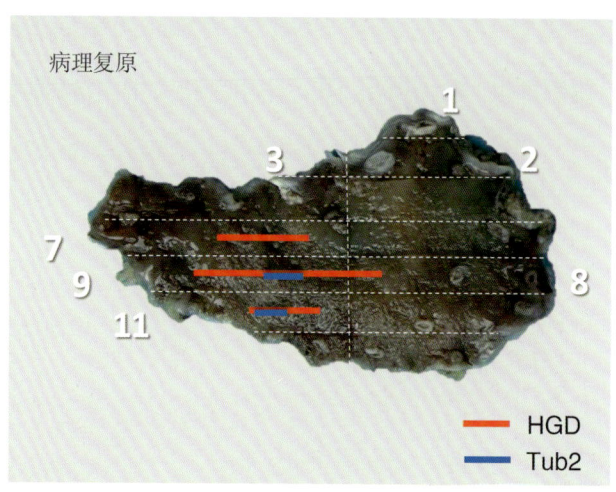

图1-3-439 病理所见,术后复原对照

病灶主要位于7、8、9、11号切片,主为高级别异型增生,9号及11号切片内可见中分化腺癌。

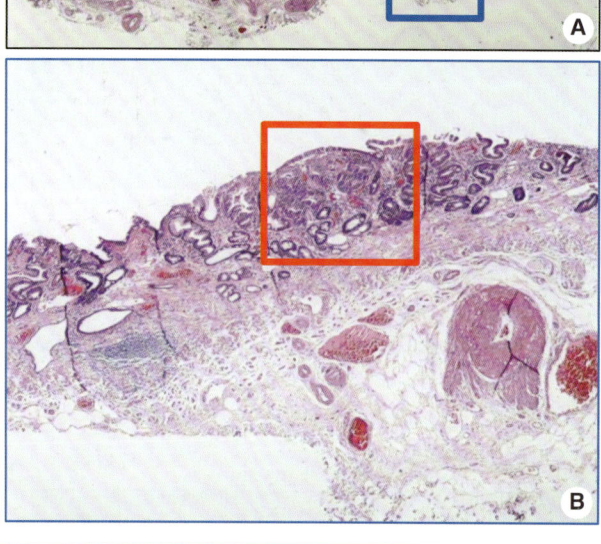

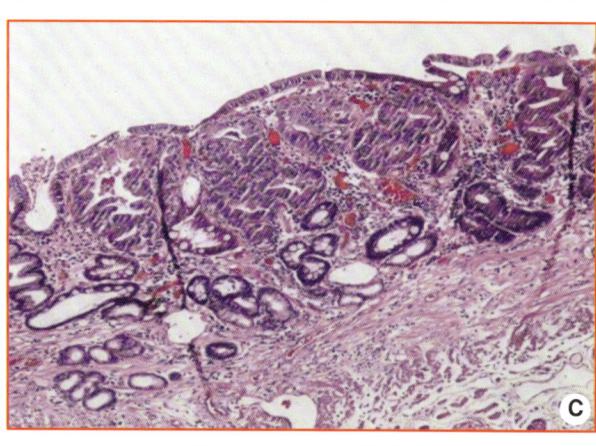

图1-3-440 病理所见

9号切片:病灶区主为高级别上皮内瘤变,蓝框对应局灶癌变,高倍镜下(红框)腺管可见贴壁融合,考虑为中分化腺癌(A~C)。

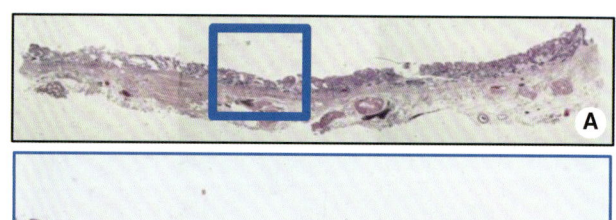

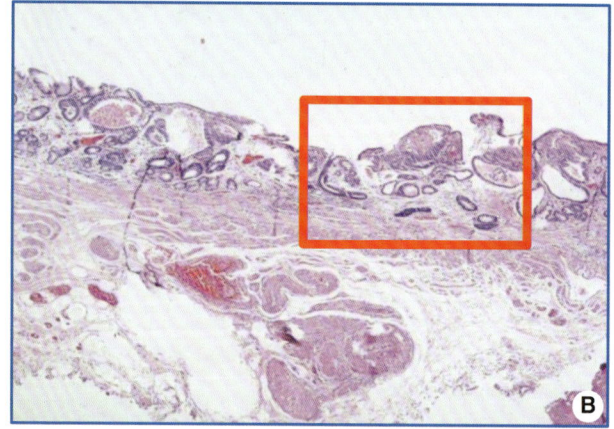

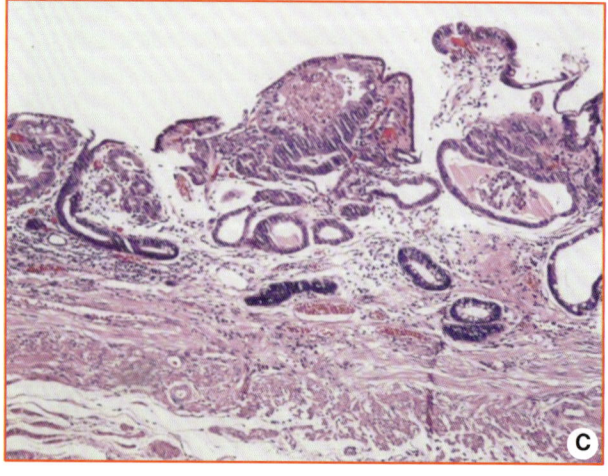

图1-3-441 病理所见

11号切片:高倍镜下(红框图)可见IND结构,对应内镜下所见WGA结构(A~C)。

病理诊断

- 术式：ESD切除。
- 病变部位：贲门。
- 标本大小：4.5 cm×2.5 cm。
- 肉眼分型：Type 0-Ⅱb+Ⅱc。
- 病灶大小：16.0 mm×8.0 mm。
- 组织学分型：中分化管状腺癌。
- 浸润深度：黏膜层。
- 脉管侵犯：淋巴管（-）、血管（-）。
- 切缘状况：水平及垂直切缘（-）。
- 溃疡及瘢痕：黏膜组织内未见溃疡及瘢痕性病灶。
- 周围黏膜状况：慢性萎缩性胃炎伴肠上皮化生。

病变2

内镜表现

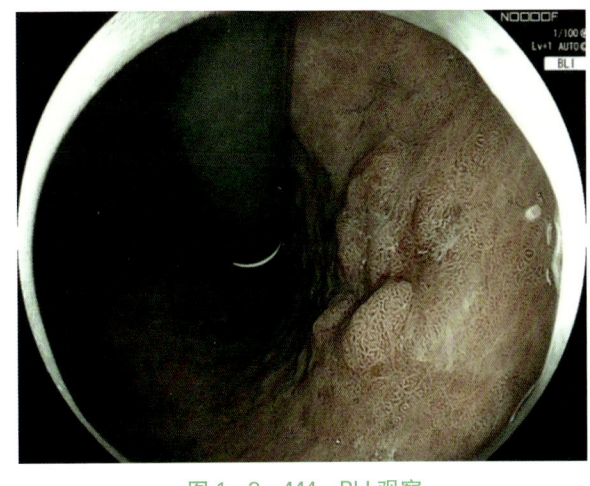

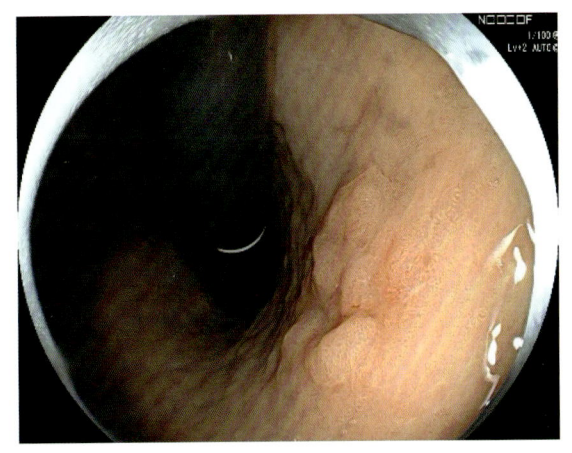

图1-3-442　白光观察

可见第二处病灶在胃体小弯处，0-Ⅱa+Ⅱc型，尚柔软，凹陷处明显发红。

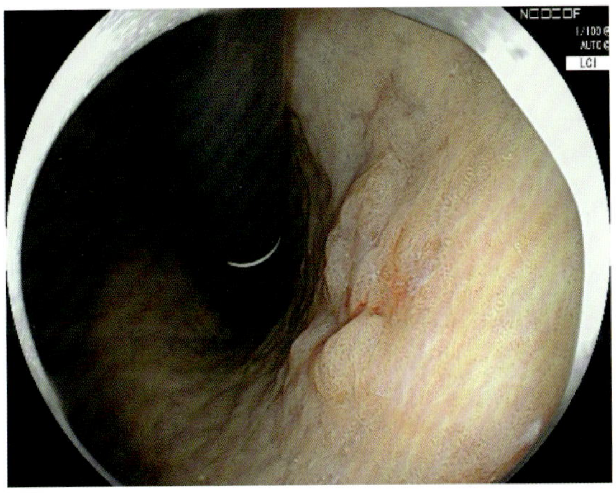

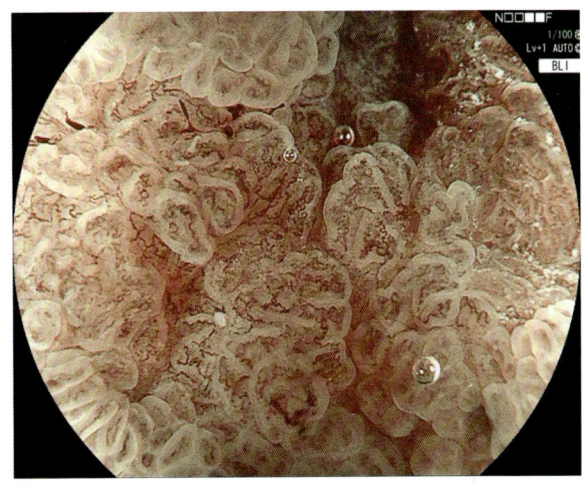

图1-3-443　LCI观察

LCI下观察黏膜呈白色调，凹陷处在LCI内镜下色调更鲜明，呈多彩样改变。

图1-3-444　BLI观察

病灶轮廓与LCI内镜所见一致，病灶区中央及肛侧凹陷处呈茶色调。

图1-3-445　BLI观察

进行BLI放大观察，继续向口侧及病灶中央移行，MS呈异型性，MCE呈波浪状，MV增粗扭曲。

病理所见

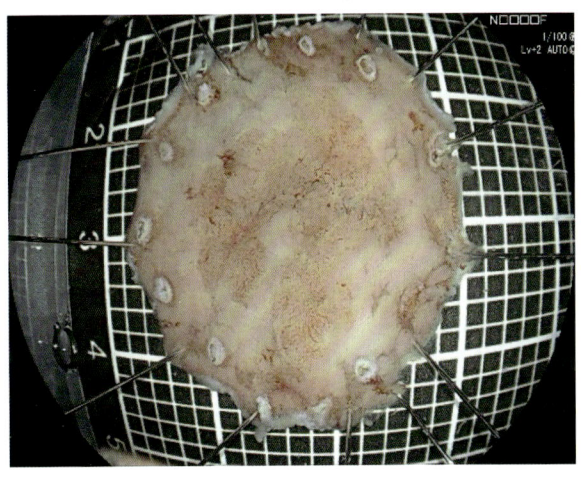

图1-3-446　手术策略

优先处理病变2，于肛侧切开，倒镜下逐步剥离，持镜稳定。

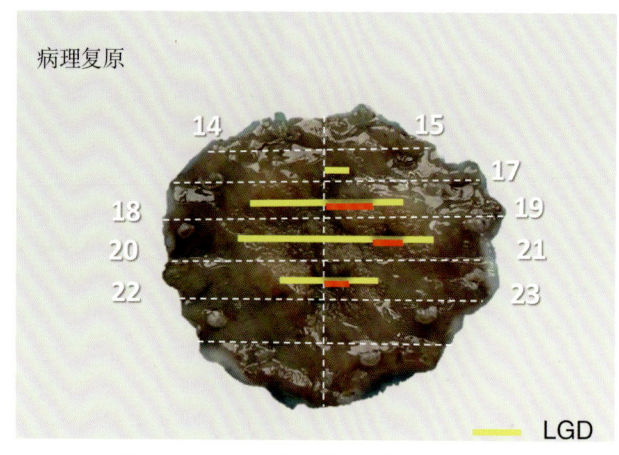

图 1-3-447 病理所见,术后复原对照

病灶主要位于17~23号切片,主为低级别异型增生,其中19号表面可见高级别异型增生,21号、23号切片局灶高级别上皮内瘤变。

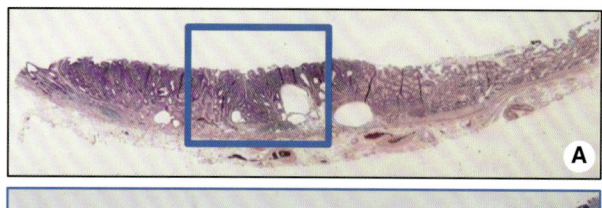

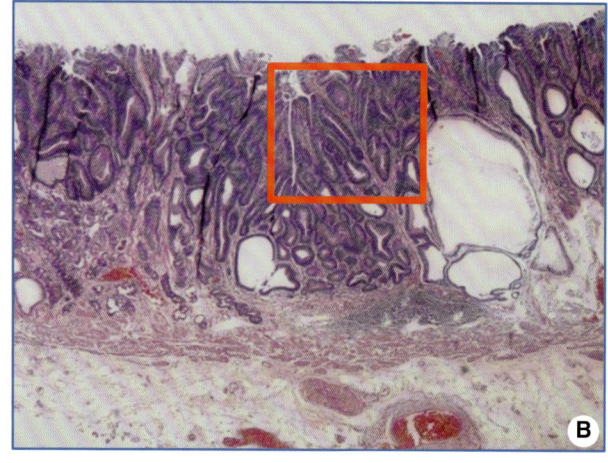

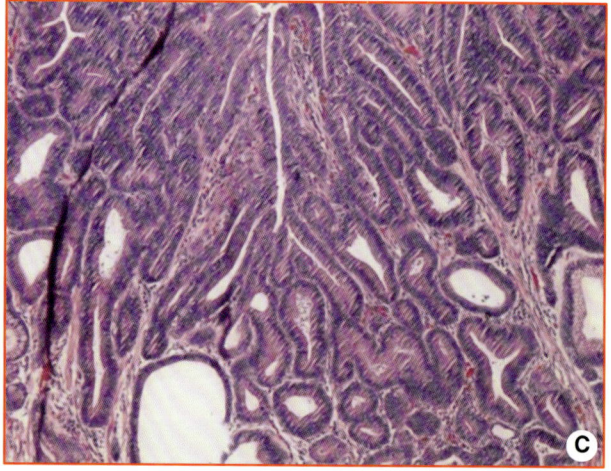

图 1-3-448 病理所见(19号切片)

蓝框所示为低级别及高级别交界处,高倍镜下(红框图)细胞核大深染,具有异型性。

病理诊断

- 术式:ESD切除。
- 病变部位:贲门。
- 标本大小:3.0 cm×2.8 cm。
- 肉眼分型:Type 0-Ⅱa+Ⅱc。
- 病灶大小:20.0 mm×18.0 mm。
- 组织学分型:高级别异型增生(WHO标准)/高分化管状腺癌(日本标准,Tub1)。
- 浸润深度:黏膜层。
- 脉管侵犯:淋巴管(一),血管(一)。
- 切缘状况:水平及垂直切缘(一)。
- 溃疡及瘢痕:黏膜组织内未见溃疡及瘢痕性病灶。
- 周围黏膜状况:慢性萎缩性胃炎伴肠上皮化生。

诊断体会

- 规律、规范的内镜检查是发现病变、减少漏诊的关键。
- Hp除菌治疗可能使病灶界限不清,增加诊断及定标的难度。
- LCI/BLI联动成像具有优势,更易发现病灶,且病灶边界线更清晰。

(病例指导老师:刘梅)

病例 47 胃多发早癌

病例提供 ▶ 卢俊宇 重庆医科大学附属第二医院

简要病史

性别：男。
年龄：61岁。
主诉：因"腹胀3个月"入院。
病变部位：胃。

内镜表现

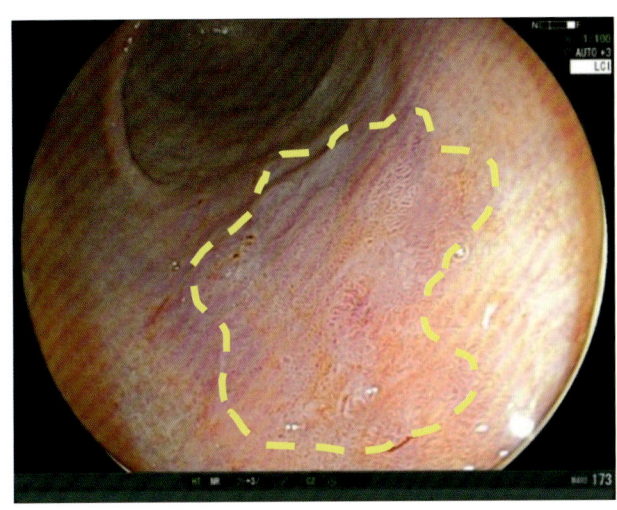

图 1-3-449 LCI 观察

发现4处可疑病灶。第1处：于胃窦体大弯侧可见萎缩背景下有黏膜粗糙、隆起样病灶，边界清晰。

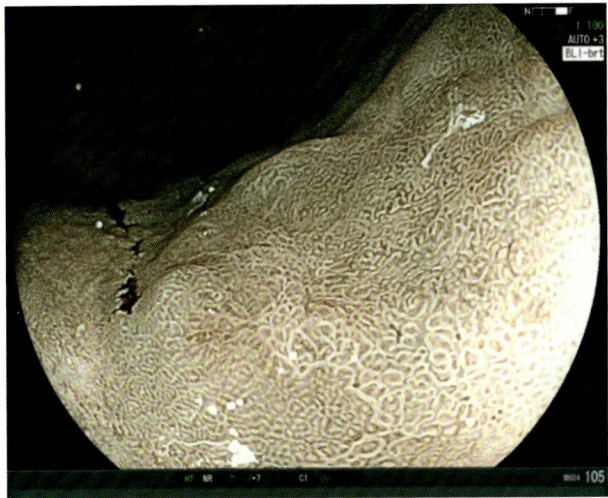

图 1-3-450 BLI 观察

第1处病灶无明显肿瘤样腺管改变，无异常血管改变，无明显边界线。

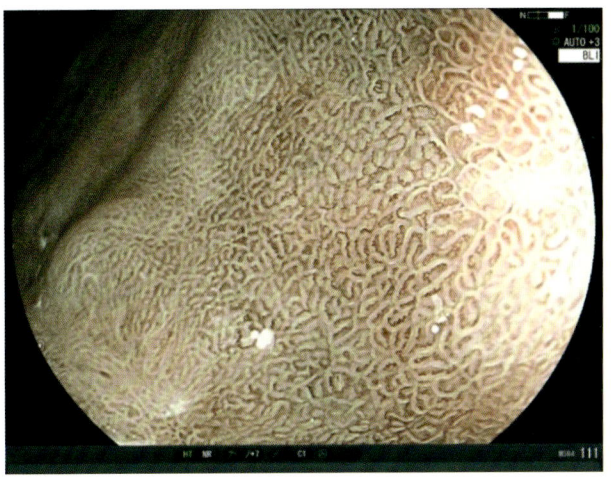

图 1-3-451 BLI 观察

思考为何是第一眼觉得是肿瘤，放大却无肿瘤表现？

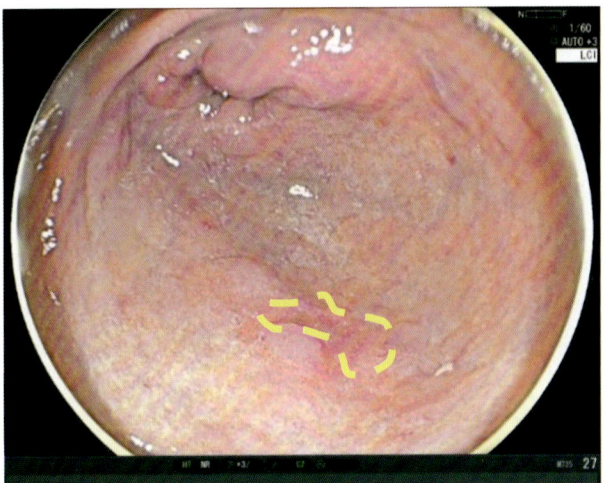

图 1-3-452 LCI 观察

发现4处可疑病灶。第2处：胃窦大弯可见瘢痕样病灶，颜色发红。

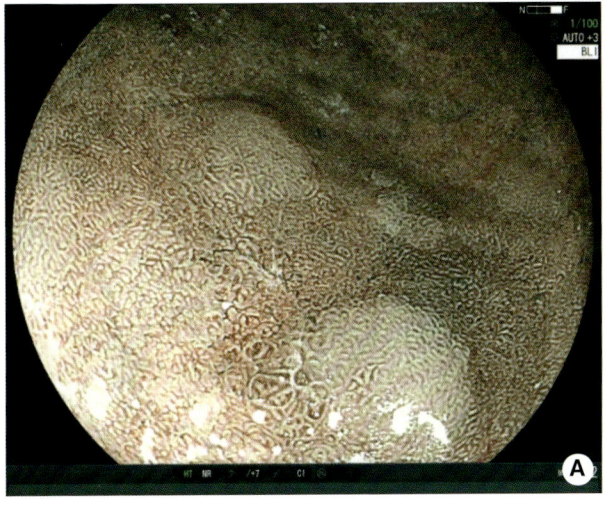

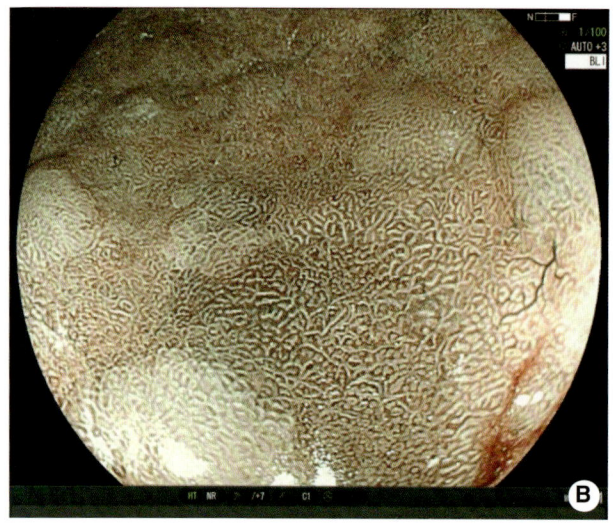

图 1-3-453 BLI 观察

BLI 下放大观察第 2 处病灶,无异常改变,考虑为溃疡愈合后的表现(A、B)。

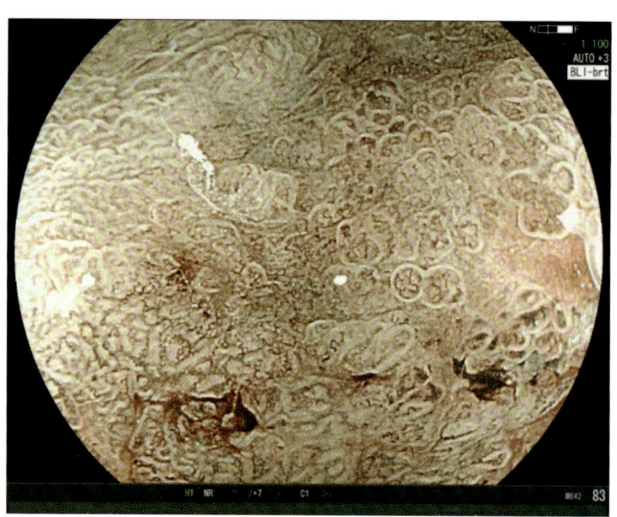

图 1-3-456 BLI 观察

可见微血管扭曲、变形,移动至口侧可见乳头样结构改变,怀疑为混合型肿瘤病变。

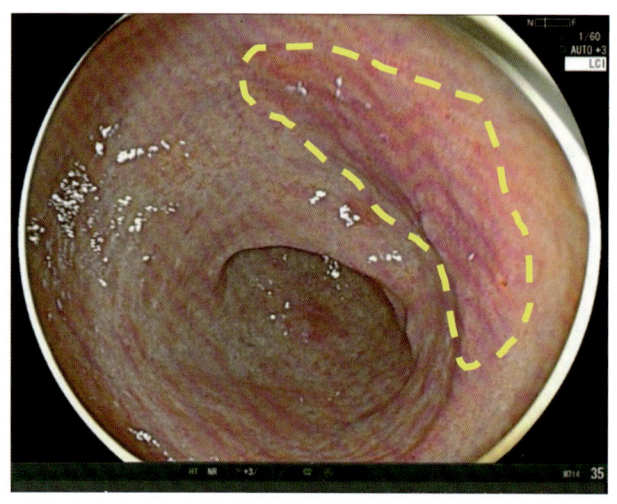

图 1-3-454 LCI 观察

发现 4 处可疑病灶。第 3 处:于胃窦小弯靠后壁处有 Ⅱb 型约 3~4cm 发红样病灶。

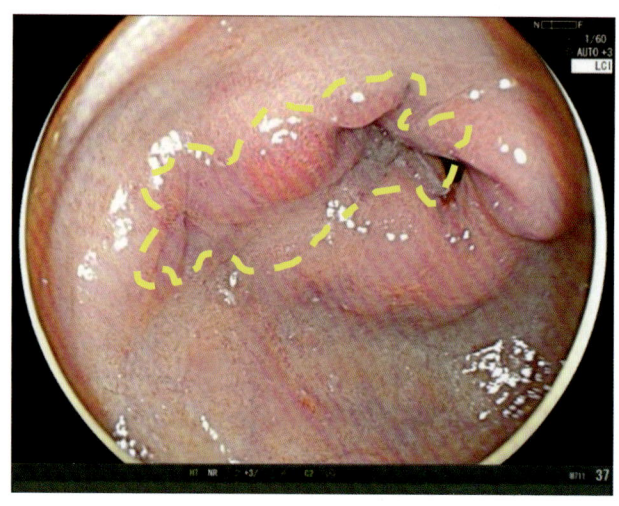

图 1-3-457 LCI 观察

发现 4 处可疑病灶。第 4 处:于幽门口侧延伸至十二指肠方向,可见幽门肿胀、变形,凹陷型改变。

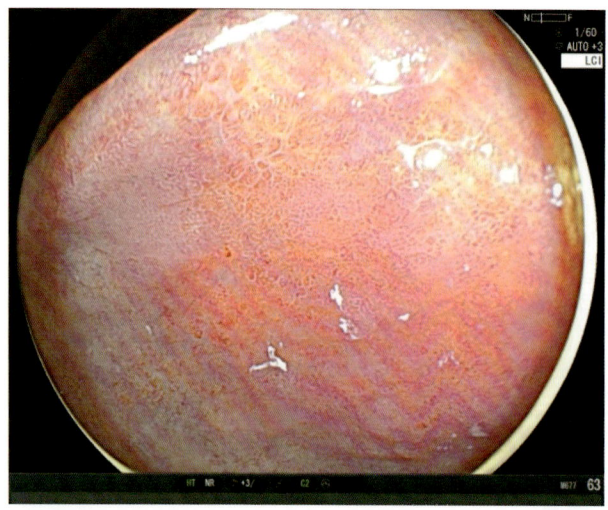

图 1-3-455 LCI 观察

LCI 下中距离观察第 3 处病灶,淡紫色背景中混杂有橙红色。

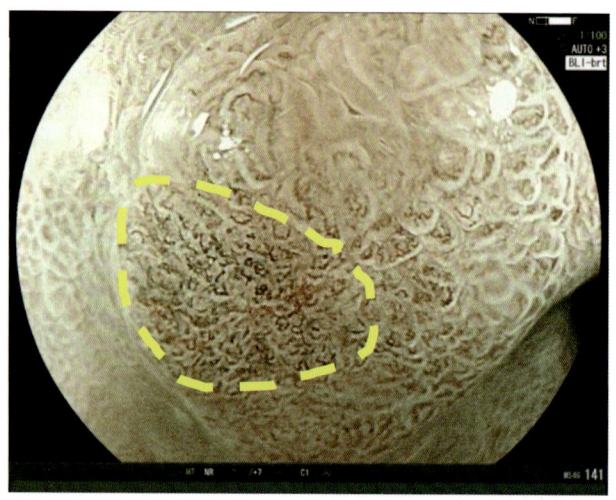

图 1-3-458 BLI 观察

可见明确边界线,边界线内微血管扩张、扭曲、紊乱。

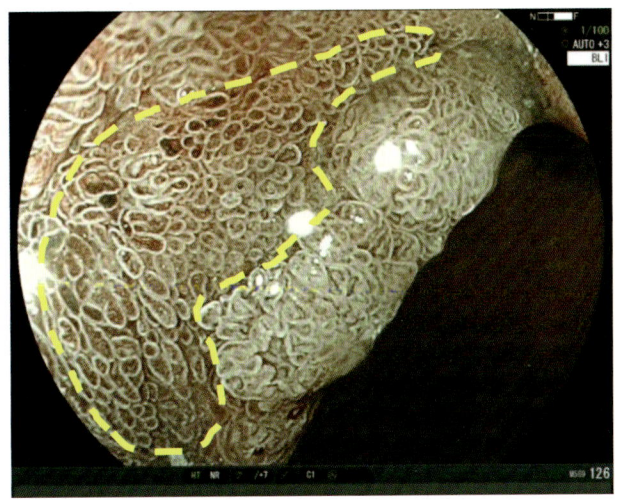

图 1-3-459　BLI 观察

幽门管内 BLI 放大观察,可见乳头样结构排列致密。

病理所见

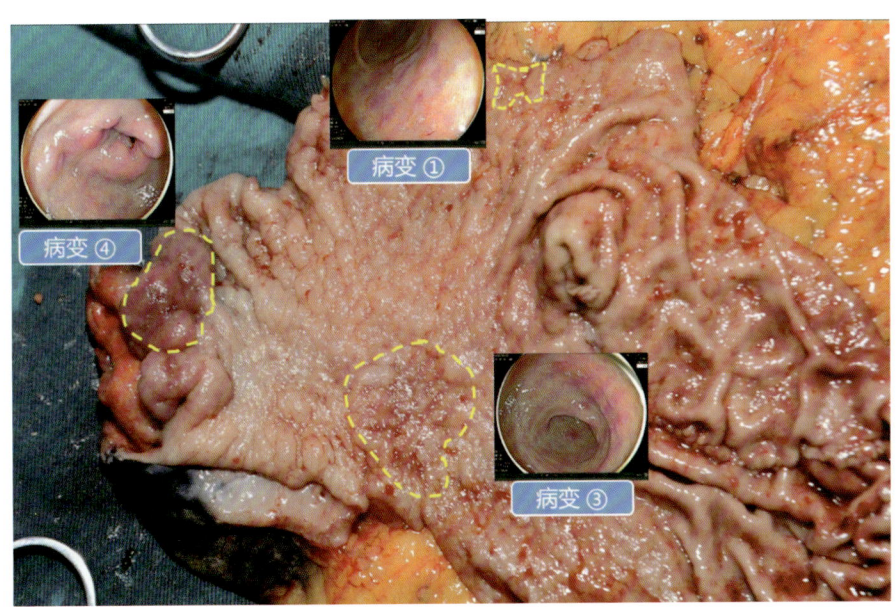

图 1-3-460　外科术后,病理所见

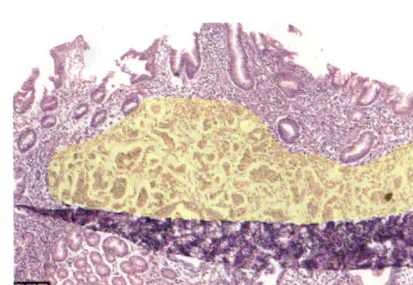

图 1-3-461　病理所见

病变①:腺癌,黏膜内见微乳头状癌组织,未见确切神经脉管侵犯。

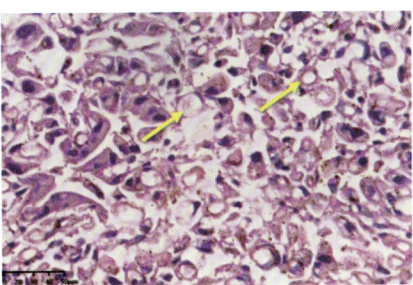

图 1-3-462　病理所见

病变③:中-低分化腺癌(印戒),黏膜内未见确切神经脉管侵犯。

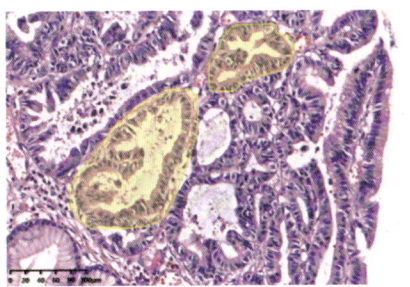

图 1-3-463　病理所见

病变④:高分化腺癌,黏膜内未见确切神经脉管侵犯。

病理诊断

- 病变①：(窦体大弯)腺癌，微乳头型，黏膜内未见确切神经脉管侵犯。
- 病变③：(窦小弯后)中-低分化腺癌(印戒细胞癌)，黏膜内未见确切神经脉管侵犯。
- 病变④：(幽门)高分化管状腺癌，黏膜内未见确切神经脉管侵犯(两切缘)，未见癌累及(小弯侧淋巴结、大弯侧淋巴结)，未见癌转移(0/16、0/5)。

诊断体会

- 先面后点，防漏病变。内镜检查过程应该规范和全面，先了解整体黏膜背景，发现可疑部位，不急于立即放大，以免遗漏其他部位留图。
- 对于Hp感染，伴有萎缩肠化的黏膜，应该引起内镜医生的高度重视，这是早癌生长的"肥沃土壤"。
- 多重早癌，类型多彩。即使外院已经报告了可疑癌的部位，我们也不能仅关注被报告的病灶，而忽略其他部位的观察，萎缩严重的背景下，出现同时性多发早癌的病例也不少见。而且同时性多发早癌的分化类型可能各不相同，需要准确诊断的前提下，综合考虑下一步治疗方案，让患者获益最大化。

(病例指导老师：何松)

病例 48　多原发早癌

该病例讲解视频二维码

病例提供 ▶ 李瑞娇　新乡医学院第一附属医院

简要病史

性别：男。
年龄：67 岁。
主诉：间断上腹痛 1 个月余。
病变部位：食管，胃窦。

内镜表现

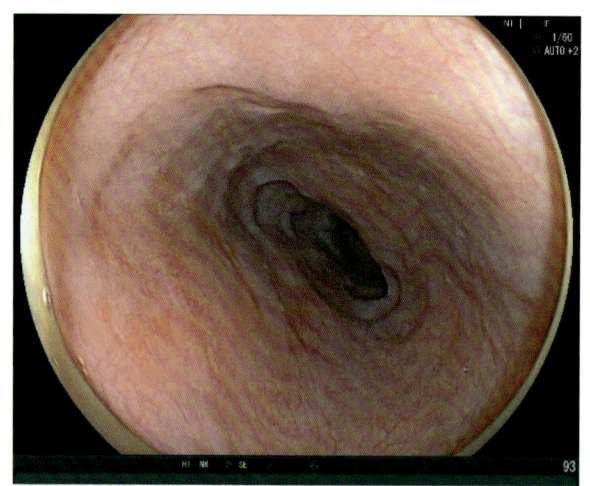

图 1-3-464　白光观察
食管距门齿 29～31 cm 见黏膜片状发红，可见 0-Ⅱb 型病灶。

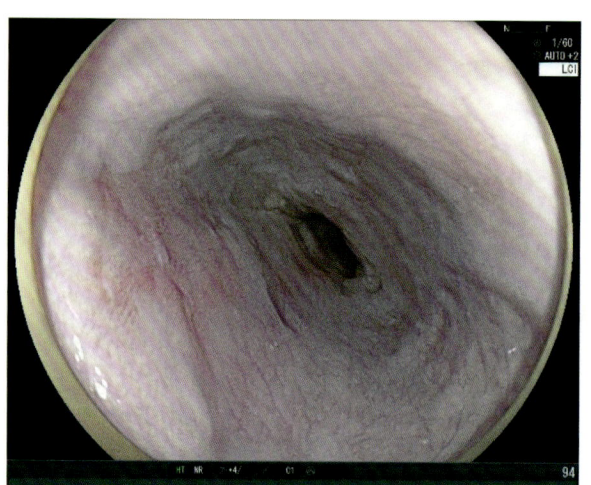

图 1-3-465　LCI 观察
病灶发红更明显。

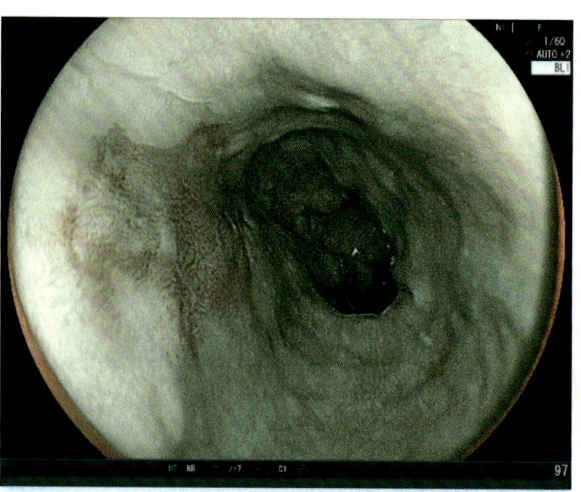

图 1-3-466　BLI 观察
病灶呈茶褐色改变。

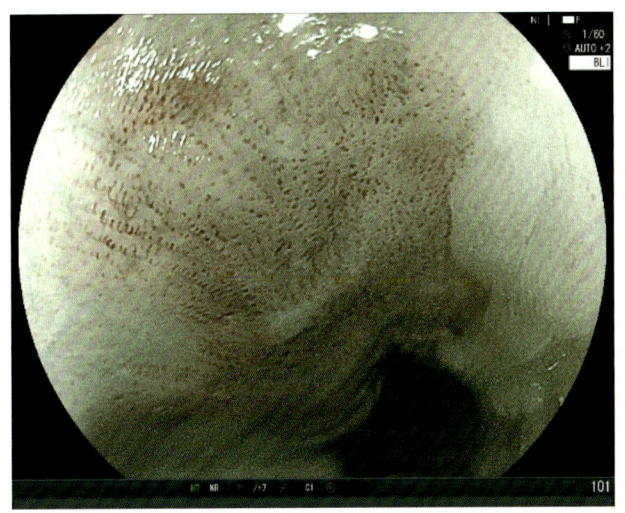

图1-3-467 BLI观察
可见IPCL排列不均一、形状不规则。

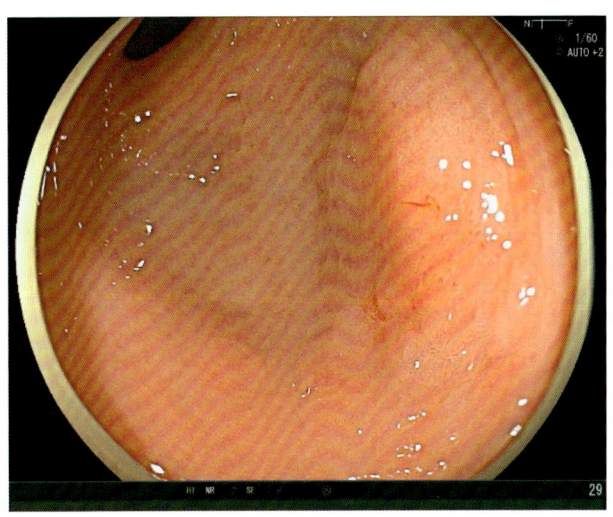

图1-3-470 白光观察
胃窦后壁见0-Ⅱa+Ⅱc型病灶，表面稍粗糙、发红糜烂。

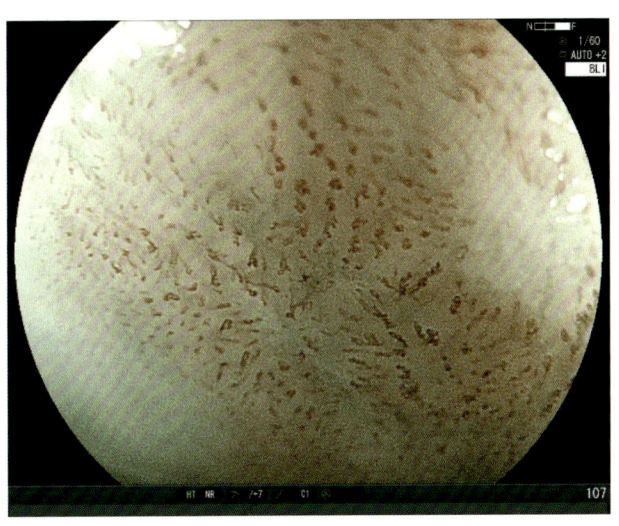

图1-3-468 BLI观察
可见IPCL呈B1型血管。

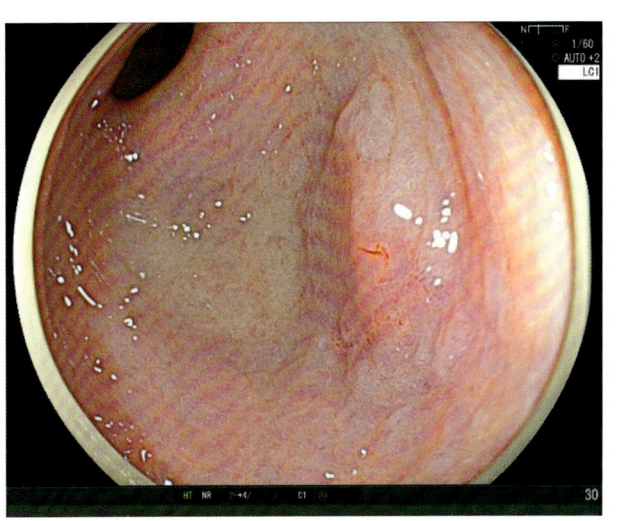

图1-3-471 LCI观察
病灶中央凹陷部位发红更明显。

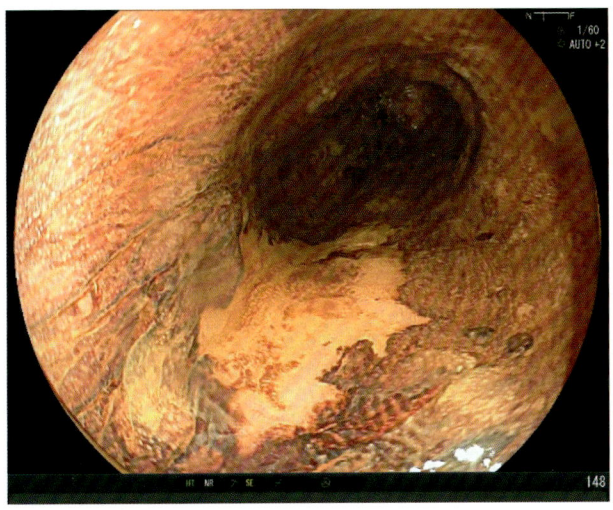

图1-3-469 碘染色观察
病灶呈不染区，碘染色可见粉色征。

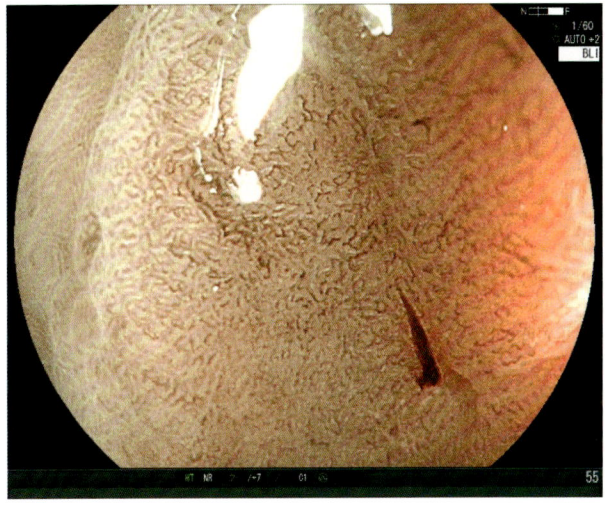

图1-3-472 BLI观察
可见LBC(＋)、DL(±)，微表面结构密集，排列规则，白区不鲜明化，微血管管径尚均一。

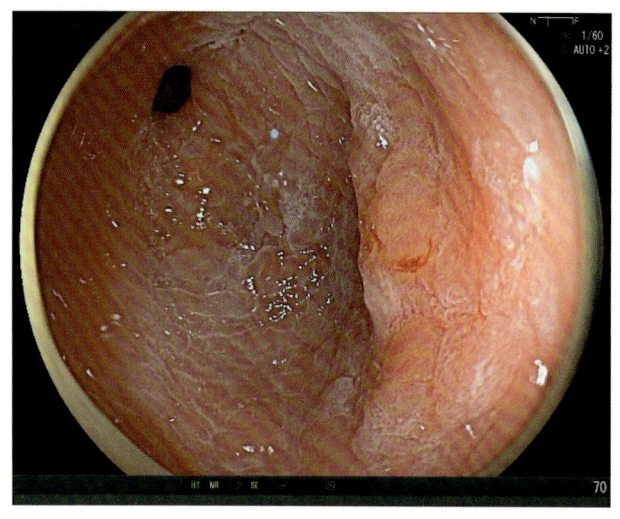

图 1-3-473 醋酸染色

醋酸染色后均匀白化,部分时间约 40 秒。靛胭脂染色后见边界欠清晰。

病理所见

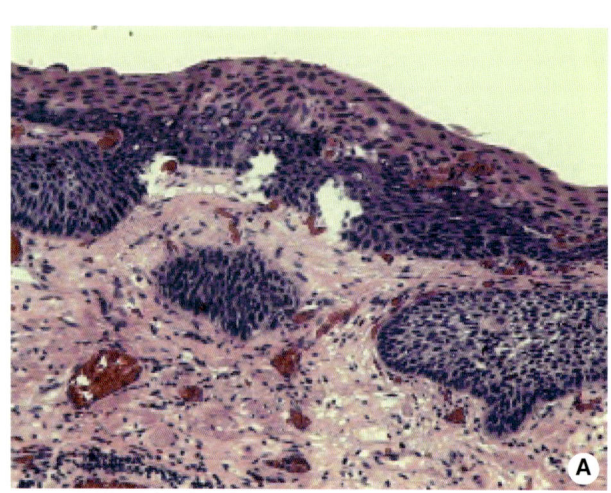

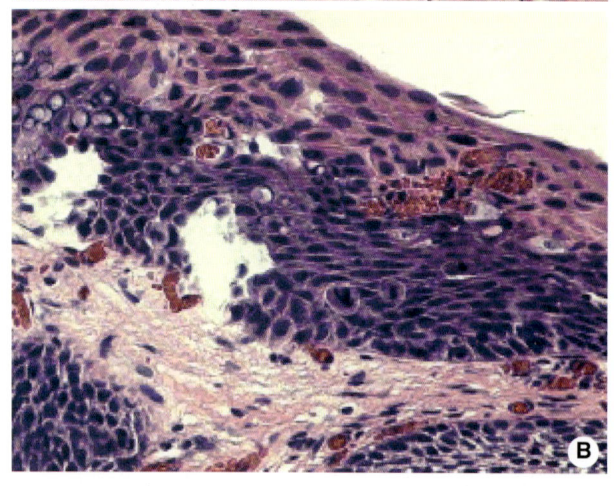

图 1-3-474 病理所见

(食管 ESD)鳞状上皮高级别异型增生,底切缘及侧切缘均(一)(A、B)。

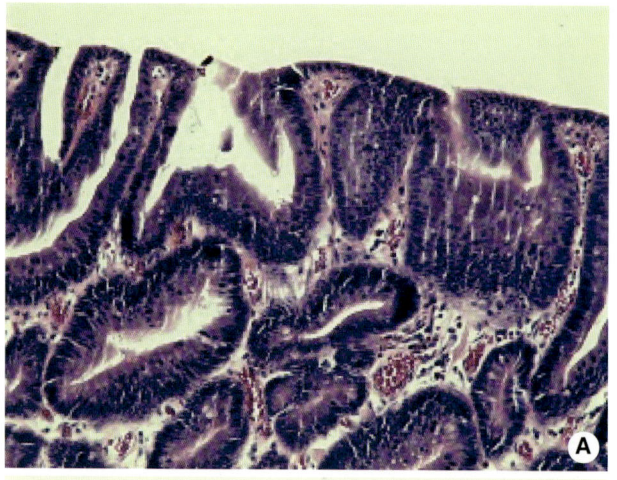

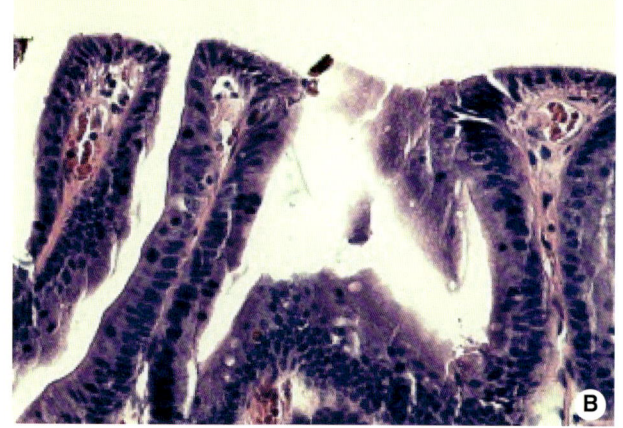

图 1-3-475 病理所见

(胃窦后壁 ESD)胃黏膜高级别异型增生(A、B)。

病理诊断

食管鳞状上皮高级别异型增生,底切缘及侧切缘均(一)。

胃窦后壁高级别异型增生。

诊断体会

- 标准胃镜检查的意义在于减少盲区,获取更多信息。
- LCI 可以帮助我们发现病变,BLI 使血管和表面结构对比更明显。
- 一个恶性肿瘤的存在表明机体有发生第二个恶性肿瘤的易感性,特别是同一系统或相关系统更容易发生。

(病例指导老师:常廷民)

病例 49 同时性多发早癌

病例提供 ▶ 胡尚志 四川省肿瘤医院

该病例讲解视频二维码

简要病史

性别:男。
年龄:67 岁。
主诉:因"间断腹痛 3 个月"来我科行胃肠镜检查。
病变部位:胃部。

内镜表现

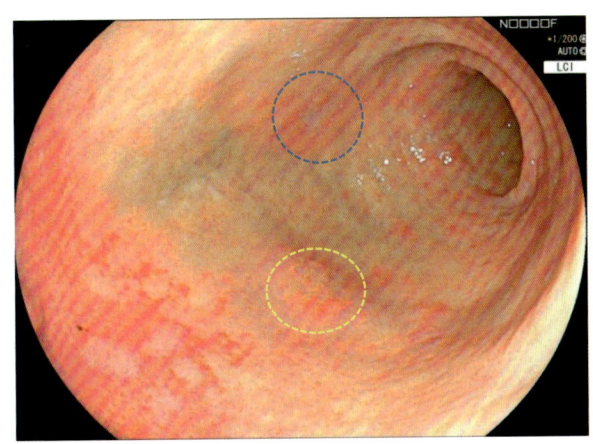

图 1-3-476 LCI 观察
LCI 模式下,在胃窦前壁、胃窦体交界大弯发现两处可疑病灶。

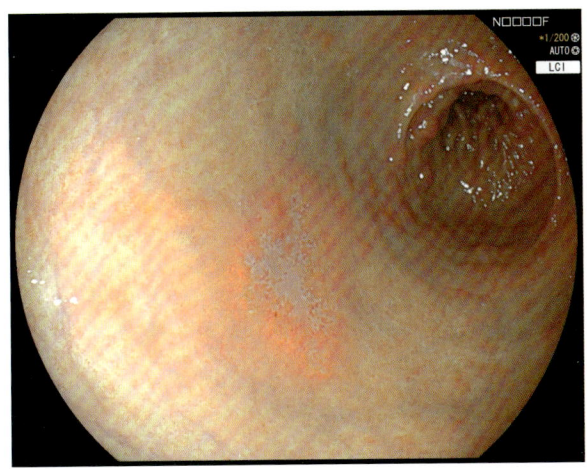

图 1-3-477 LCI 观察
LCI 模式下先对胃窦前壁病灶进行观察,大小约 1.8 cm× 2.0 cm(0-Ⅱb 型病变);LCI 下病灶呈红黄白混杂区(由外到内),吸气相柔软。

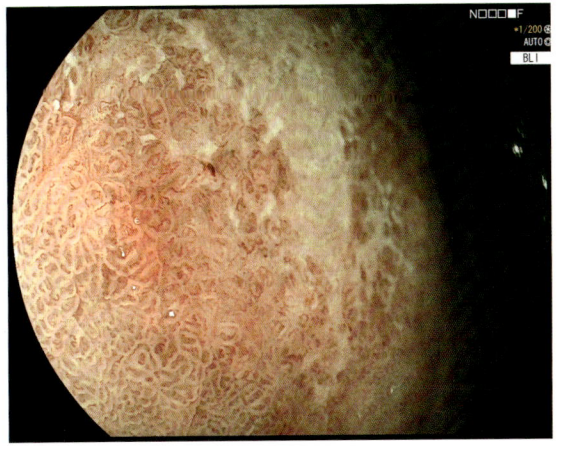

图 1-3-478 BLI 观察
BLI 弱放大观察病灶边界清晰。

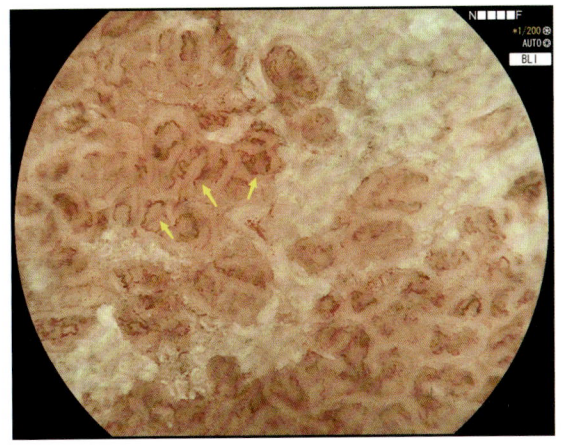

图 1-3-479 BLI 观察
BLI 放大观察可见病灶窝间部呈现增宽,可见扩张、扭曲、成襻微血管(黄箭)。

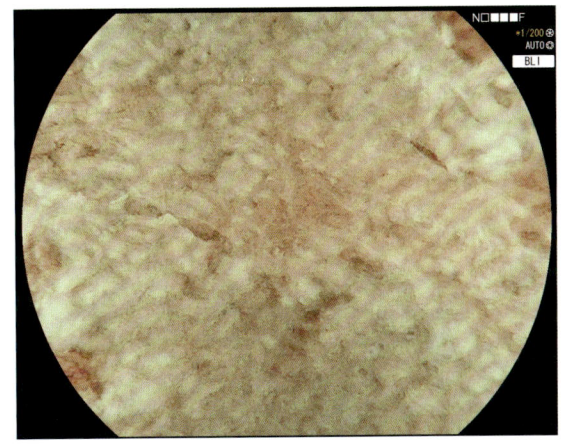

图 1-3-480 BLI 观察
BLI 放大观察病灶中央可见不规则白色不透明物质(WOS),无法观察表面微血管。

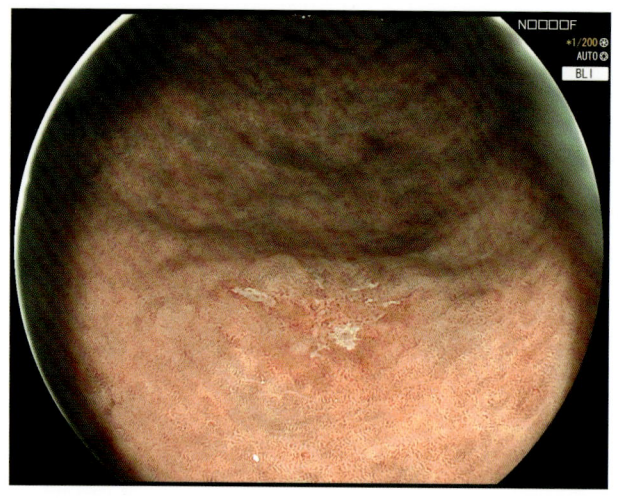

图 1-3-481 BLI 观察

接下来对胃窦体大弯侧病灶进行观察,BLI 模式下茶色区明显,大小约 1.8 cm×1.8 cm(0 Ⅱb 型病变),局部覆白苔。

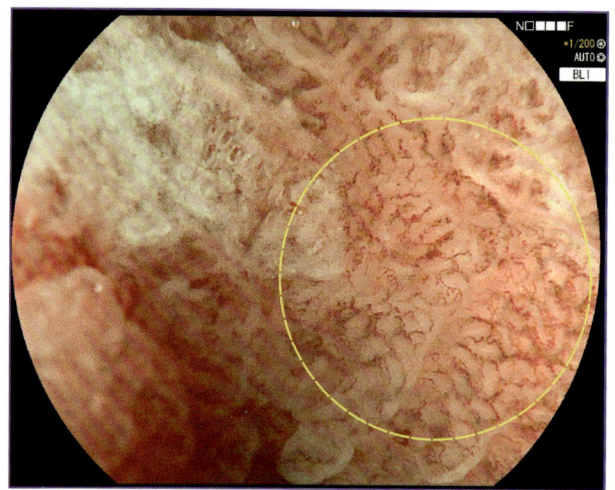

图 1-3-482 BLI 观察

BLI 放大可见病灶表面覆盖白苔,病灶中央白区不鲜明,可见网状血管(黄色虚圈)。

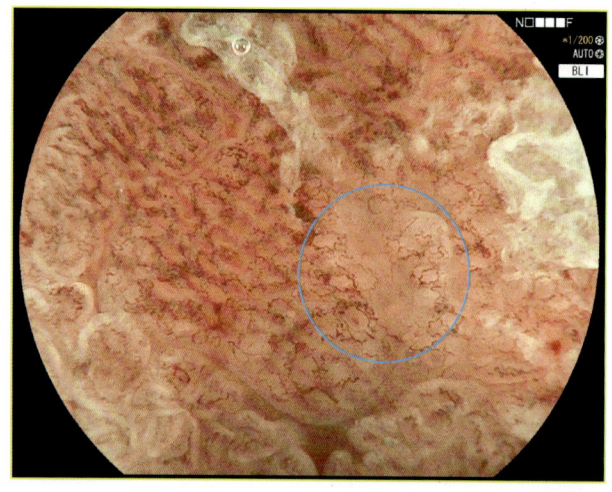

图 1-3-483 BLI 观察

BLI 放大观察见局部网格断裂(蓝色虚圈)。

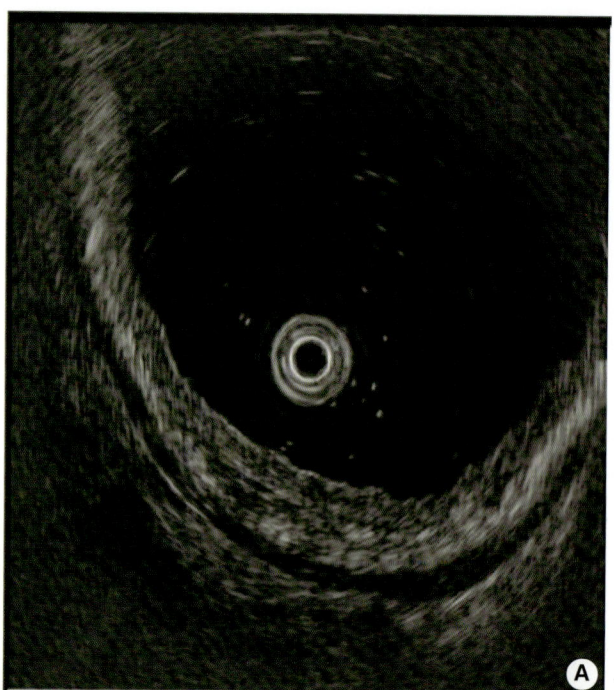

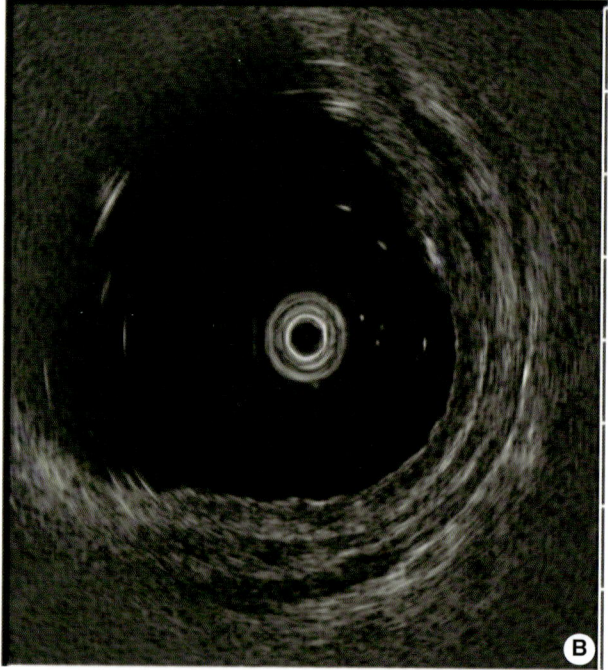

图 1-3-484 超声内镜

胃窦前壁、胃窦体交界大弯病灶处黏膜层稍增厚,黏膜下层、固有肌层、外膜层完整连续(A、B)。

病理所见

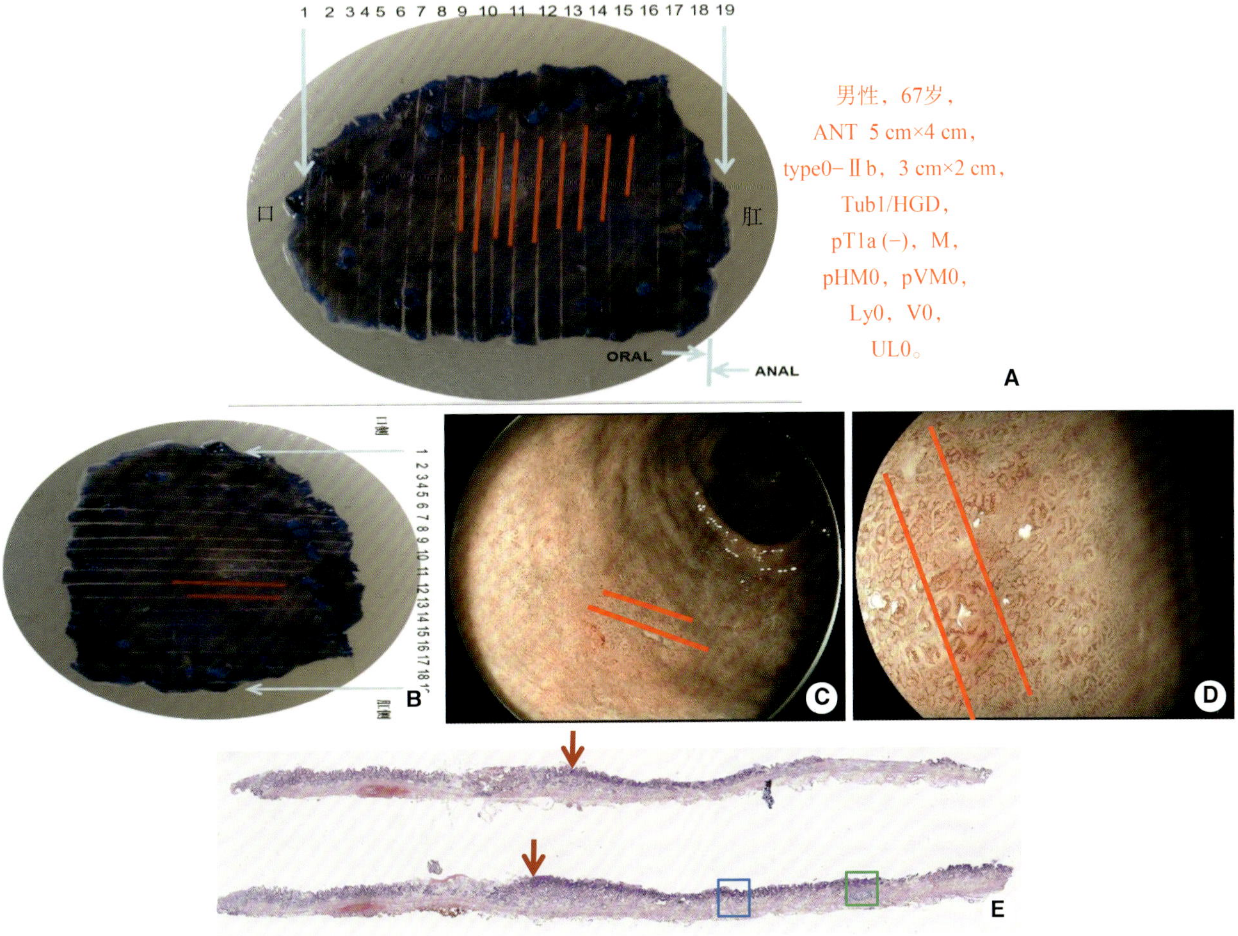

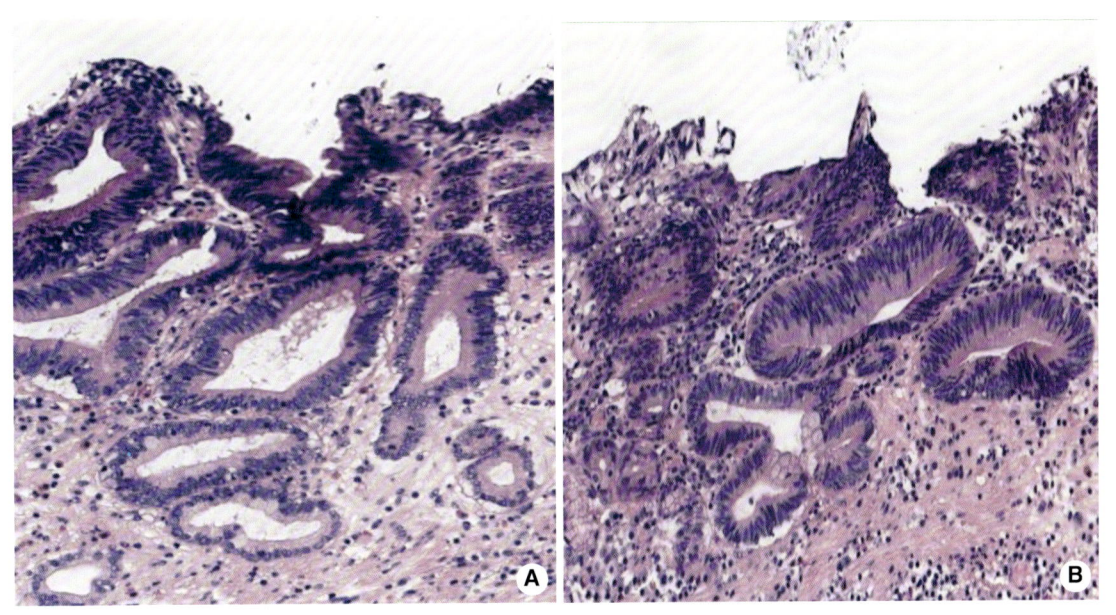

图1-3-485 病理所见
胃窦前壁第12、13条组织条上半部分为例。红箭处可见病灶边界，右侧组织明显染色更深(A~E)。

图1-3-486 病理所见
表面至原颈黏液腺部位失分化，细胞单克隆性增生，腺体扭曲，呈杆状核改变，并有字母状形状出现趋势，因此诊断为高分化管状腺癌（日本标准）。表面糜烂，浅层可见横行腺体，部分学者认为此即为组织结构异型性，视为浸润性/恶性改变证据(A、B)。

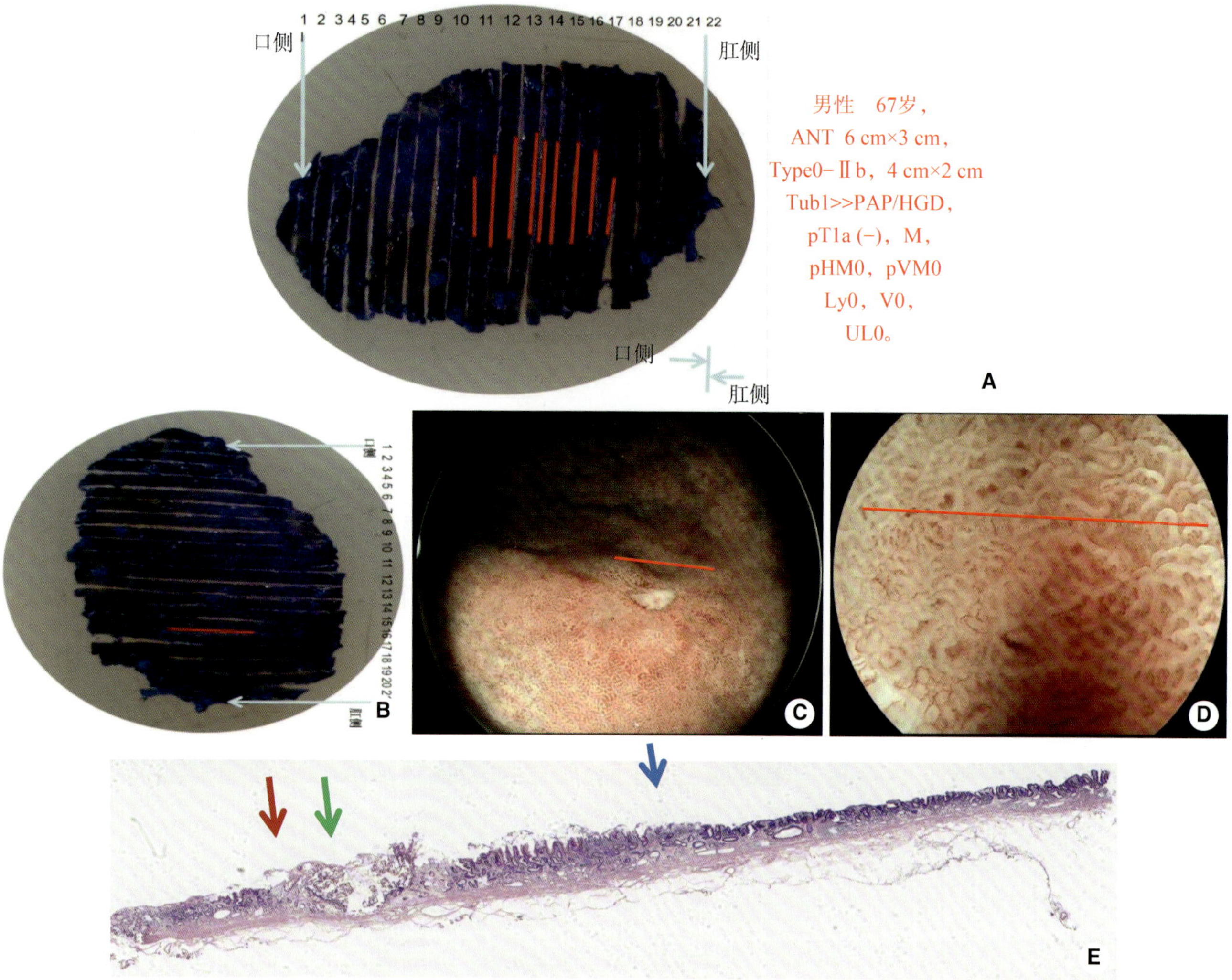

1 2 3 4 5 6 7 8 9 10 11 12 13 14 15 16 17 18 19 20 21 22
口侧
肛侧
男性　67岁，
ANT 6 cm×3 cm，
Type0-Ⅱb，4 cm×2 cm
Tub1>>PAP/HGD，
pT1a (-)，M，
pHM0，pVM0
Ly0，V0，
UL0。
口侧
肛侧
A
口侧
肛侧
B
C
D
E

图 1-3-487　病理所见

胃窦体交界大弯第 16 条组织条上半部分为例(A～E)。

具有一定分化成熟
肿瘤

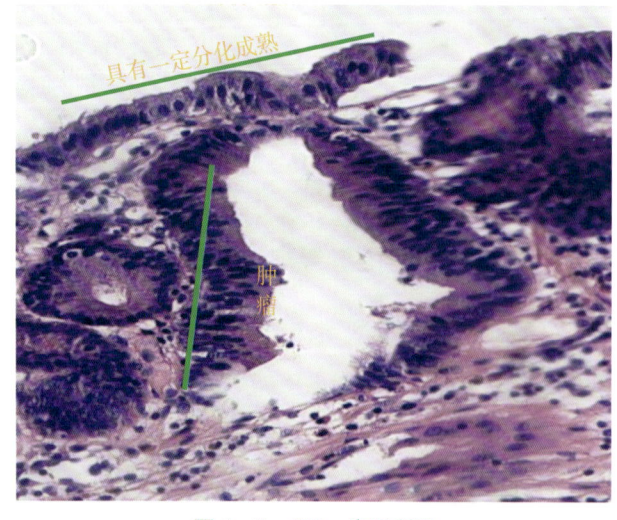

图 1-3-488　病理所见

马赛克式交替出现(Hp 除菌后胃癌的形态特征之一)(绿色线)。

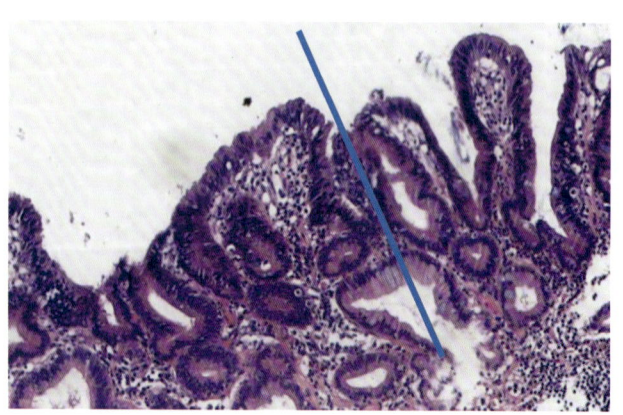

图 1-3-489　病理所见

不同之处在于，可见到乳头状病变成分(蓝色实线右侧)。

病理诊断

(胃窦前壁)ESD 切除术标本:
- 肿瘤类型:高级别异型增生(按 WHO 消化系统肿瘤分类)/高分化管状腺癌(Tub1,按日本《胃癌处理规约》)。
- Vienna 分类:4 类黏膜高级别瘤变。
- 病变肉眼观:Type0-Ⅱb。

肿瘤浸润相关情况
- 肿瘤浸润方式:INFa。
- 肿瘤浸润深度:浸润黏膜层(pT1a-M)。
- 黏膜肌破坏情况:未见确切。
- 脉管侵犯:未见确切侵犯。
- 四周及基底切缘:均未见病变累及。
- 有无溃疡及瘢痕:无。
- 余黏膜:活动度(+),萎缩(+),肠化(+)。

(窦体交界大弯)ESD 切除术标本:
- 肿瘤类型:高级别异型增生(按 WHO 消化系统肿瘤分类)/高分化管状腺癌,局部可见乳头状成分(Tub1≫pap,按日本《胃癌处理规约》)。
- Vienna 分类:4 类黏膜高级别瘤变。
- 病变肉眼观:Type 0-Ⅱb。

肿瘤浸润相关情况
- 肿瘤浸润方式:INFa。
- 肿瘤浸润深度:浸润黏膜层(pT1a-M)。
- 黏膜肌破坏情况:未见确切。
- 脉管侵犯:未见确切侵犯。
- 四周及基底切缘:均未见病变累及。
- 有无溃疡及瘢痕:无。
- 余黏膜:活动度(+),萎缩(++),肠化(++)。

诊断体会

- 上消化道同时性多原发癌并不罕见,需时刻保持警惕,不要顾此失彼,争取不放过一例早癌。
- 活检只能代表点,而不能代表面,术前活检与术后病理可能出现不一致,ESD 术后病理可能出现升级情况;做出正确的诊治方案,除了具备丰富的消化道早癌诊治经验外,还需要与病理医师有效的沟通合作。

(病例指导老师:包郁)

病例 50　胃窦同时性多发早癌

该病例讲解视频二维码

病例提供 ≫ 王　敏　解放军总医院第九医学中心

简要病史

性别:男。
年龄:67 岁。
主诉:因"间断上腹痛伴反酸、烧心半年"就诊。
病变部位:胃窦。

内镜表现

- 病变 1

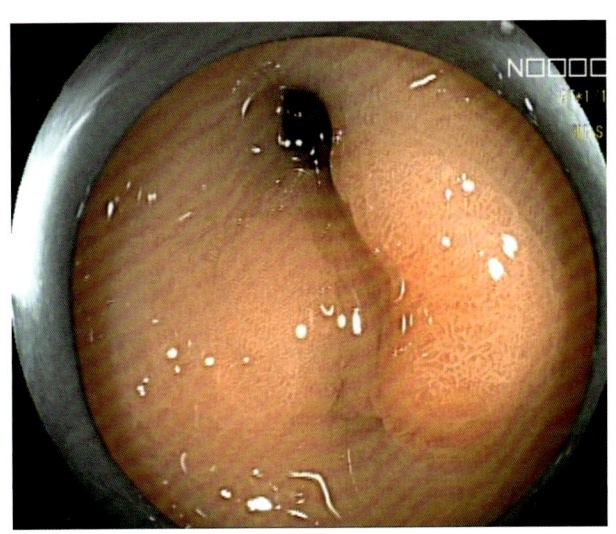

图 1-3-490　白光观察
胃幽门大弯近后壁,见一处 0-Ⅱc+Ⅱa 型病灶,边界清晰,大小约 20 mm×30 mm,色调发红。

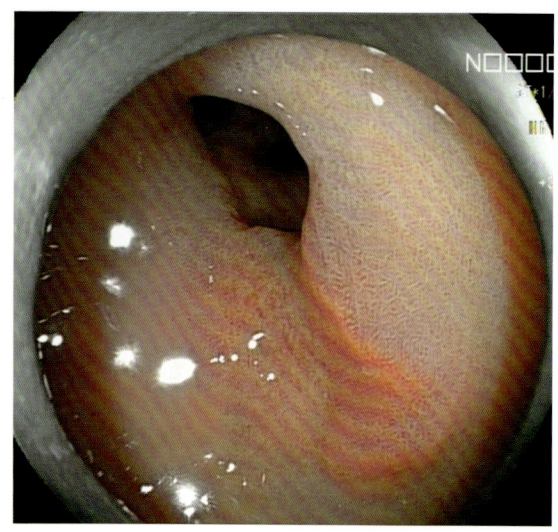

图 1-3-491 LCI 观察

病灶边界清晰,"红黄混合",背景呈薰衣草紫色样改变,中央凹陷处呈红橙色调。

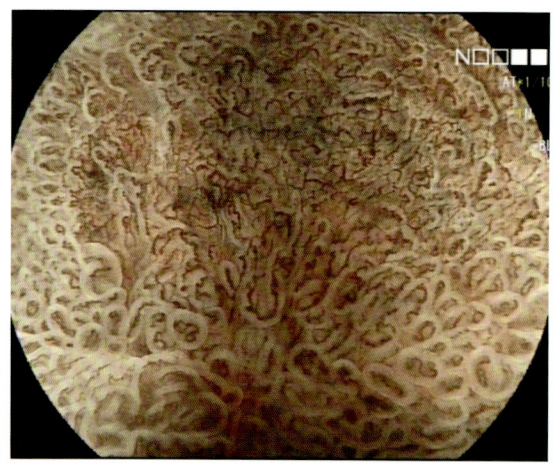

图 1-3-492 BLI 观察

BLI放大观察,病灶边界清晰,可见不规则的表面微结构,呈不规则的乳头状,窝间部宽窄不一,表面微血管不规则,扩张迂曲,呈网格状血管改变。

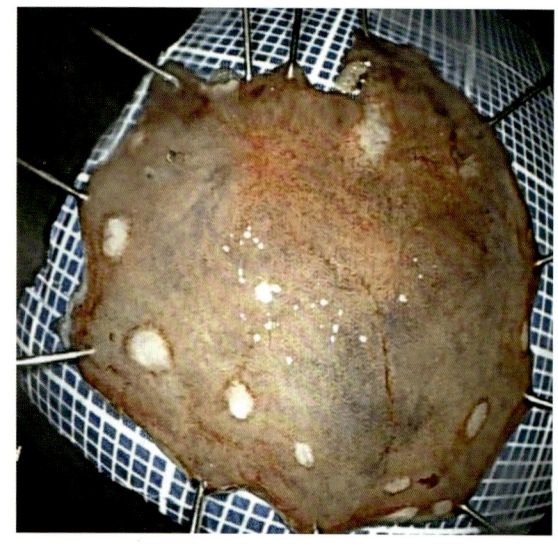

图 1-3-493 ESD 切除标本

● 病变 2 ●

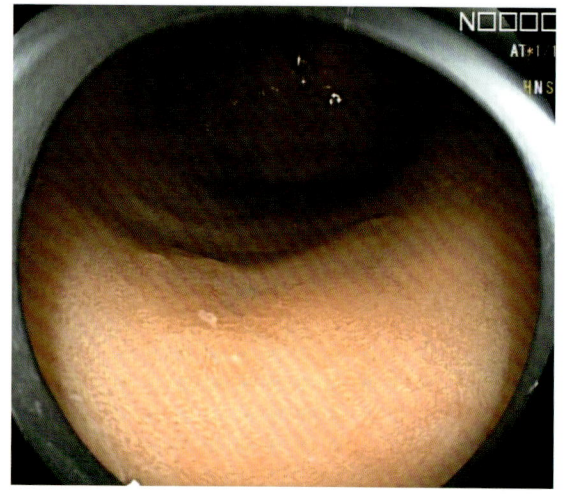

图 1-3-494 白光观察

胃窦大弯侧见一处 0-Ⅱb+Ⅱc 型病灶,边界清晰,大小约 10 mm×10 mm,色调发红。

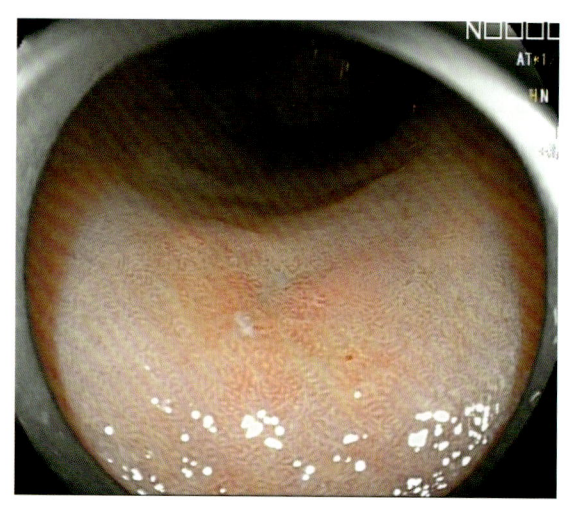

图 1-3-495 LCI 观察

胃窦大弯侧病灶呈"红黄"混合,背景呈薰衣草紫色样改变,病灶呈橙色调。

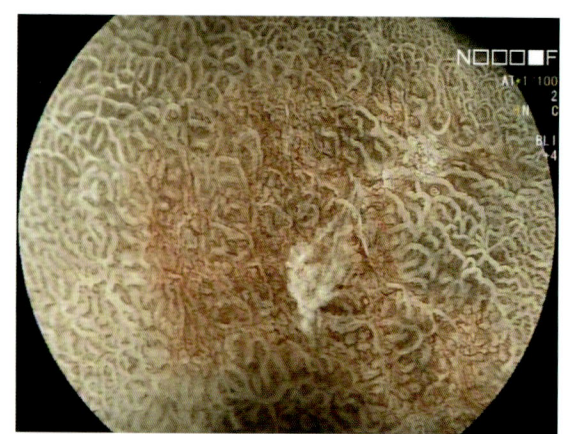

图 1-3-496 BLI 观察

放大观察,病灶边界清楚,见网格状血管,可见致密的腺管结构。

图 1-3-497　ESD 切除标本

病理所见

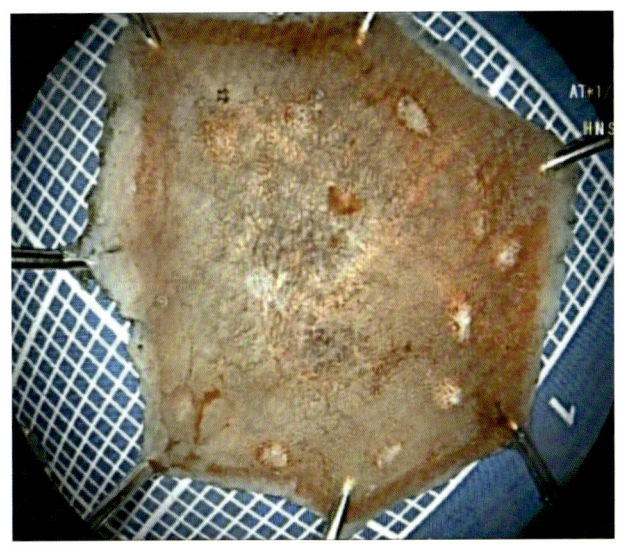

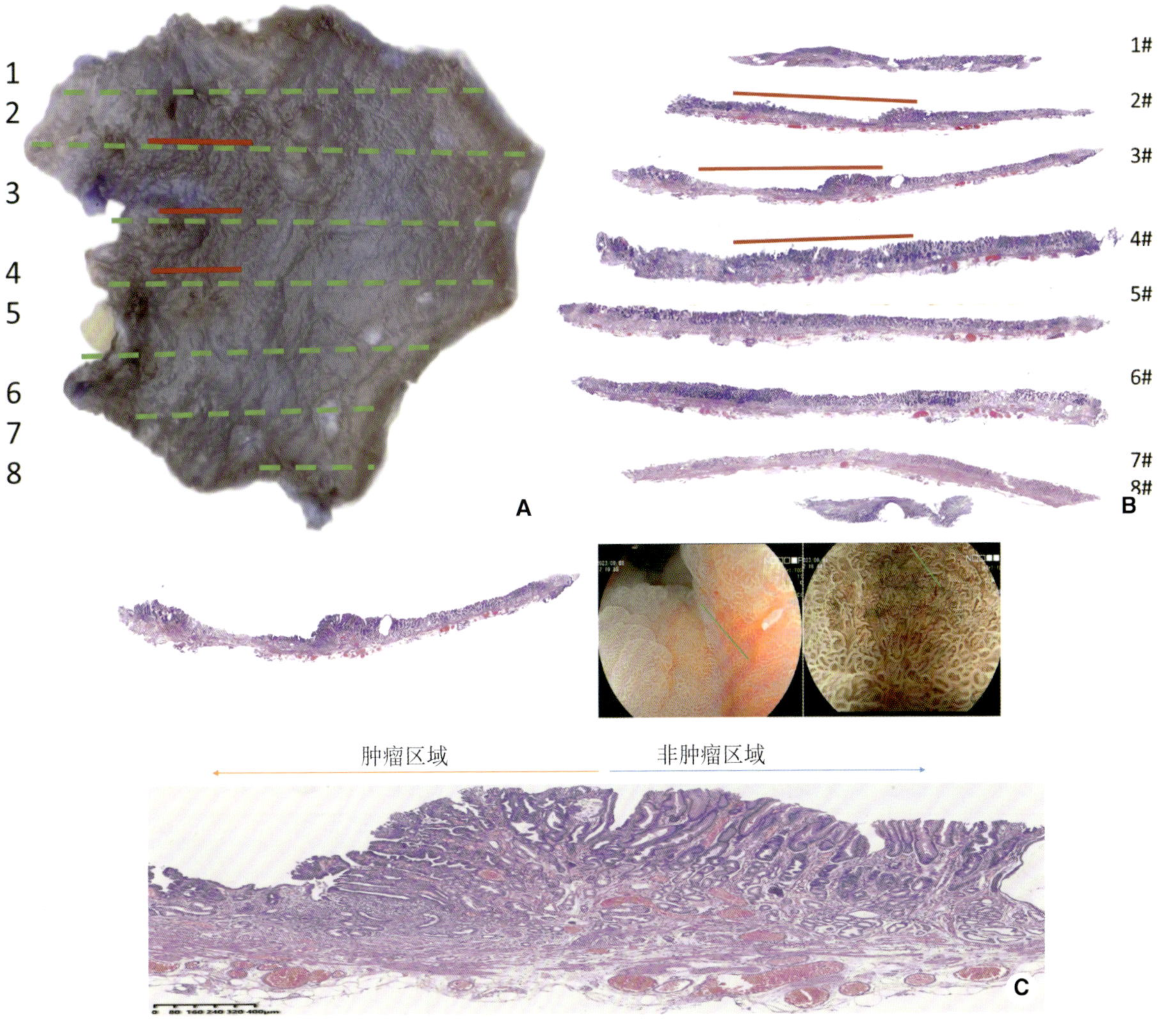

图 1-3-498　病理所见（3 号组织条）
病变 1 病理术后复原-幽门（A～C）。

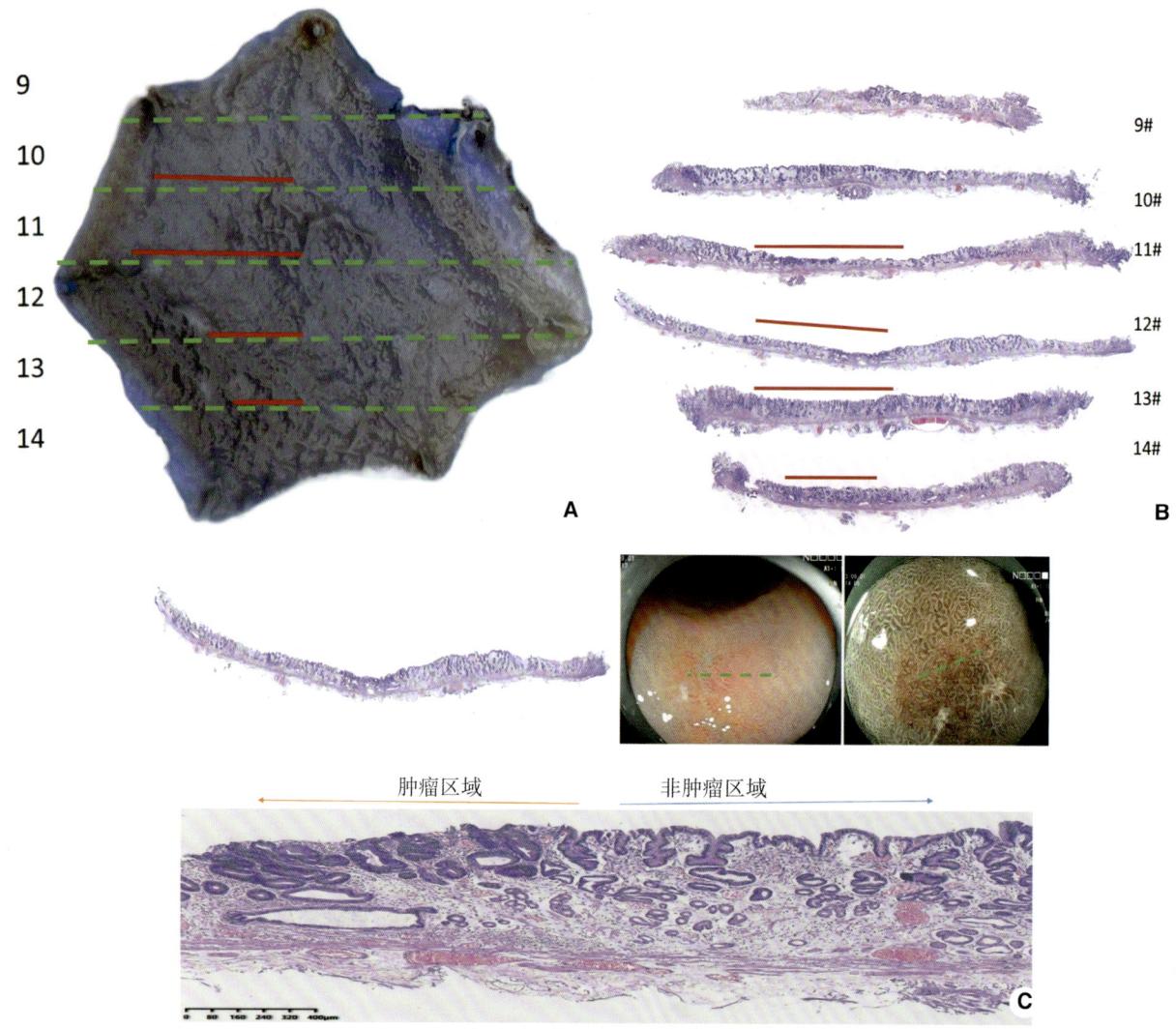

图1-3-499 病理所见(12号组织条)
病变2病理术后复原-胃窦(A~C)。

病理诊断

(幽门):胃黏膜高级别异型增生(WHO标准)/高分化管状腺癌(Tub1,日本标准),镜下肿瘤范围约1.0cm×0.6cm。

- 肿瘤局限于黏膜层(pT1a-M)。
- 浸润形式:INFa。
- 水平及垂直切缘未见癌组织(pHM0,pVM0)。
- 未见脉管侵犯(Ly0,V0)。
- 黏膜组织内未见溃疡pUL0。
- 周围胃黏膜中-重度慢性萎缩性胃炎伴中度肠化。
- 免疫组化:CK(+),Ki-67(+,热点区约40%),p53(+,约10%),CD10(+),MUC2(+)、MUC5AC(+),MUC6(+),CD31(血管-),D2-40(淋巴管-),Desmin(-)。

(胃窦):胃黏膜高级别异型增生(WHO标准)/高分化管状腺癌(Tub1,日本标准),镜下范围约0.6cm×0.8cm。

- 肿瘤局限于黏膜层(pT1a-M),黏膜肌未见侵犯。
- 浸润形式:INFa。
- 水平及垂直切缘未见癌组织(pHM0,pVM0)。
- 未见脉管侵犯(Ly0,V0)。
- 黏膜组织内未见溃疡(pUL0)。
- 周围胃黏膜中-重度慢性萎缩性胃炎伴中度肠化。
- 免疫组化:CK(+),Ki-67(+,热点区约

15%),p53(＋,约 10%),CD10(＋),MUC2(＋),MUC5AC(－),MUC6(－),CD31(血管－),D2-40(淋巴管－),Desmin(－)。

诊断体会

> 规范化的摄片：标准胃镜检查挂图两进两退法。
> 萎缩的背景黏膜下仔细扫查，警惕同时性癌。

> LCI 下可应用"颜色-血管-结构(color-vessel-structure,CVS)"胃早癌诊断流程。
> BLI - ME 观察微血管、微结构,进一步判断病变性质。
> 术后病理复原,加深对病理的理解和认识,促进内镜诊断水平提升。

(病例指导老师：李连勇)

病例 51　异时性多发早癌

该病例讲解视频二维码

病例提供　▶　陈　希　上海交通大学医学院附属瑞金医院

简要病史

性别：男。
年龄：69 岁。
主诉：间断性腹胀 4 个月。
病变部位：胃。

● 病例 1 ●

内镜表现

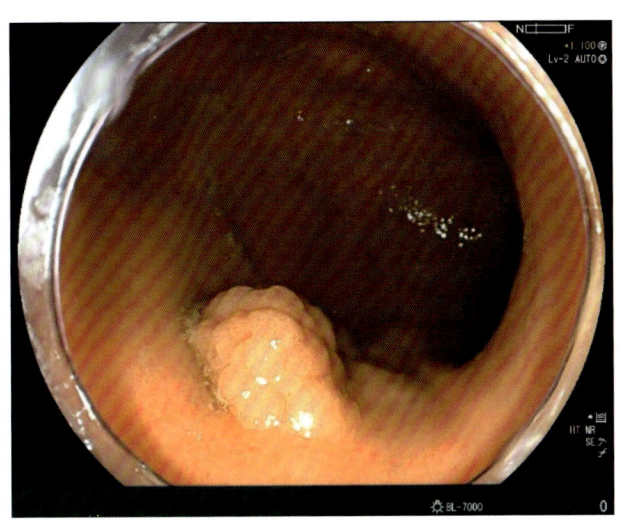

图 1-3-500　白光观察
胃体下段-胃角后壁可见 0-Ⅰs＋Ⅱa,结节混合型病灶,大小约 4.0 cm×2.0 cm,轻度发红。

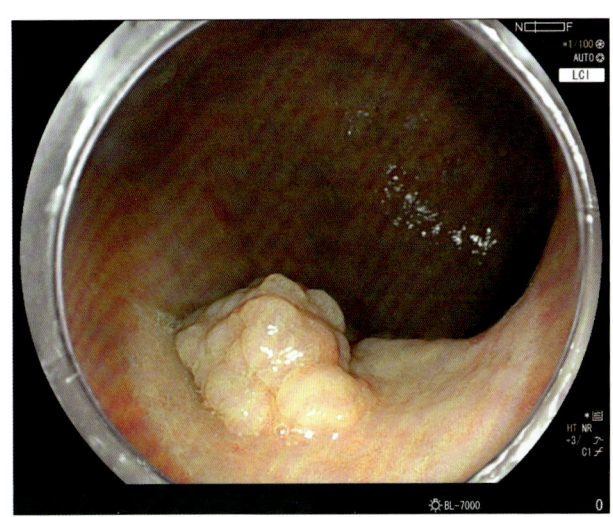

图 1-3-501　LCI 观察
病灶对比更加明显,边界线清晰,后壁侧可见扁平微隆起样。

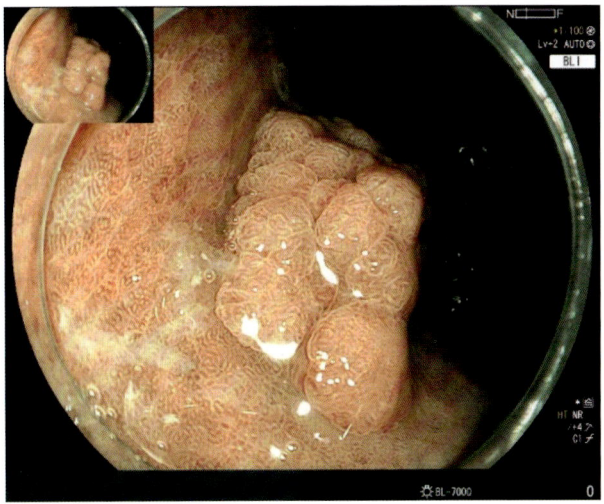

图 1-3-502　BLI 观察
病灶与周围背景有明显差异,边界线清晰,状似腺瘤样病变。

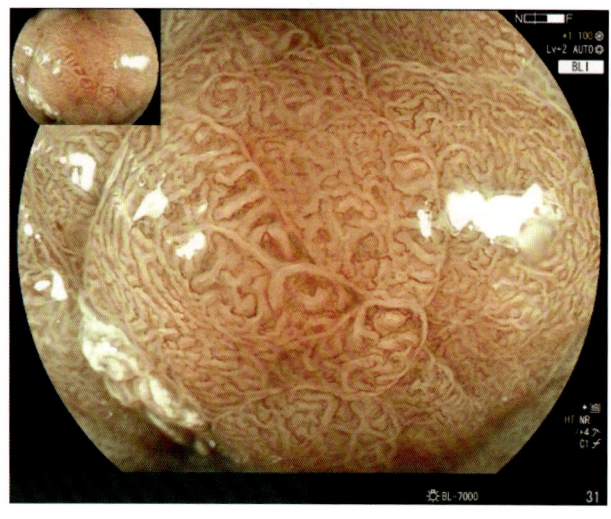

图 1-3-503　BLI 观察
可见病灶大部分血管与腺管异型度低,其中中央凹陷发红处相对其他部位异型度高。

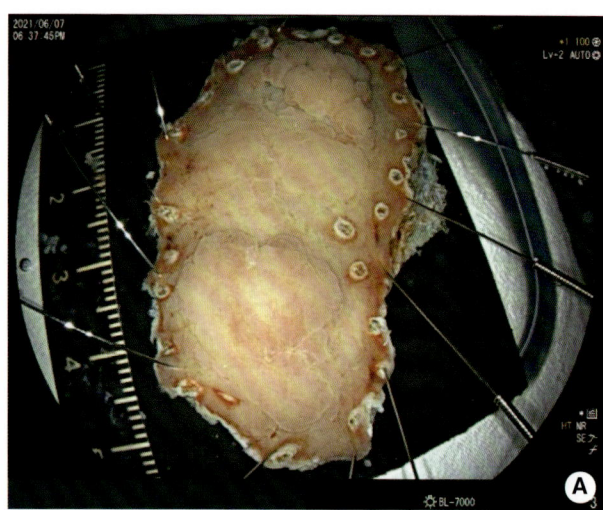

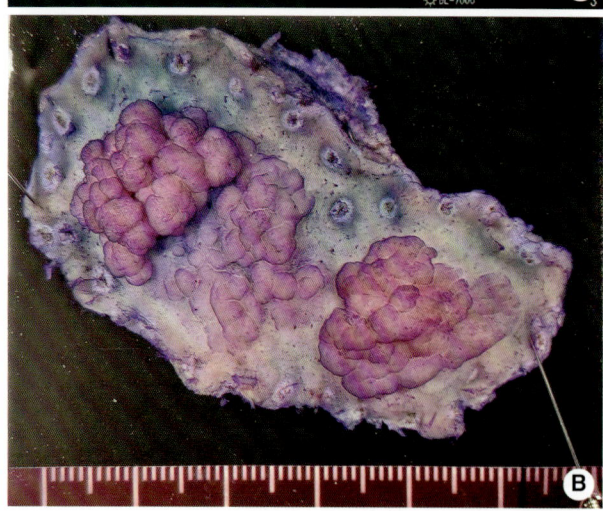

图 1-3-504　ESD 切除标本(A、B)

病理所见

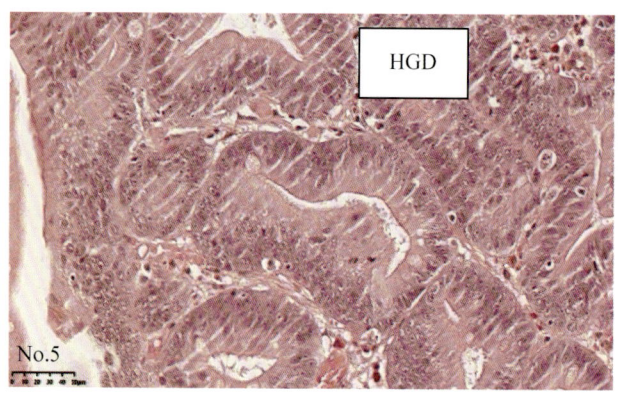

图 1-3-505　病理所见(5 号病理标本)
高级别异型增生(HGD)。

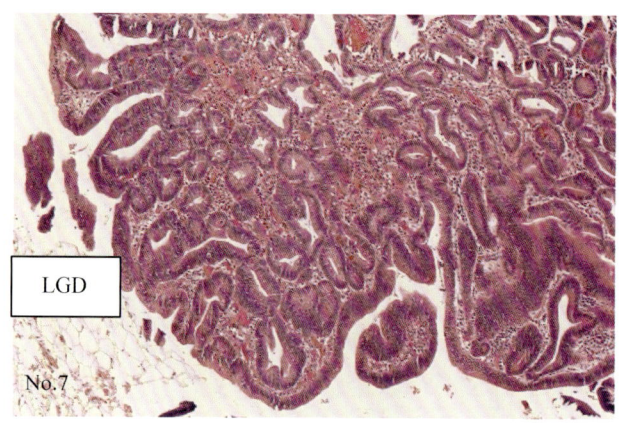

图 1-3-506　病理所见(7 号病理标本)
低级别异型增生(LGD)。

病理诊断

- 病变部位:胃体。
- 黏膜大小:5.5 cm×3.5 cm×0.5 cm。
- 大体类型:浅表隆起型(Ⅱa 型)。
- 病灶大小:3.3 cm×1.5 cm×0.4 cm。
- 组织学分型:肠型腺瘤(主要为低级别异型增生,局部高级别异型增生)。
- 日本标准:高分化管状腺癌＞中分化管状腺癌(Tub1＞Tub2)。
- 浸润深度:肿瘤局限于黏膜层。
- 侧切缘(一),基底切缘(一),溃疡形成(一)。
- 周围黏膜:中度萎缩性慢性炎,活动性伴糜烂,肠化(++),Hp(一)。
- 免疫组织化学检查(IHC):CDX-2(+),MUC5AC(部分+),MUC6(部分+),p53(+),CK20(一),MUC2(一),Ki-67(约 30%)。

病例 2

内镜表现

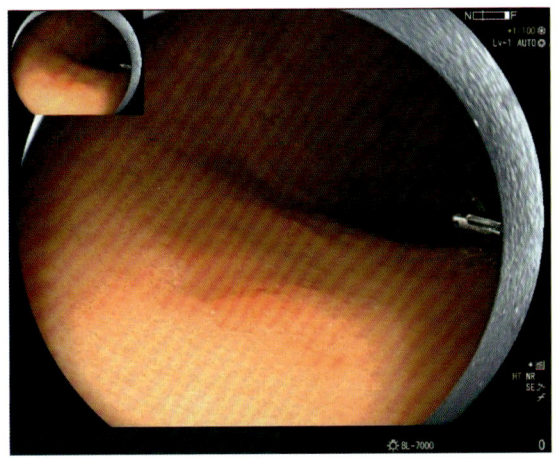

图 1-3-507 白光观察

于第一次精查内镜期间发现胃体下段大弯侧观察到发红的平坦型病灶,除菌治疗后复查,病灶仍在,黏膜炎症减轻。

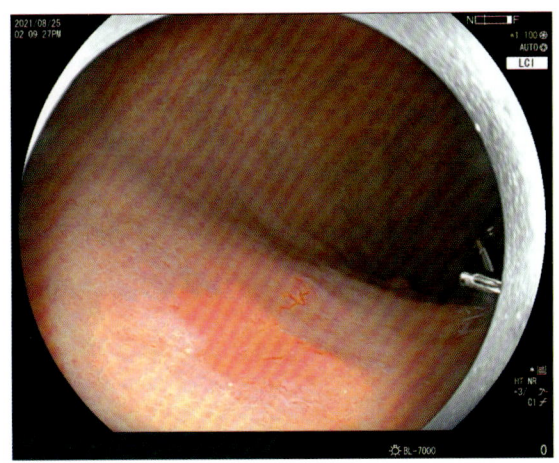

图 1-3-508 LCI 观察

病灶呈 0-Ⅱb 型发红平坦病变,LCI 模式下发红更加明显,边界更加清晰。

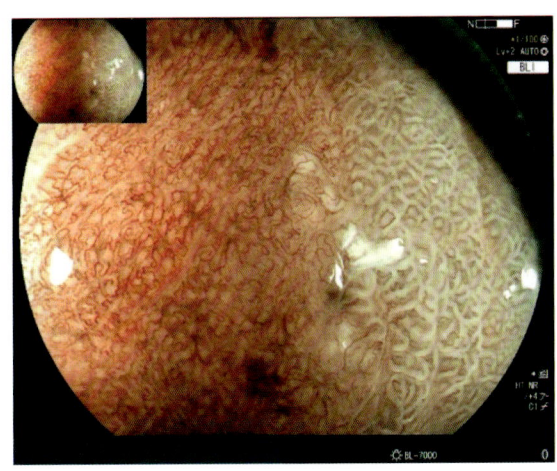

图 1-3-509 BLI 观察

可见病灶边界清晰,血管迂曲,白球征(WGA)(+)。

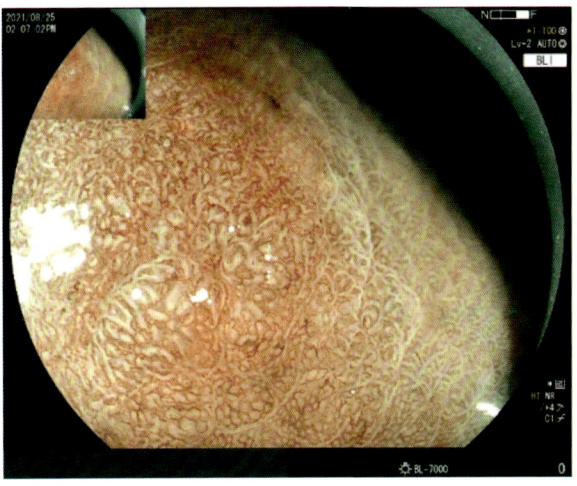

图 1-3-510 BLI 观察

可见不规则的血管纹理结构(IMVP)(+),WGA(+),DL 在 LCI 和 BLI 模式下更清晰。

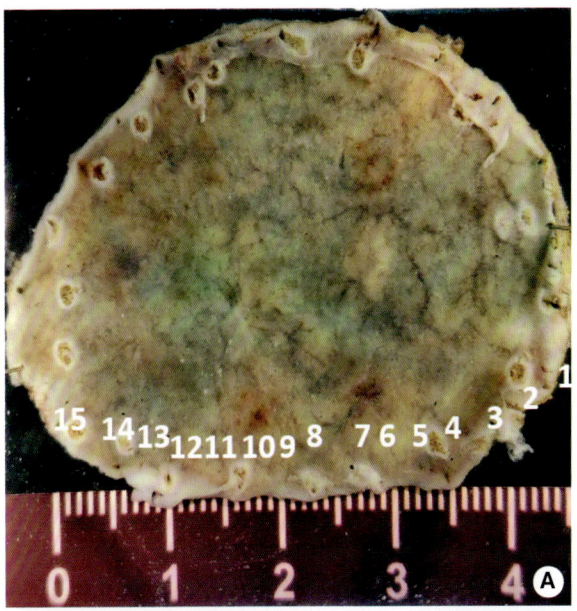

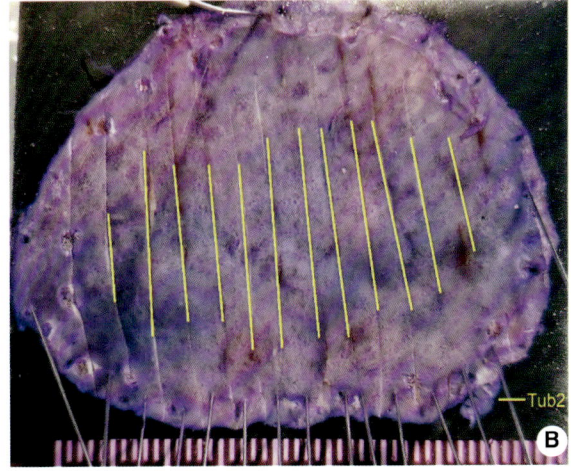

图 1-3-511 ESD 切除标本(A、B)

病理所见

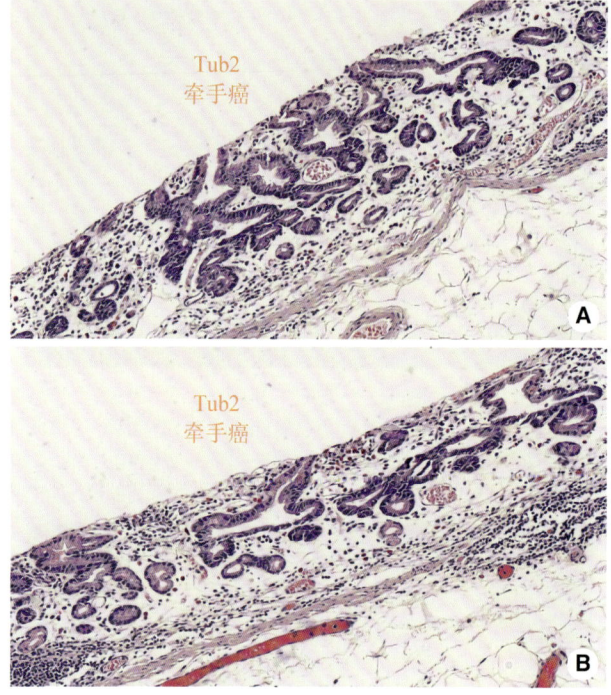

图 1-3-512 病理所见
Tub2 牵手癌（A、B）。

病理诊断

- 病变部位：胃体。
- 黏膜大小：5.0 cm×3.0 cm×0.3 cm。
- 大体类型：浅表平坦型（Ⅱb 型）。
- 病灶大小：1.5 cm×1.0 cm。
- 组织学分型：管状腺癌；组织学分级：中分化（牵手癌）。
- 浸润深度：局限于黏膜层。
- 侧切缘（-），基底切缘（-），溃疡形成（-），神经侵犯（-），脉管内癌栓（-）。
- 周围黏膜：中度萎缩性慢性炎，活动性伴糜烂，肠化（+），Hp（-）。
- IHC：CDX-2（+），MUC5AC（+），MUC6（少数+），p53（部分弱+），CK20（-），MUC2（-），Ki-67（约 60%）。

一年后随访结果

内镜诊断

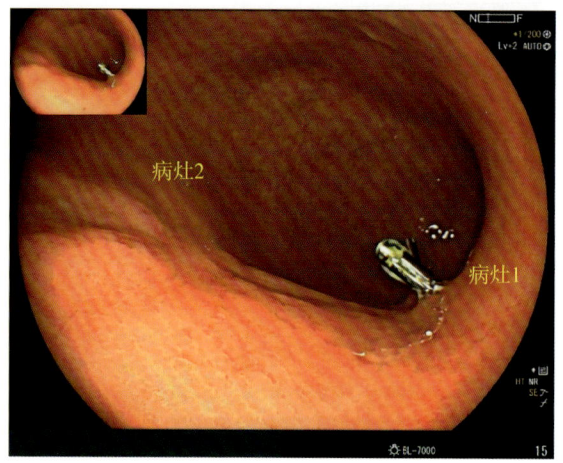

图 1-3-513 白光观察
一年后复查。

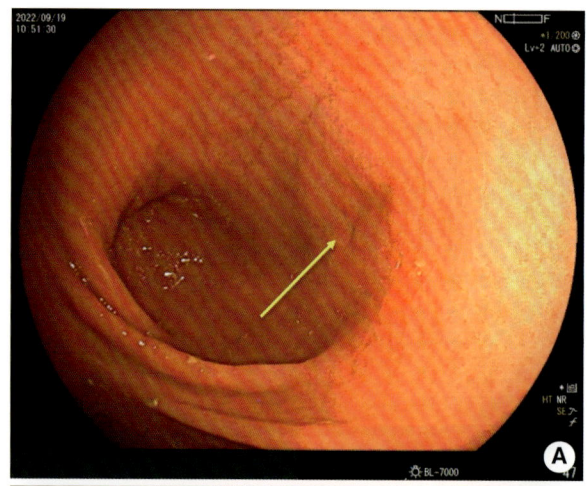

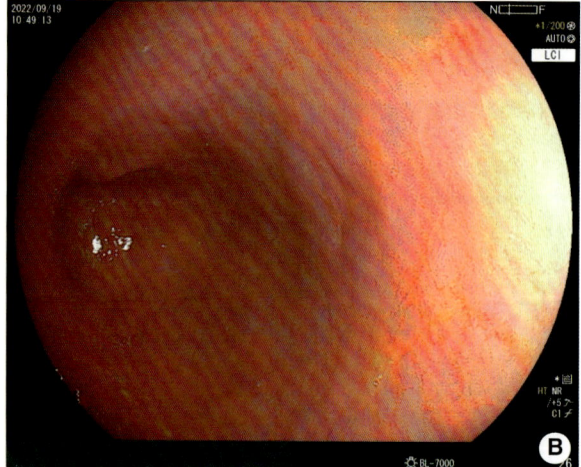

图 1-3-514 白光观察
胃窦后壁见 0-Ⅱc 病灶，LCI 下病灶对比明显（A、B）。

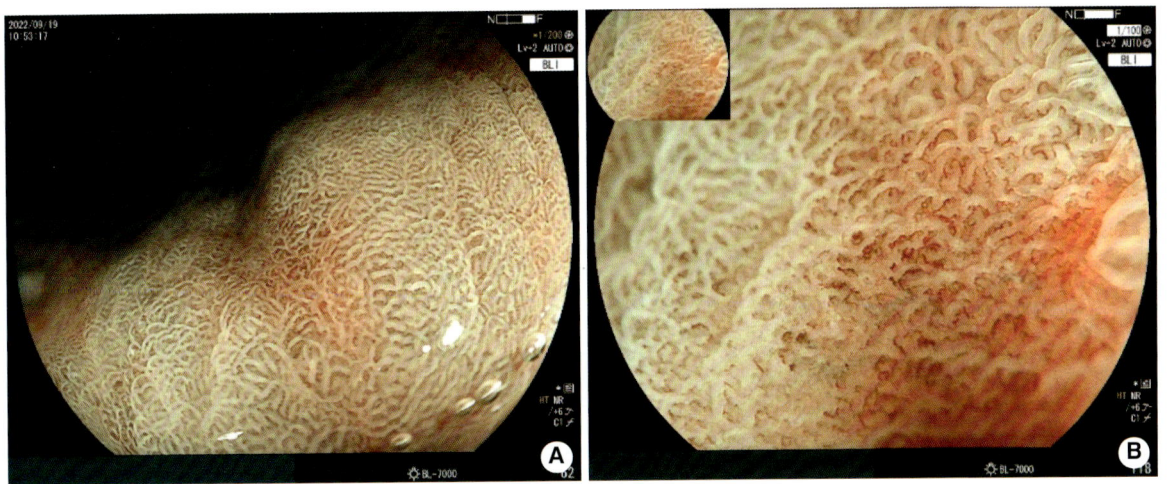

图 1-3-515 BLI 观察
凹陷部茶色调区域,边界清晰,放大可见血管异型与腺管结构异型(A、B)。

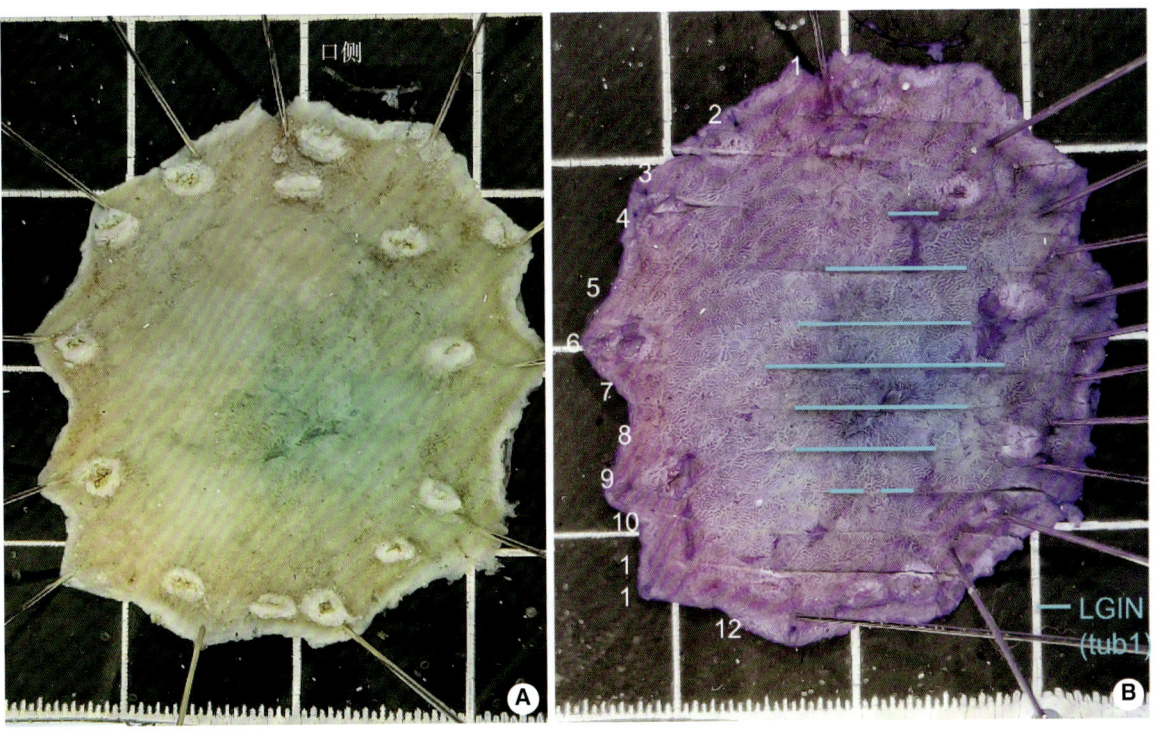

图 1-3-516 ESD 切除标本(A、B)

病理所见

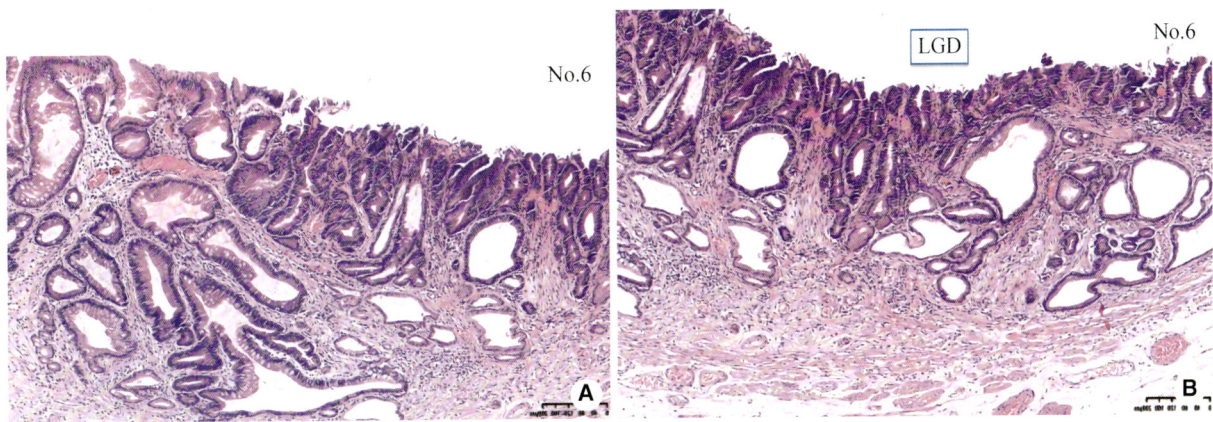

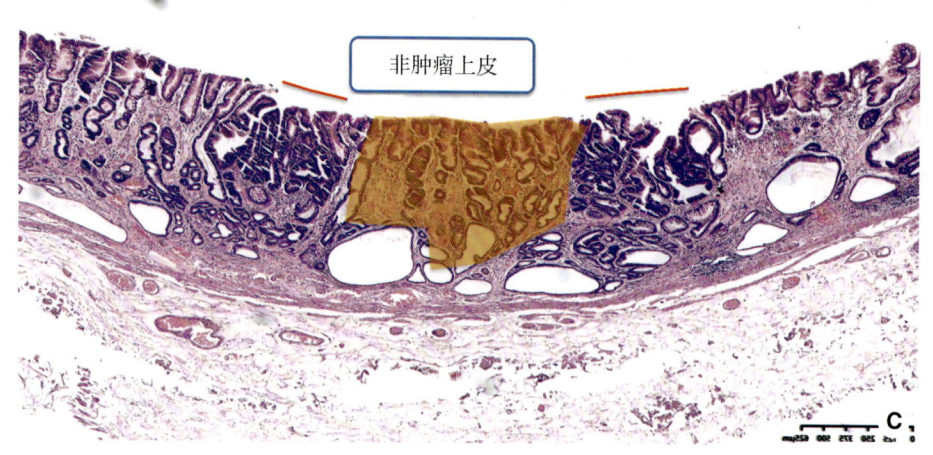

图1-3-517(A~C) 病理所见(6号病理切片)
高级别异型增生(HGD)。

病理诊断

- 病变部位:胃窦后壁。
- 黏膜大小:4.2 cm×2.8 cm×0.3 cm。
- 大体类型:浅表凹陷型(Ⅱc型)。
- 病灶大小:1.5 cm×0.9 cm。
- 组织学分型:高级别异型增生。
- 日本标准:高分化型管状腺癌(Tub1)。
- 浸润深度:局限于黏膜内。
- 侧切缘(－),基底切缘(－),溃疡形成(－),神经侵犯(－),脉管内癌栓(－)。
- 周围黏膜:中度萎缩性慢性炎,活动性伴糜烂,肠化(＋＋),Hp(－)。

诊断体会

牵手癌的病理特点

- 细胞:异型性非常小,活检中往往需要注意结构的异型。
- 结构:上皮增殖带不规则的腺体融合、不规则分支,嗜酸性细胞构成的囊性扩张腺管。
- 腺管密度低,腺体基底膜不连续、圆滑。
- 以峡颈部水平为中心发展,与表面上皮相延续,肿瘤的界限难以确定。
- 内镜下病灶边界也往往不明显。
- p53(－),Ki-67表面上皮(－),具有很大的迷惑性。

(病例指导老师:孙蕴伟)

病例52　胃窦高级别异型增生

该病例讲解视频二维码

病例提供 » 周　环　中国医科大学附属第一医院

简要病史

性别:女。

年龄:65岁。
主诉:发现胃内肿物两个月。
病变部位:胃窦。

内镜表现

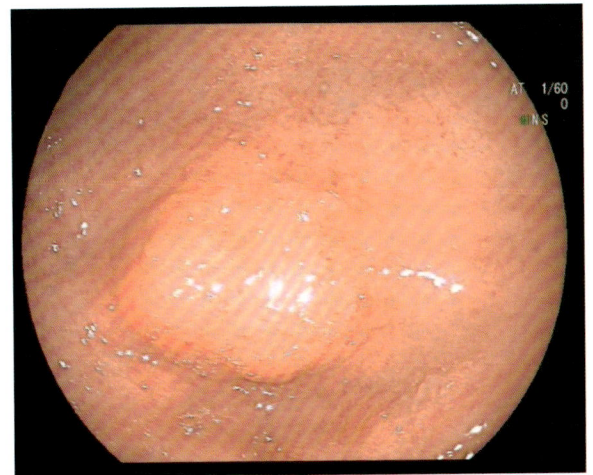

图 1-3-518 白光观察
胃窦小弯侧可见一处广基息肉样隆起,范围约 2.0 cm× 2.0 cm,表面凹凸不平,绒毛状。

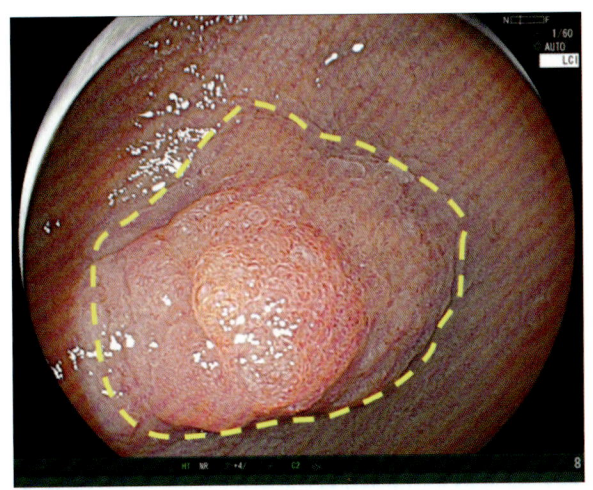

图 1-3-519 LCI 观察
病灶为紫红色混有杏色,界限更为清晰。

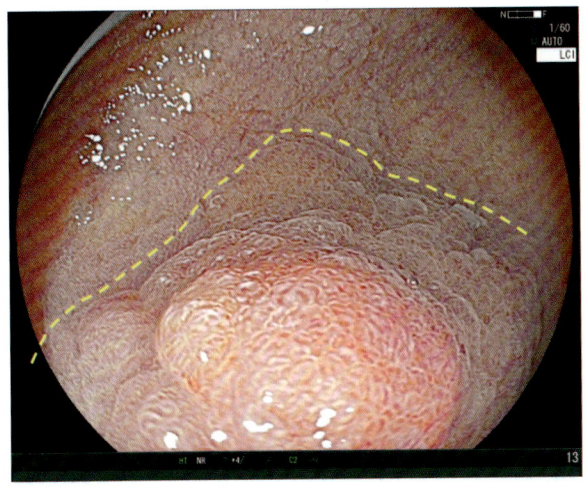

图 1-3-520 LCI 观察
放大病灶上侧:边界清晰,结节状,腺管大小不等,排列紊乱。

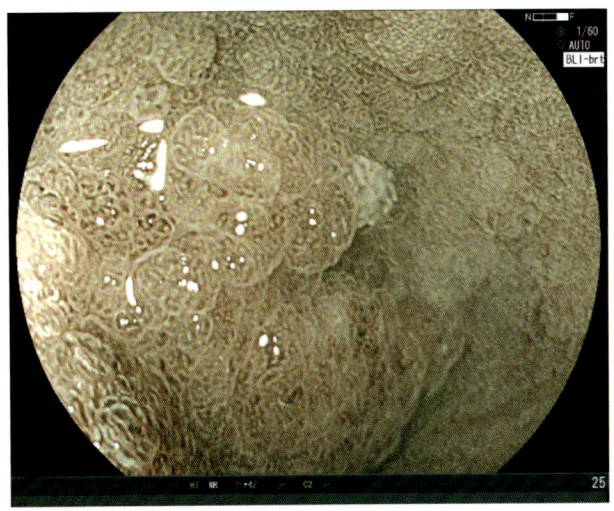

图 1-3-521 BLI 观察
微血管和微结构紊乱。

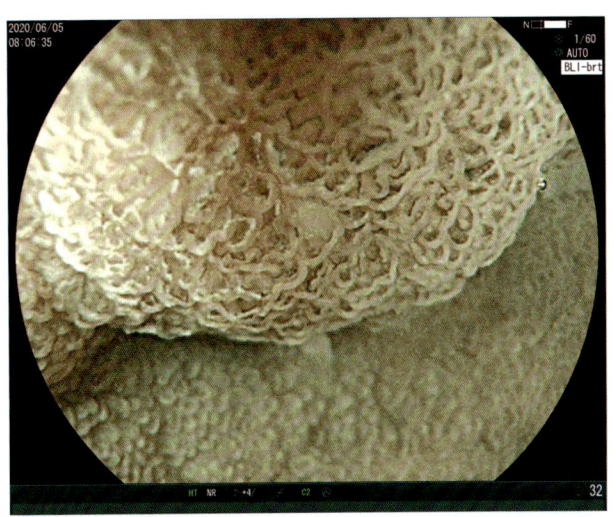

图 1-3-522 BLI 观察
高倍放大观察,紊乱的微血管呈襻状结构。

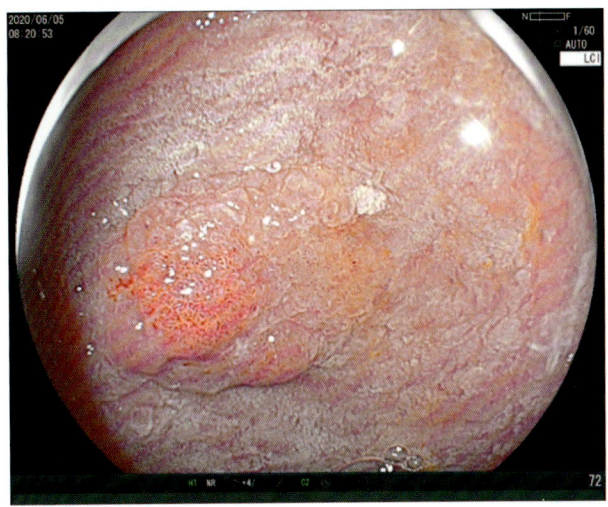

图 1-3-523 LCI 观察
醋酸染色后,LCI 下可见病灶四周部分,白化消失不明显,中间结节可见白化消失明显。

病理所见

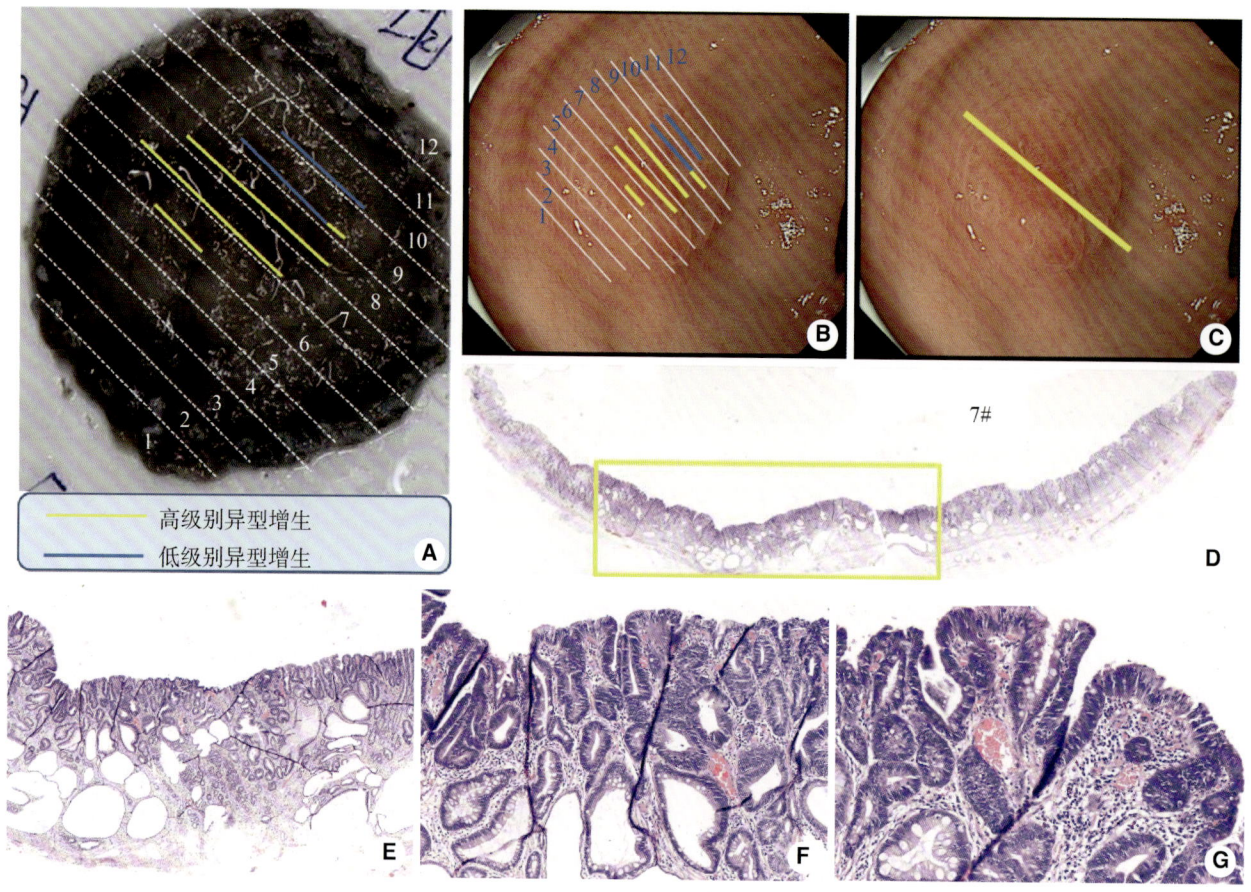

图1-3-524 病理所见

胃窦病灶被覆腺上皮,部分区域腺体密集增生,可见分支生芽,背靠背,共壁细胞极性紊乱,核大深染,有的呈假复层,其下黏膜层内可见大量腺体囊性扩张。病灶周边区域腺体肠化,胃固有腺体减少。间质充血水肿,少量出血,中量炎细胞浸润。病灶基底部见黏膜肌层完整,水平切缘被覆正常腺上皮(A~G)。

病理诊断

● 病理诊断:胃黏膜高级别异型增生。
● 免疫组化染色结果:Ki-67(30%~50%+),p53(约30%+),CDX2(约70%+),CD10(部分+),MUC5AC(部分+),MUC6(-),CK7(+),CK20(+),SMA(+),黏膜肌层完整。

诊断体会

● 规范化诊断流程很重要。

● 病灶在短时间内形态发生变化,要考虑黏膜内囊肿或黏膜下层囊肿的可能性。
● 对可疑的病灶进行LCI/BLI放大观察,进一步观察病灶表面的腺管结构与微血管结构,确定病灶性质和浸润深度,可以提高早期病变的诊断率。

(病例指导老师:孙明军)

病例 53　胃窦高级别异型增生

病例提供 ◇ 邓　磊　重庆大学附属中心医院

简要病史

性别：男性。
年龄：46 岁。
主诉：腹胀 1 个月余。
病变部位：胃窦大弯。

内镜表现

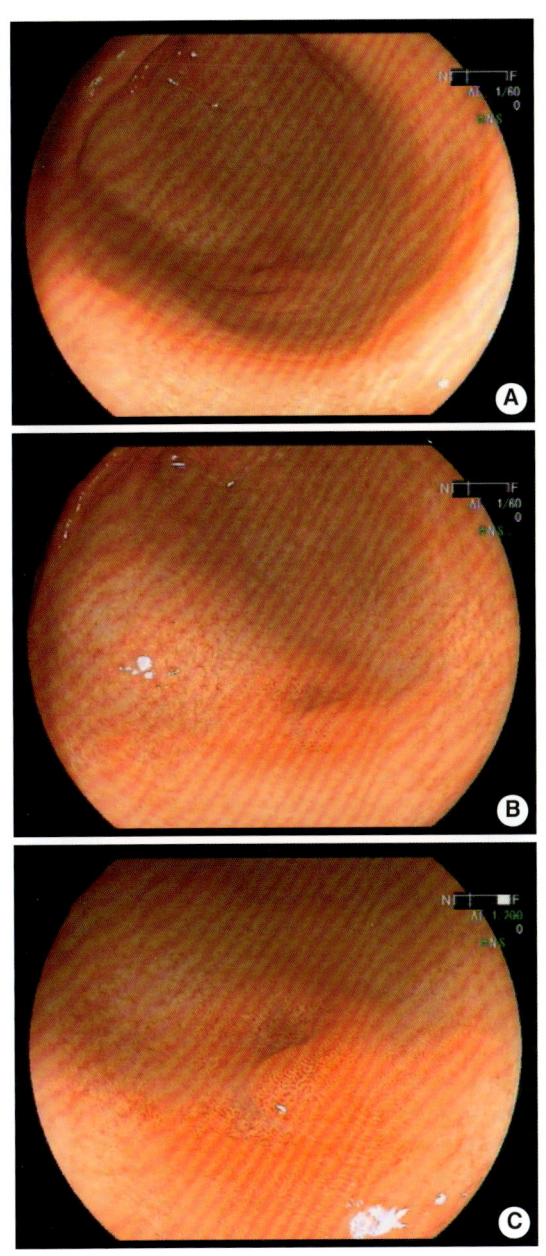

图 1-3-525　白光观察

远景到近景观察，胃窦大弯侧见黏膜片状发红、隆起，中央凹陷，大小约 1.5 cm×1.2 cm（A～C）。

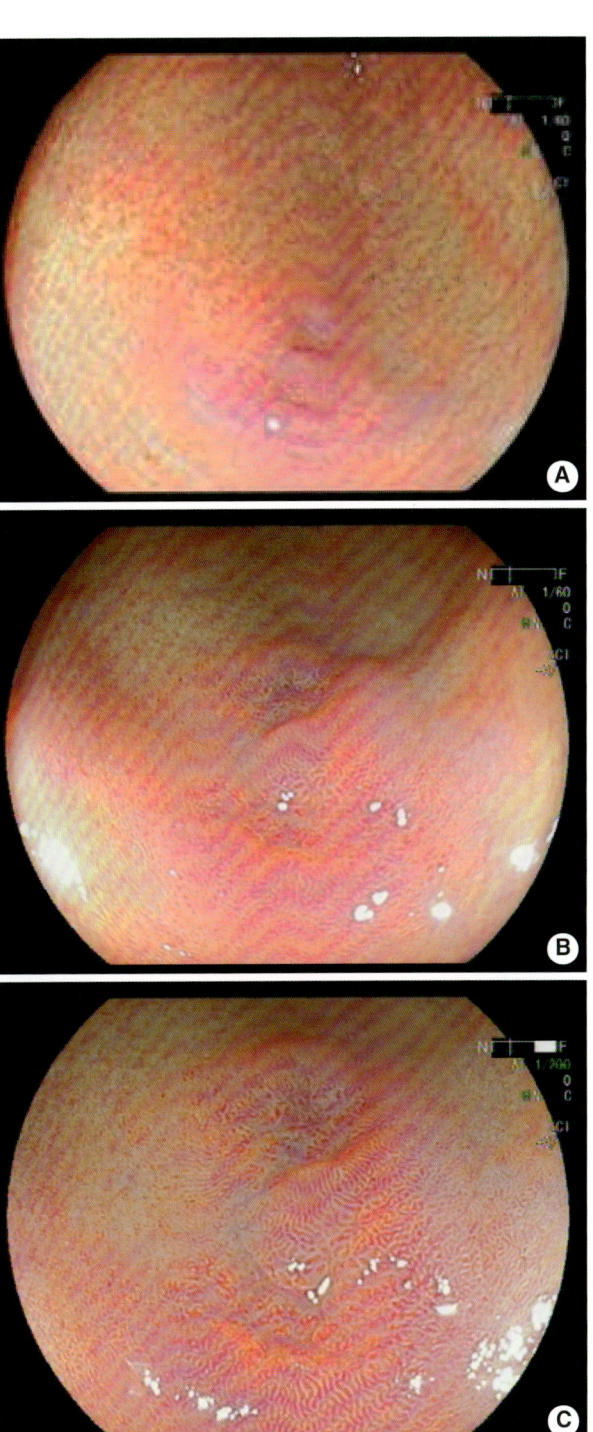

图 1-3-526　LCI 观察

远景到近景观察可见病灶区对比度增强，紫红色区内可见发黄区域（A～C）。

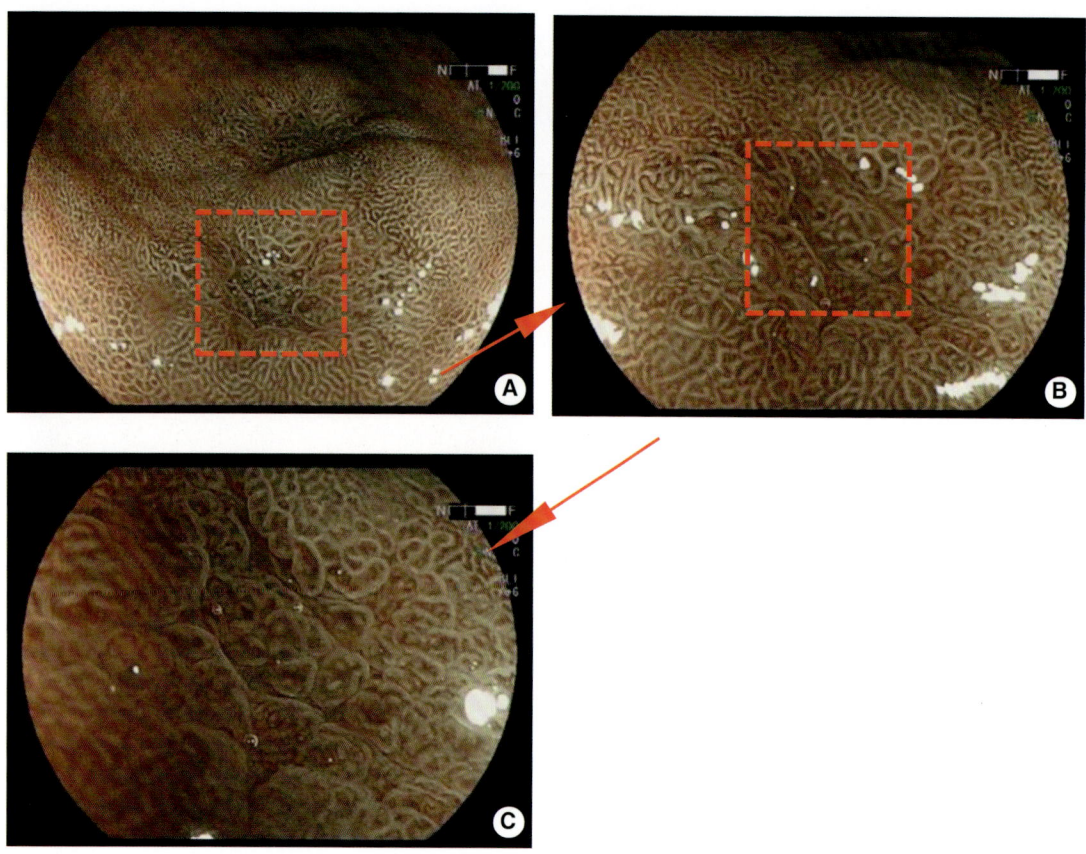

图 1-3-527 BLI 观察
DL(+),可见病灶区 MV 及 MS 均不规则(A~C)。

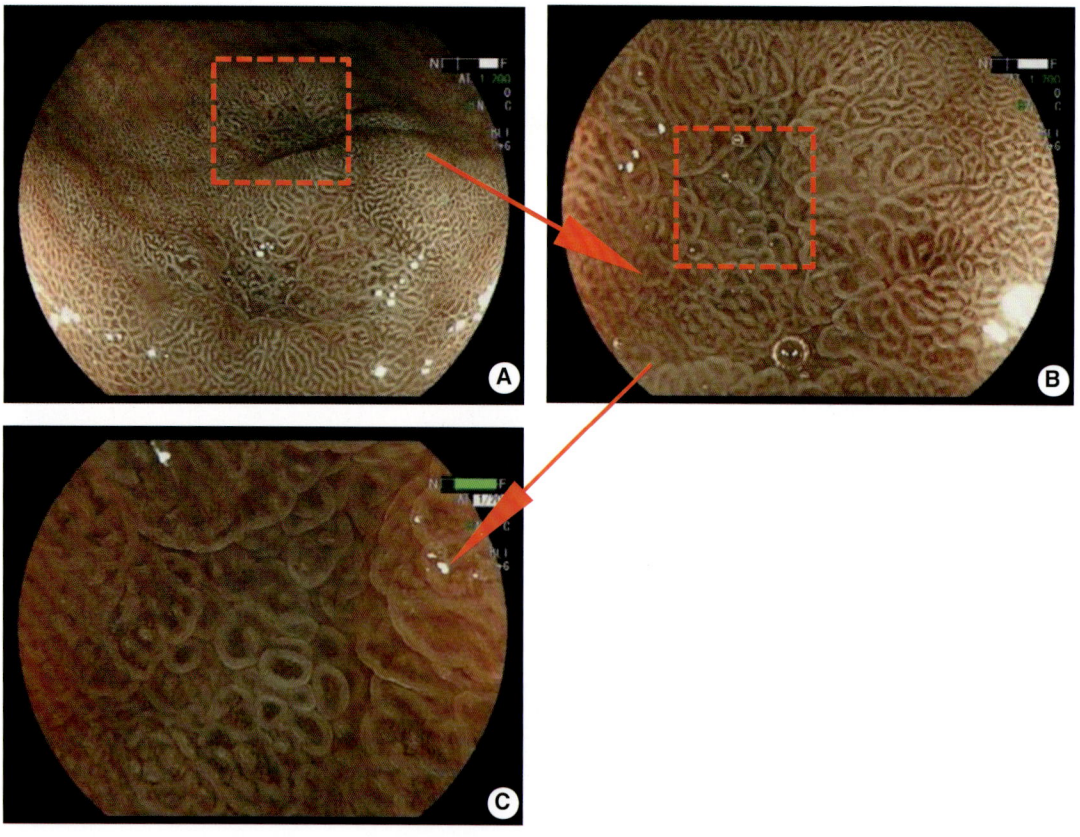

图 1-3-528 BLI 观察
可见病灶区 MV 及 MS 均不规则,上皮环内血管(VEC)(+)(A~C)。

第一章 上消化道病变

病理所见

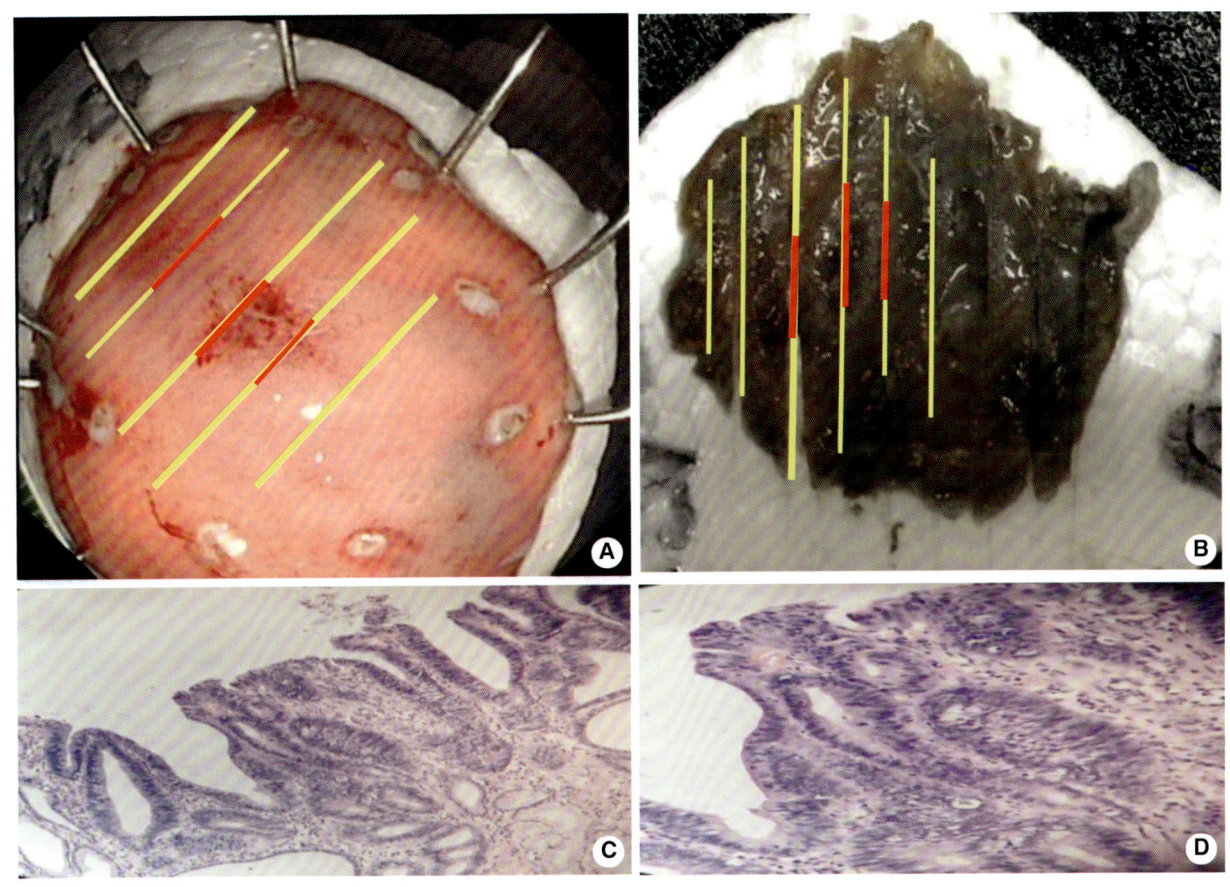

图1-3-529 病理所见(A~D)
━━━ 黏膜慢性炎,局部低级别异型增生; ━━━ HIGN。

病理诊断

- 胃窦Ⅱa+Ⅱc型病变。
- 病灶区大小约1.2cm×1.0cm。
- 3、4、5号标本局部高级别异型增生,1、2、6、7、8、9、10黏膜慢性炎,局部低级别异型增生。
- pHM0,pVM0。

诊断体会

萎缩背景下,应特别注意黏膜发红、隆起。LCI模式通过黏膜色泽对比强化,如果病变区域呈紫、红、黄不规则混合颜色,就应高度怀疑癌性病变可能。对于LCI筛查后高度怀疑的癌性病变需进一步结合BLI模式放大观察。通过对病变区是否有明显DL及MV和(或)MS是否不规则或缺失,只要满足DL(+)、IMVP(+)和(或)不规则微表面结构(IMSP)(+),即可镜下诊断EGC。同时,应注意早期癌镜下一些特殊表现,本病例对肛侧病灶放大后可见VEC(+),提示病变分化良好。

病例 54　胃窦高级别异型增生

病例提供 » 王　丽　北京大学国际医院

简要病史

性别:女。
年龄:53 岁。

主诉:因"发现下咽部黏膜病变 1 天"入院。
病变部位:胃窦。

内镜表现

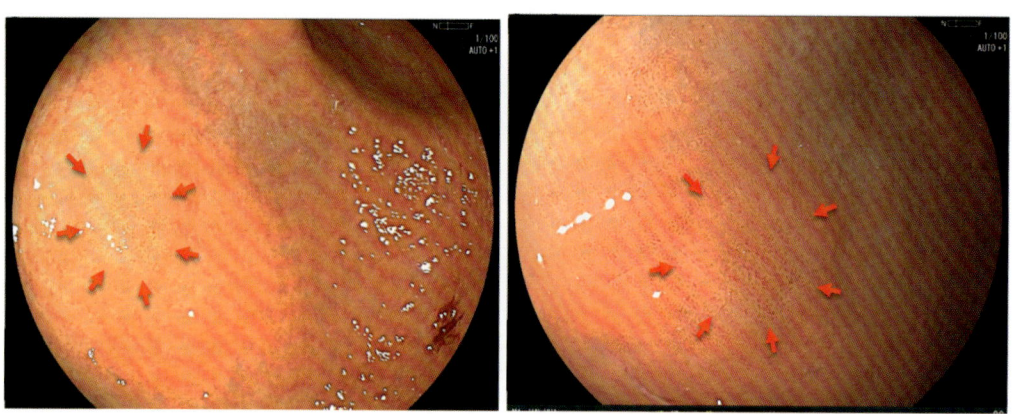

图 1-3-530　白光观察
胃窦近移行部前壁侧见一处黏膜发红,直径 0.5 cm,界限清楚。

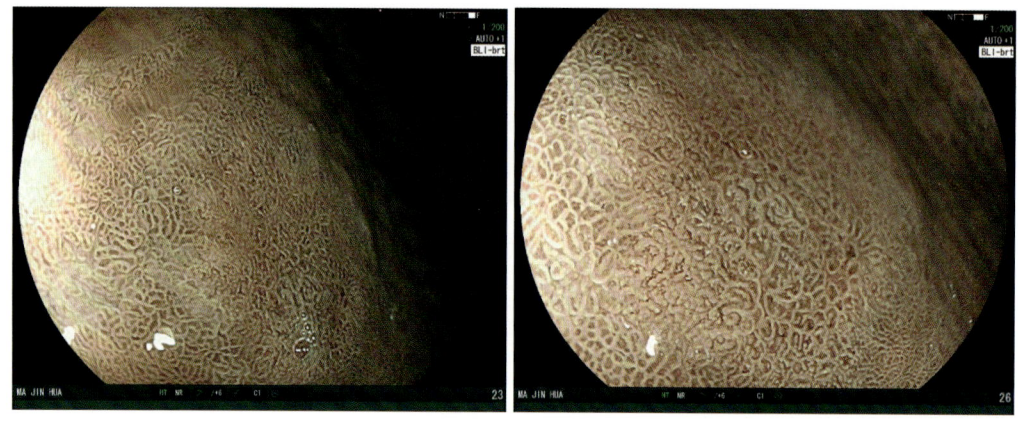

图 1-3-531　BLI 观察
靠近观察见局部表面结构紊乱,DL(+)。

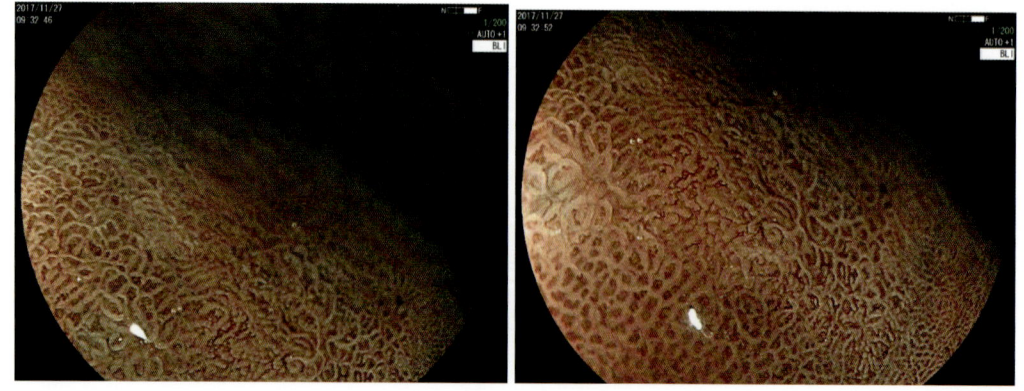

图 1-3-532　BLI 观察
IMVP(+),IMSP(+),可见网格样血管。

病理所见

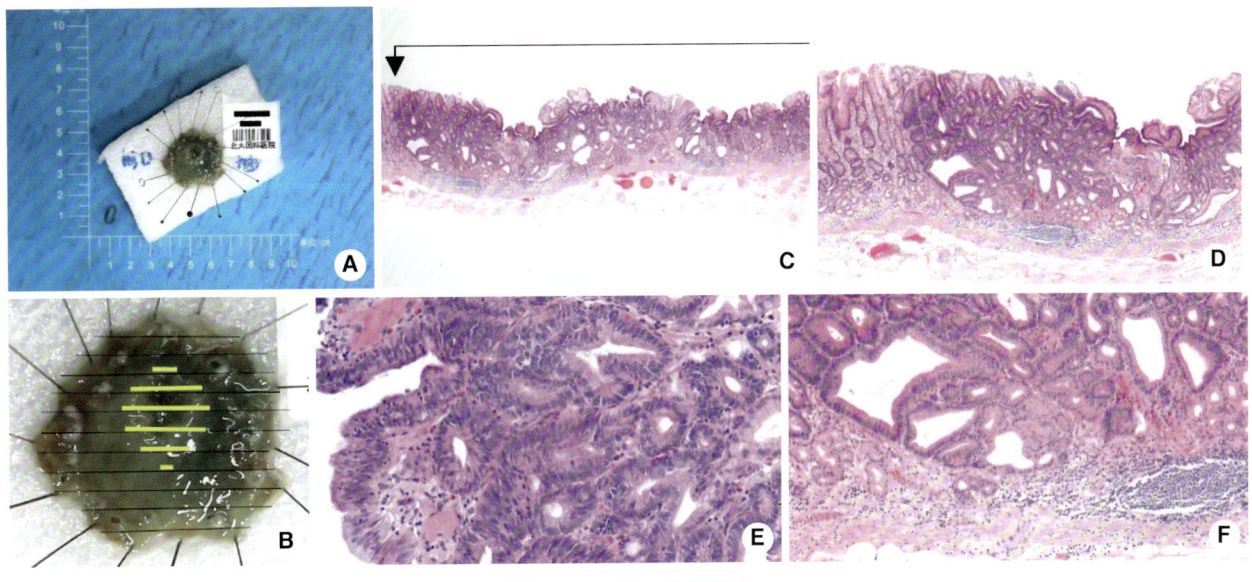

图1-3-533 病理所见

ESD标本3.0 cm×2.8 cm×0.3 cm,可见Ⅱa+Ⅱc病变,隆起范围1.7 cm×1.7 cm,凹陷范围0.5 cm×0.5 cm,胃黏膜高级别异型增生,未见间质浸润,未见脉管内癌栓及神经侵犯,未累及侧切缘及基底切缘(A~F)。

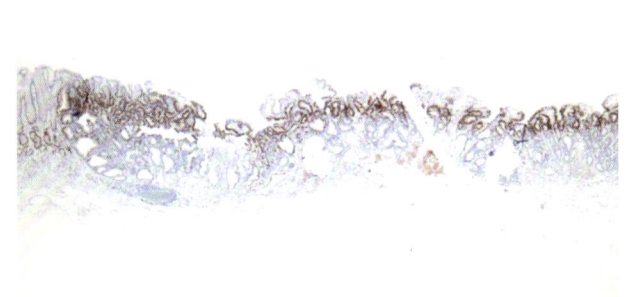

图1-3-534 免疫组化Ki-67染色(低倍)。

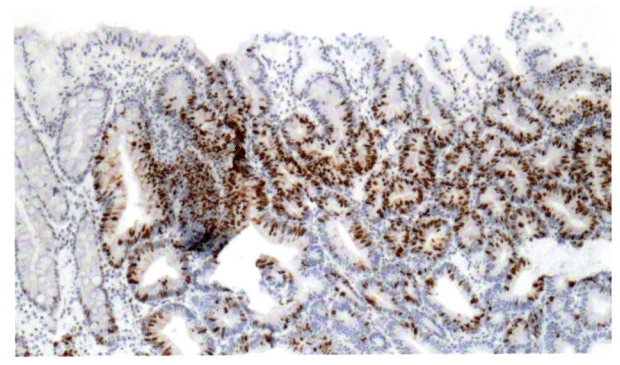

图1-3-535 Ki-67染色(高倍,指数约40%)

病理诊断

胃黏膜高级别异型增生。

诊断体会

该患者因上腹部不适就诊检查胃镜,病变范围小,形态平坦,仅表现为颜色改变,因此规范而细致的观察对于病变的检出尤为重要,同时术前口服消泡药物、充分的咽喉部麻醉等对于改善视野、提高患者的配合度亦非常关键。该病灶放大内镜下DL、IMVP、IMSP提示肿瘤性病变,网格样血管提示该病变为分化型,结合术前病理及病变范围,考虑符合ESD适应证,最终获得治愈性切除。该患者ESD标本免疫组化PMS2(-),提示Lynch综合征可能,因此进一步检查了结肠镜、妇科及相关腹部影像学,并需要长期随访上述项目。

(病例指导老师:林香春)

病例 55　胃窦高级别异型增生

病例提供 » 肖绪华　桂林医科大学第一附属医院

简要病史

性别:男。
年龄:56 岁。
主诉:腹部胀痛 2 个月余。
病变部位:胃窦。

内镜表现

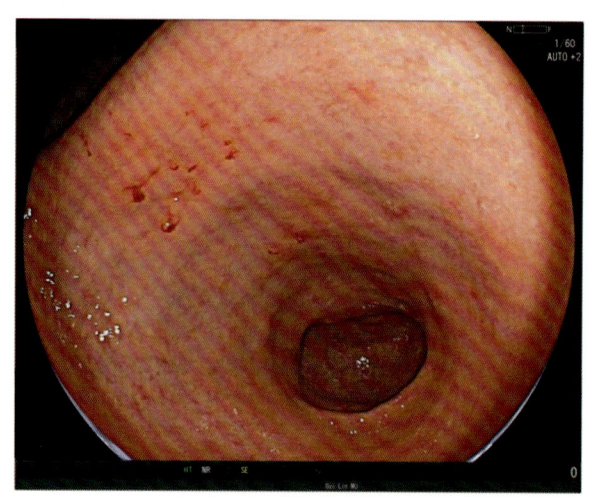

图 1-3-536　白光观察

胃窦黏膜萎缩,多发糜烂,胃窦小弯侧中部见一直径约 1.0 cm×1.0 cm,Ⅱc 型黏膜粗糙发红区域。

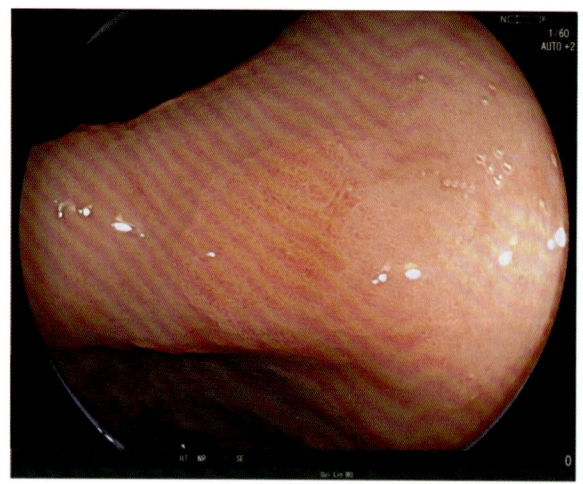

图 1-3-537　白光观察

病灶呈Ⅱc 型,色泽发红,边界清晰,呈锯齿样,可观察到口侧还有另外一小范围炎性病变。

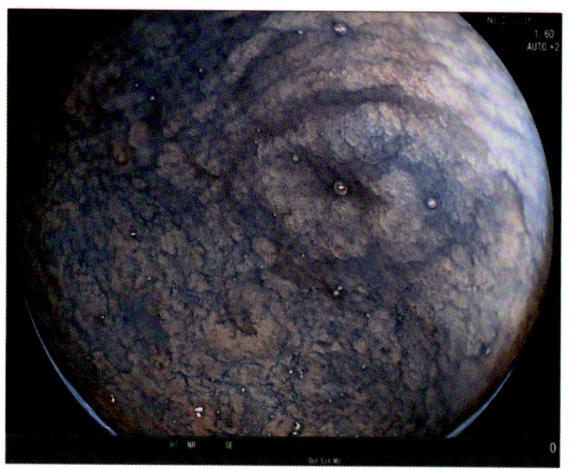

图 1-3-538　靛胭脂染色观察

病灶呈Ⅱc 型改变,边界清晰,中央黏膜纹理稍紊乱。

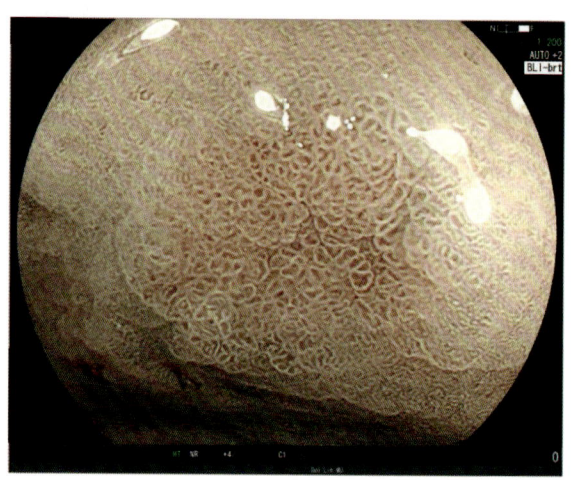

图 1-3-539　BLI 观察

病灶呈茶褐色,边界清晰,中央表面腺管构造大小不一,排列紊乱。

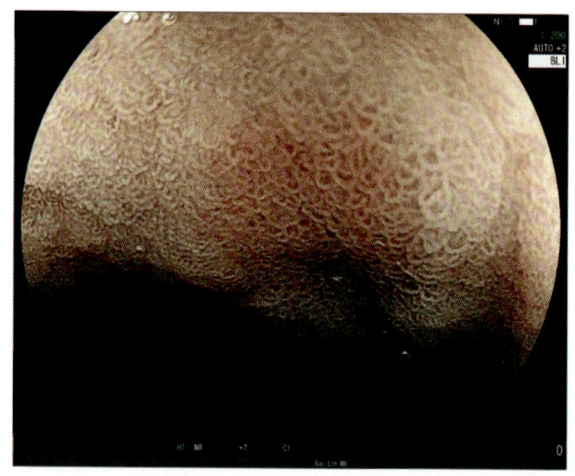

图 1-3-540　BLI 观察

病灶茶褐色更明显,边界清晰,表面腺管构造紊乱。

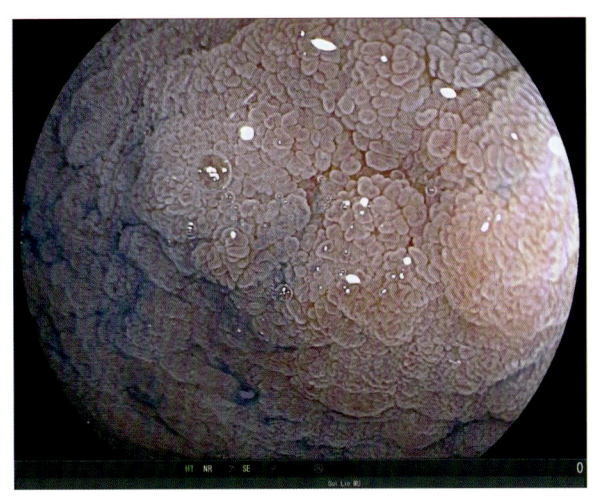

图 1-3-541 醋染染色
放大观察,病灶表面腺管构造均存在,大小不一,排列不整。

病理所见

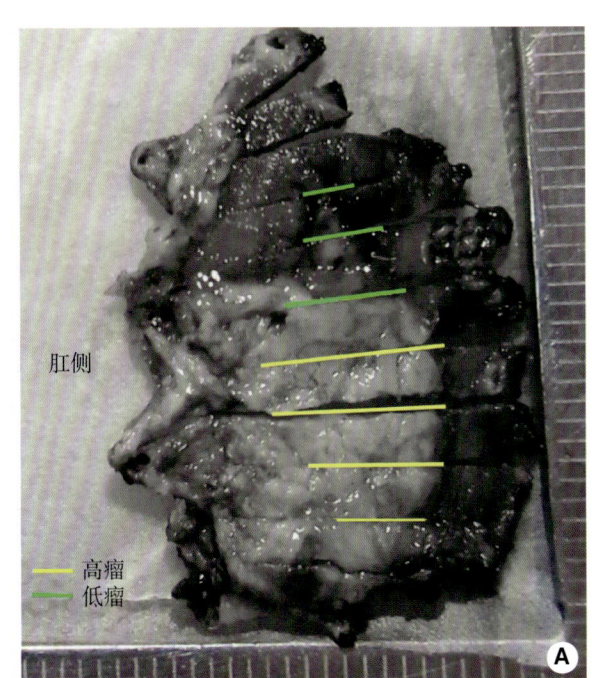

肛侧

— 高瘤
— 低瘤

图 1-3-542 病理所见
(胃窦小弯)中度慢性萎缩性胃炎伴糜烂,重度肠上皮化生,眼观可见一溃疡形成,镜下为胃黏膜高级别异型增生,总面积约 1.2 cm×0.7 cm,深度 0.15 cm,基底及两端切缘已净。黏膜肌增生,固有层可见较多淋巴细胞、浆细胞及嗜酸性粒细胞(约 15 个、HPF)浸润(A～C)。免疫组化:CK(+)、CEA(+)、Ki-67(+,约为 50%)。

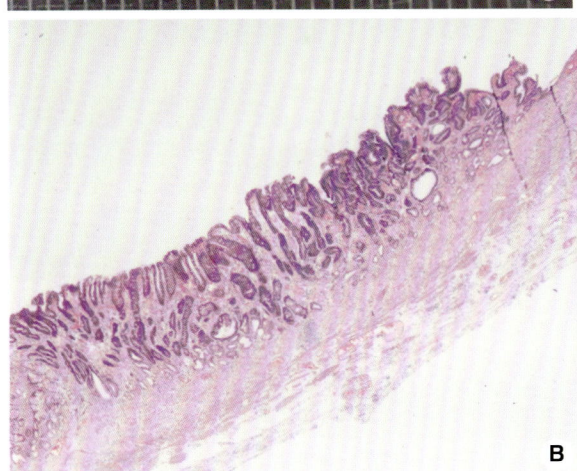

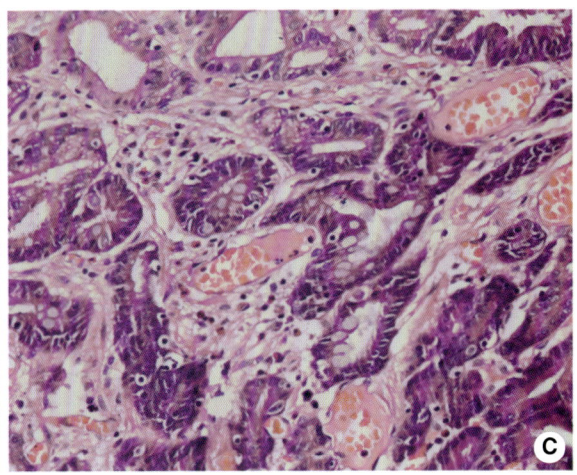

病理诊断

胃黏膜高级别异型增生。

诊断体会

胃内多发糜烂病灶在白光下较难区分炎性病灶、肠化或者肿瘤性病灶,而使用特殊光 BLI-bright 远距离观察,病灶呈茶褐色改变往往提示为肿瘤性病变可能。BLI+ME 观察,低倍放大时表面微结构的异型及排列极性是重点观察的内容,高倍放大时可以通过观察血管的异型进一步明确诊断。

(病例指导老师:李滨)

病例 56 胃窦高级别异型增生

病例提供 ▶ 朱 颖 南方医科大学深圳医院

简要病史

性别:女。
年龄:58 岁。
主诉:反复上腹隐痛不适 2 年。
病变部位:胃窦。

内镜表现

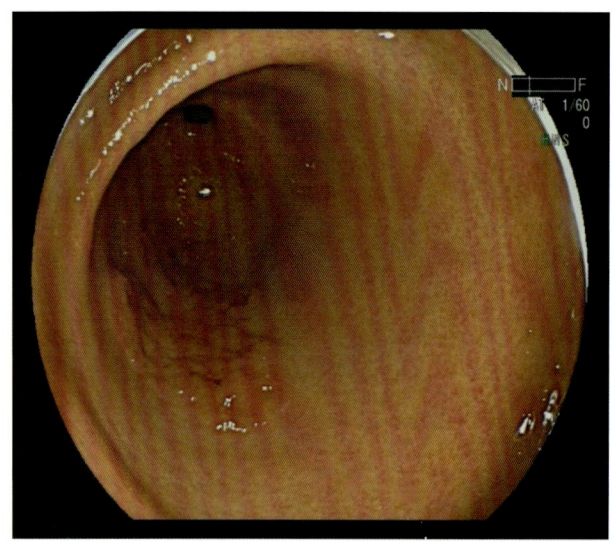

图 1-3-543 白光观察
胃窦大弯侧一直径 6.0 cm 隆起性病灶,表面凹陷、糜烂。巴黎分型:0-Ⅱa+Ⅱc。

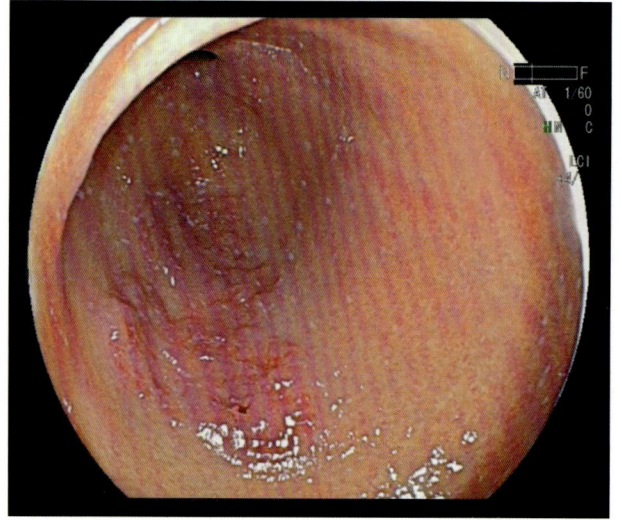

图 1-3-544 LCI 观察
隆起性病灶呈现薰衣草色,与周围黏膜界限清晰。

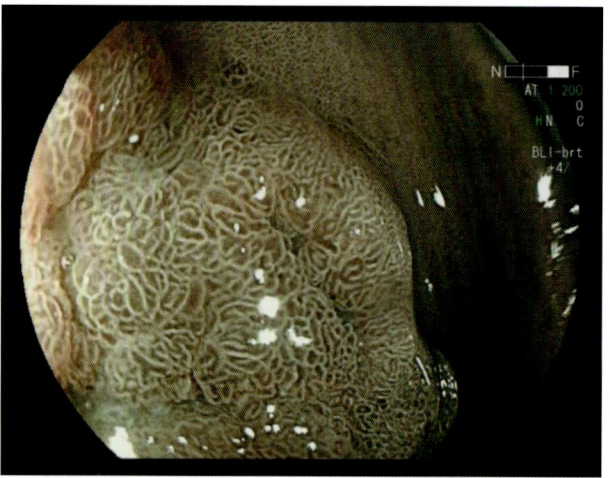

图 1-3-545 BLI 观察
可见病灶与周围正常黏膜背景存在 DL。

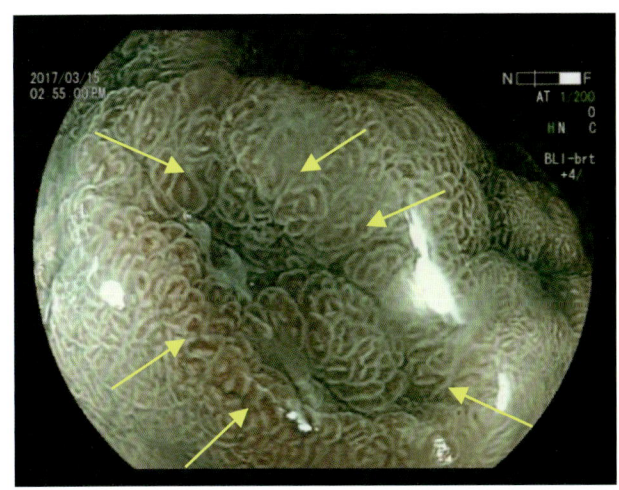

图1-3-546 BLI观察
低倍放大结合靛胭脂见病灶存在DL(黄箭)。

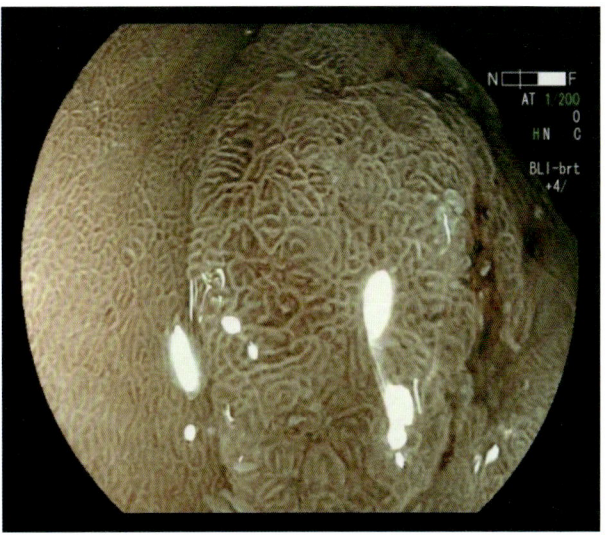

图1-3-549 BLI观察
放大观察判断病灶口侧边界线。

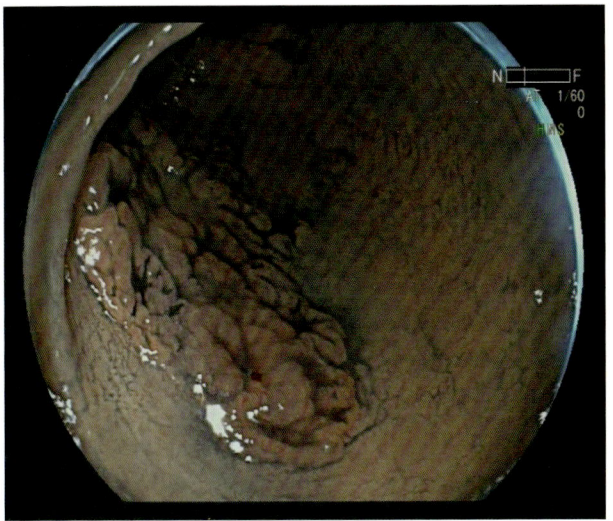

图1-3-547 靛胭脂染色观察
病灶边界线清晰。

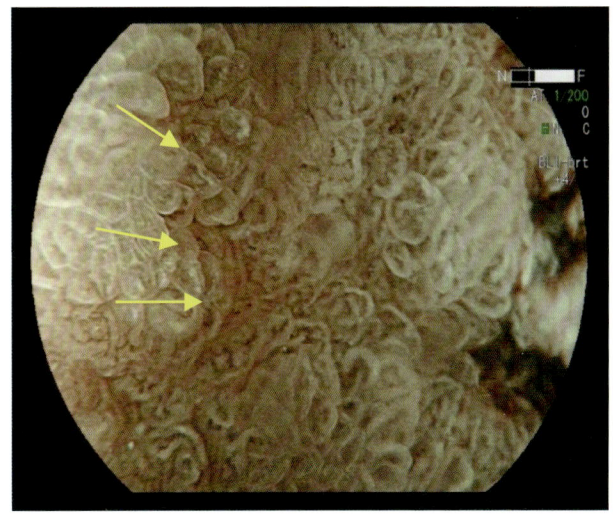

图1-3-550 BLI观察
强放大见观察,病灶中央部分危险管紊乱,微血管扩张,管径不一(黄箭)。

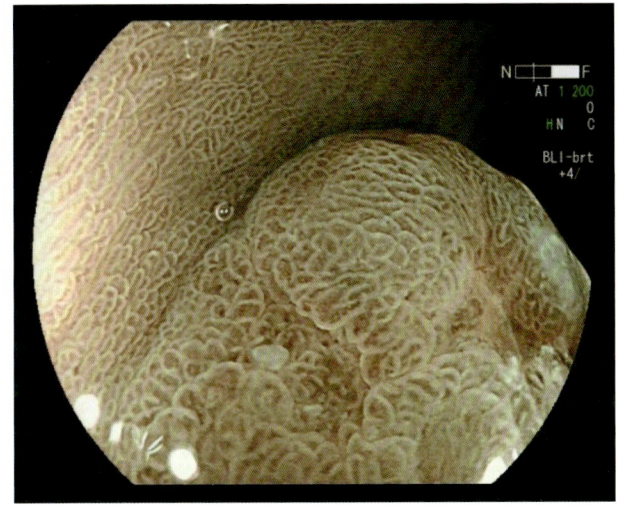

图1-3-548 BLI观察
放大观察,判断病灶肛侧边界线。

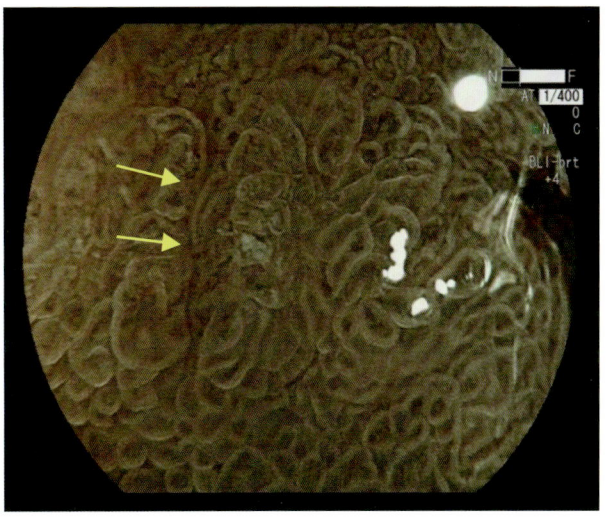

图1-3-551 BLI观察
强放大观察可见病灶DL(+)、IMVP(+)、IMSP(-)。

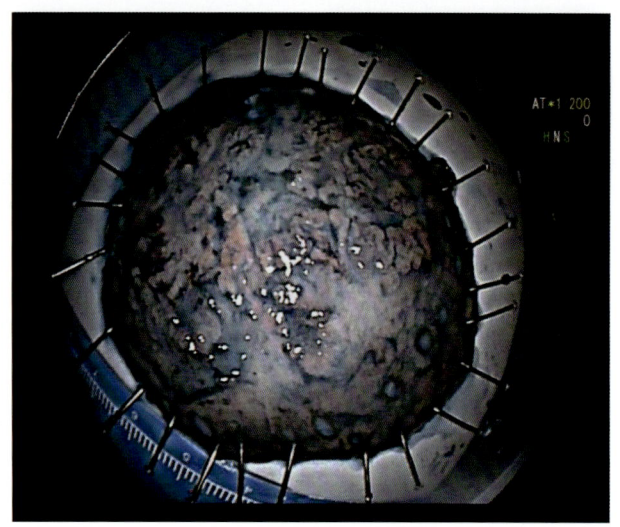

图1-3-552 离体组织，ESD切除后标本

病理所见

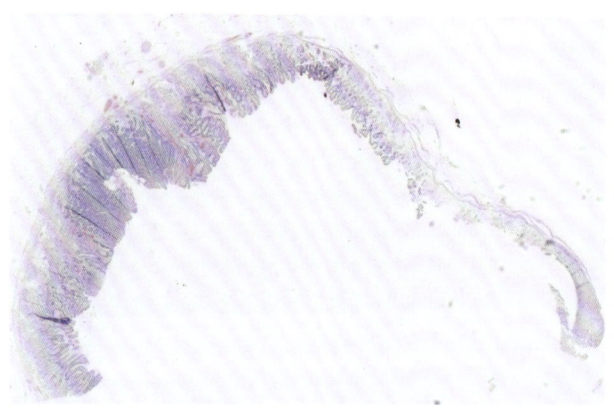

图1-3-553 病理所见
胃黏膜高级别异型增生（HE，低倍）。

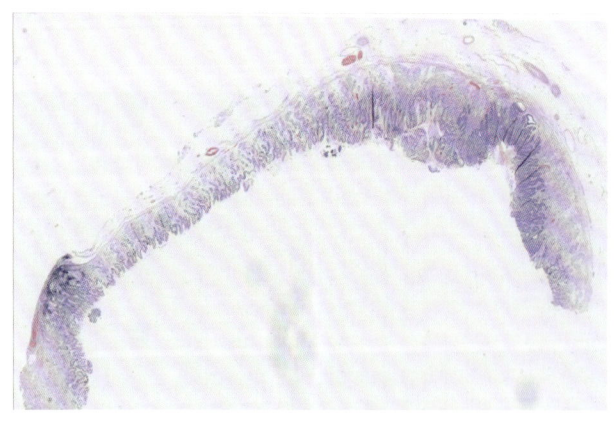

图1-3-554 病理所见
胃黏膜高级别异型增生（HE，低倍）。

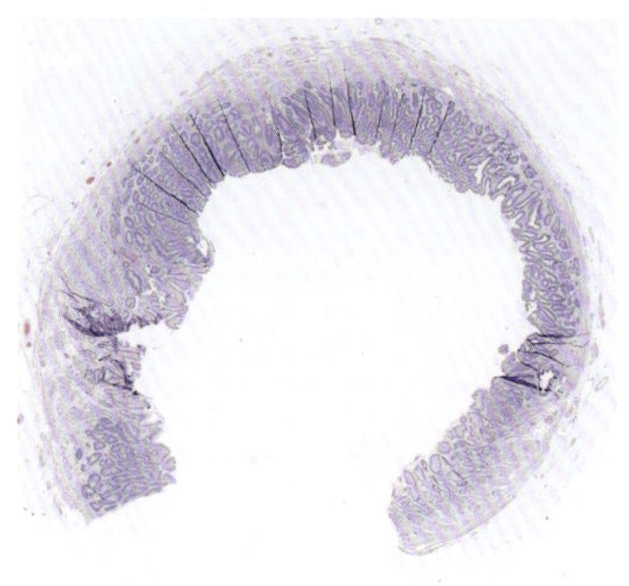

图1-3-555 病理所见
胃黏膜高级别异型增生（HE，低倍）。

病理诊断

胃黏膜高级别异型增生。

诊断体会

胃早癌诊治要点体会：

● 发现病变＋确定病变性质：清洁的视野＋高清的内镜。

● 蓝激光高清内镜不同观察模式可以快速发现病灶。本例中LCI模式观察，病灶呈现薰衣草色；BLI-Bright模式观察，病灶呈褐色外观。

● 确定病变性质：色素染色＋蓝光放大内镜。

● 靛胭脂染色确定边界；BLI-Bright低倍见病变与周围正常黏膜背景存在DL，强放大观察见病变IMVP（＋）、IMSP（－），确定病变为高级别异型增生。

（病例指导老师：龚伟）

第四节 十二指肠

病例 1　十二指肠低级别管状腺瘤

该病例讲解视频二维码

病例提供　廖素环　深圳大学附属华南医院

简要病史

性别：男。
年龄：58 岁。
主诉：上腹部隐痛 1 年，加重 1 周。
病变部位：十二指肠。

内镜表现

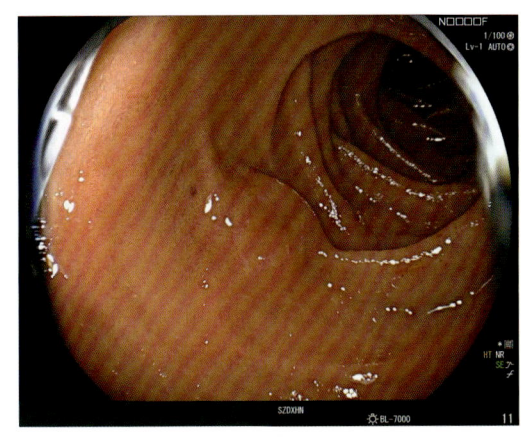

图 1-4-1　白光观察

于十二指肠降部非乳头区可见 0-Ⅱa+Ⅱc 型病灶，色调中间轻度发红，边缘白色调，大小 12 mm×8 mm，边界清晰，边缘不规则。

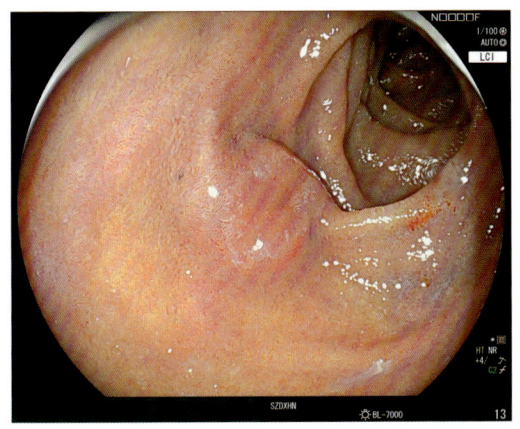

图 1-4-2　LCI 观察

病灶边界清晰，与周围背景黏膜对比色调差更加明显，中间呈橘黄色改变，环周发白亦更加明显。

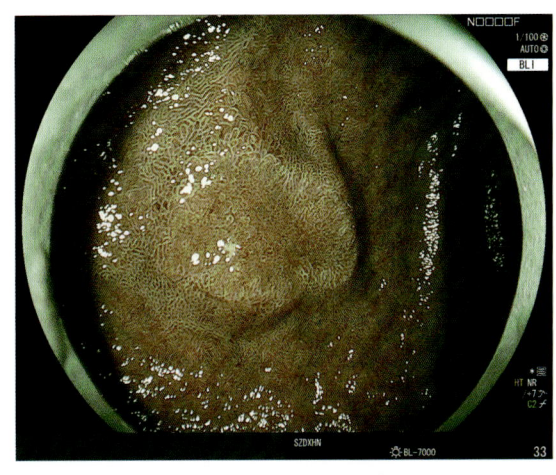

图 1-4-3　BLI 观察

病灶呈茶褐色改变，边界清晰，病灶区域表面构造和周边正常黏膜绒毛构造不相同，表面呈轻度凹陷。

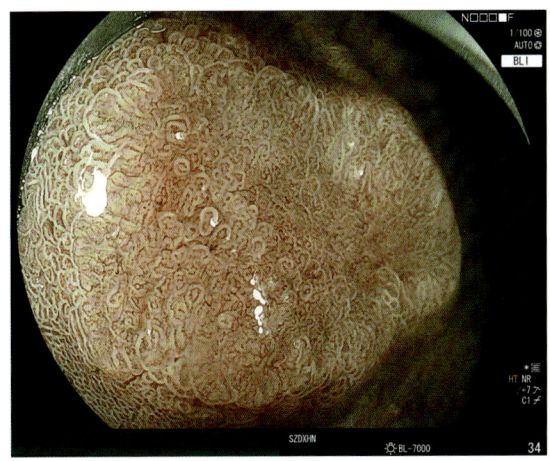

图 1-4-4　BLI 观察

在弱放大下观察，病灶边界清晰，可见病灶呈两种不同的表现，左侧区域呈绒毛状或颗粒状改变，右侧区域，微结构不鲜明，需要进一步高倍放大观察。

211

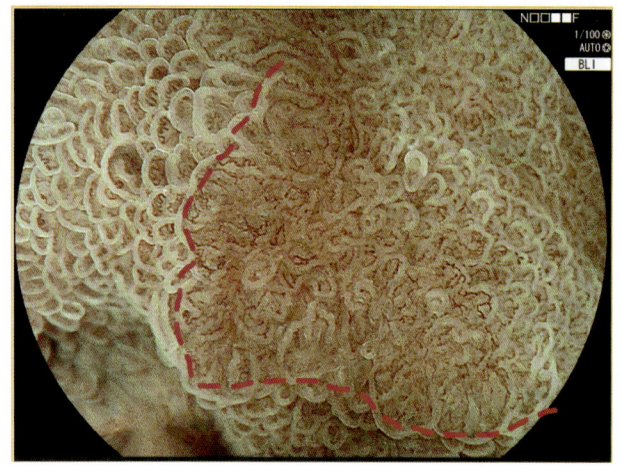

图1-4-5 BLI观察

水中中等强度放大观察,可见病灶口侧区域边界线非常鲜明,和低倍放大下观察的相同,MS呈绒毛状表现,和周边正常区域绒毛结构不同,有明显的异型性,病灶边缘区域MS呈大叶片状,MV呈现类似胃内loop pattern的表现。

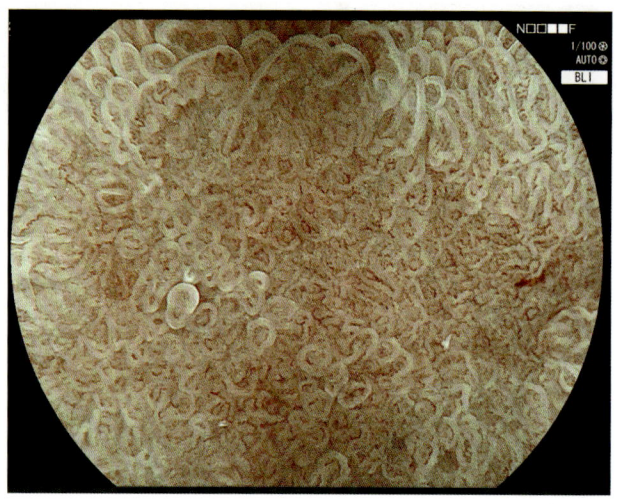

图1-4-7 BLI观察

对病灶上方区域进行BLI下放大观察,MS大小不一,排列紊乱,极性消失,MV粗细不一、排列紊乱。

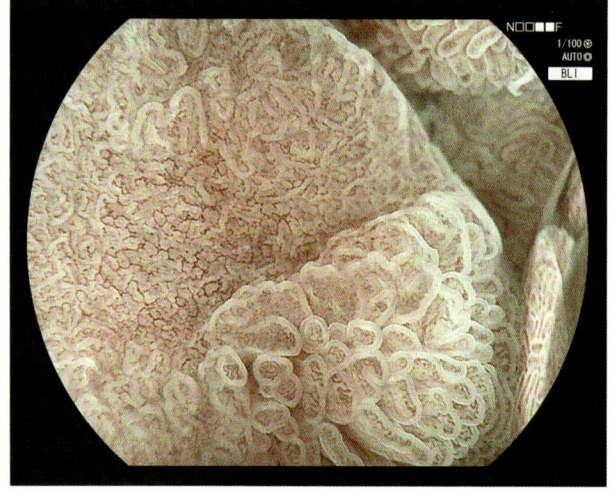

图1-4-6 BLI观察

放大观察病灶肛侧区域,此处MV的表现类似胃内所看到高分化管状腺癌的mesh pattern改变。

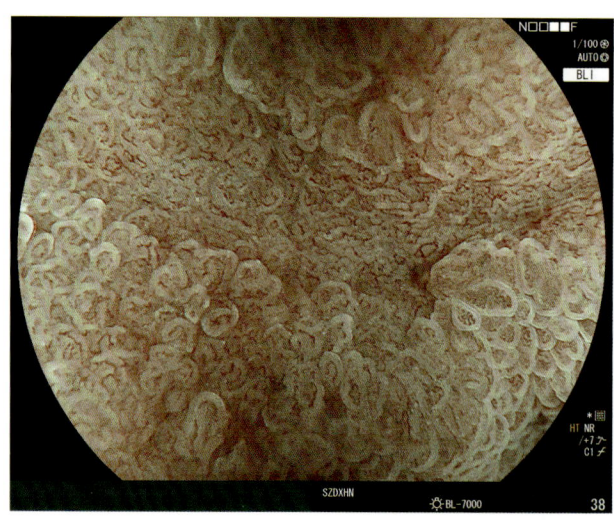

图1-4-8 BLI观察

可见中央区域是绒毛状结构和网格状血管交界区域,两种结构都得以显现。

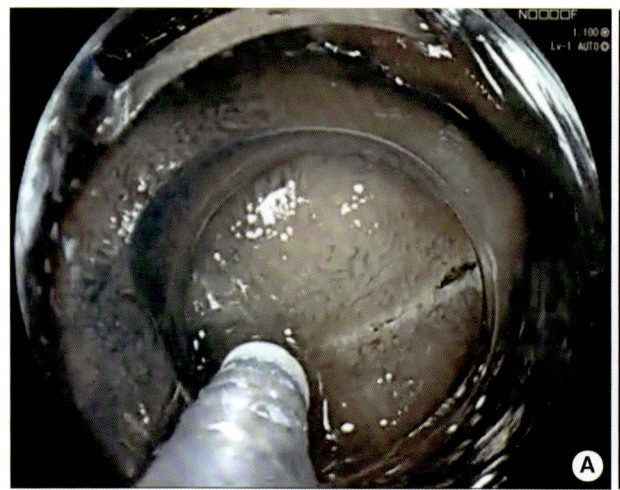

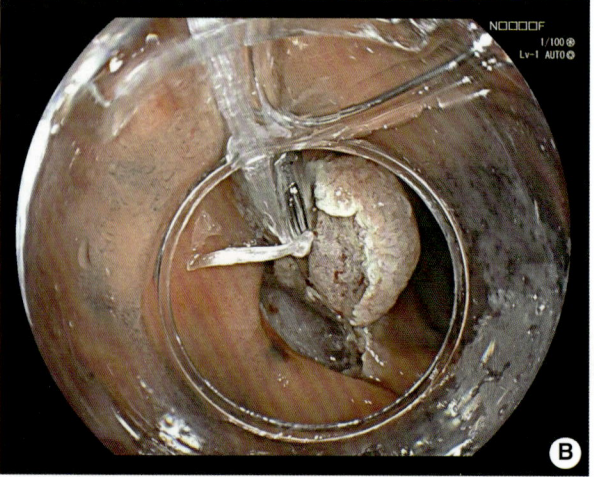

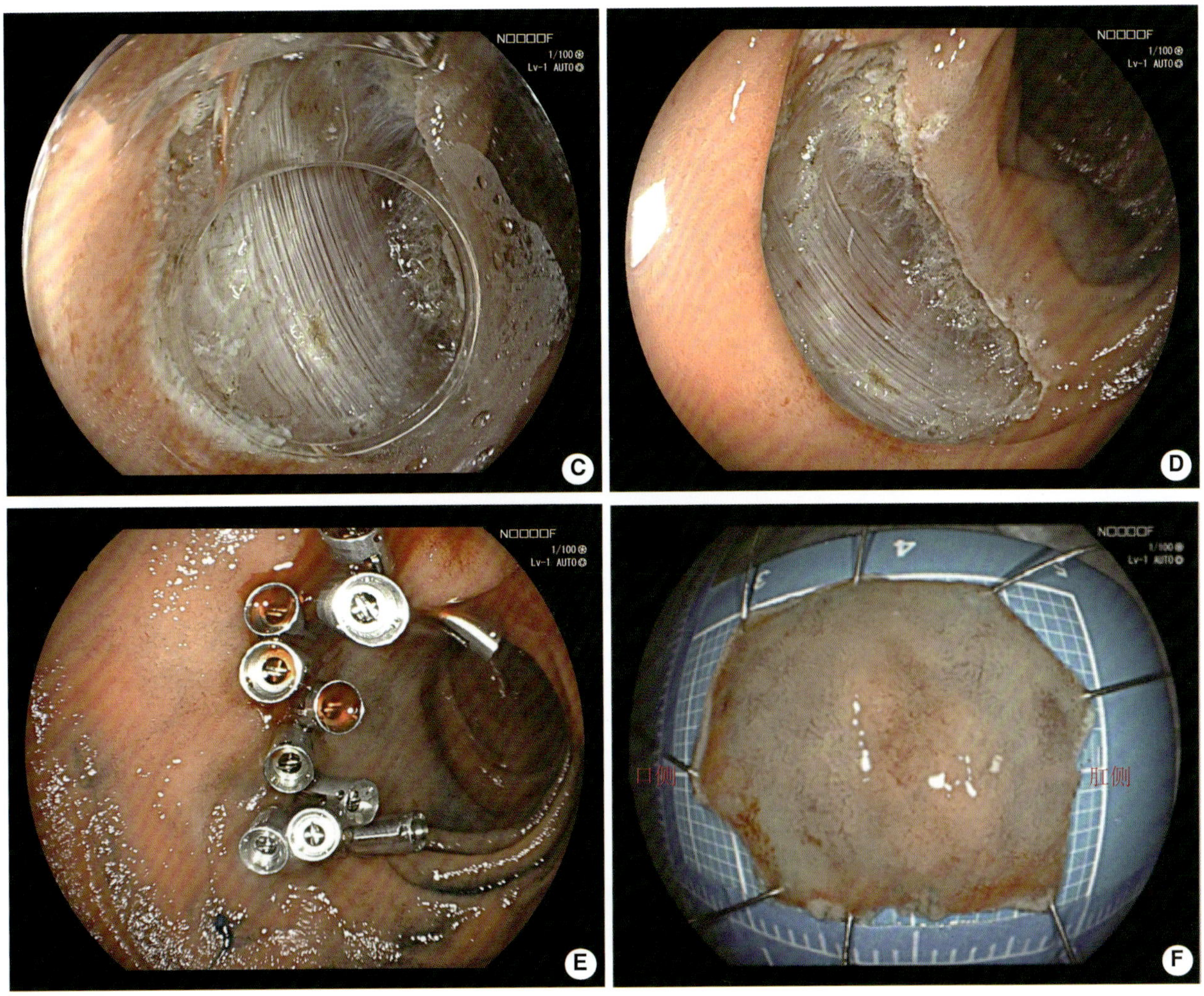

图 1-4-9 ESD 手术过程（A～F）

病理所见

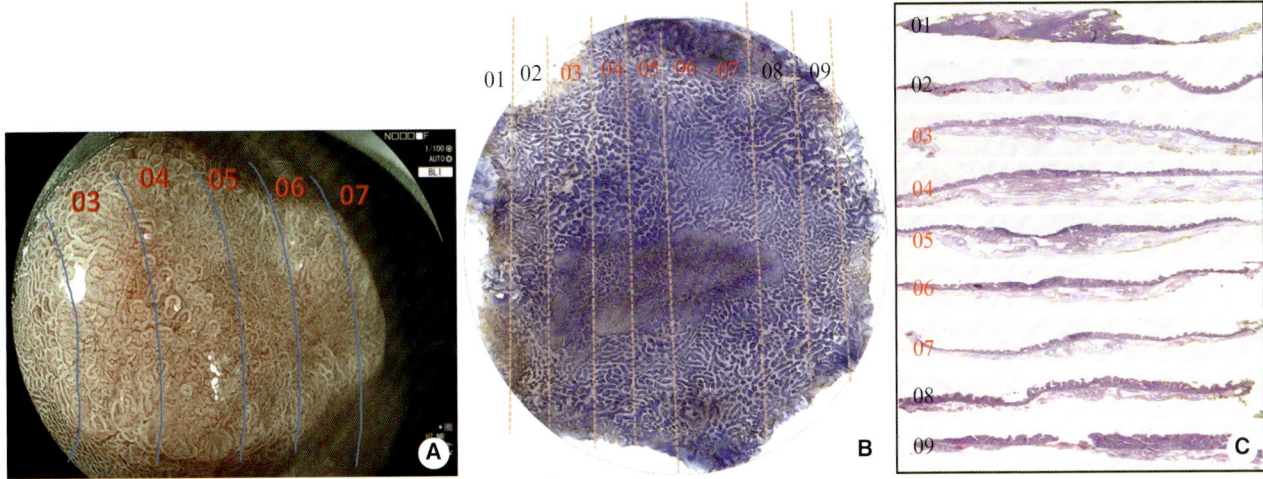

图 1-4-10 病理所见
ESD 术后复原与对照（A～C）。

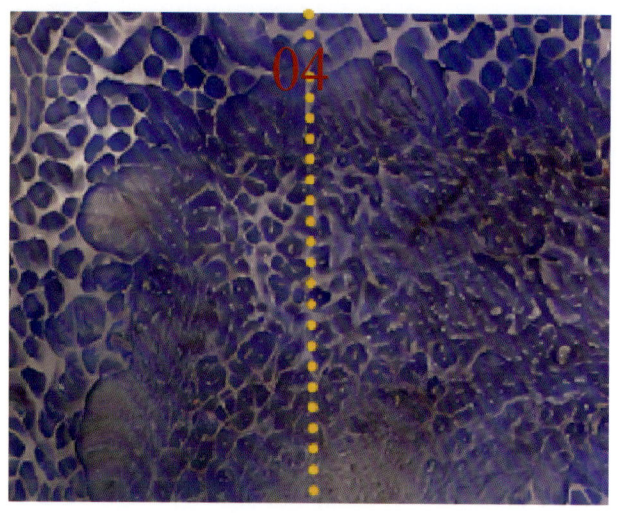

绒毛状,乳头状

图 1-4-11 病理所见(4号病理切片)
可见绒毛状乳头状结构。

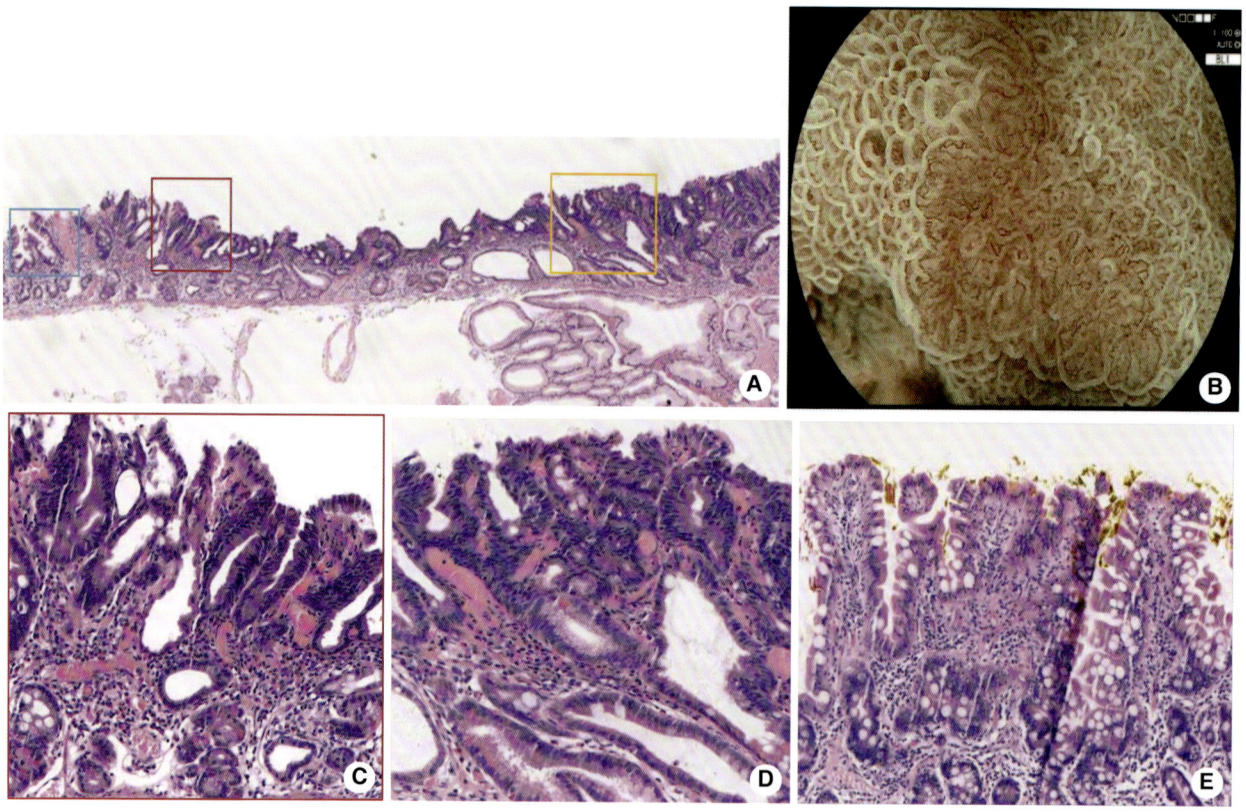

图 1-4-12 病理所见(4号病理组织条)
对应于口侧区域,低倍区域下可见病灶区域染色明显加深,高倍下细胞核存在明显的异型性,核大深染,长杆状,核质比增大,呈低级别的表现,腺管表面也是这种乳头状凸起,与在实体显微镜和内镜下观察到的绒毛状和乳头状凸起是吻合的,另外在放大时观察到此处和周边正常黏膜相比,有扩张、扭曲的微血管,在病理下也能找到证据,表现为肿瘤区域的微血管明显增宽,密度增高,而周边正常组织血管较少、没有那么丰富(A~E)。

第一章 上消化道病变

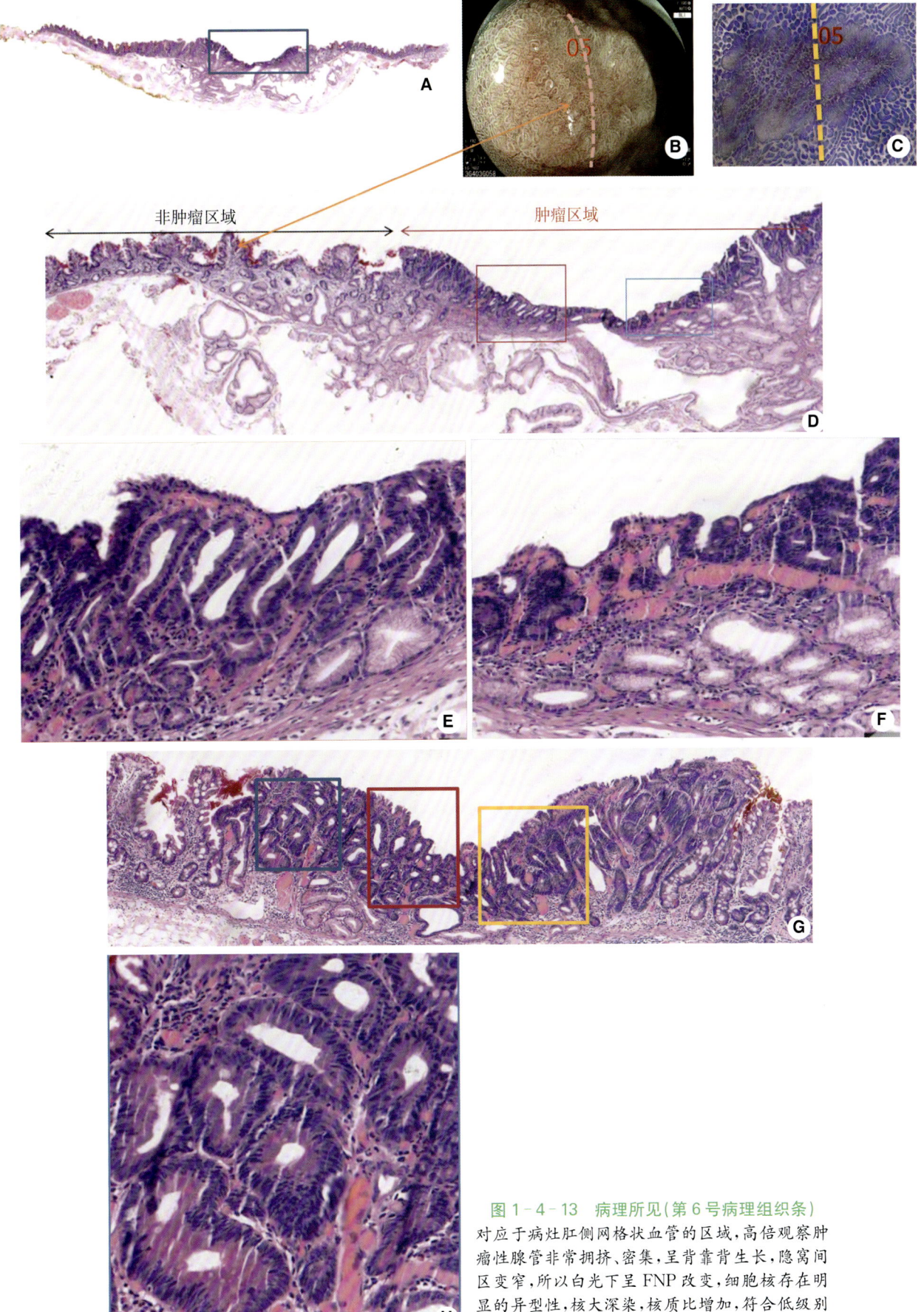

图1-4-13 病理所见（第6号病理组织条）
对应于病灶肛侧网格状血管的区域，高倍观察肿瘤性腺管非常拥挤、密集，呈背靠背生长，隐窝间区变窄，所以白光下呈FNP改变，细胞核存在明显的异型性，核大深染，核质比增加，符合低级别异型增生改变（A～H）。

病理诊断

（十二指肠）ESD 切除标本
- 大体类型：Type 0-Ⅱa+Ⅱc。
- 病变范围：12 mm×8 mm，3、4、5、6、7 号组织条。
- 组织学类型：低级别管状腺瘤。
- 切缘：未见肿瘤组织（pHM0，pVM0）。
- 脉管、神经：（-）。
- 免疫组化：p53 野生型，Ki-67 约 20%，MUC 2（+），MUC 6（+），CD10（局灶+），MUC5AC（-）。
- 黏液表型：胃肠混合型。

诊断体会

- 规范的术前准备和标准胃镜检查是发现病变的前提。
- 十二指肠肿瘤发病率较低，电子染色内镜（IEE）能有效提高检出率，联合放大内镜可提高对病变性质和深度的准确评估。
- 病理内镜复原对照有利于了解内镜下病变的形态结构，增加内镜下对病变判断的自信度。

（病例指导老师：黄思霖）

病例 2　十二指肠高分化-中分化管状腺癌

该病例讲解视频二维码

病例提供　>>　王　警　北京大学肿瘤医院

简要病史

性别：男。
年龄：66 岁。
主诉：体检发现十二指肠占位半年入院。
病变部位：十二指肠。

内镜诊断

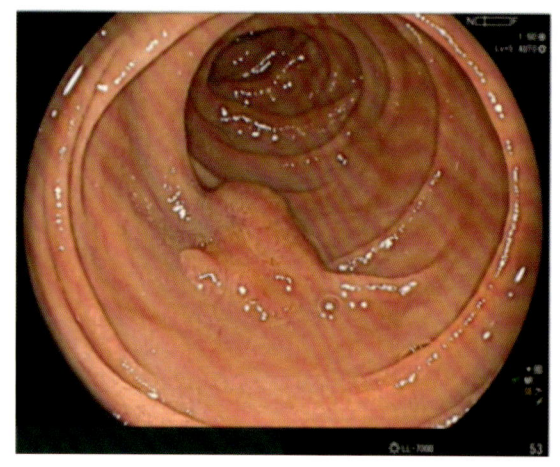

图 1-4-14　白光观察

十二指肠远端可见隆起性肿物，位置靠近十二指肠水平部，直径约 2 cm。病灶口侧可见凹陷区，吸气和充气后观察，病灶整体柔软。

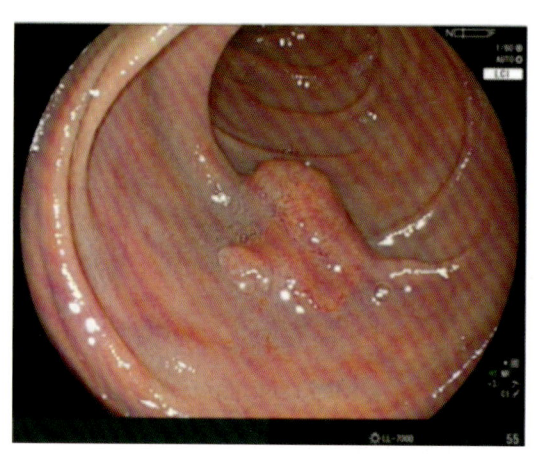

图 1-4-15　LCI 观察

远景和近景分别观察，病灶整体呈粉红色，口侧凹陷区域颜色更红，肛侧隆起部分颜色更白，可看到紫色区域内的橙色改变。

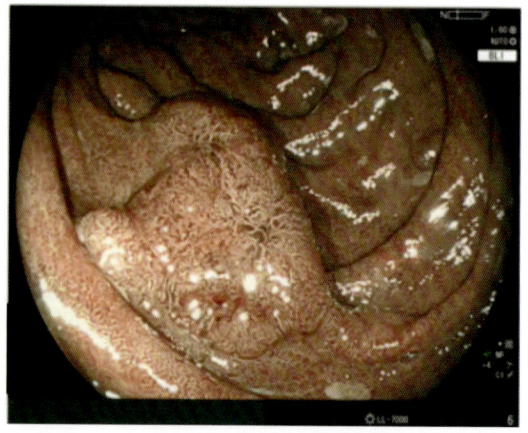

图 1-4-16　BLI 观察

病灶呈褐色，颜色与周边背景黏膜无很明显反差，反复吸气和充气后观察，病灶整体柔软，无明显僵硬。口侧凹陷区域颜色更深，在病灶中央和肛侧隆起的部分可见表面融合。

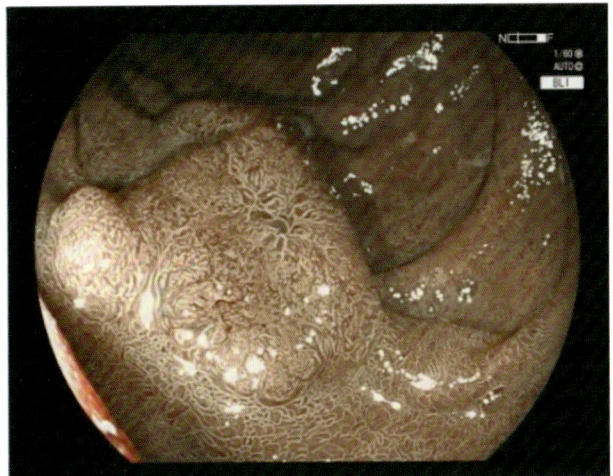

图1-4-17 BLI观察

病灶口侧凹陷部分微血管结构密度增高，病灶中央可见腺管结构融合改变，病灶肛侧也能看到密度增高的微血管结构。

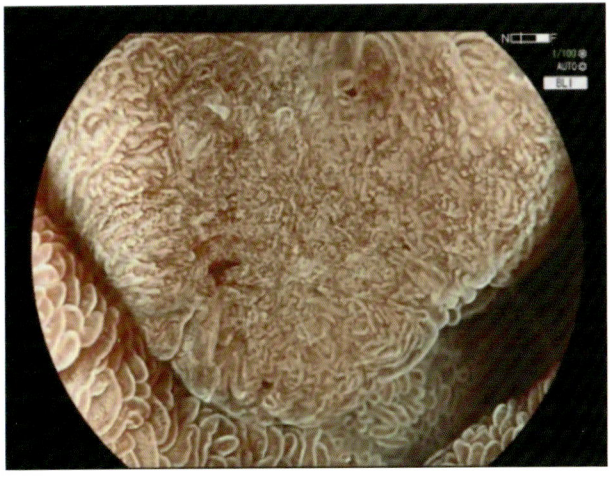

图1-4-18 BLI观察

病灶口侧浅凹陷部分在中倍放大下可以明显观察到走行迂曲、排列紊乱的微血管结构，表面结构显示不清，JNET分型考虑为2B型。

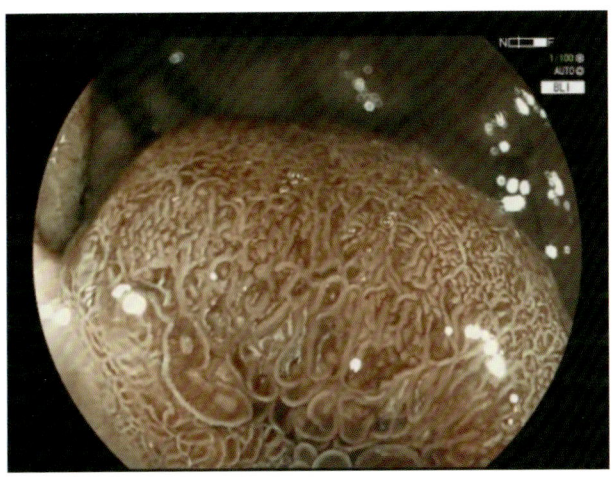

图1-4-19 BLI观察

病灶肛侧，虽然也可观察到不规则的微表面和微血管结构，但是异型性明显低于口侧凹陷区域，考虑肛侧隆起部分的JNET分型为2A型。

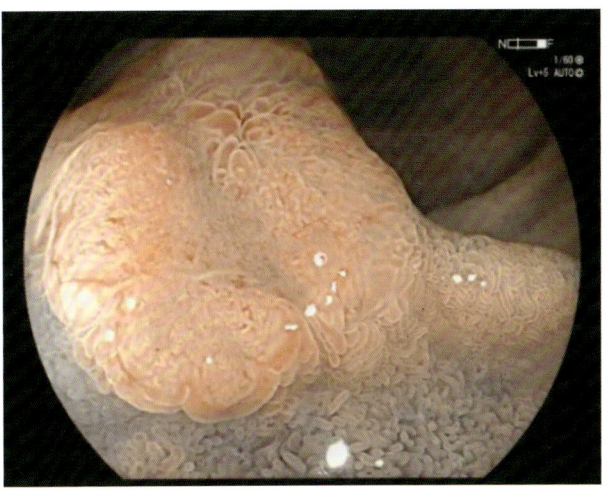

图1-4-20 靛胭脂观察

放大观察口侧凹陷部分pit pattern呈Ⅵ型。

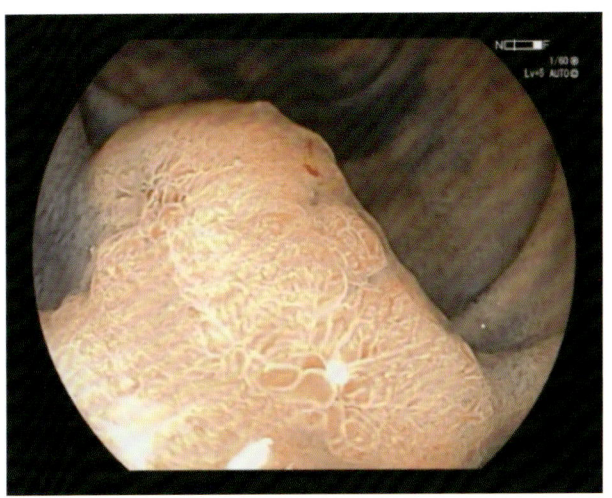

图1-4-21 靛胭脂观察

放大观察病灶肛侧隆起部分pit pattern，呈ⅢL型。

病理所见

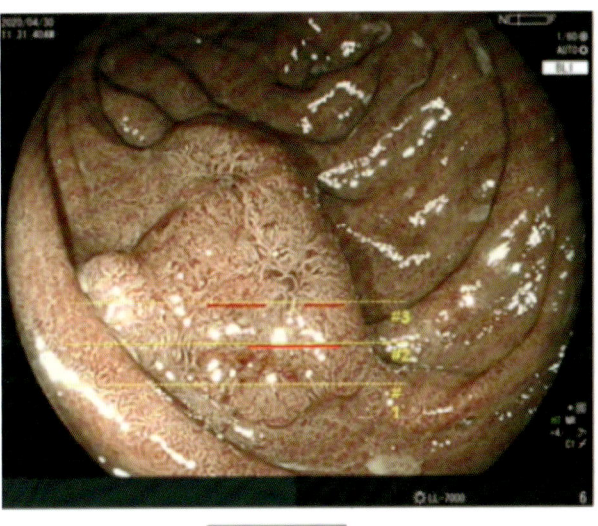

HGIN

A

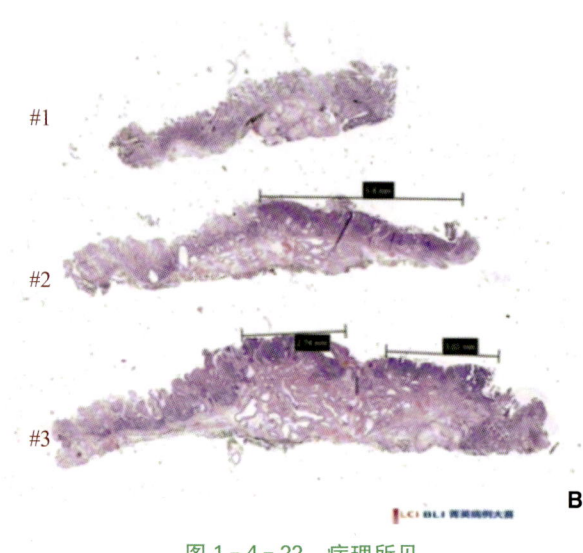

图1-4-22 病理所见
高分化-中分化黏膜内管状腺癌(A、B)。

病理诊断

- 十二指肠高级别管状腺瘤(WHO标准/日本标准:高分化-中分化黏膜内管状腺癌)。
- 背景为管状腺瘤Ⅱ级。
- 未见脉管内癌栓及神经侵犯。
- 水平及基底切缘未见肿瘤残留。
- 肿瘤病理分期:pTis。
- Tub1>Tub2,M,Ly0,V0,HM0,VM0。

诊断体会

内镜诊断:十二指肠肿瘤容易漏诊,上消化道内镜检查的规范化操作很重要,检查前应用祛泡剂及祛黏液剂可以提高检出率。放大内镜精查时联合应用LCI及BLI技术,有利于准确诊断病变的性质、范围及浸润深度,为治疗策略提供可靠依据。

内镜治疗:十二指肠肠腔狭窄,内镜治疗过程中操作困难,十二指肠肠壁薄,内镜切除过程中容易穿孔,因此对于十二指肠癌前病变及早期癌,内镜取材不追求完美的ESD操作,完整切除最重要,对于较小的病变,推荐使用内镜下黏膜切除(EMR)直接切除;对于直径2cm以上,或者考虑存在内镜下层浸润风险的病变,推荐在经验丰富的内镜中心行ESD治疗。治疗过程中联合使用白光、LCI及BLI技术,有助于准确判断病变范围,避免水平切缘阳性。

(病例指导老师:吴齐)

第二章

下消化道病变

病例1　直肠传统锯齿状腺瘤

病例提供 ▶ 阳　光　深圳大学附属华南医院

该病例讲解视频二维码

简要病史

性别:女。
年龄:37岁。
主诉:反复腹部不适伴便秘3年余。
病变部位:直肠。

内镜表现

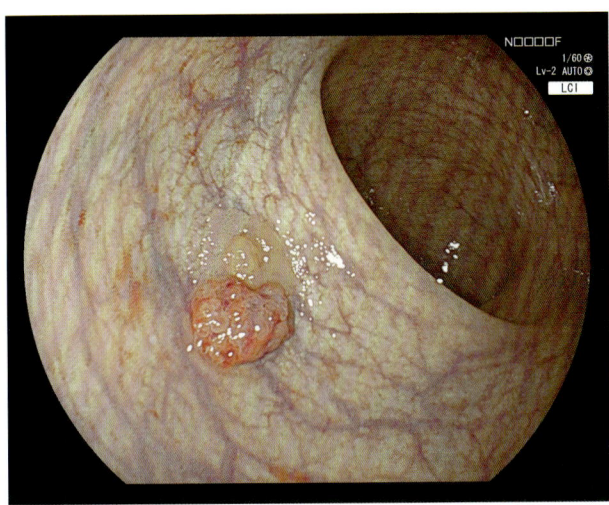

图 2-1-1　LCI 观察

退镜到直肠时,远景观察在距肛门10 cm 处发现一处隆起型病灶,LCI 下病灶边界清晰,大小约 2.0 cm×1.5 cm,部分色泽发红,有大小不一的结节。

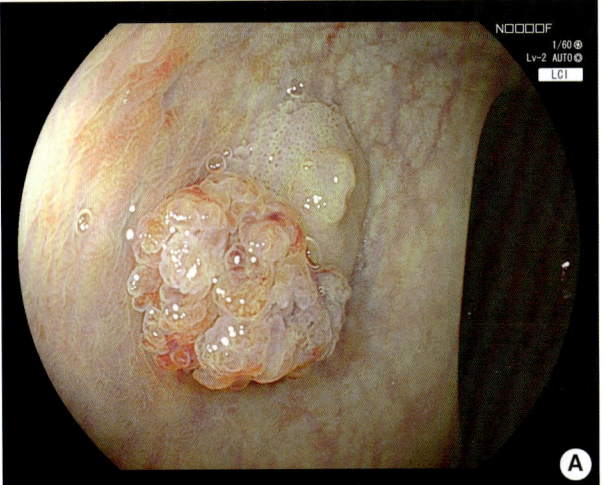

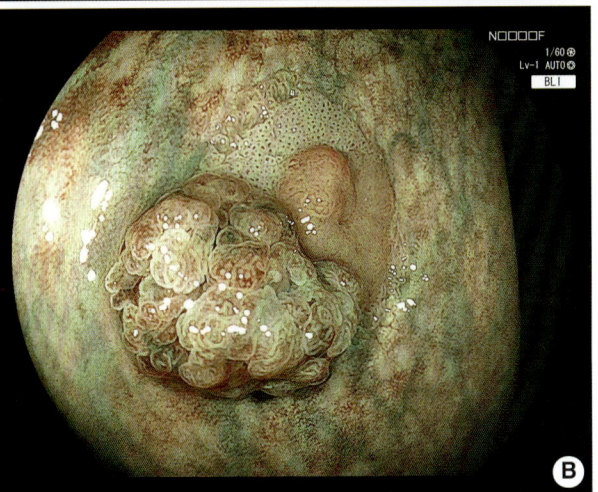

图 2-1-3　LCI 和 BLI 观察

1号病灶区域 LCI 模式下发红更加明显,局部橙黄色调,BLI 模式观察,间质水肿明显,由大小不一的叶片状结构,相互堆叠成松塔样外观,微血管密集,管径增粗,局部排列紊乱;2号区域 LCI 模式下颜色发白,BLI 模式观察呈密集排列的乳头状结构,排列规则;3号区域 LCI 下则略微发黄,BLI 模式观察呈棕褐色,看不到清晰的表面结构,微血管隐约呈不规则的树枝状分布。

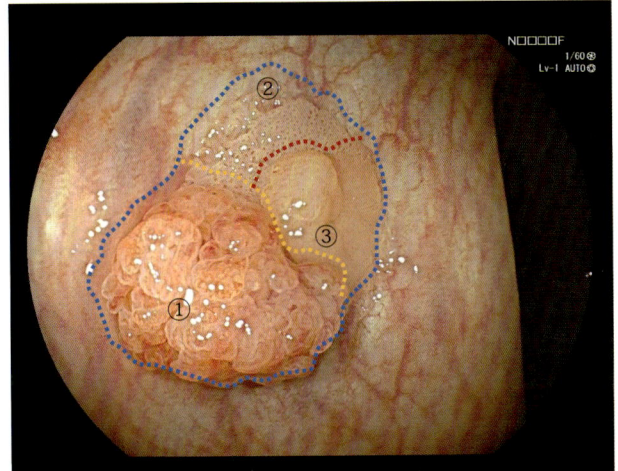

图 2-1-2　白光观察

该病灶是一个呈三色调的结节混合型病变(LST-G-M),边界清晰,由肛侧大结节隆起和口侧端二段隆起组成,口侧的二段隆起部分包括相对平坦和隆起部分,三者之间边界清晰。

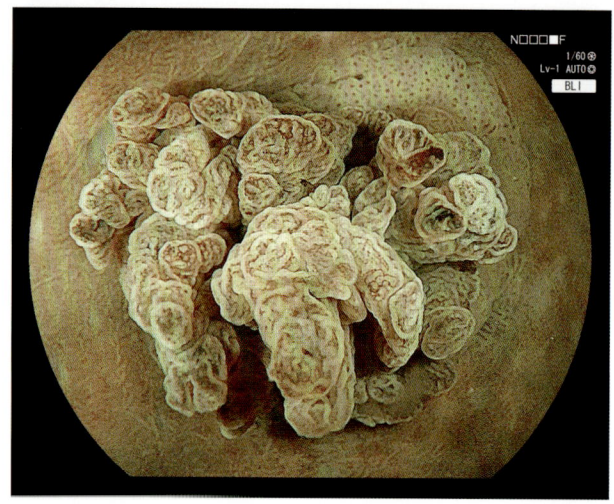

图 2-1-4 BLI 观察

切换到 BLI 模式水下进行放大观察，1 号区域，呈珊瑚枝样外观，边缘有略带毛刺感的腺管开口，微血管密集，管径增粗，局部排列紊乱，靛胭紫及结晶紫染色，呈沟槽状腺管开口及深裂隙结构，pit pattern 分型是Ⅲ-h 及Ⅳ-h 型，对于该部分考虑：JNET 分型是 2A 型，组织学考虑是传统锯齿状腺瘤（TSA）？

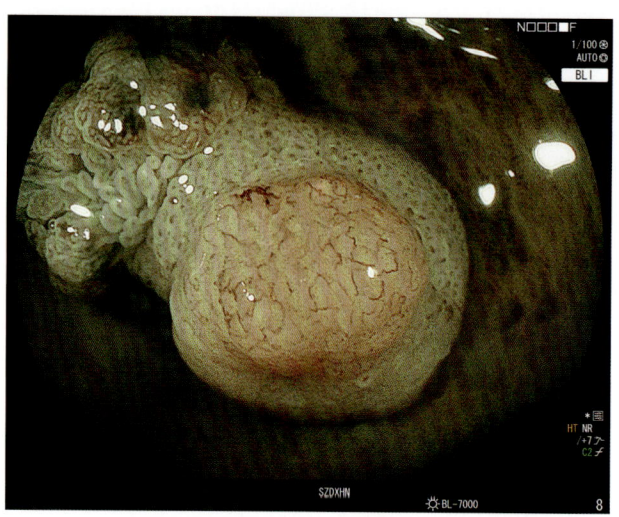

图 2-1-6 BLI 观察

放大观察 3 号区域的隆起部分，呈棕红色调，表面结构模糊、不鲜明化，血管呈不规则树枝状，粗细不一，走行不规则。

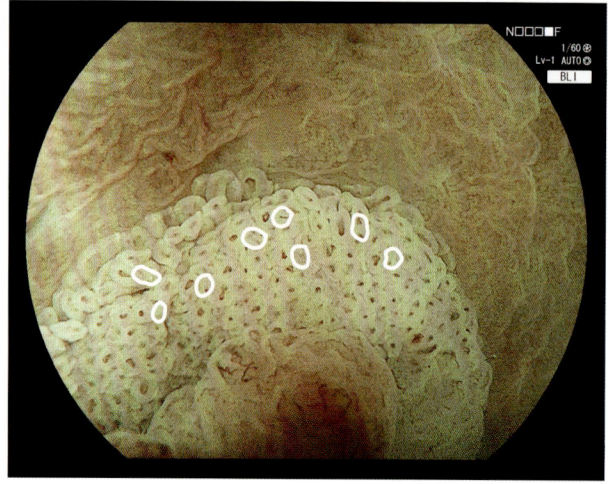

图 2-1-5 BLI 观察

2 号区域见外生性生长的绒毛、指状结构，排列紧密、规则，有大小相对均一的白区结构，以及局限于白区内的血管，类似于胃的 VEC 结构，靛胭紫以及结晶紫染色观察，同样是呈外生性，排列均一的绒毛、指状结构，但是难以套用目前的 pit pattern 分型，那么该部分 JNET 分型，考虑是 1 型，组织学预判是增生性息肉，无蒂锯齿状病变（SSL），或者是某种特殊亚型？有待病理证实。

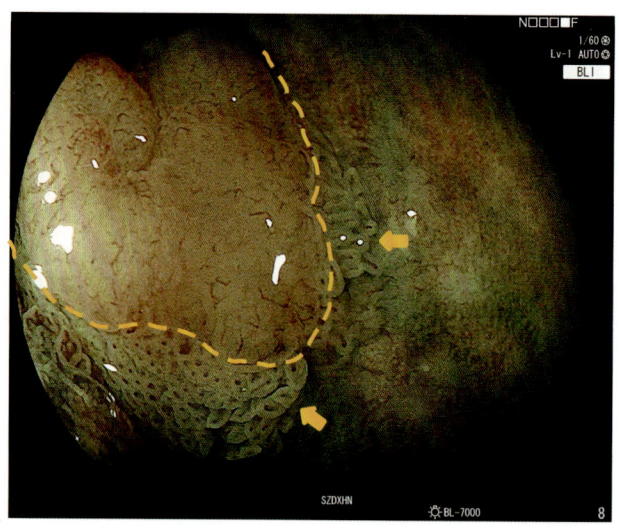

图 2-1-7 BLI 观察

放大观察 3 号平坦部分，边界清晰，同样可见不鲜明化的表面结构，走行不规则的树枝状微血管，同时周围可以看到类似于 2 号区域的裙边组织。靛胭紫染色观察，沉积不佳，看不到清晰的腺管结构，结晶紫染色观察，表面结构仍然不鲜明化，但染色偏深，pit pattern 分型考虑是 Vi 可能。对该部分，JNET 分型考虑是 2B，组织学预判是高级别/黏膜内癌可能。

病理所见

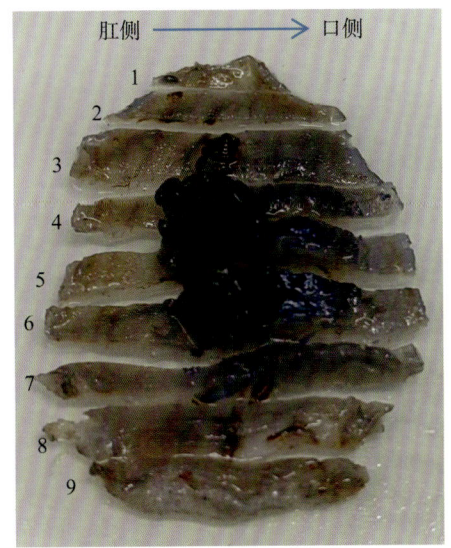

图2-1-8 ESD术后病理取材

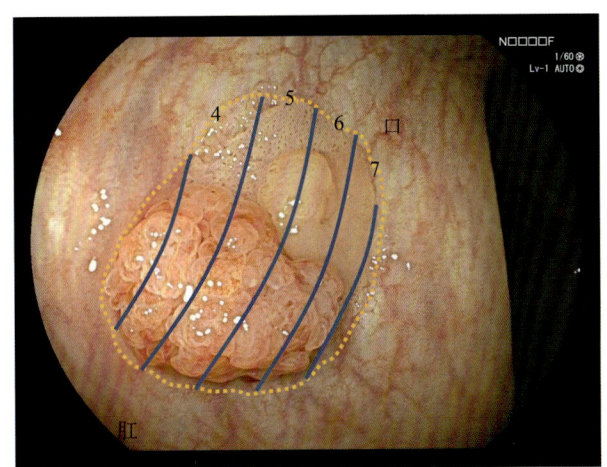

图2-1-9 病理所见
黄线是病灶区域,蓝线是改刀方向。

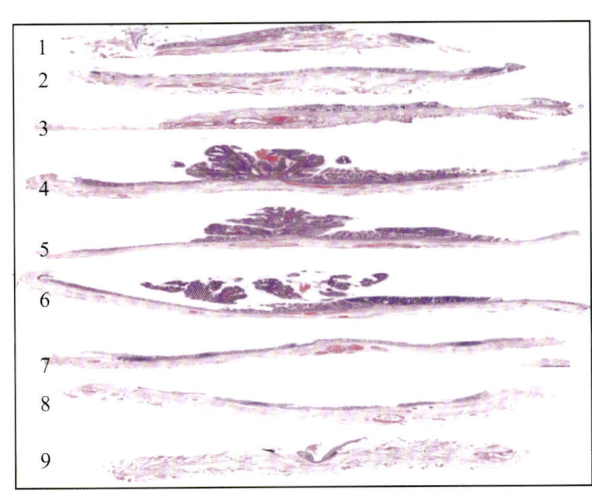

图2-1-10 病理所见
ESD术后病理对应的内镜复原图(A～C)。

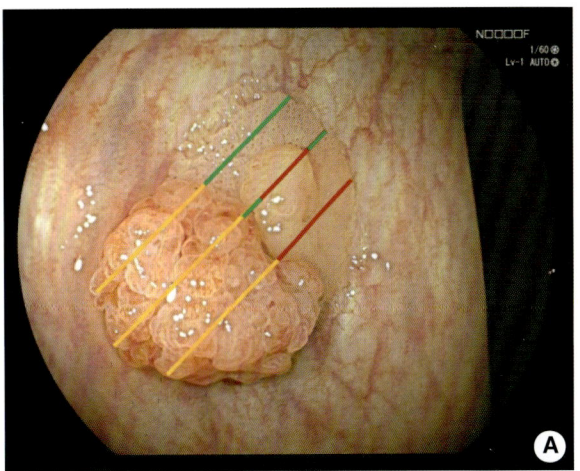

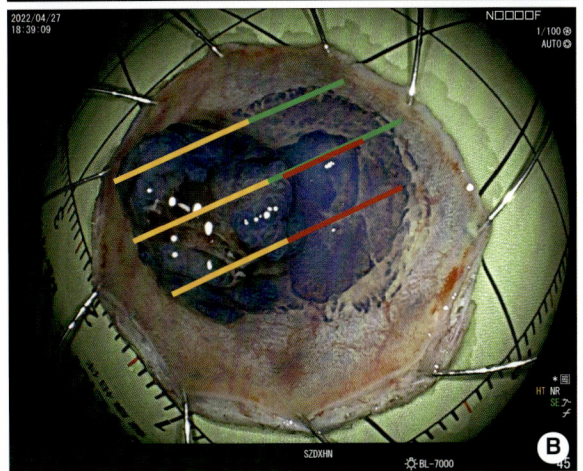

图2-1-11 病理所见
病理对应的内镜复原图(A、B)。—— TSA,—— 锯齿状病变,—— 黏膜内癌,标本大小:2.3 cm×2.5 cm,病灶大小:1.5 cm×2.0 cm。

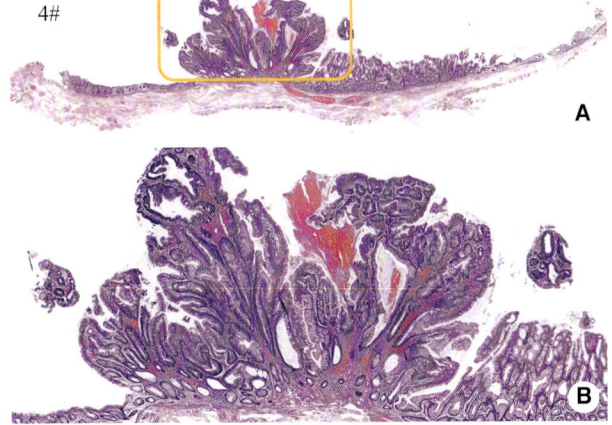

图2-1-12 病理所见(4号组织条)
黄框对应内镜下是1号病灶区域,可以看到分叶状结构,分叶之间有深裂隙,对应内镜下是高低不等、大的缝隙结构(A、B)。

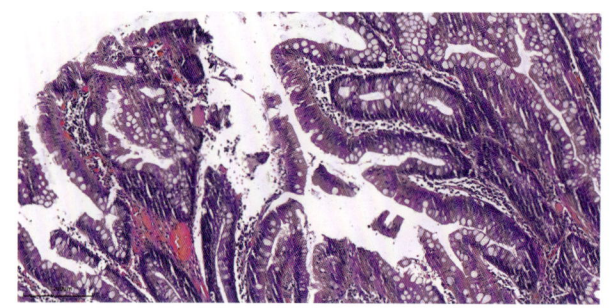

图2-1-13　病理所见

切换到高倍观察,有特征性的柱状上皮,杆状核,位于细胞中央,胞质嗜酸性,同时还可以看到平顶征及异位隐窝结构。

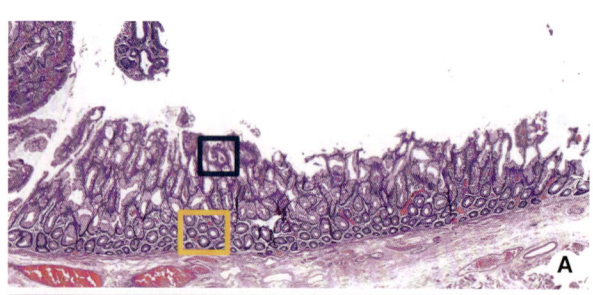

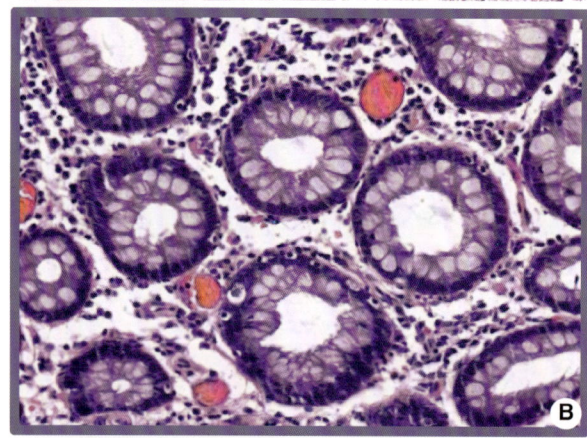

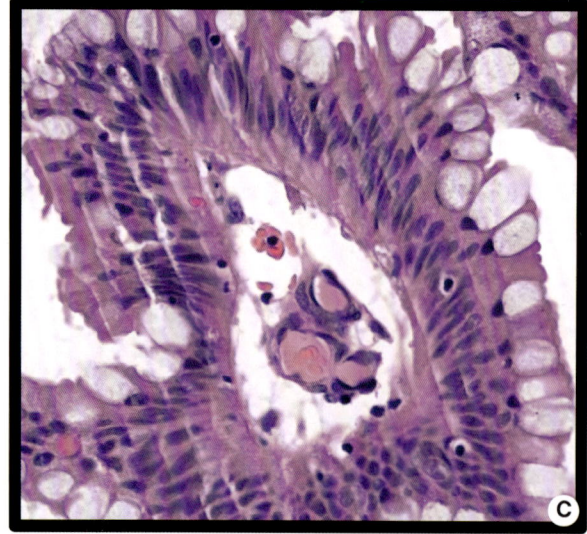

图2-1-14　病理所见

平坦隆起区域对应内镜2号区域,呈双层楼结构,双层楼的底部区域有大量杯状细胞,核整齐地排列在基底部,表面上皮区域则看到类似锯齿状结构及杯状细胞,细杆状核位于中央,胞质嗜酸性,对于该部分我们考虑是锯齿状病变的一个特殊亚型(A~C)。

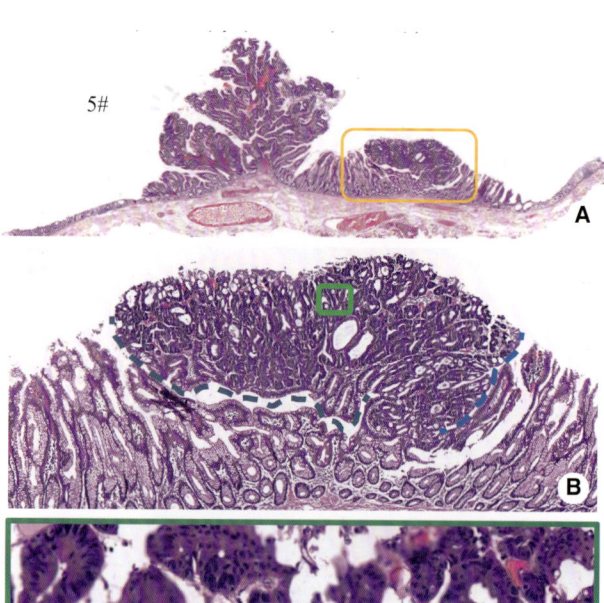

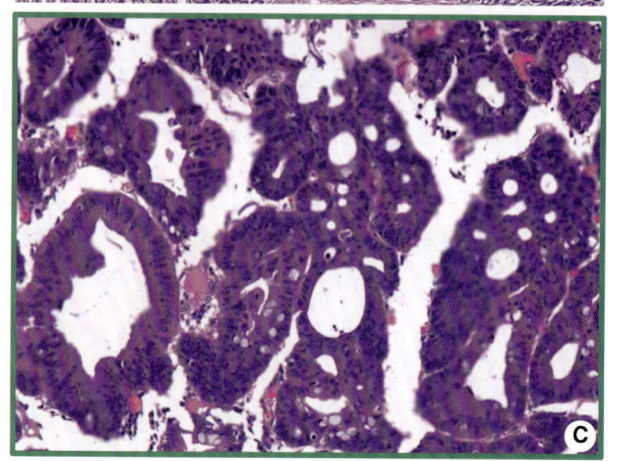

图2-1-15　病理所见(病理5号组织条)

主要观察3号病灶区域,低倍观察可以看到隆起的3号区域与2号区域是一个整体,但同时又有明显的分层结构,染色偏深,腺体更加密集,排列较为拥挤,顶部区域没有明显高低差,那么对应内镜下表面结构不鲜明化,同时可以看到顶部区域有较多包绕肿瘤性腺管的血管,内镜下是不规则树枝状血管。进一步放大观察,管腔不规则,部分有腺管融合,同时核的大小不一,失去极性,核质比增高,提示黏膜内癌(A~C)。

病理诊断

(直肠)ESD切除标本

- 大体分型:LST-G(M)。
- 病灶大小:约15 mm×20 mm。
- 病理类型:TSA、富于杯状细胞的增生性息肉、黏膜内癌 pTis。
- 病变深度:黏膜层。
- 切缘:pHM0;pVM0;未见脉管侵犯。
- 免疫组化:Ki-67 约90%,B-catenin(胞浆+),Kras 突变,MUC2(+),MUC5AC(+),MUC6(-),MSH2(+,无缺失),MLH1(+,无缺失)。

诊断体会

横看成岭侧成峰,远近高低各不同。在这个病灶中,同时包含有不同的内镜下表现及不同的病理组织成分,但是3种不同成分是出现在一个病灶中的,也体现肿瘤生长发育中的演变过程。

(病例指导老师:黄思霖)

病例 2　直肠传统锯齿状腺瘤

病例提供 » 彭　学　陆军军医大学第二附属医院(新桥医院)

简要病史

性别:男。
年龄:63岁。
主诉:反复中上腹胀、纳差半年。
病变部位:直肠。

内镜表现

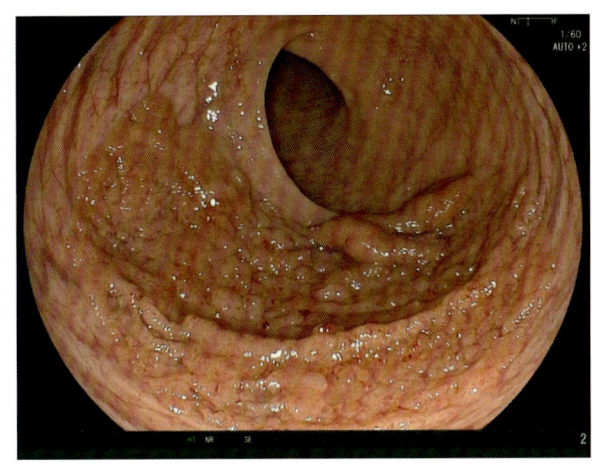

图 2-1-16　白光观察
直肠紧邻肛门处可见一侧向发育型肿瘤,表面呈大小不等颗粒样,病灶累及约2/3管腔。

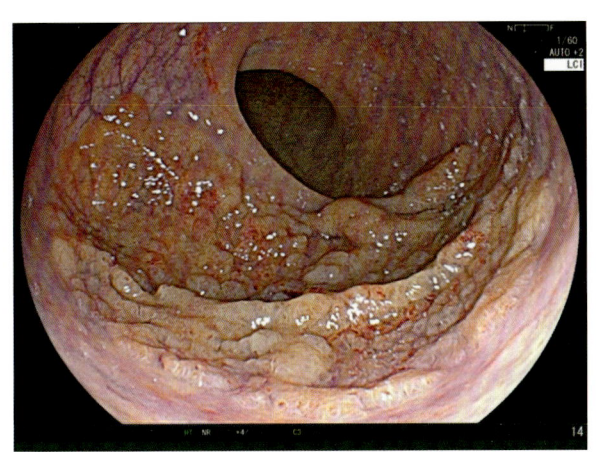

图 2-1-17　LCI 观察
可见病灶边界清晰,散在点片状发红。

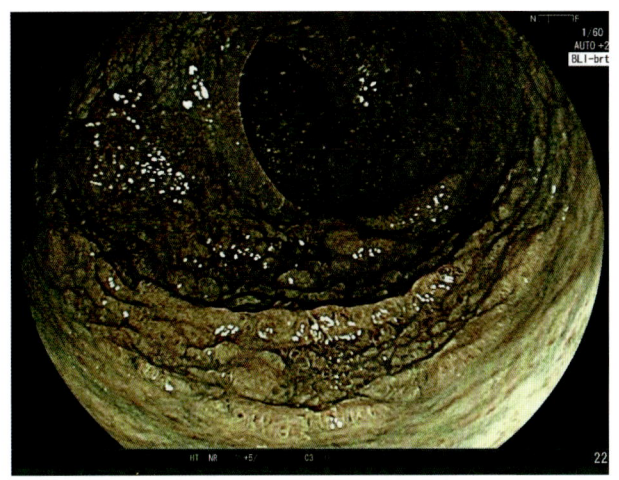

图 2-1-18　BLI 观察
病灶累及约2/3管腔,表面大小不等颗粒样改变。

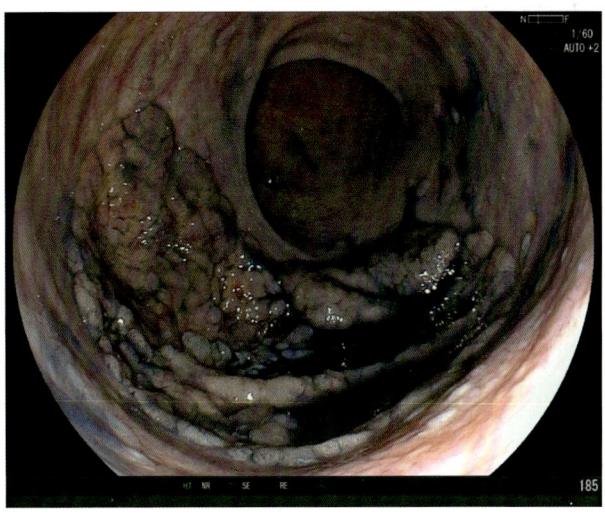

图 2-1-19　靛胭脂染色
观察显示病灶边界。

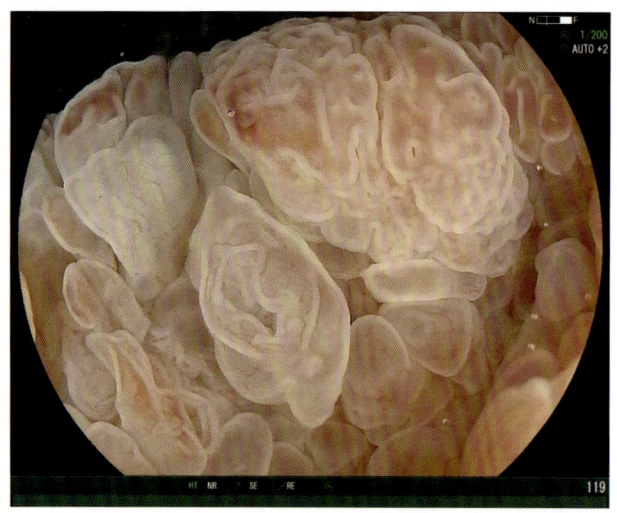

图 2-1-20 白光观察

中放大观察见表面微血管及微结构。

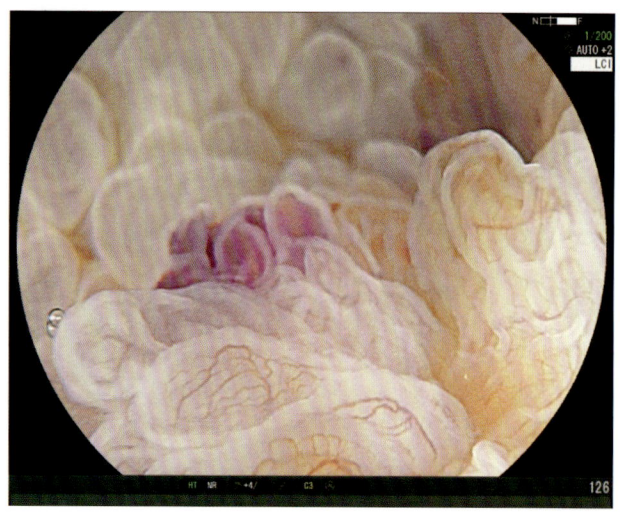

图 2-1-23 LCI 观察

中-强放大观察,病灶表面色彩艳丽,层次分明,微血管清晰可见。

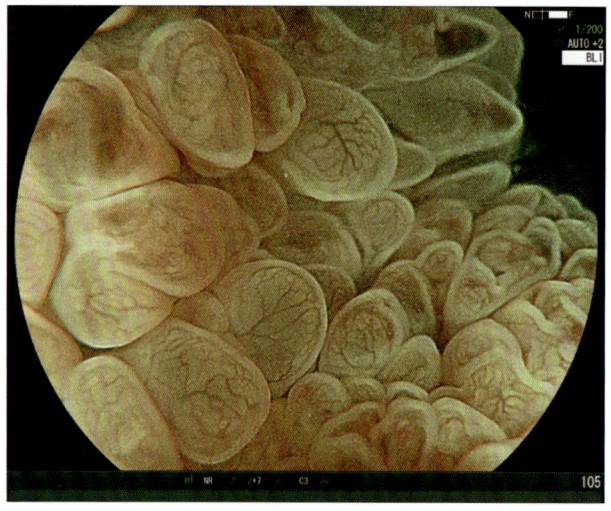

图 2-1-21 BLI 观察

中-强放大观察可见表面微血管及微结构,呈 Type 2A 型(JNET 分类)。

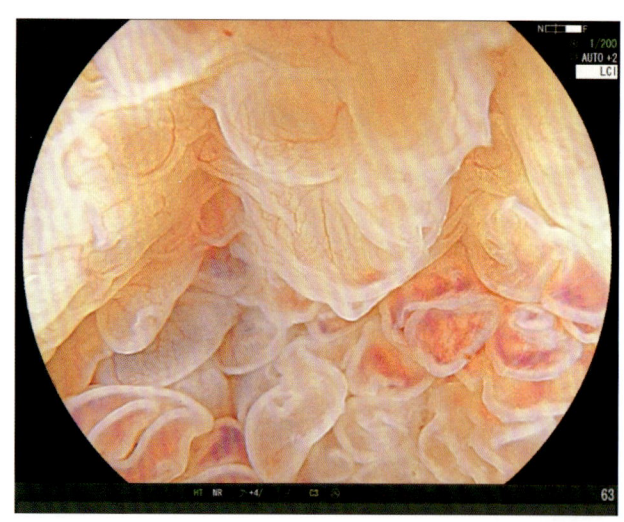

图 2-1-24 LCI 观察

中-强放大观察见表面色彩艳丽,层次分明,微血管清晰可见。

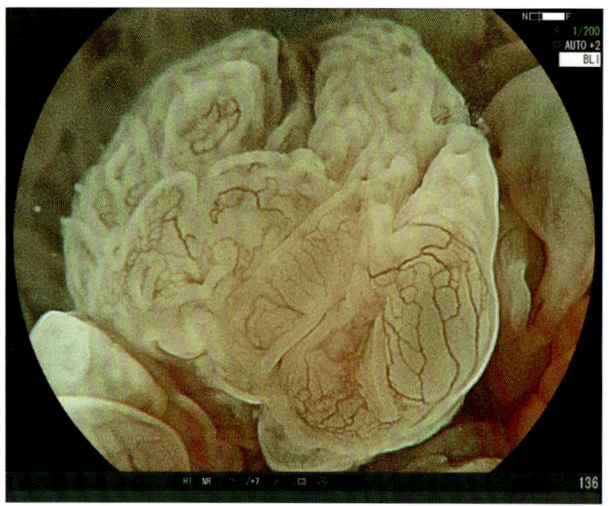

图 2-1-22 BLI 观察

中-强放大观察可见表面微血管及微结构,呈 Type 2A 型(JNET 分类)。

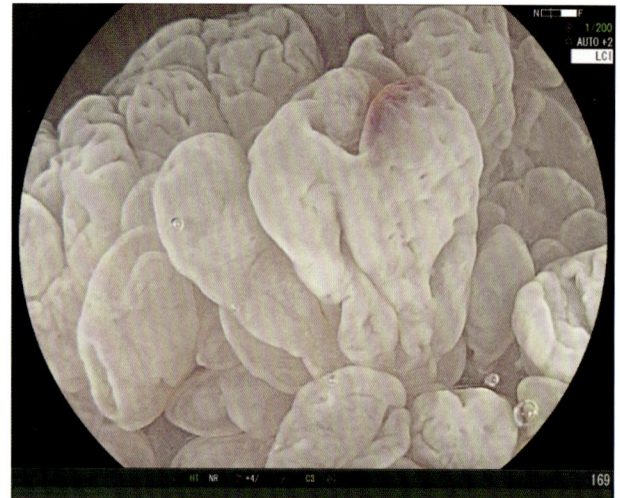

图 2-1-25 LCI 观察

中-强放大并结合 1.5% 的冰醋酸染色观察,凸显表面结构,更易分型判断。

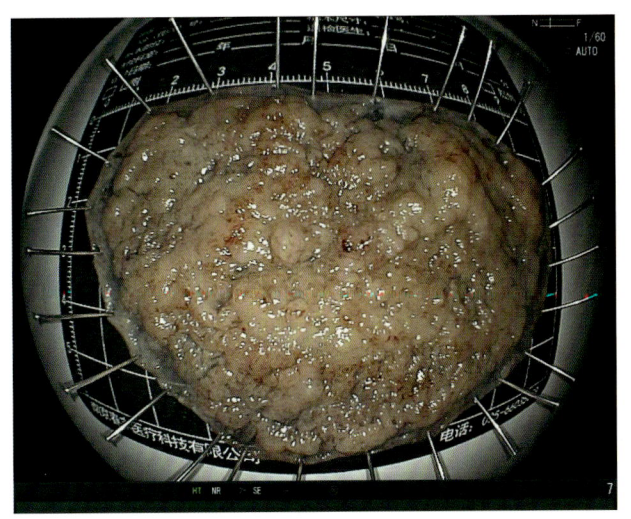

图 2-1-26 ESD 术后
用不锈钢针将标本展平,固定于带刻度的专用标本板上。

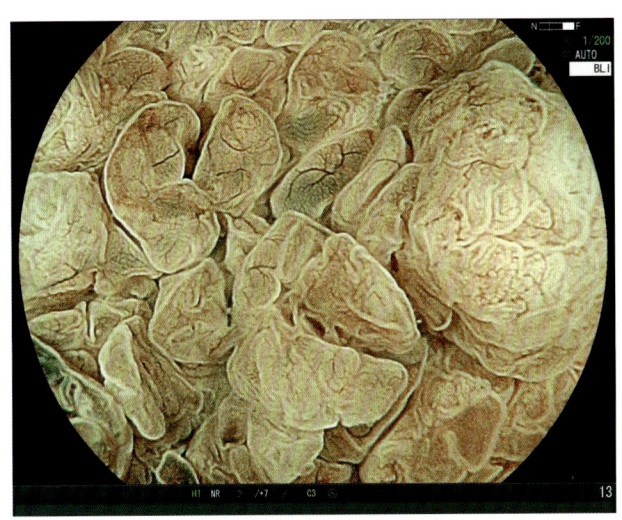

图 2-1-27 BLI 观察
ESD 术后标本固定展平后再浸水,并在 BLI 下中-强放大观察,见表面微血管及微结构,呈 Type 2A 型(JNET 分类)。

病理所见

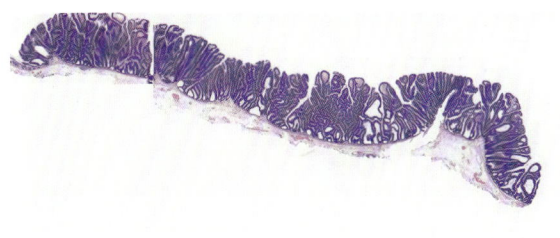

图 2-1-28 病理所见

病理诊断

(直肠)A1、A12 黏膜慢性炎,A2~A11、B1~B12、C1~C12、A5~A9、B4~B9、低级别腺瘤,符合无法分类的传统锯齿状腺瘤。

诊断体会

直肠 LST 由于病灶较大,在观察过程中要尽可能地完整暴露病灶,根据需要变换体位进行浸水放大。放大过程中要预先设计好放大观察路径,避免吸引或对病灶的触碰引起出血,从而影响观察,从外到内全面观察并突出重点。ESD 术后可在标本展平后进行再次放大精确诊断。

病例 3 直肠传统锯齿状腺瘤

病例提供 » 黄 旭 武汉大学人民医院

简要病史

性别:男。
年龄:62 岁。
主诉:腹痛半月,发现直肠隆起 1 周。
病变部位:直肠。

内镜表现

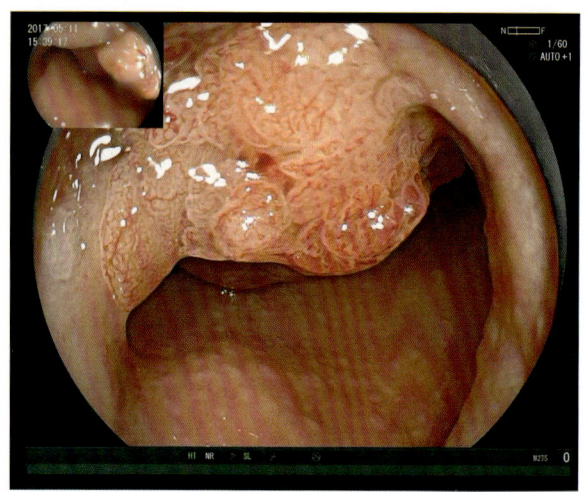

图 2-1-29 白光观察
直肠距肛门口 3 cm 可见大小约为 3.5 cm×4.0 cm 隆起，直视下难以窥其全貌。

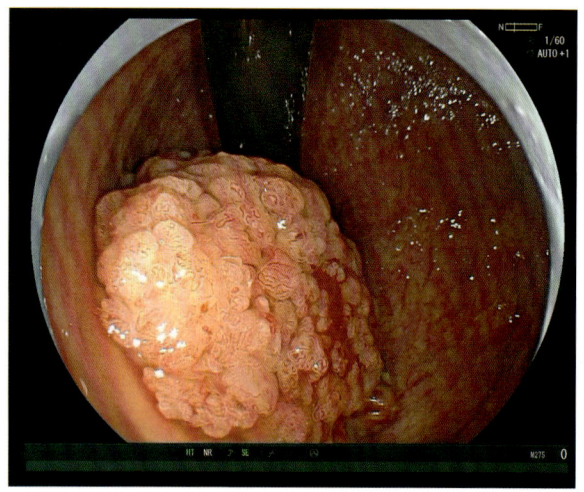

图 2-1-30 白光观察
倒镜观察病灶，病灶清晰。

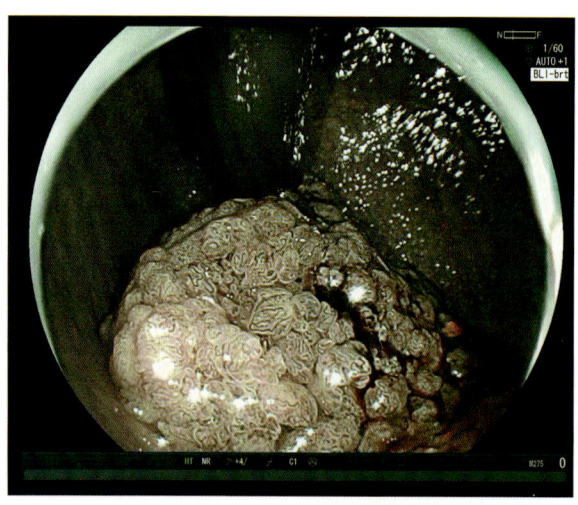

图 2-1-31 BLI 观察
倒镜观察病灶可见局部褐色改变。

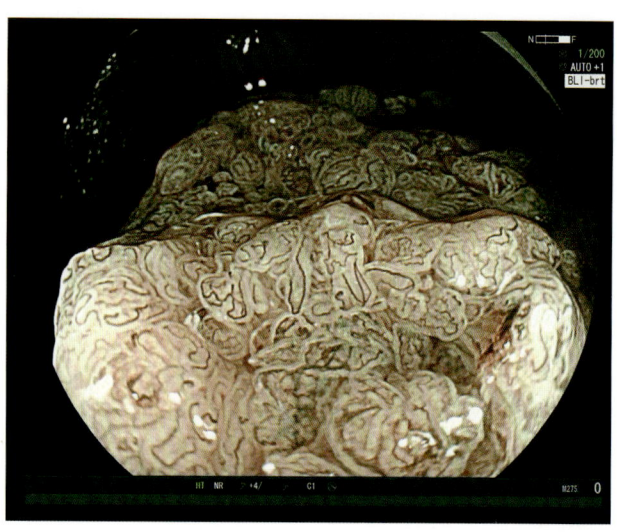

图 2-1-32 BLI 观察
可见病灶局部腺管开口脑回样改变。

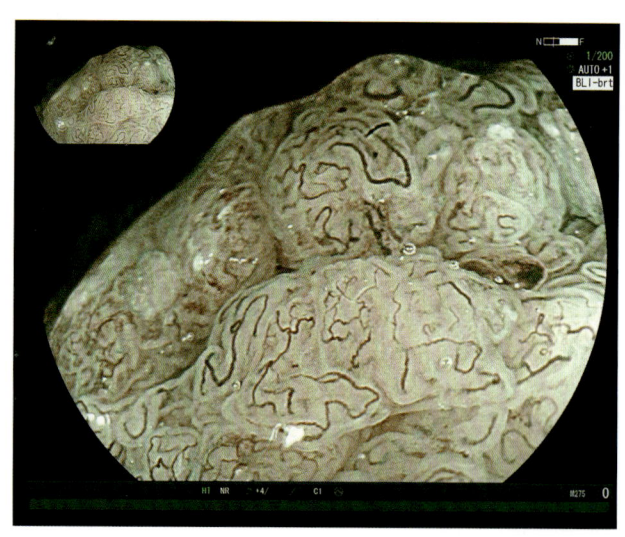

图 2-1-33 BLI 观察
可见局部腺管开口脑回样改变。

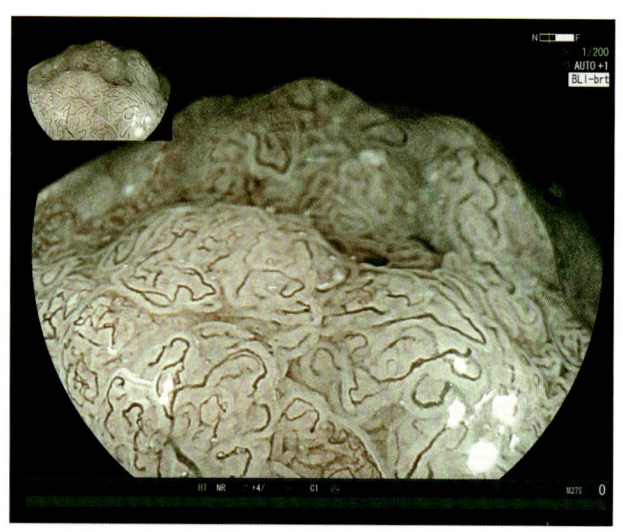

图 2-1-34 BLI 观察
可见部分腺管开口不规则、消失。

病理所见

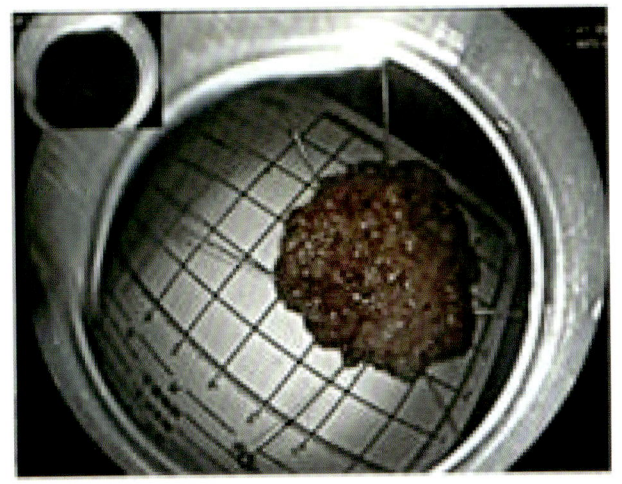

图2-1-35 ESD术后标本

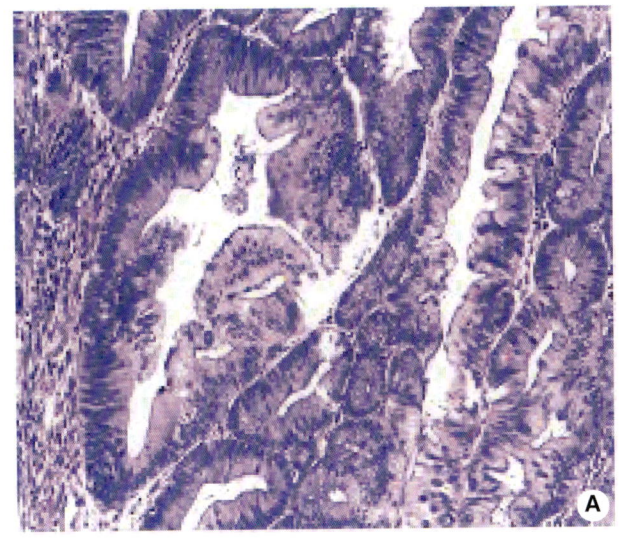

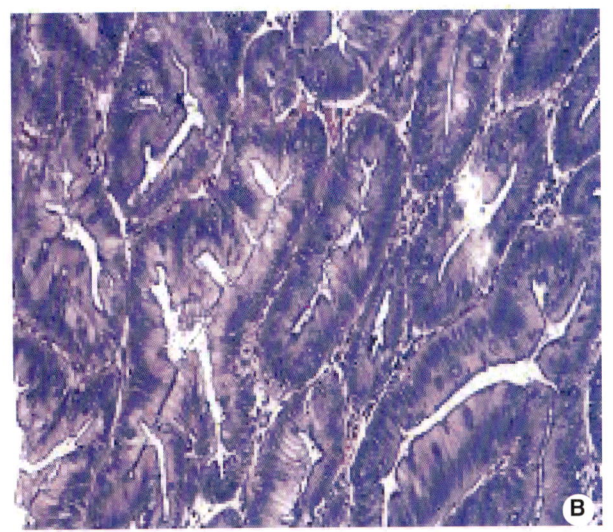

图2-1-36 病理所见(A、B)

病理诊断

- 送检(直肠新生物 ESD 术)标本,从一侧端至另一端每隔 2mm 全部取材制片,依次标记为 1~11 号,镜下病变为传统锯齿状腺瘤。
- 结合内镜所见,手术水平及垂直切缘均(一)。
- 脉管内未见明显瘤栓。

诊断体会

- 要明确病灶的巴黎分型,通过白光初步了解病灶的范围及大小。
- 通过放大模式对表面结构判断,了解病灶最深的浸润部位。
- 通过对病灶浸润深度的判断后再采取合适的诊疗方案。
- 对于隆起病变的黏膜剥离注意需钻入黏膜下,病灶接近肛门,内镜翻转,刀与肌层平行剥离,安全有效。

(病例指导老师:沈磊)

病例4 直肠绒毛管状及锯齿状腺瘤

病例提供 ▶ 韩 斌 贵州省人民医院

该病例讲解视频二维码

简要病史

性别:女。
年龄:50岁。
主诉:因间断腹泻院外行肠镜检查提示直肠肿瘤。
病变部位:直肠。

内镜表现

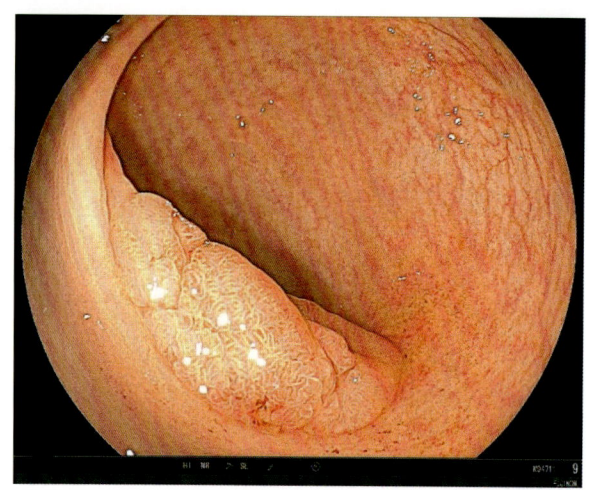

图 2-1-37 白光观察

距肛门约 10 cm 直肠 LST,范围约 3.0 cm×3.0 cm×0.5 cm,空气变形试验(+)。

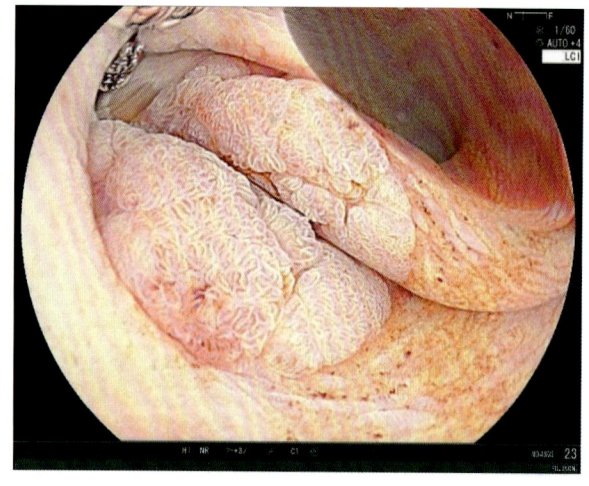

图 2-1-38 LCI 观察

病灶更加明显,整体呈紫红色,肛侧、中心区域较周围更红。

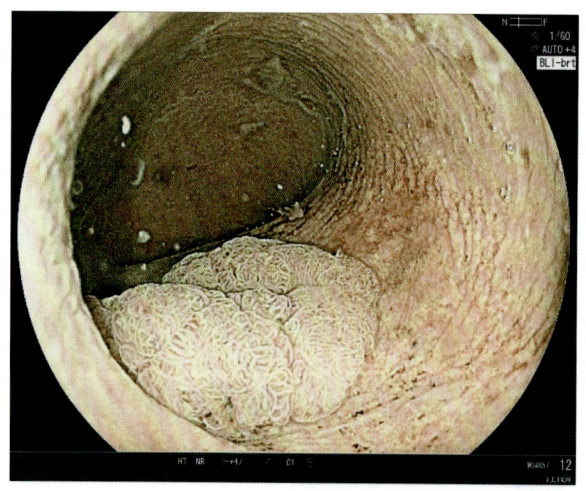

图 2-1-39 BLI 观察

可见病灶整体呈茶色,NICE 分型Ⅱ型。

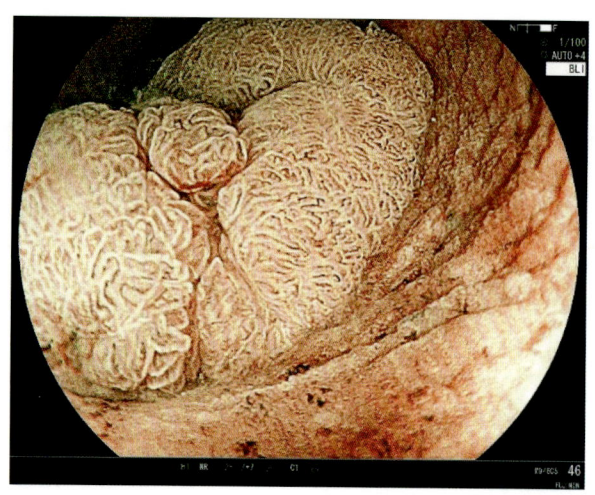

图 2-1-40 BLI 观察

观察病灶肛侧,血管排列均匀、粗细长短一致;规则分布的脑回状腺管,部分腺管缺失;此处考虑既往有行活检,血管为炎性增生性。

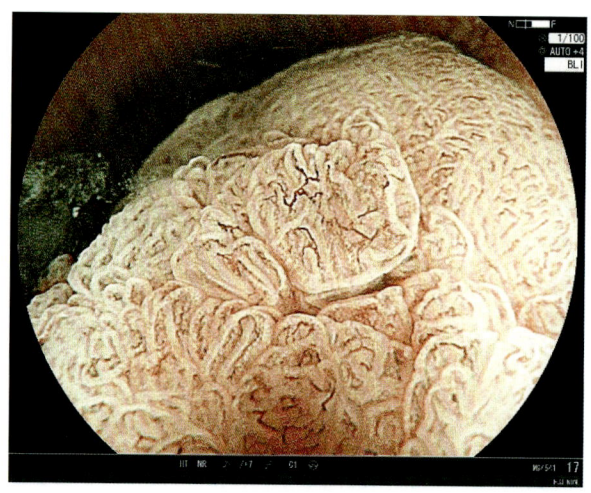

图 2-1-41 BLI 观察

观察病灶中央区域,可见血管分布不均、粗细不一、形态不整;不规则分布的管状、脑回状腺管,部分模糊不清,观察不清。

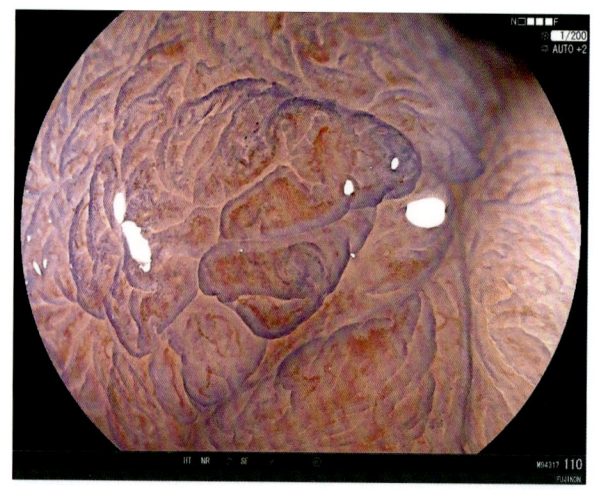

图 2-1-42 结晶紫染色

低染,观察病灶中央靠口侧区域,中心区域腺管大小不等,分布不均、不规则、不对称,甚至模糊,JNET 为 2B。

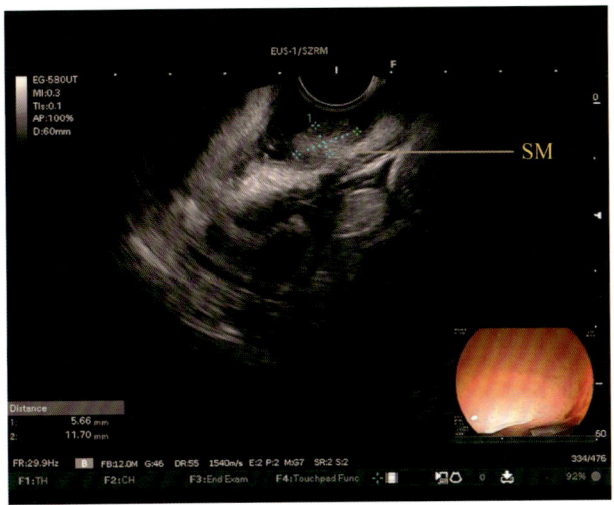

图 2-1-43 EUS 图像

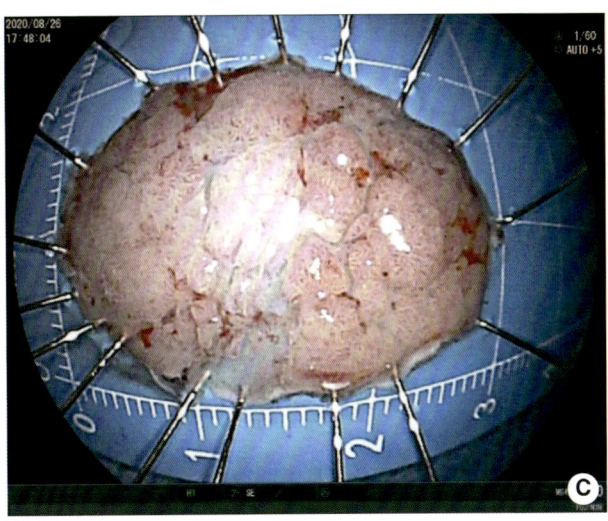

图 2-1-44 ESD 切除过程(A~C)

病理所见

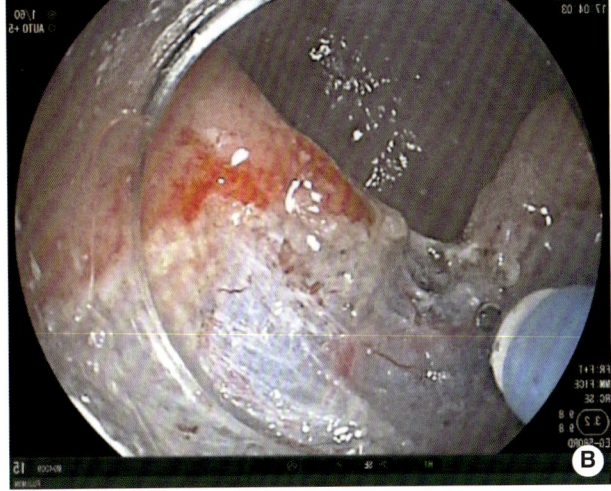

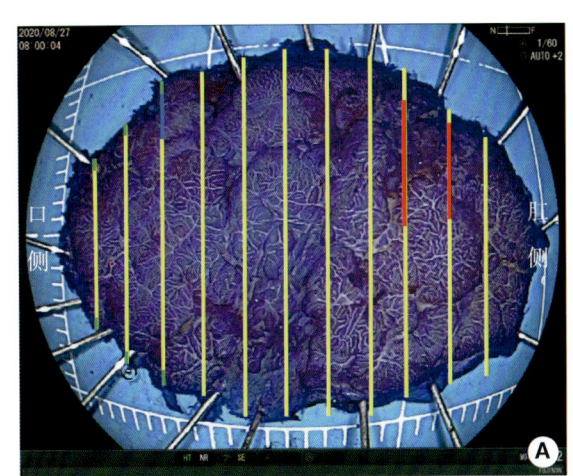

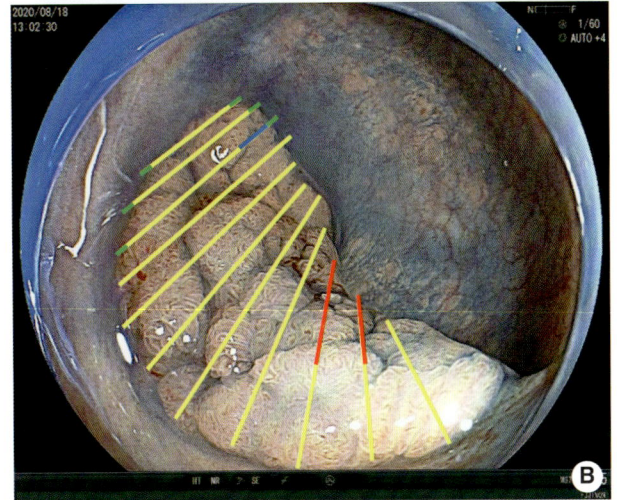

图 2-1-45 病例所见(A、B)
━━ 管状腺瘤，━━ 绒毛管状腺瘤，
━━ 高级别异型增生，━━ 锯齿状腺瘤。

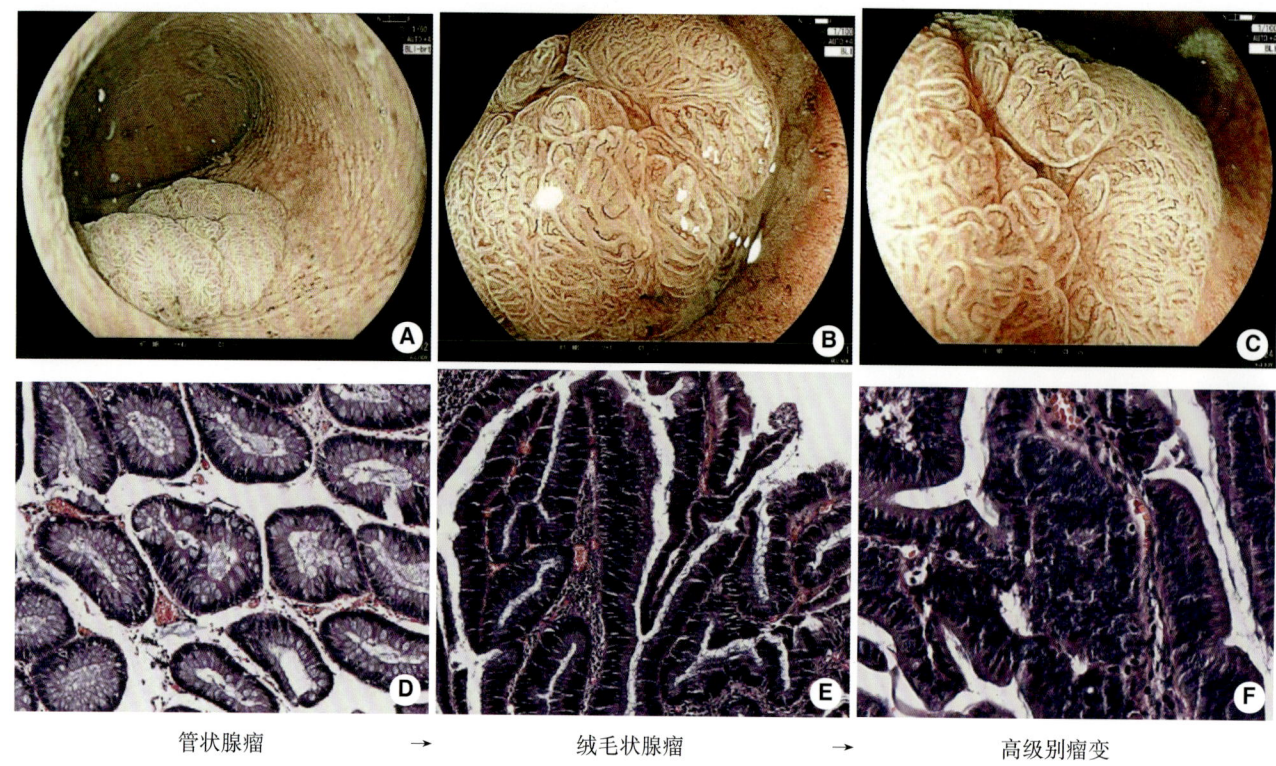

管状腺瘤 → 绒毛状腺瘤 → 高级别瘤变

图2-1-46 病理所见(A~F)

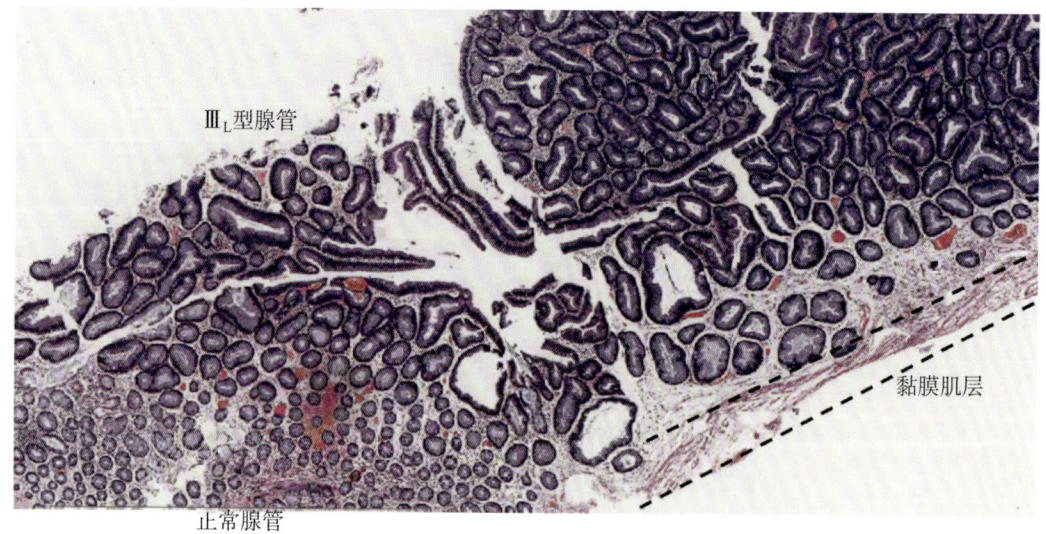

图2-1-47 病理所见

病理诊断

- (距肛门8 cm)直肠绒毛管状及锯齿状腺瘤Ⅱ-Ⅲ级，局灶呈高级别异型增生(WHO)。
  - 肉眼分型：LST-NG平坦隆起型。
  - 瘤变组织局限于黏膜固有层。
- 病灶范围：大小3.0 cm×2.2 cm×0.3 cm。
- 脉管内未见癌栓(V0,Ly0)。
- 标本侧切缘和基底切缘均未见肿瘤组织。
- 病灶周围黏膜组织示慢性非活动性肠炎。

免疫组化标记结果：CK20(+), CDX-2(+), p53(少数弱+), D2-40(淋巴管-), CD31(血

管一),Ki-67(约10%+,局灶70%+)。

诊断体会

结肠癌、直肠癌组织中 Ki-67、CK20、CEA 的表达和意义

- 目的 探讨结直肠癌组织中 Ki-67、CK20CA 的表达与结直肠癌组织学类型、Ducks 分期及分级的关系。

- 结肠癌组织 CK20 的表达与 Ki-67 的关系密切,CK20 表达强度随 Ki-67 表达强度的增强而增强。不同分期及不同分化的腺癌,CK20 的表达强度均有显著差异,随分期的增加或腺癌分化程度的降低,但 Ki-67 与肿瘤的分期及分级并无相关性。CEA 的血液浓度随着 Ki-67、CK20 的表达增高而增高。

- 结论:Ki-67 与 CK20 的表达和血液中的 CEA 浓度三者之间有很强的相关性,联合检测癌组织 Ki-67、CK20 和血液中 CEA 高表达对鉴别大肠良恶性病变,提示肿瘤恶性程度高低、转移等生物学特性及预后较单独检测更有实用价值。

目前认为结直肠癌发生遵循两条途径:染色体不稳定途径和错配修复途径

- p53 基因突变结直肠癌的发生与其他疾病的发生一样,受遗传、环境、社会、行为习惯等各方面影响,然而已有众多的临床实验证实 p53 的突变与一些肿瘤的发生密切相关,尤其结肠癌,并且已经证实 p53 突变与 p53 蛋白过度表达呈良好的相关性。

- 结直肠癌发生时 p53 的突变和表达:正常胃肠黏膜均为阴性表达。有实验表明,分化良好的腺瘤,包括家庭性多发性结肠息肉这一常染色体显性遗传病以及结直肠息肉中 p53 的表达明显低于结直肠癌,这一结果支持 p53 基因突变在结直肠癌的发生中起重要作用的论点。因此,检测 p53 表达状况有利于预测腺瘤癌变倾向,p53 基因蛋白产物的检测已成为结直肠癌早期诊断的重要手段之一。

(病例指导老师:谢睿)

病例 5 结肠锯齿状病变伴腺上皮高级别异型增生

该病例讲解视频二维码

病例提供 ▶ 卢克宇 南方医科大学深圳医院

简要病史

性别:女。
年龄:56 岁。

主诉:腹痛 2 年。
病变部位:结肠。

内镜表现

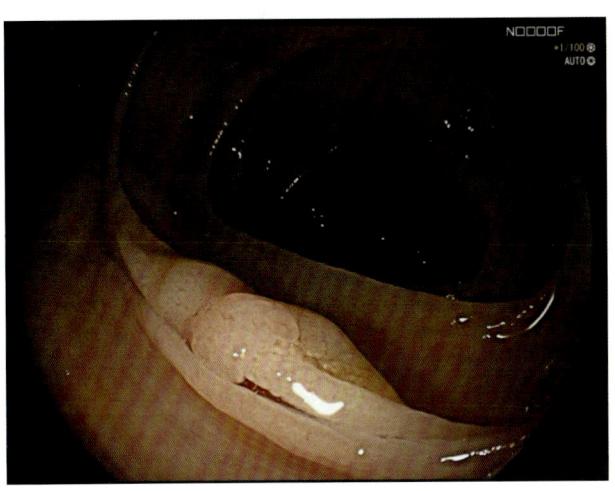

图 2-1-48 白光观察

升结肠近肝区见大小约 20 mm×15 mm,0-Ⅱa+Ⅱc 型病灶,表面覆盖黏液帽。

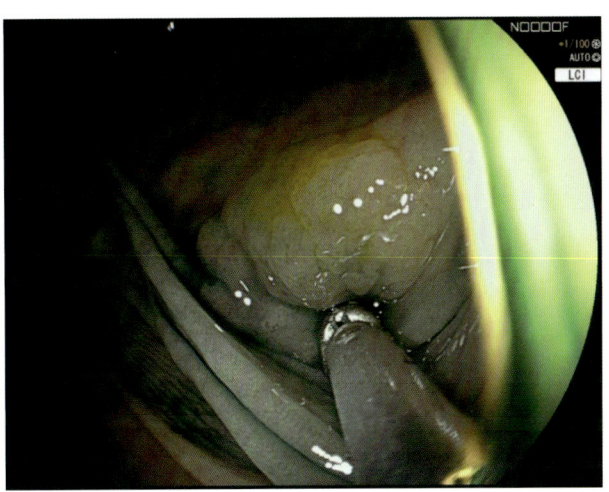

图 2-1-49 靛胭脂染色

病灶有明显的边界,隆起区域可见腺管开口为Ⅱ-O 型,凹陷区域腺管开口疑似 Vi 型。

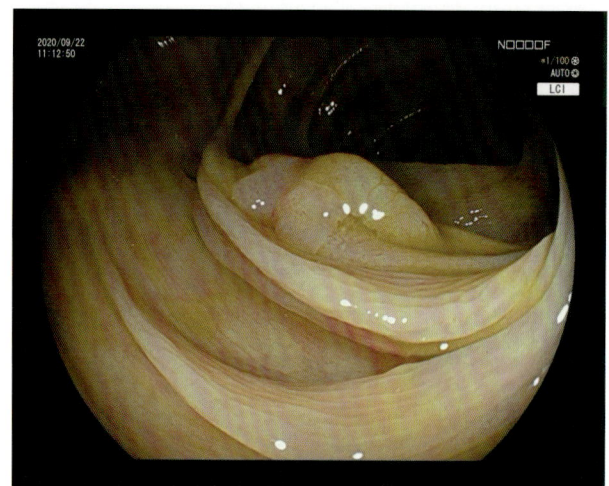

图 2-1-50 LCI 观察
凹陷处呈红色,隆起区域呈黄色。

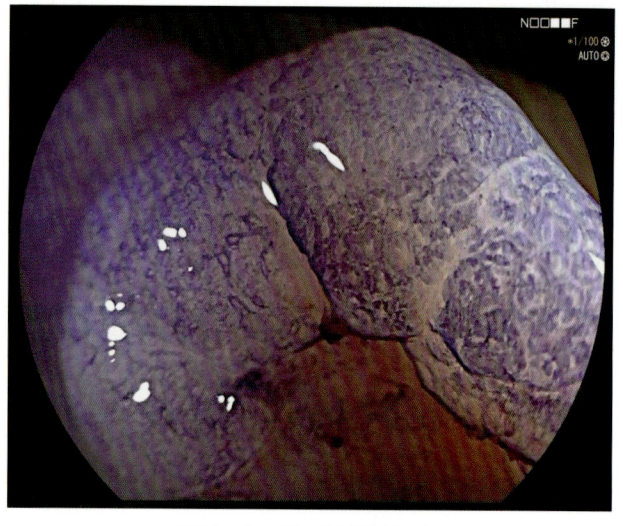

图 2-1-53 结晶紫染色
观察隆起区域,可见腺管开口呈扩大的星芒状,凹陷区域腺管开口大小不同,排列紊乱,形状不规则。

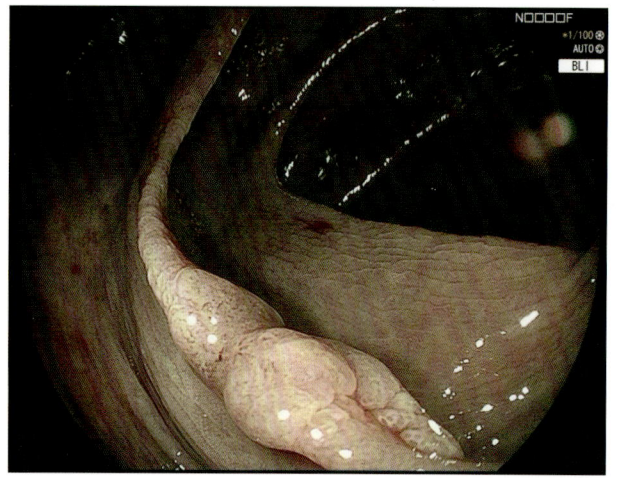

图 2-1-51 BLI 观察
病灶凹陷处呈深褐色,隆起区域变化不明显。

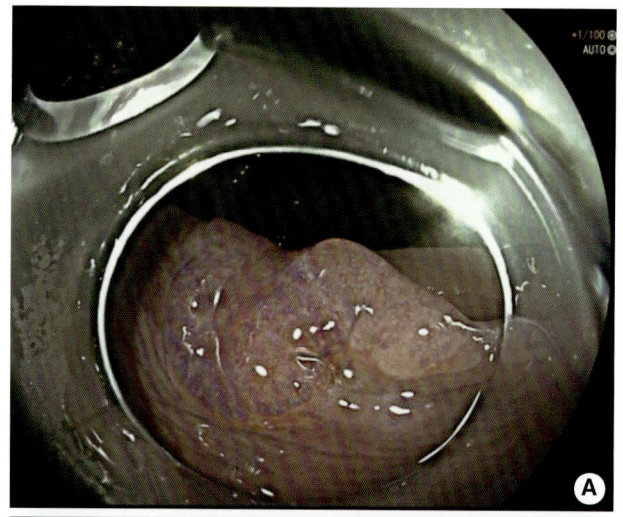

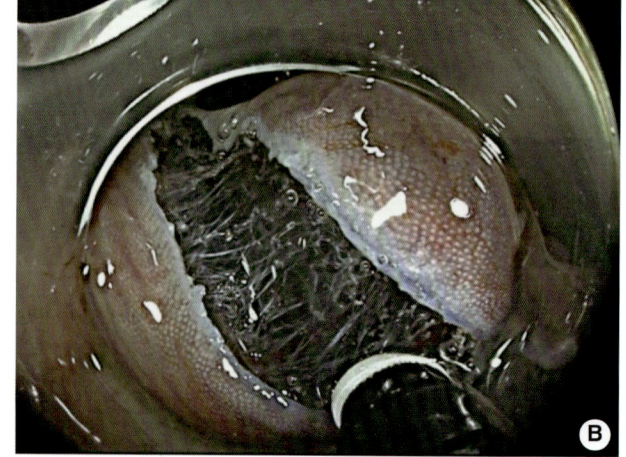

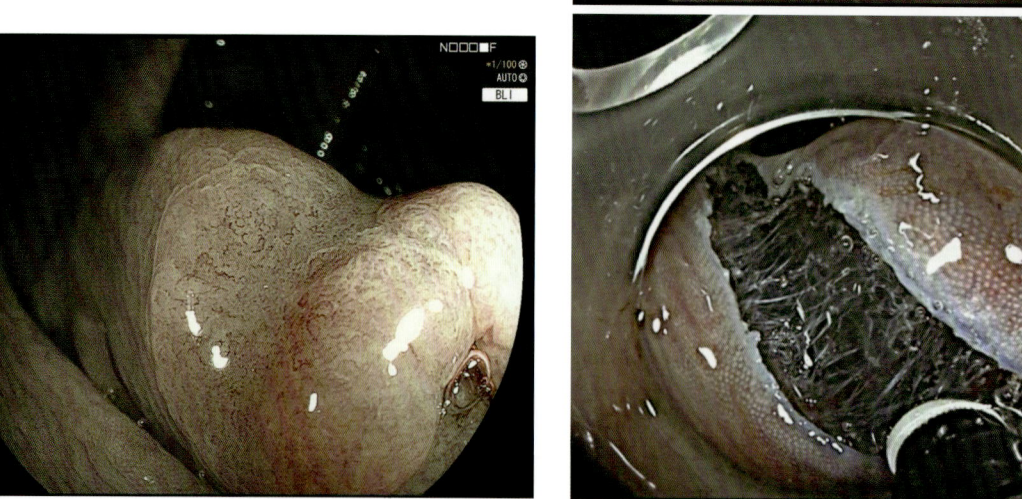

图 2-1-52 BLI 观察
血管表现为粗细不一、分支样、不规则,并有盲端,缺乏一致性。

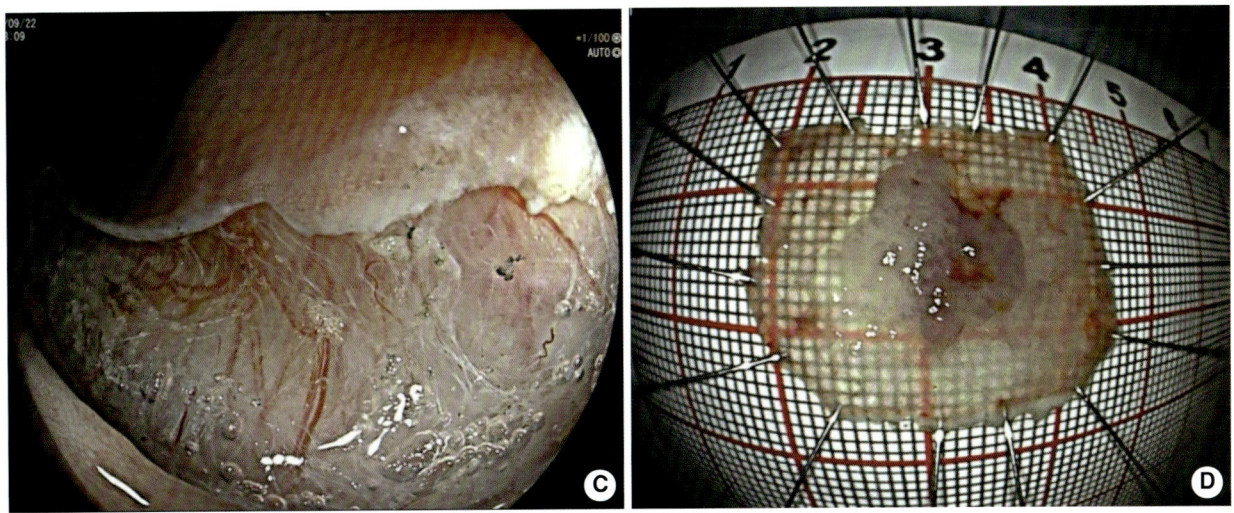

图 2-1-54　ESD 切除过程（A~D）

病理所见

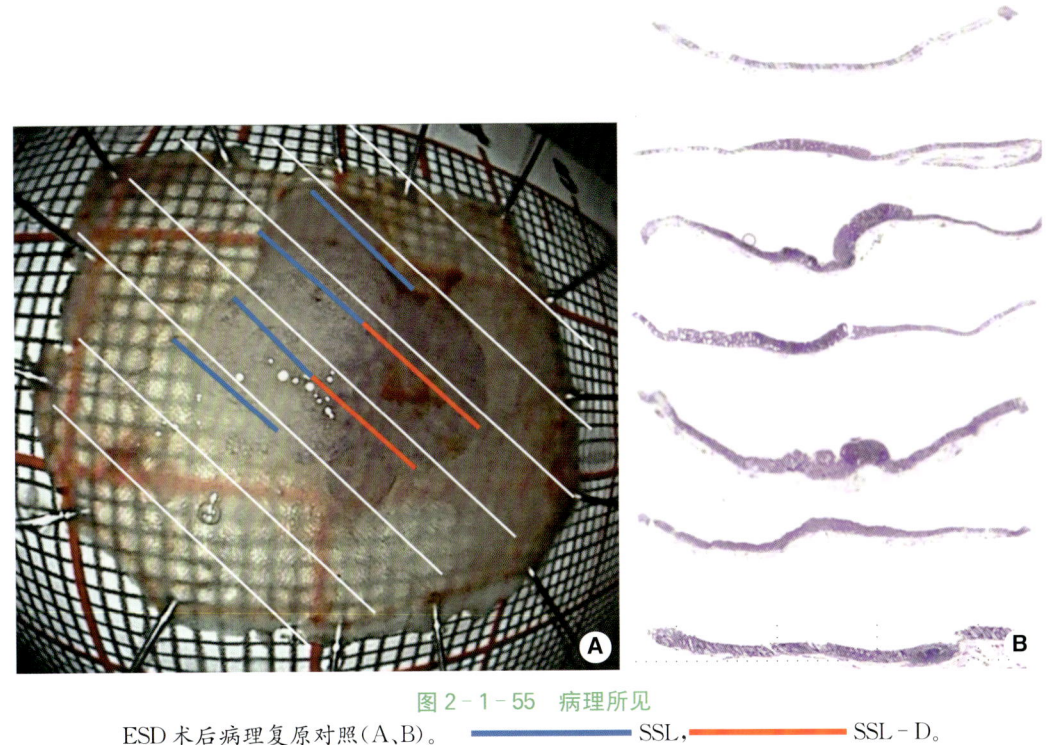

图 2-1-55　病理所见

ESD 术后病理复原对照（A、B）。━━━ SSL，━━━ SSL-D。

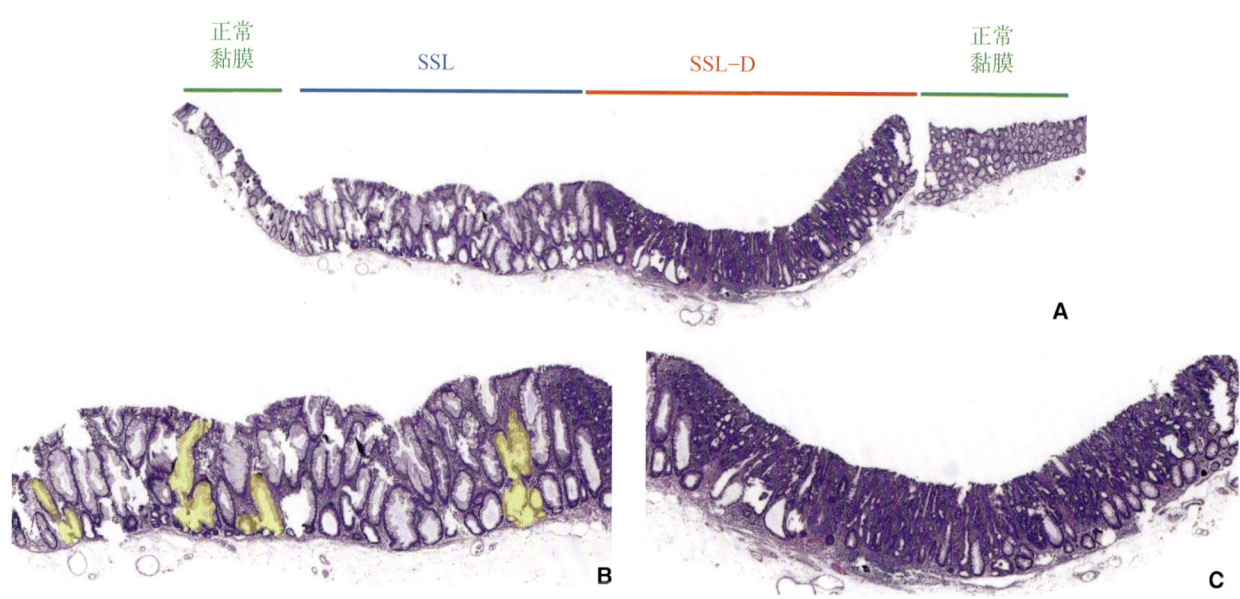

图2-1-56 病理所见(A~C)

病理诊断

（升结肠）锯齿状病变伴腺上皮高级别异型增生，局部癌变(SSL-D)
- 肉眼分型：0-Ⅱa＋Ⅱc。
- 瘤变组织局限于黏膜固有层。
- 病变范围大小：1.3 cm×1.2 cm。
- 脉管内未见癌栓(Ly0,V0)。
- 标本侧切缘和基底切缘均未见癌组织。

免疫组化：
- CK20(＋)，CEA(＋)，p53(弥漫强阳)，Ki-67(80%＋)，CD31/D2-40示脉管内瘤栓(－)，Desmin示黏膜平滑肌浸润(－)。

诊断体会

SSL-D：
- 高龄女性右半结肠的广基性病变多见。
- 黏膜下层浸润(SM)癌多见。
- 黏膜内(M)癌和SM癌，肿瘤整体的大小没有差异，但是癌部的SM癌明显大。
- 大都伴锯齿状类型发育不良。
- 低异型度分化型腺癌较多见。
- 伴有传统型癌者，M癌与SM癌相比明显较少。
- 黏液癌合并在SM癌中较多见。
- M癌、SM癌都呈锯齿状结构者多见，M癌多为小型腺管形成，SM癌多为筛状结构。
- 多为小圆形核。
- SM癌中癌间质炎症细胞浸润轻度，几乎都没有纤维化。
- 在SSA/P部分的组织观察结果中，观察到很多腺底部的锯齿状变化、分支腺管、表层微乳头状增生巢、扩张腺管、水平腺管。

综上所述，癌并存SSL被认为是具有与常规类型的腺瘤内癌不同的临床病理学特征的特异性肿瘤。

(病例指导老师：龚伟)

病例6 回盲瓣无蒂锯齿状病变

该病例讲解视频二维码

病例提供 ▶ 段廷旺 兰州市第一人民医院

简要病史

性别：男。

年龄：63岁。

主诉：内镜下结肠腺瘤切除术后复查。

病变部位：回盲瓣。

内镜表现

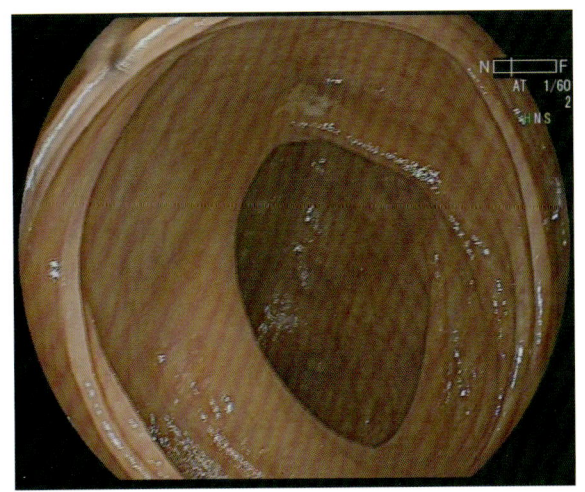

图 2-1-57 白光观察

可见回盲瓣处有一病灶，黏液帽不明显，有似积云样外观，若不抵近观察，或者稍不注意，基本漏诊，也是两次漏诊的原因。

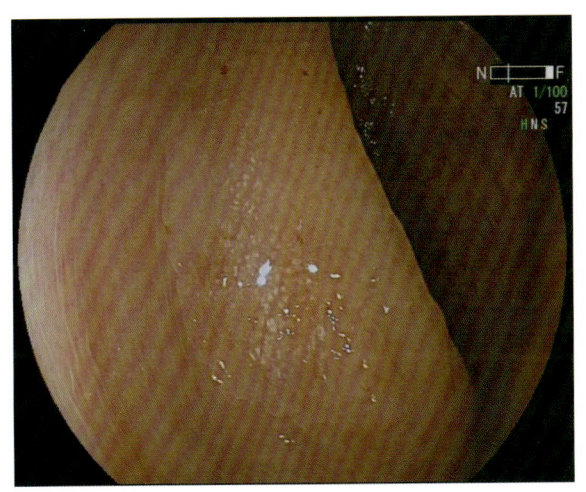

图 2-1-58 白光观察

病灶呈 0-Ⅱa 型，病灶中央可见类白色不透光的物质（WOS）或鸡皮样改变，与周围颜色相近，易漏诊。

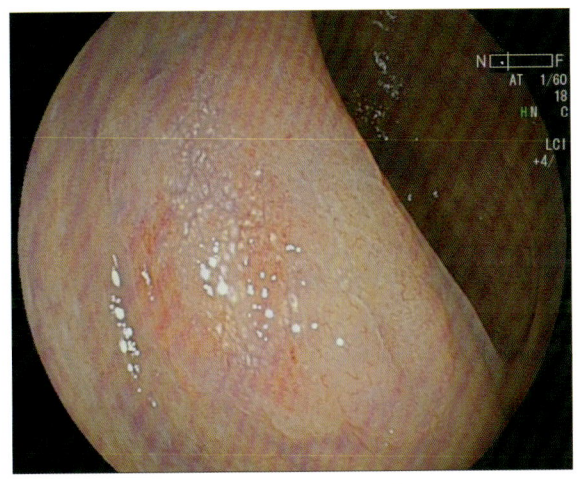

图 2-1-59 LCI 观察

病灶边界清晰可见，范围更加清楚。

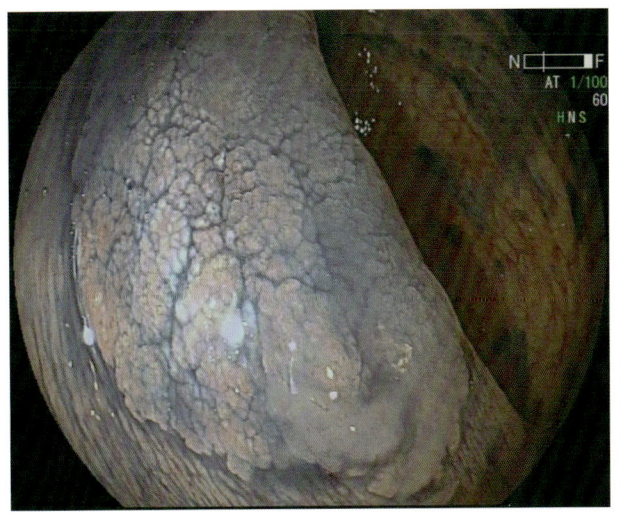

图 2-1-60 靛胭脂染色

喷洒靛胭脂后边界比较清晰，中央可见 pit pattern Ⅱ 0 型开口。

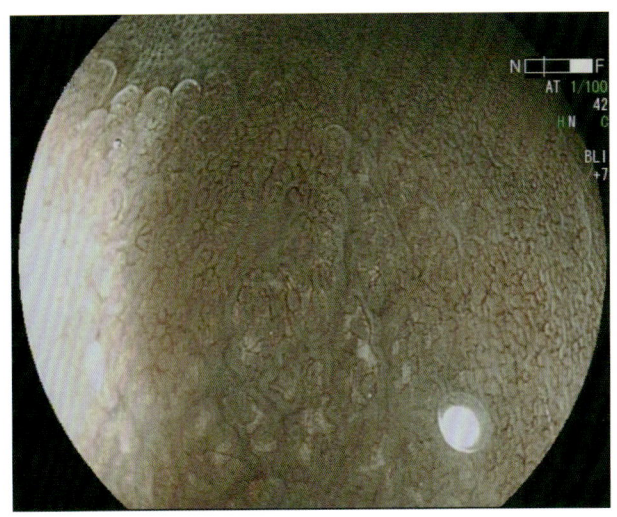

图 2-1-61 BLI 观察

病灶上侧可见网格样血管，JNET 分型呈 Type 1。

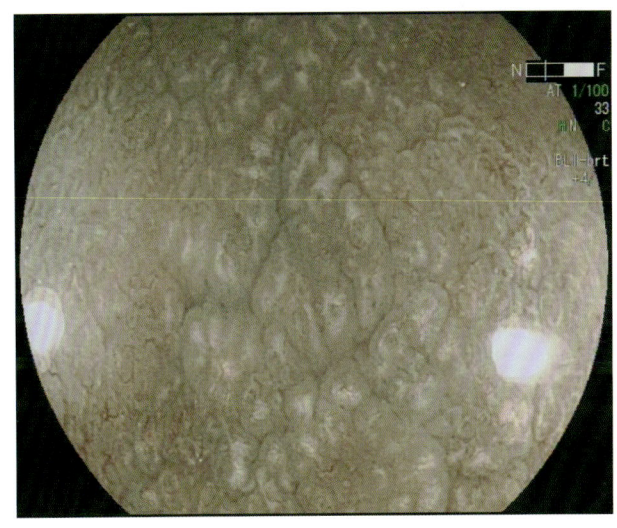

图 2-1-62 BLI 观察

病灶中央可见鸡皮样血管。

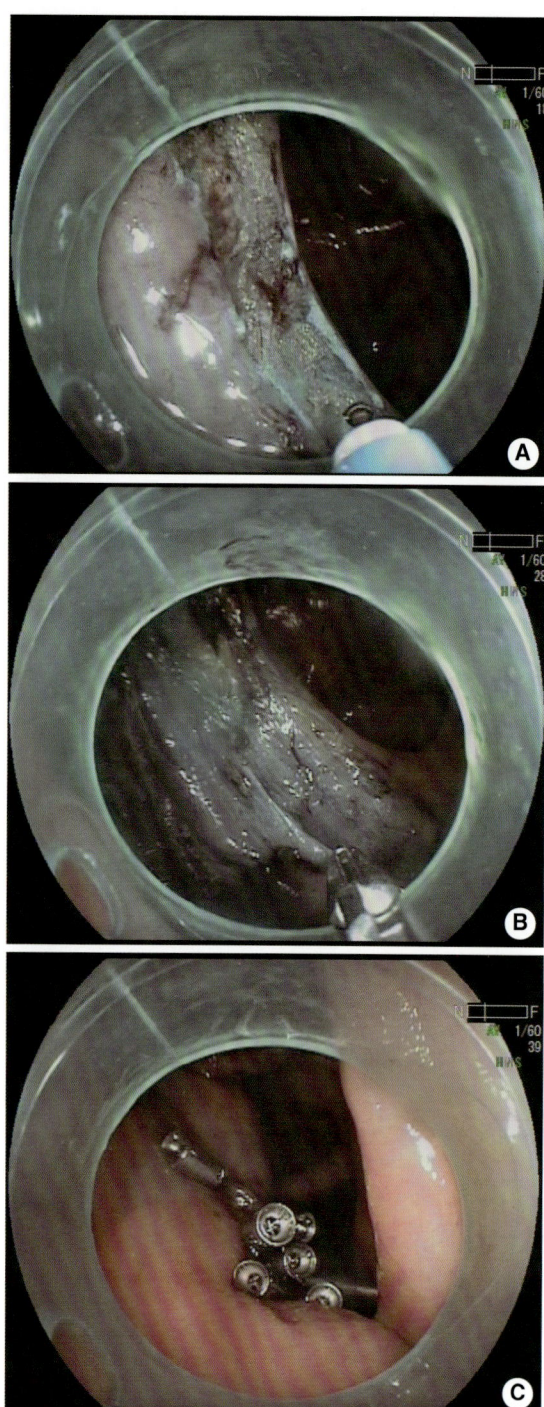

图 2-1-63 ESD 过程(A～C)

病理所见

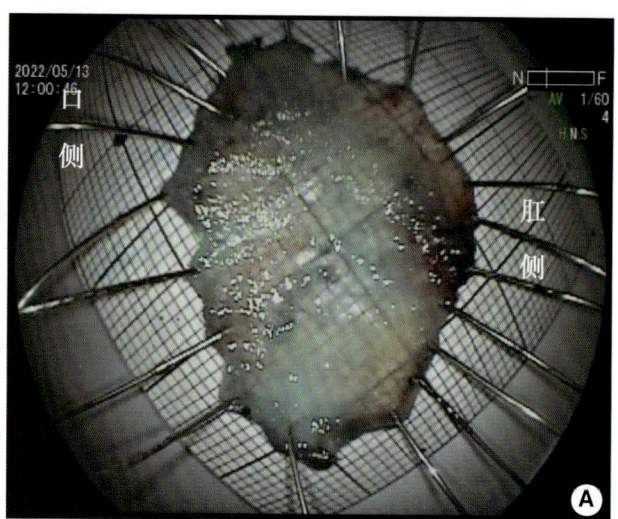

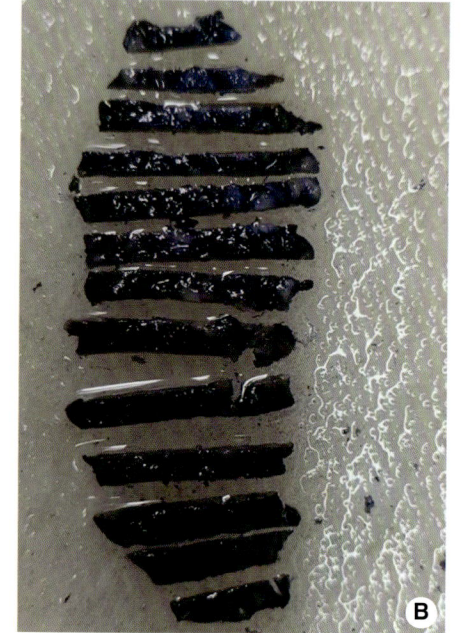

图 2-1-64 ESD 切除组织(A、B)

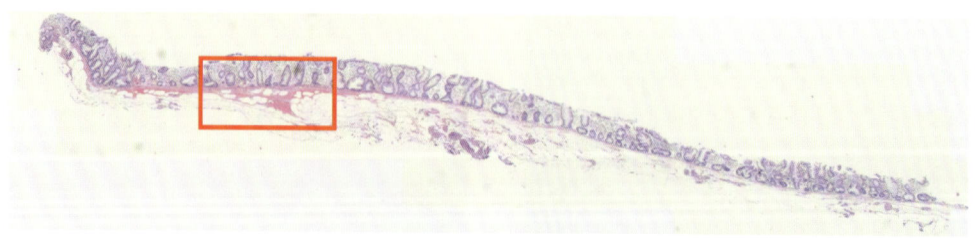

图 2-1-65 病理所见
典型锯齿状结构。

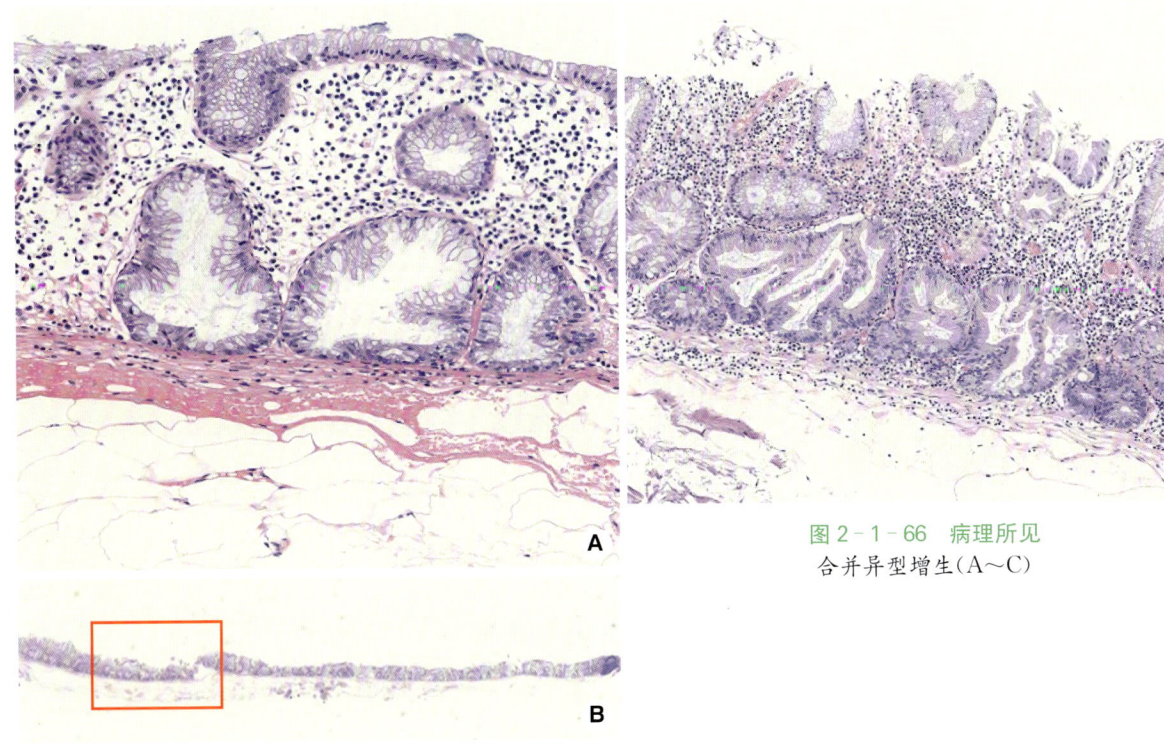

图 2-1-66 病理所见
合并异型增生(A~C)

病理诊断

- ESD 标本：回盲瓣广基无蒂锯齿状病变(SSL)，基底及侧切缘无残留。
- 免疫组化结果：CK8/18(＋)，CEA(＋)，p53(野生型)，CDX2(＋)，Syn(－)，CgA(－)，Ki-67(＋50％)。
- 微卫星不稳定 MLH1(＋70％)，MSH2(＋65％)，MSH6(＋75％)，PMS2(40％)。本病例不存在微卫星稳定性。

诊断体会

结肠 SSL 漏诊率高，该患者两次肠镜检查未发现病灶，此类病灶隐蔽性强，此病灶病理最后合并高级别上皮内瘤变。LCI 在筛查中可减少漏诊率，重视肠道 SSL，尤其合并异型增生者。基层医院因设备限制，应增强意识，规范观察。由于没有规范的病理复原图，对此病例的两个疑点没有得到答案，对 SSL 中央合并鸡皮样改变或者类似 WOS 改变的情况是否是合并高级别上皮内瘤变，还要在今后的工作中继续努力。

（病例指导老师：陈晓琴）

病例 7 直肠高级别管状绒毛状腺瘤

该病例讲解视频二维码

病例提供 ≫ 孟令君 南方医科大学南方医院

简要病史

性别：女。

年龄：55 岁。
主诉：因"排便异常1个月余"就诊。
病变部位：直肠。

内镜表现

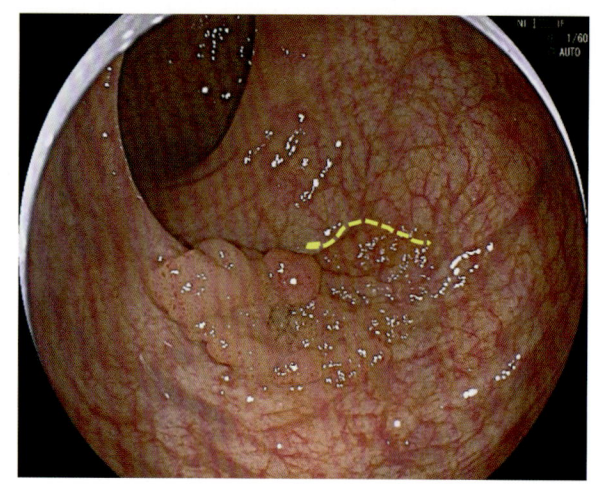

图 2-1-67 白光观察
在距肛门 5 cm 直肠处,发现环直肠 1/4 环周的病灶,大小约 30 mm×25 mm,由大小不等的结节组成,为结节混合型侧向发育型肿瘤(LST)。

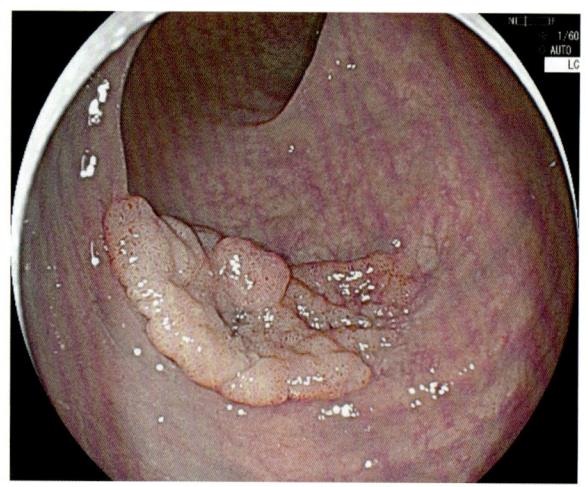

图 2-1-68 LCI 观察
病灶边界显现得更加清楚。

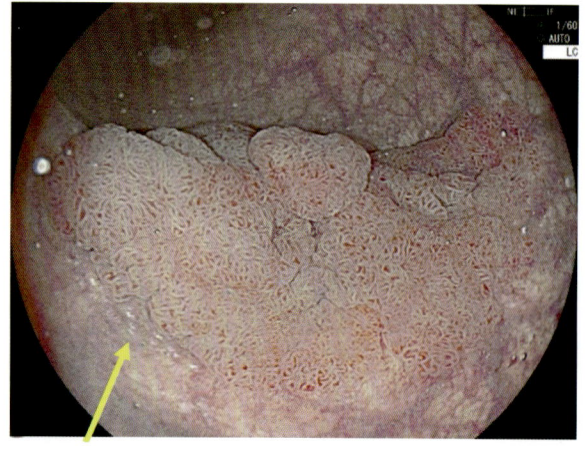

图 2-1-69 LCI 观察
病灶边界显现得更加清楚,且病灶周围点状发白的鸡皮样改变得到更清楚的呈现,病灶整体发白,局部呈橙红色调。

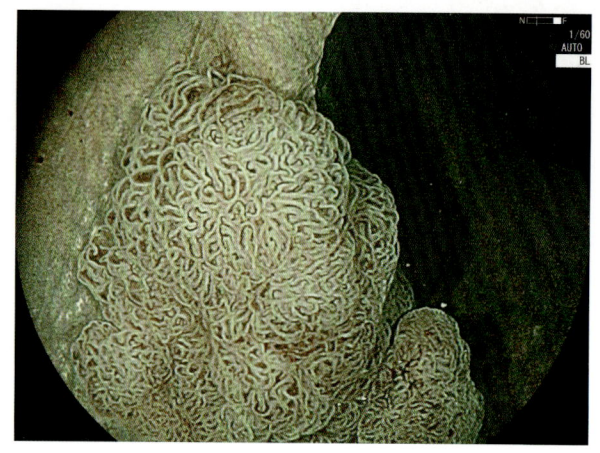

图 2-1-70 BLI 观察
水下弱放大逆时针观察病灶,结节位置可以看到绒毛状腺管结构,形态大小较规则,血管粗细较均匀,无明显的增粗和中断,考虑 JNET 分型是 2A 型。

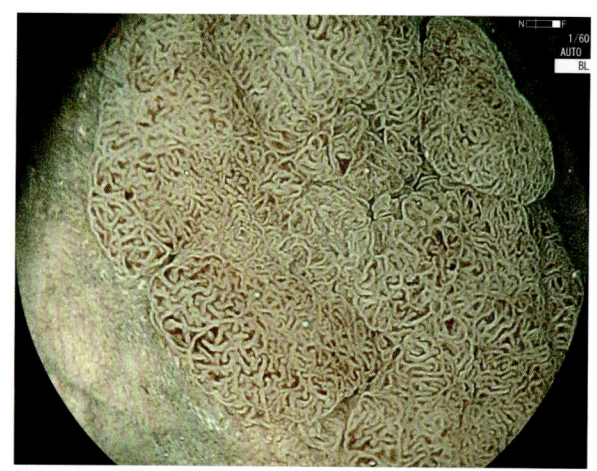

图 2-1-71 BLI 观察
凹陷区域的腺管结构呈很规则的绒毛状,边缘区域可以观察到白区的扩大和融合,微血管结构都是比较规则的,JNET 分型都属于 2A 型。

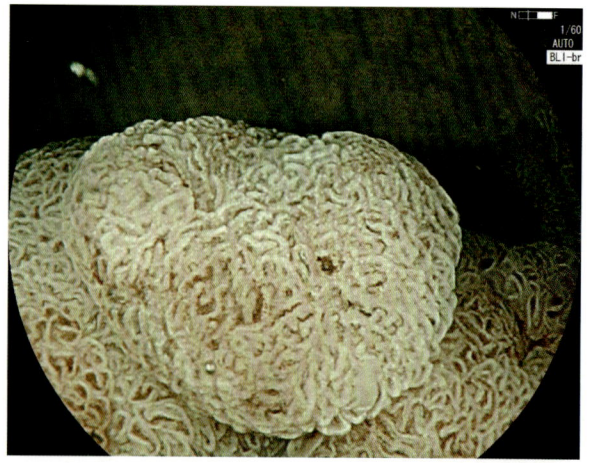

图 2-1-72 BLI 观察
观察位于病灶最高点的结节,这个位置可以看到表面有 WOS 的沉积,腺管排列有轻度的紊乱,考虑是 JNET2B low。

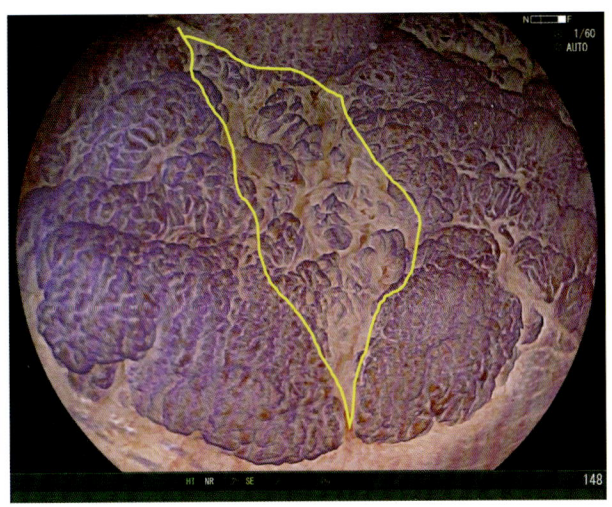

图2-1-73　结晶紫染色

0.05%结晶紫染色水中观察黄色标记的区域,呈珊瑚状的构造,PP分型是Ⅳ-v型,周边区域仍然呈树枝状、脑回状的Ⅳ-b型PP。

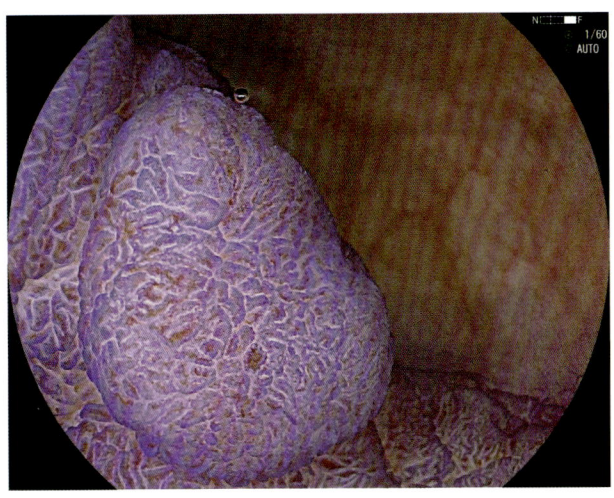

图2-1-74　结晶紫染色

观察大结节的区域,见腺管开口排列不规则,粗细不均,考虑这个区域是Ⅵ轻度不整。

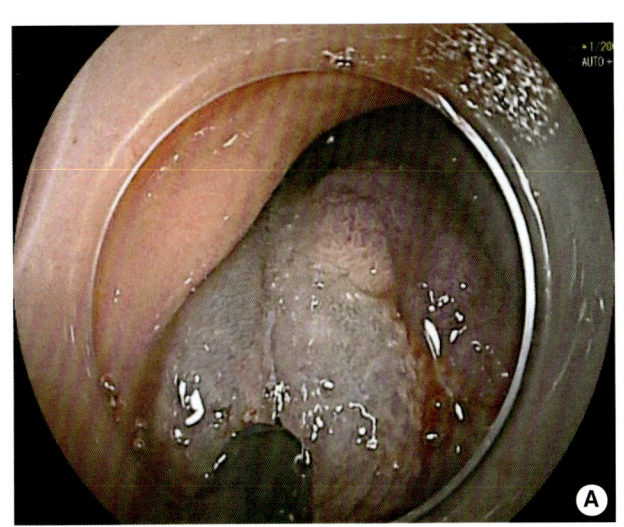

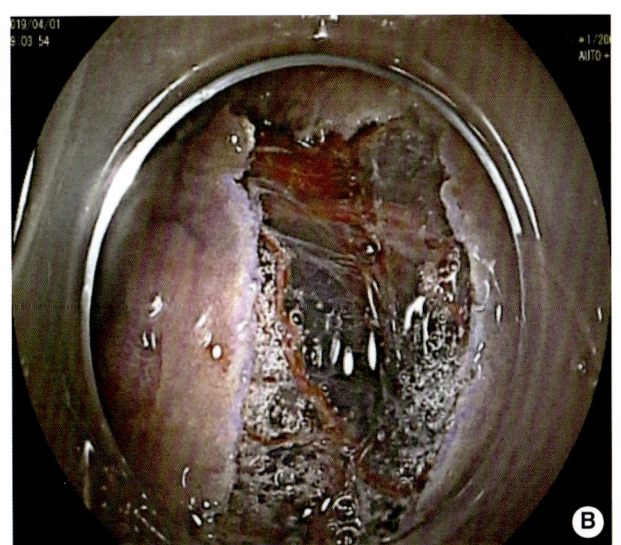

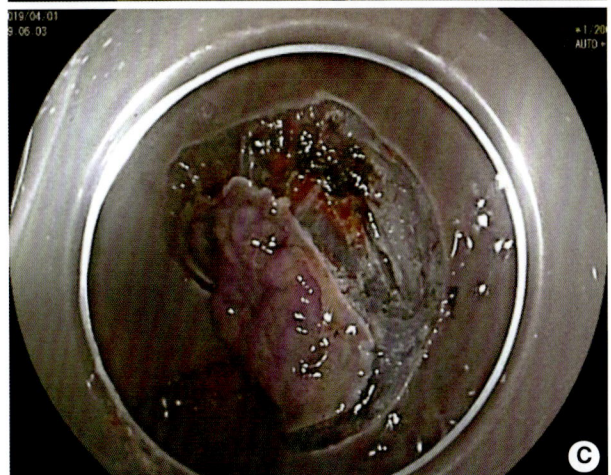

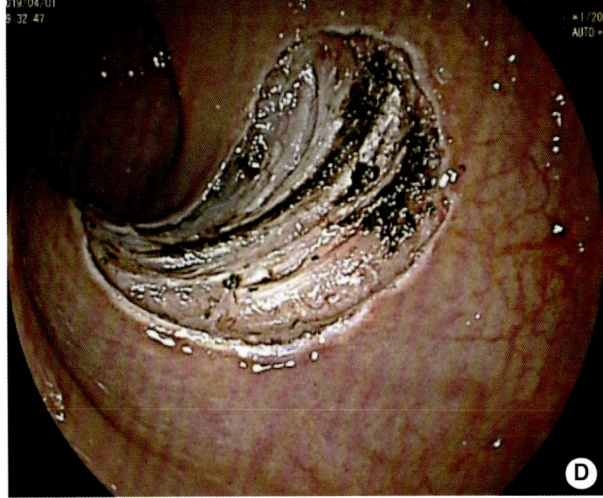

图2-1-75　ESD切除过程(A～D)

病理所见

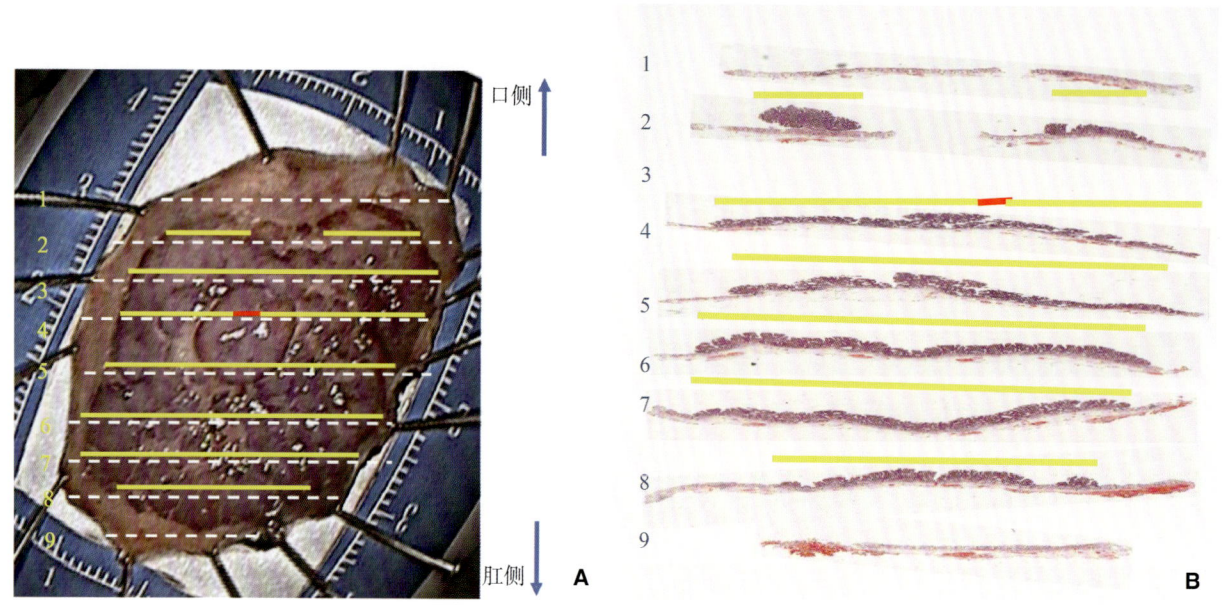

图 2-1-76　ESD 切除组织(A、B)
━━━ 黏膜内癌；━━━ 管状绒毛状腺瘤。

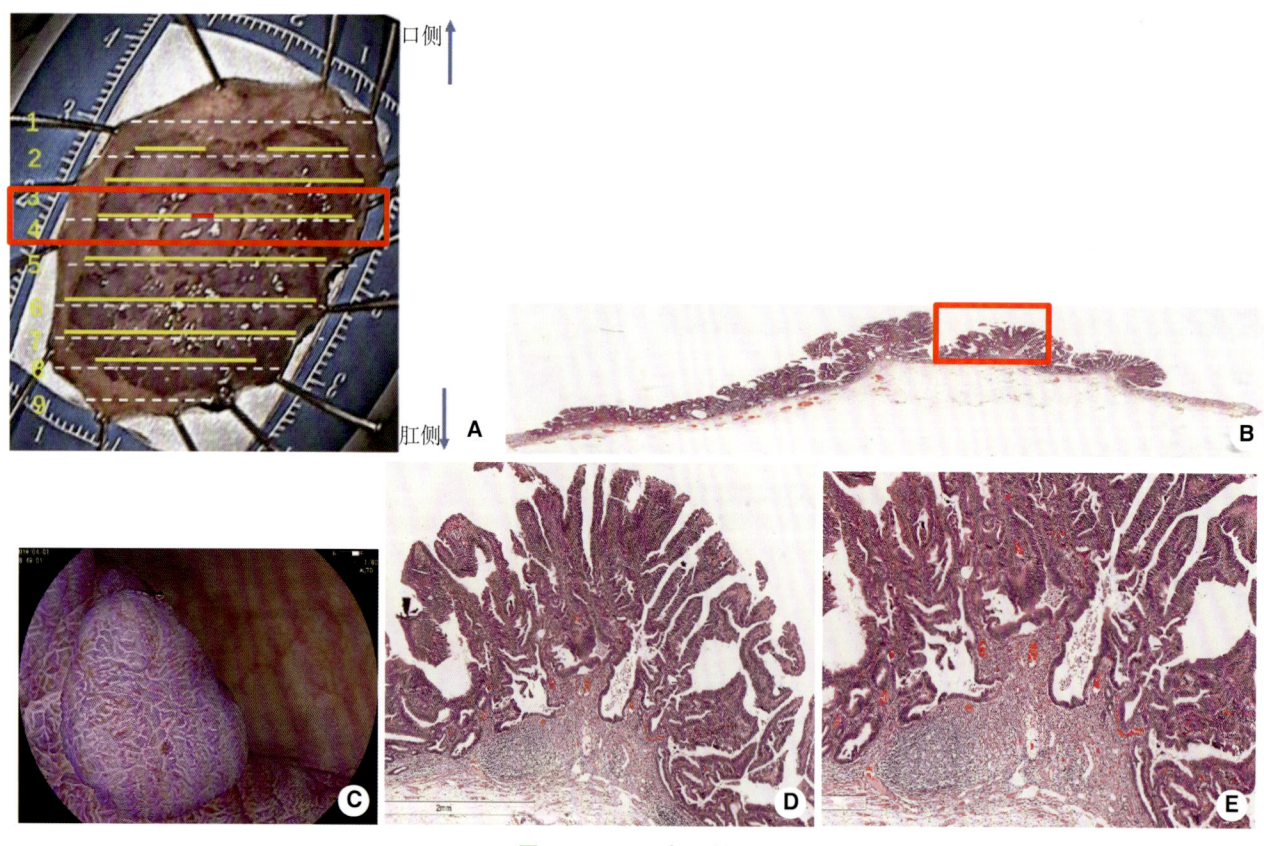

图 2-1-77　病理所见

大结节的第 4 条组织条，可以看到红色标记的位置，腺管结构存在明显异型，呈筛网状，异常分支吻合结构，考虑为中分化管状腺癌(A~E)。

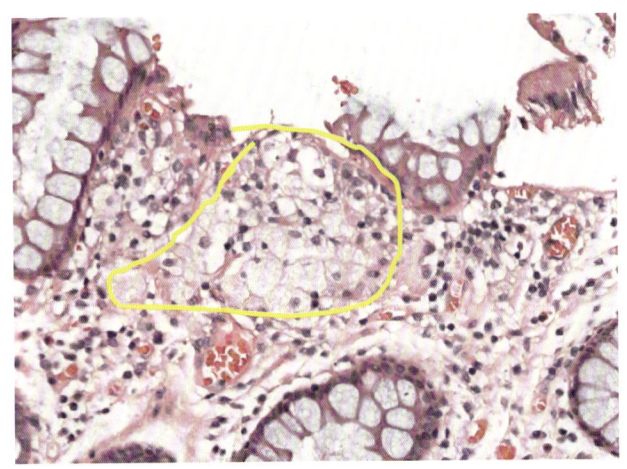

图2-1-78 病理所见

鸡皮样改变的成因是巨噬细胞吞噬脂类物质,形成胞质呈磨玻璃样的泡沫细胞所导致的。在这个病灶的固有层内,可以观察到这种细胞核位于中央、胞质磨玻璃样的泡沫细胞,从而与内镜下观察到的鸡皮样改变对应。

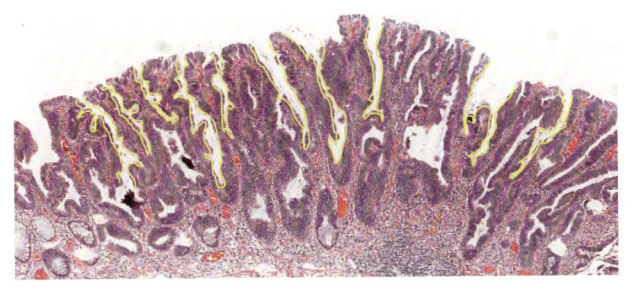

图2-1-79 病理所见

部分区域看到腺管开口的毛刺感,是因为管腔内的肿瘤细胞异常增生,以及因为异位隐窝的存在,出现一些小U形的结构,导致管腔内部凹凸不平,内镜下见腺管开口呈毛刺状改变。

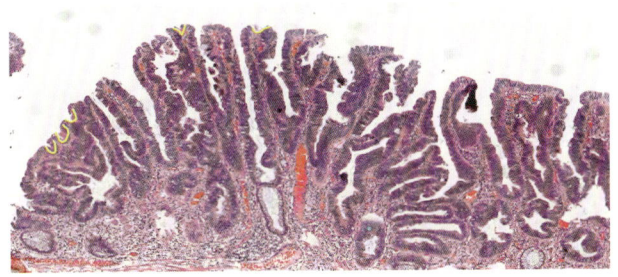

图2-1-80 病理所见

白色点状不染区是由于管状绒毛状腺瘤也会存在许多异位隐窝,有一个局部的小凹陷,结晶紫沉积不到那里,不能被上皮吸收,因而与周围相比,就形成了点状白色不染区。

病理诊断

高级别管状绒毛状腺瘤(结肠黏膜内癌,pTis)。

诊断体会

● 优良的肠道准备是肠道早癌筛查的前提。

● 精细的内镜病理对照有助于提高早癌诊断能力。

● 认真地对待每一例早癌病例,使诊疗更加规范、标准,不仅能为患者带来福音,自己也能取得长足的进步。

(病例指导老师:刘思德)

病例8 结肠高级别管状绒毛状腺瘤

病例提供 ▶ 李 风 复旦大学附属华东医院

简要病史

性别:男。
年龄:35岁。
主诉:大便隐血阳性。
病变部位:横结肠。

内镜表现

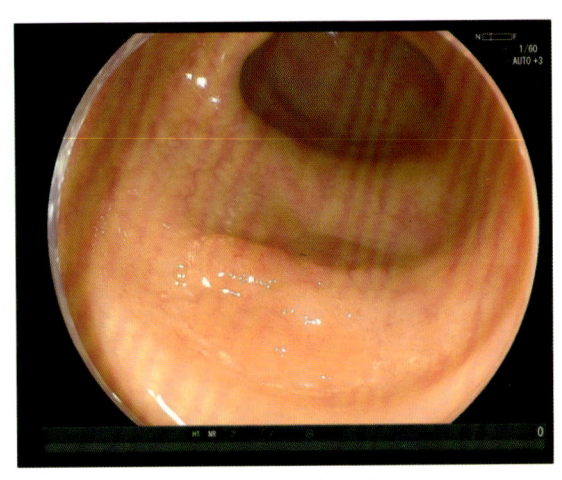

图2-1-81 白光观察

横结肠见平坦隆起型病灶,大小约2.0 cm×2.0 cm,表面结节样。

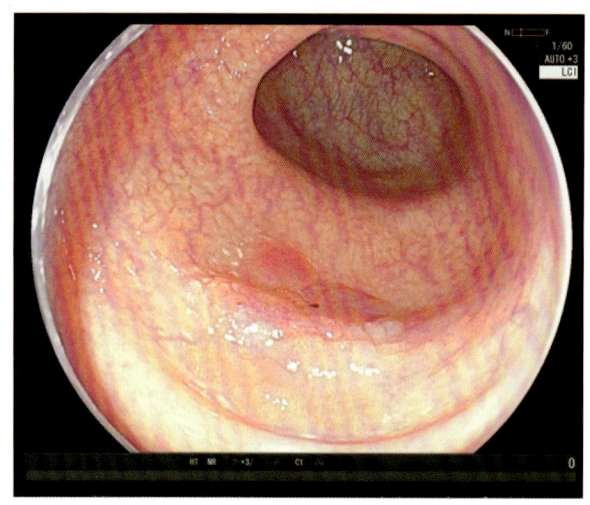

图2-1-82 LCI观察
相较周围黏膜,病灶颜色更红。

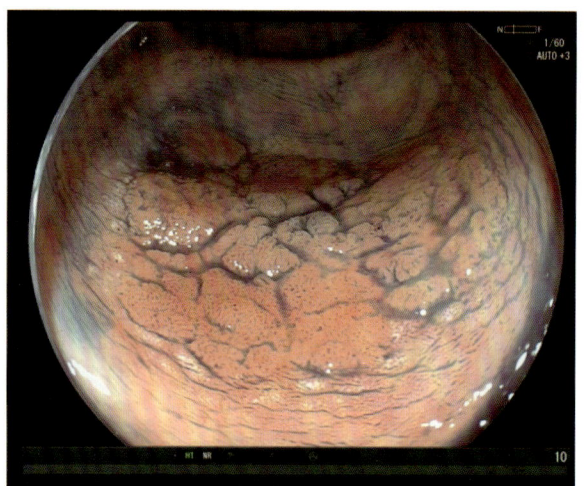

图2-1-83 靛胭脂染色
染色后病灶边界更清晰。

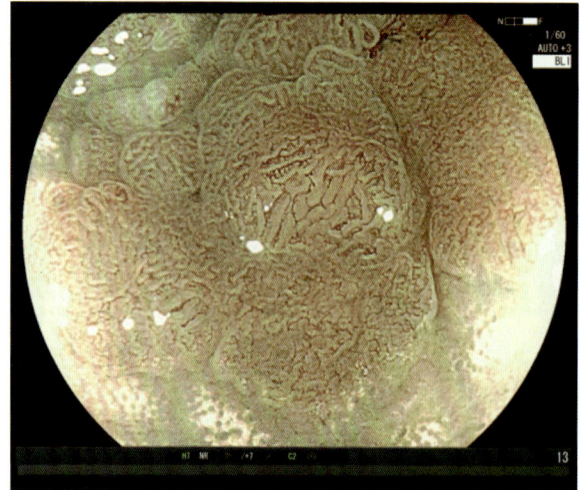

图2-1-84 BLI观察
病灶肛侧部微血管分布规则,口径一致,腺管开口呈规律管状及分支状,JNET分型为2A型。

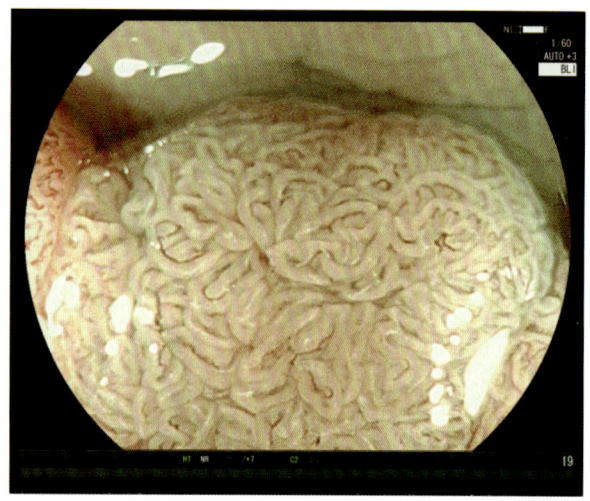

图2-1-85 BLI观察
病灶右侧微血管分布规则,口径一致,腺管开口呈规则绒毛状,JNET分型为2A型。

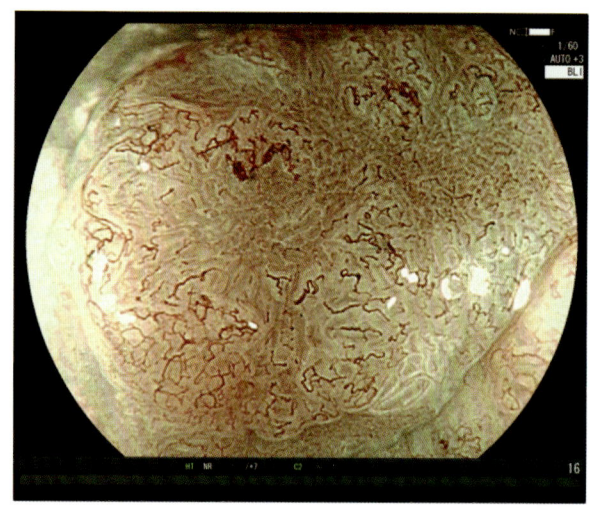

图2-1-86 BLI观察
病灶左侧微血管分布不规则,口径不一,腺管开口呈不规律管状及绒毛状,JNET分型为2B。

病理所见

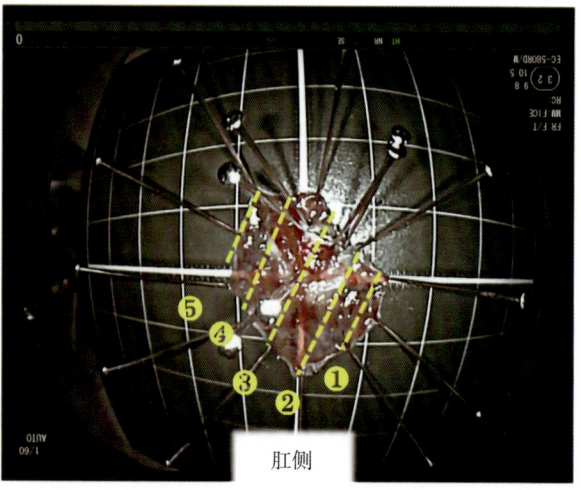

图2-1-87 ESD术后标本

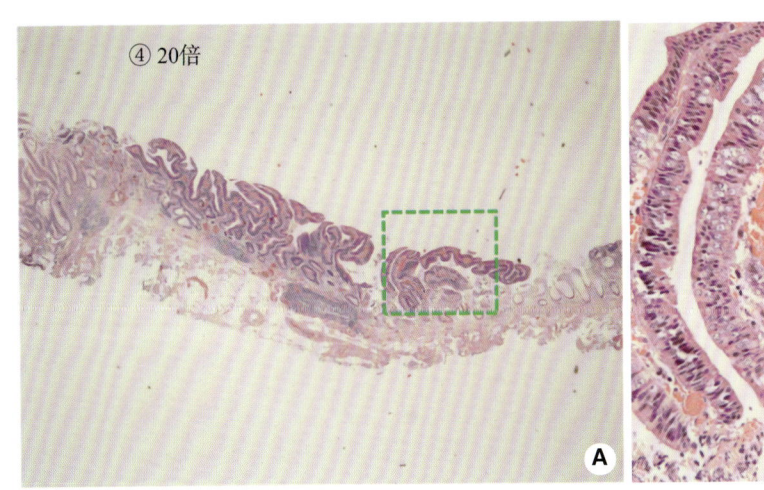
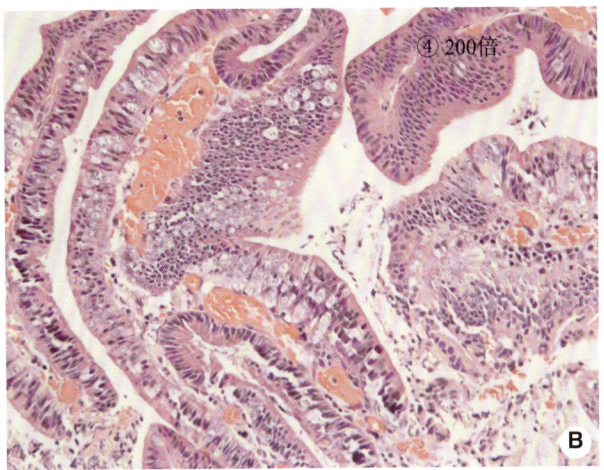

图2-1-88 病理所见(4号病理切片)(A、B)

病理诊断

结肠黏膜高级别管状绒毛状腺瘤,淋巴(−),血管(−),水平切缘(−),垂直切缘(−);管状腺瘤,HGN,pTis,Ly0,V0,LM0,VM0。

诊断体会

病变大体形态为平坦隆起型(Ⅱa),10点位置可见小结节,我仍把它归类为侧向发育型肿瘤非颗粒型平坦隆起型(LST−NG−F)。在中景观察全貌时,发现局部的隆起或凹陷很有意义,往往提示此处病变较重,进一步放大时需重点观察。本病例对结节隆起处进行放大BLI−ME观察为JNET 2B型,考虑黏膜内癌可能大,遂行内镜下治疗。术后病理与内镜诊断一致。若放大BLI−ME诊断困难时,可进一步行结晶紫染色,得到更多信息。

(病例指导老师:项平)

病例9 直肠低级别绒毛管状腺瘤

该病例讲解视频二维码

病例提供 ▶ **谢欣宇** 新疆生产建设兵团第四师医院

简要病史

性别:女。
年龄:69岁。
主诉:因"健康查体发现直肠息肉1周"入院。
病变部位:直肠。

内镜表现

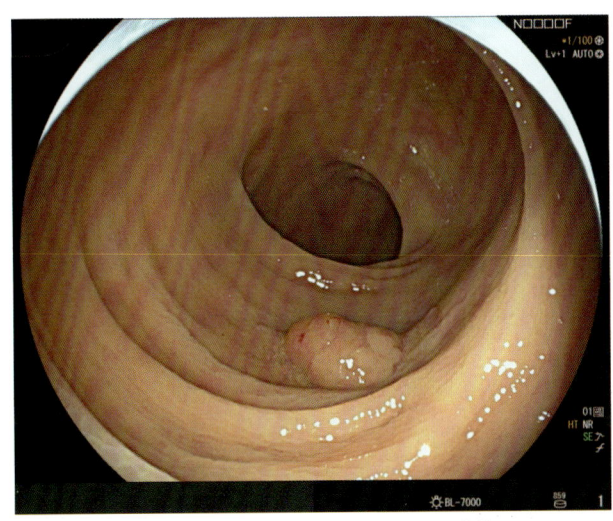

图2-1-89 白光观察

患者入院后行肠镜检查,白光观察距肛门13cm处,可见一亚蒂息肉,表面分叶,周边黏膜鸡皮样改变。

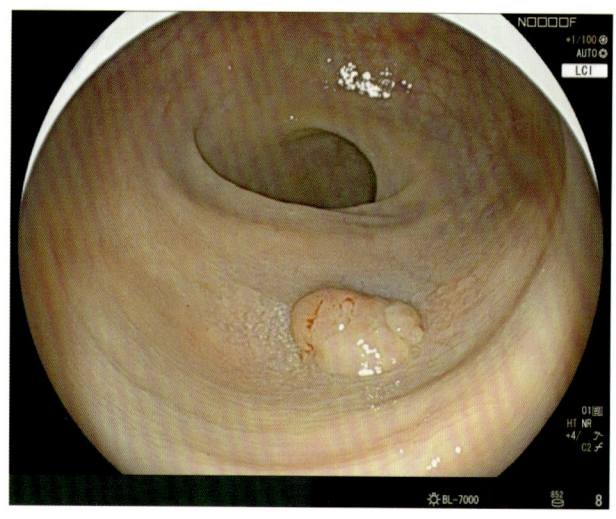

图2-1-90 LCI观察
病灶更加明显。

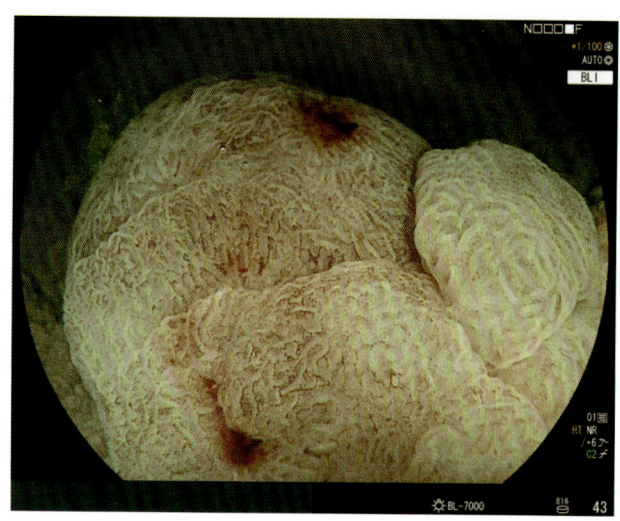

图2-1-93 BLI观察
对病灶肛侧进行放大观察，腺管不规则，血管扩张。

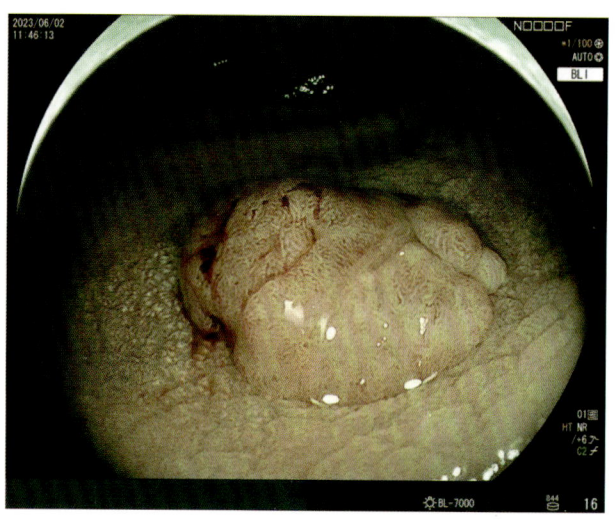

图2-1-91 BLI观察
观察病灶整体呈棕色，判断NICE分型为Type 2型。

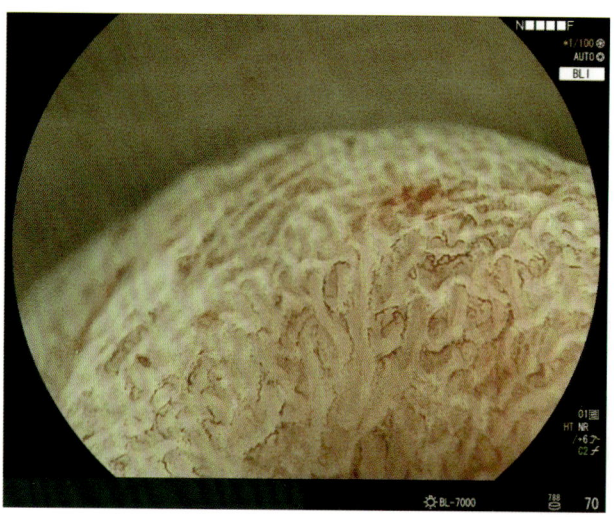

图2-1-94 BLI观察
对病灶口侧进行强放大观察，腺管不规则，血管扩张增粗，JNET分型考虑为2B型。

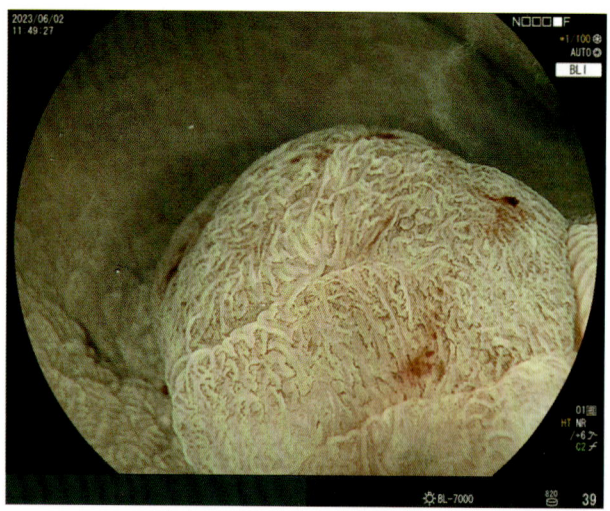

图2-1-92 BLI观察
对病灶口侧进行放大观察，腺体不规则，血管扩张。

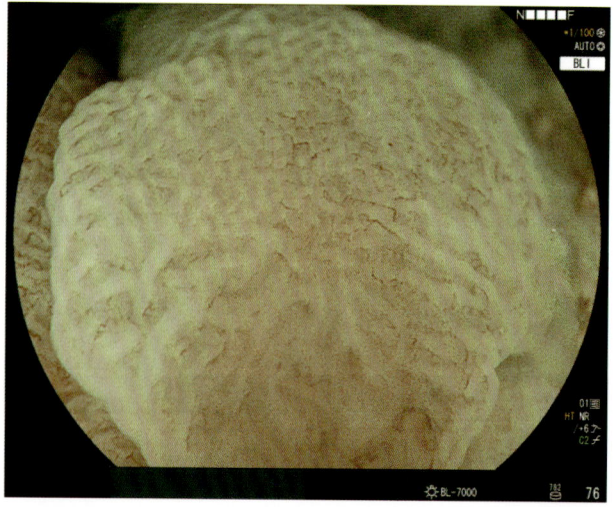

图2-1-95 BLI观察
对病灶肛侧进行BLI放大观察，小结节部分腺管规则、血管规则，考虑为JNET 2A型。

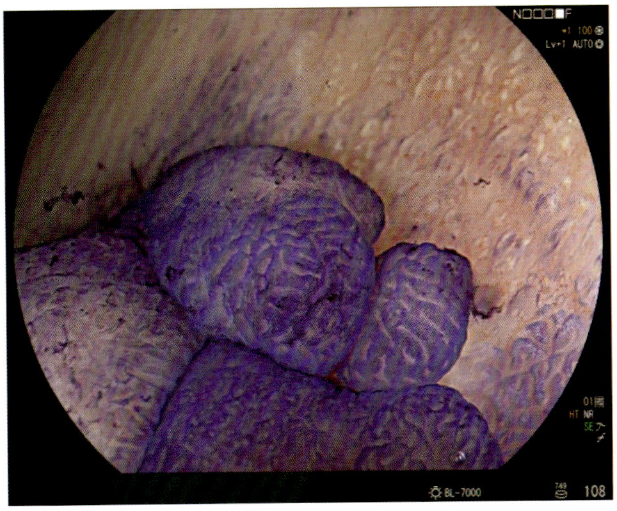

病理所见

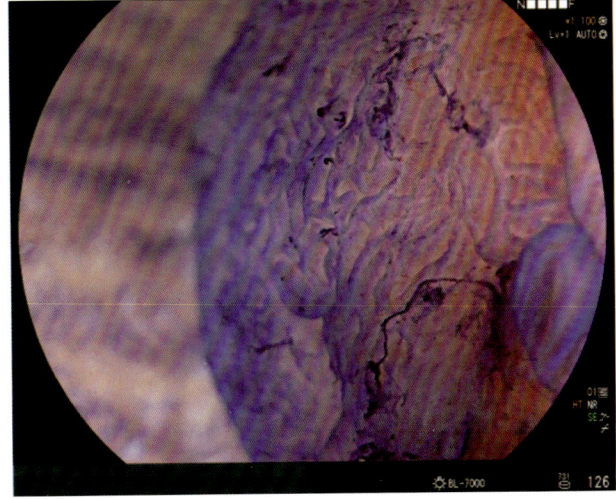

图2-1-96 结晶紫染色
小结节部分显示为ⅢL型,考虑此区域为腺瘤。

图2-1-97 结晶紫染色
观察大结节区域,考虑为Ⅳ＋Ⅵ型改变。

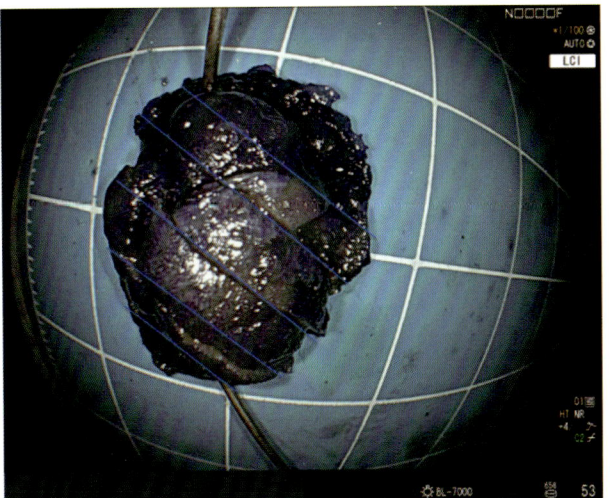

图2-1-98 ESD术后标本

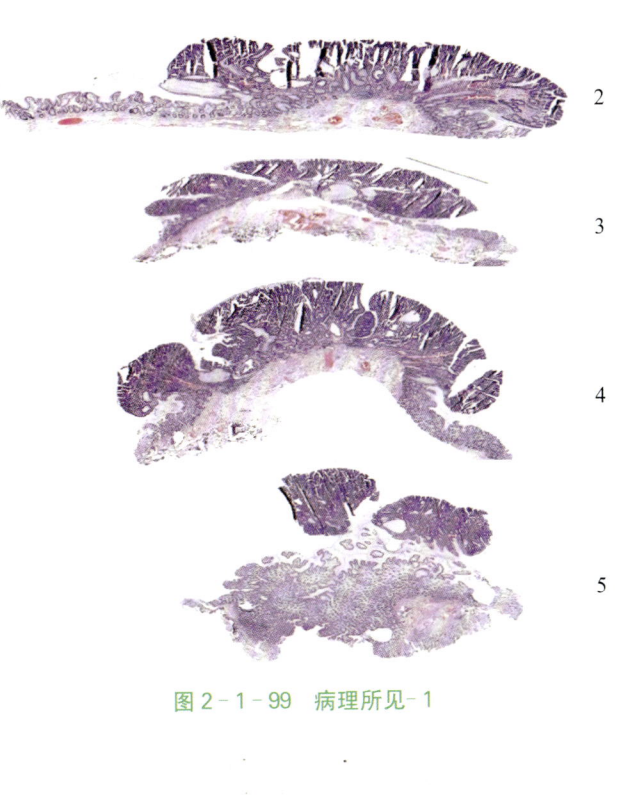

图2-1-99 病理所见-1

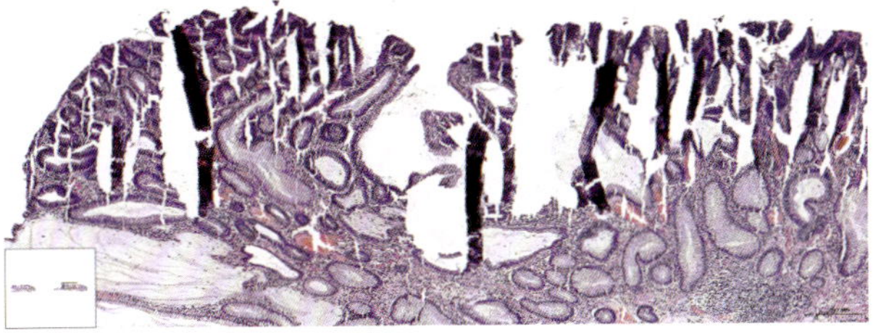

图2-1-100 病理所见-2

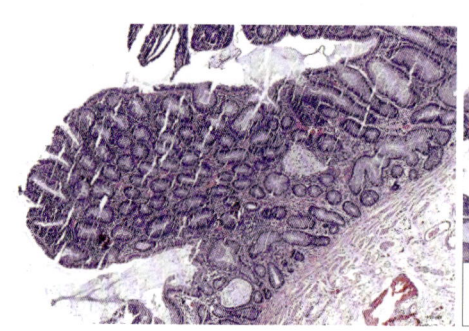
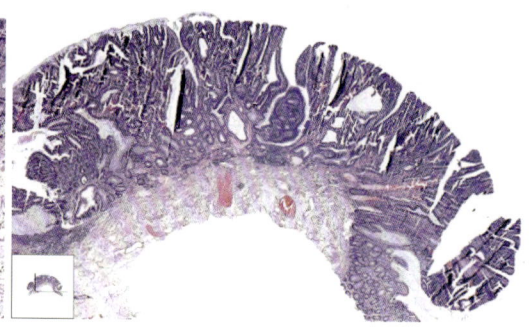

图 2-1-101　病理所见-3

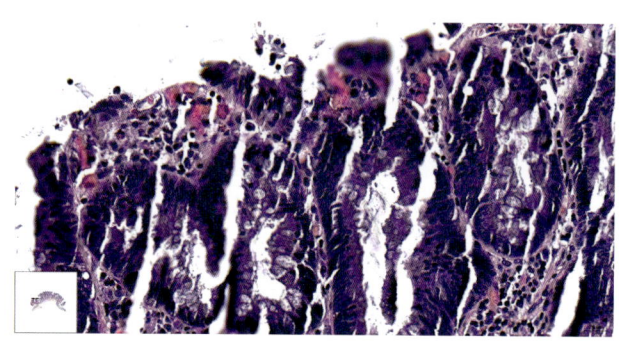
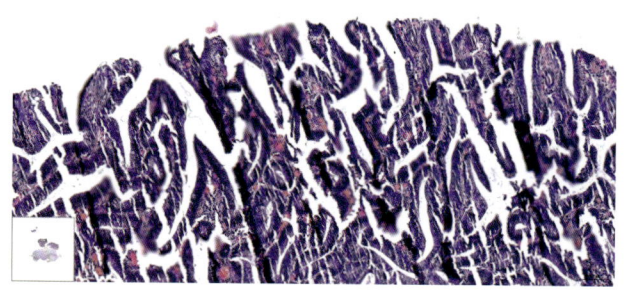

图 2-1-102　病理所见-4　　　　　　　　　图 2-1-103　病理所见-5

病理诊断

- 病变部位：直肠。
- 肉眼分型：Isp。
- 标本大小：19 mm×14 mm。
- 病灶大小：18 mm×12 mm。
- 组织学分型：低级别绒毛管状腺瘤，灶性呈高级别异型增生。
- 脉管侵犯：Ly0、V0。
- 神经侵犯：(一)。
- 切缘情况：VH0、HM0。

诊断体会

我国结直肠癌（colorectal cancer，CRC）的发病率和死亡率均保持上升趋势。2020 年中国癌症统计报告显示，我国结直肠癌发病率和死亡率在全部恶性肿瘤中分别位居第二位和第五位。大量的研究和实践已经表明结直肠癌筛查和早诊早治可以有效降低结直肠癌的死亡率。腺瘤癌变是结直肠癌发生的经典途径，由于存在相对易识别的癌前病变和有效的筛查手段，通过筛查和早诊早治可以有效降低 CRC 的死亡率。

（病例指导老师：秦健）

病例 10　直肠低级别绒毛管状腺瘤

病例提供 ▶ 乔伟光　南方医科大学南方医院

简要病史

性别：女。

年龄：63 岁。
主诉：间断腹胀 1 年，发现结肠肿物 4 个月。
病变部位：直肠。

内镜表现

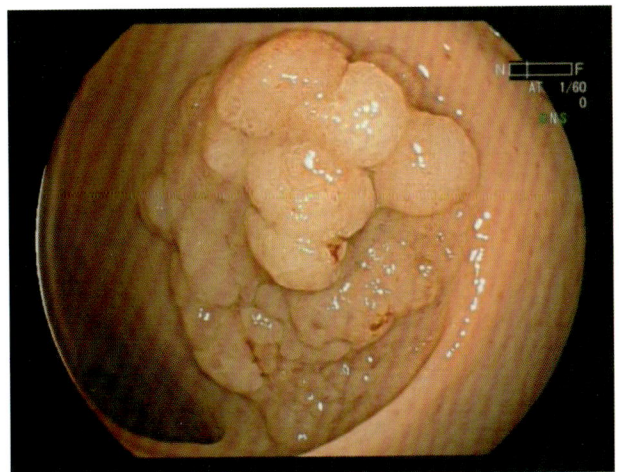

图 2-1-104　白光观察
直肠距肛缘 12 cm 可见 LST-G(M)。

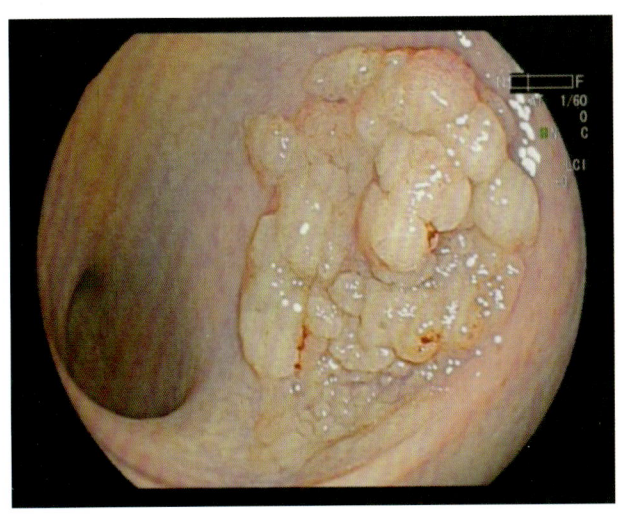

图 2-1-105　LCI 观察
可见病灶界限更为清晰，结节轮廓更为鲜明。

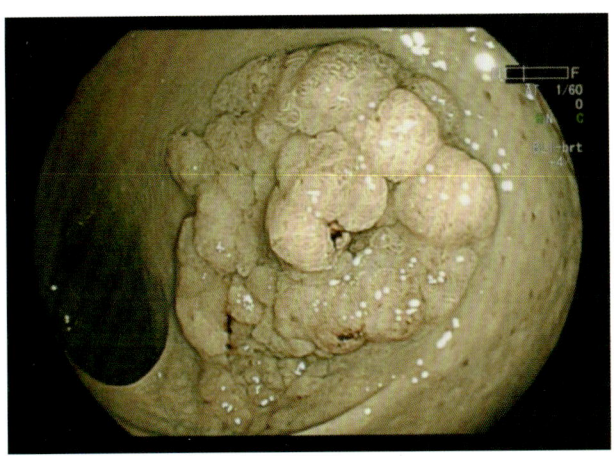

图 2-1-106　BLI 观察
进一步显示病灶的界限与大体形态。

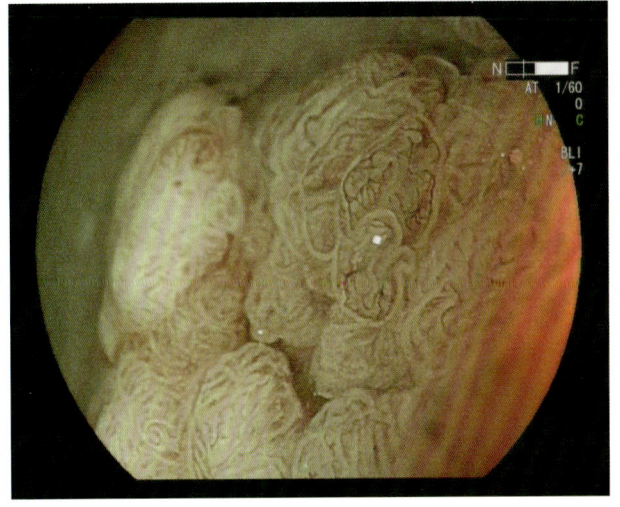

图 2-1-107　BLI 观察
进一步放大观察。

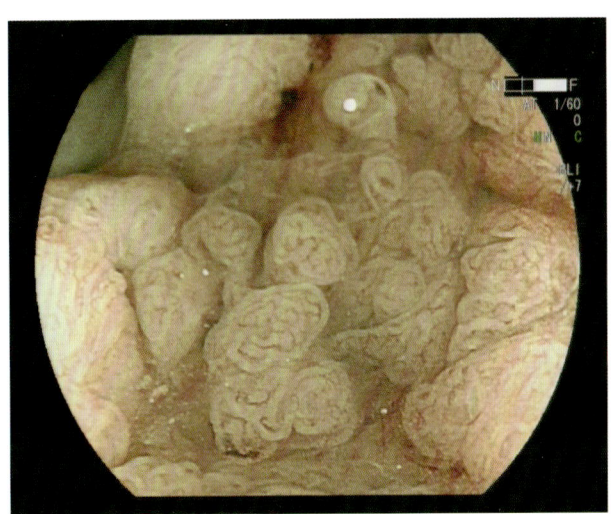

图 2-1-108　BLI 观察
进一步放大观察。

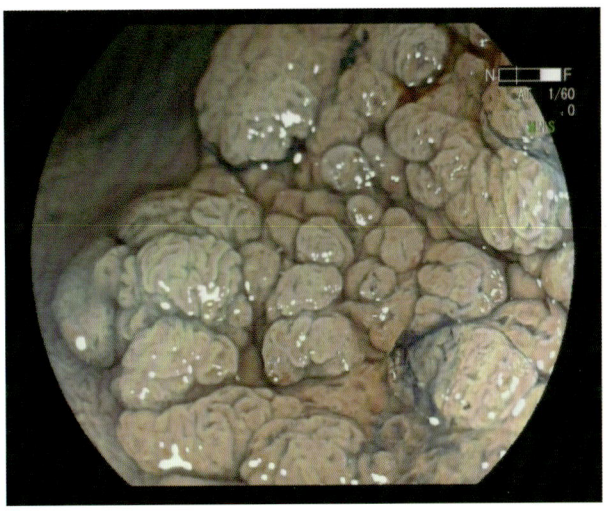

图 2-1-109　靛胭脂染色观察
病灶 pit pattern 以 Ⅳ 型为主。

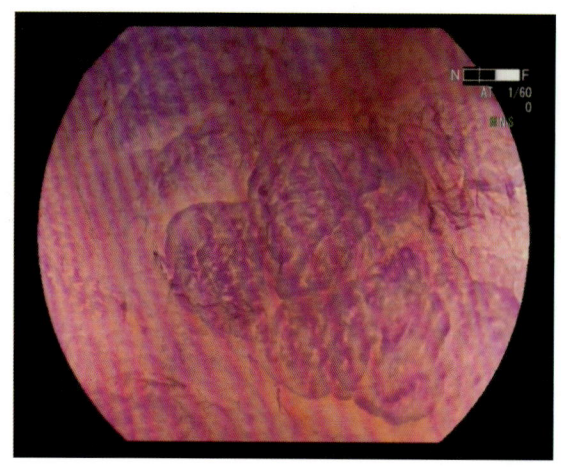

图 2-1-110　结晶紫染色观察
病灶 pit pattern 以Ⅳ为主。

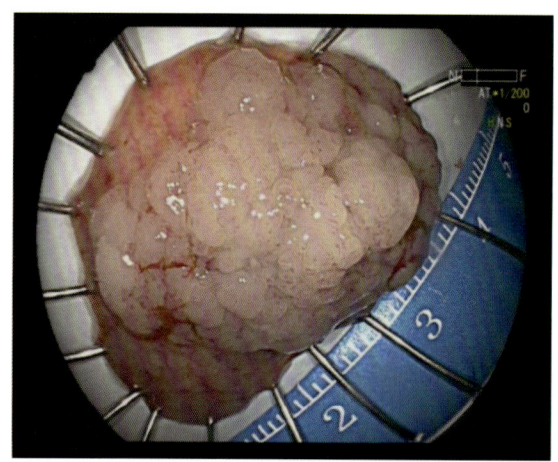

图 2-1-111　ESD 术后标本

病理所见

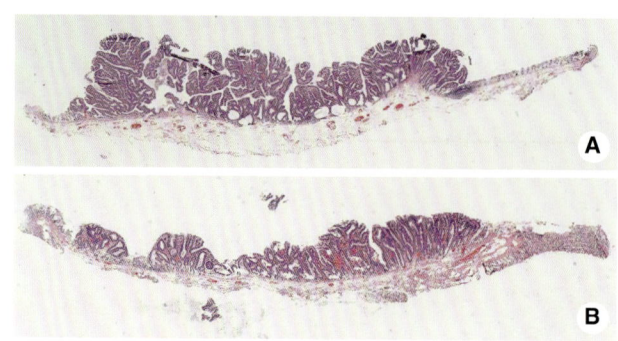

图 2-1-112　病理所见
结肠黏膜低级别绒毛管状腺瘤，高级别异型增生（A、B）。

病理诊断

结肠黏膜低级别绒毛管状腺瘤，部分上皮呈高级别异型增生。

诊断体会

LCI 增加了色彩对比，使结直肠早癌的发现更为容易。BLI 及 BLI-bright 模式可对微血管结构和微表面结构精细评估，预测病理类型和深度。但是，规范的、严谨的操作流程是检出和评估结直肠早癌的必要条件。

（病例指导老师：智发朝）

病例 11　直肠高级别管状腺瘤

该病例讲解视频二维码

病例提供　郭娜娜　大连大学附属中山医院

简要病史

性别：男。
年龄：60 岁。
主诉：发现直肠肿物 2 小时。
病变部位：直肠。

内镜表现

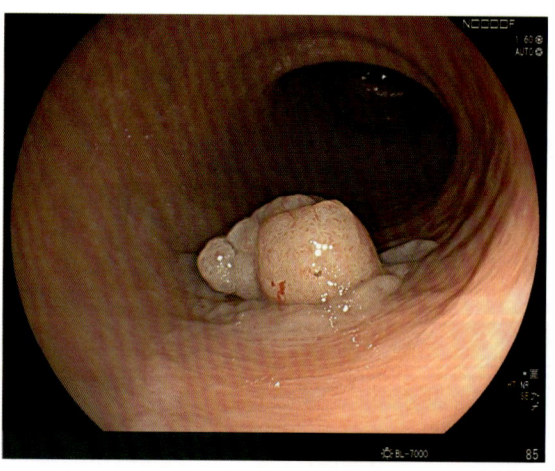

图 2-1-113　白光观察
退镜观察距肛门 10 cm 处可见一大小约 2.5 cm×2.5 cm 的隆起型病灶，白光下病灶呈粉色调。

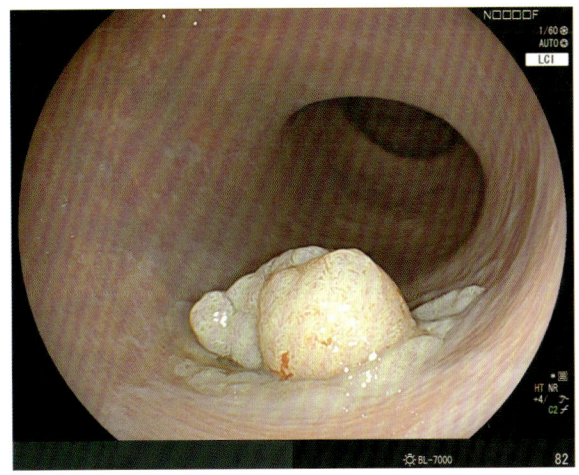

图 2-1-114　LCI 观察

LCI 能够增加结直肠黏膜病灶与正常区域的颜色差异,显示病灶及边界更清晰,巴黎分型考虑为 0-Ⅱa+Ⅰs 型。

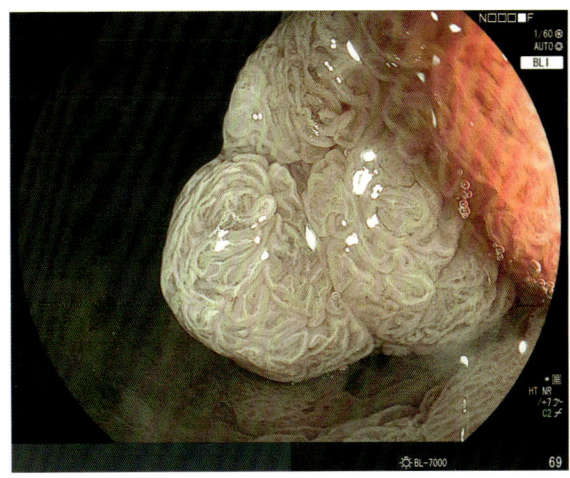

图 2-1-117　BLI 观察

BLI 放大观察隆起旁区域,可见腺管呈柱状排列,无明显缺失,可见网格样毛细血管;JNET 分型考虑为 Type 2A 型,CP 分型为Ⅱ型,PP 分型为Ⅲ$_L$ 型。

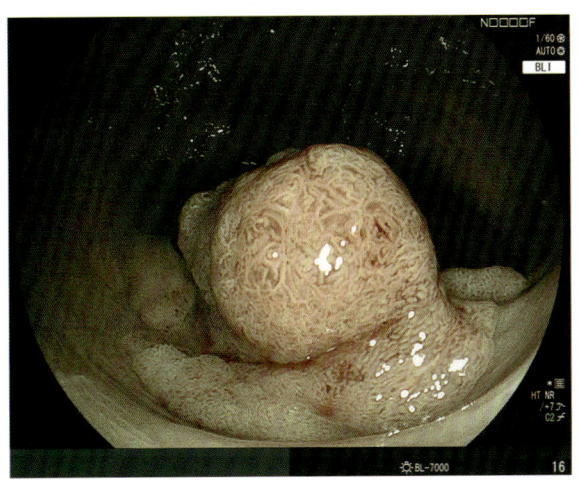

图 2-1-115　BLI 观察

BLI 下病灶呈褐色调改变,病灶边界显示清楚。

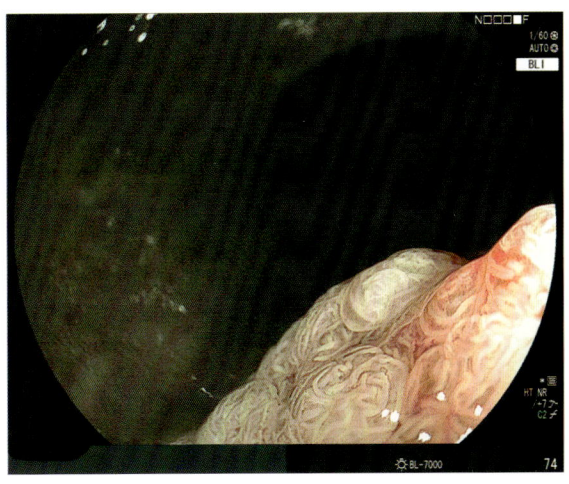

图 2-1-118　BLI 观察

BLI 放大观察隆起区域中央部分,无明显腺管和血管的缺失,JNET 分型考虑为 Type 2A 型,CP 分型为Ⅱ型,PP 分型为Ⅲ$_L$ 型。

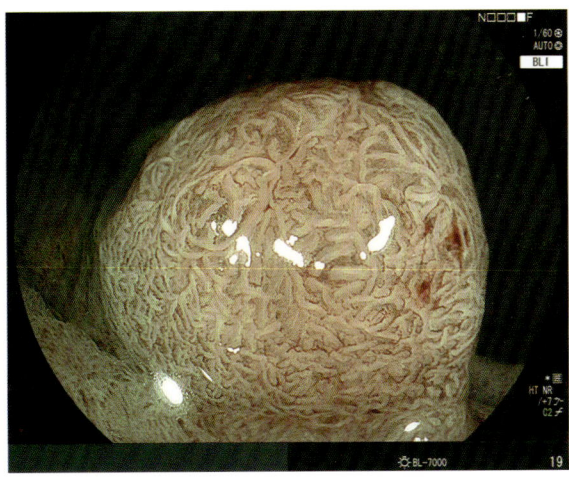

图 2-1-116　BLI 观察

BLI 放大观察隆起区域,可见腺管呈脑回状及树突样改变,排列不规则,无明显缺失,可见网格样毛细血管,JNET 分型考虑为 Type 2B 型 low,CP 分型为Ⅱ型;PP 分型为 Vi 轻度不整。

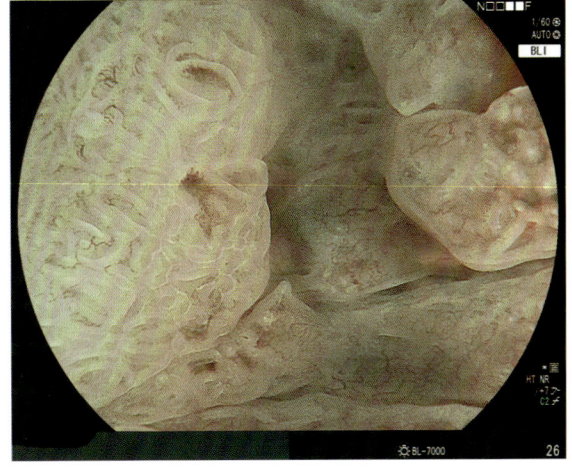

图 2-1-119　BLI 观察

BLI 放大观察病灶旁相对凹陷区域,腺管有缺失、粗细均一,网格状毛细血管,JNET 分型考虑为 Type 2B low,CP 分型为Ⅱ型,PP 分型呈 Vi 轻度不整。

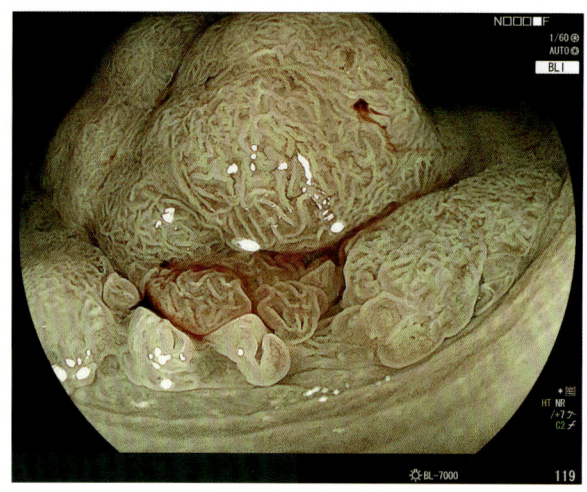

图 2-1-120　BLI 观察

BLI 放大观察病灶口侧区域，腺管整体呈柱状，可见网格样毛细血管，部分区域腺管缺失，考虑 JNET 分型为 Type 2A，局部 Type 2B low，CP 分型为Ⅱ型，PP 分型为ⅢL 型，局部 Vi 轻度不整。

病理所见

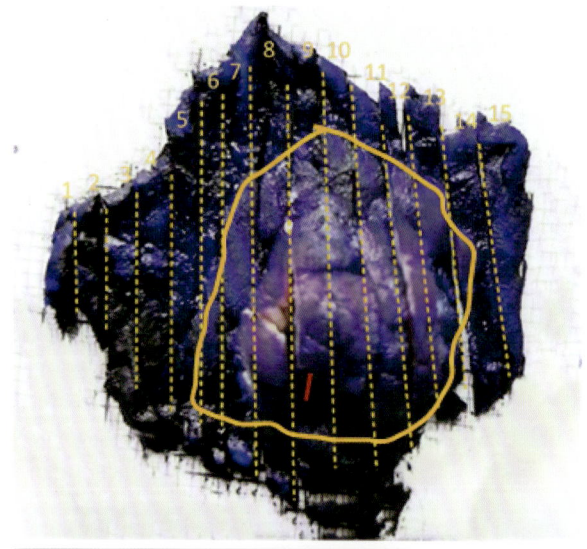

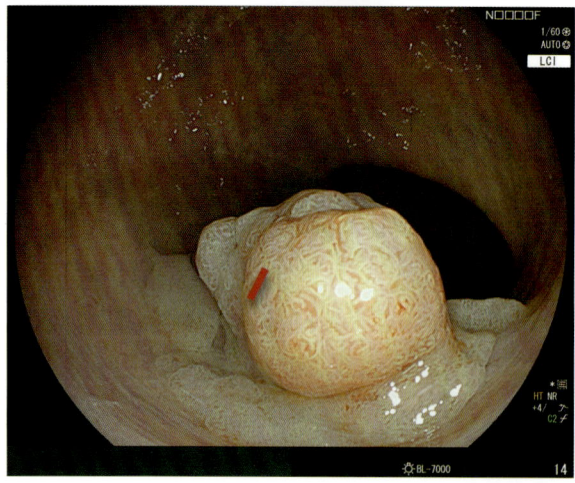

图 2-1-121　ESD 术后标本

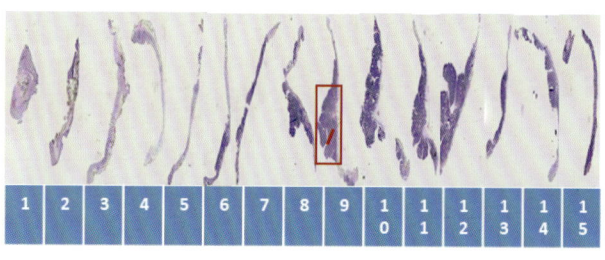

图 2-1-122　病理所见

1、2、3 均为慢性炎；
4、5 慢性炎伴血管扩张、充血，少量腺体呈低级别异型增生；
6～8 低级别异型增生；
9 低级别管状腺瘤，局灶呈高级别异型增生（范围 2 mm），低级别区域约 20 mm，（注：病灶有＜25％区域呈乳头状改变）；
10 低级别管状腺瘤，范围约 22 mm，少量腺体呈高级别异型增生（注：本切片内可见＞25％成分呈乳头状改变）；
11～14 低级别管状腺瘤；
15 慢性炎。

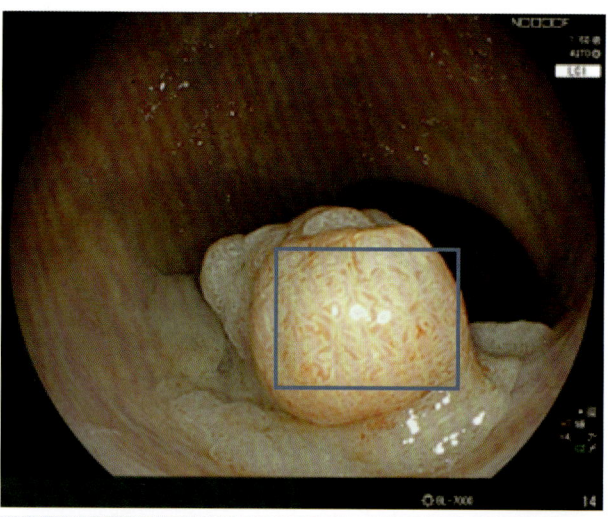

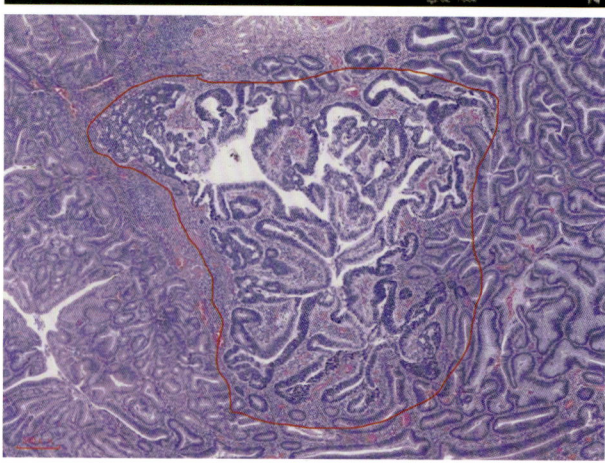

图 2-1-123　病理所见

高倍镜下，细胞极性消失，核大深染。

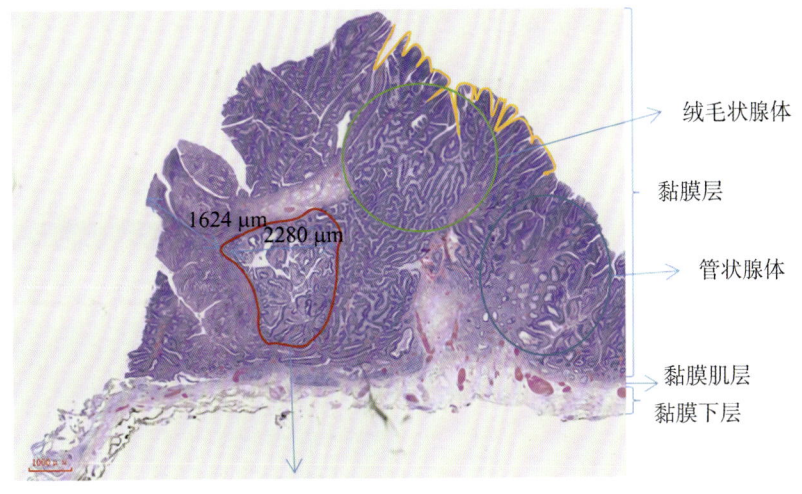

图 2-1-124 病理所见
整体呈管状腺体改变,局灶有绒毛状腺体。

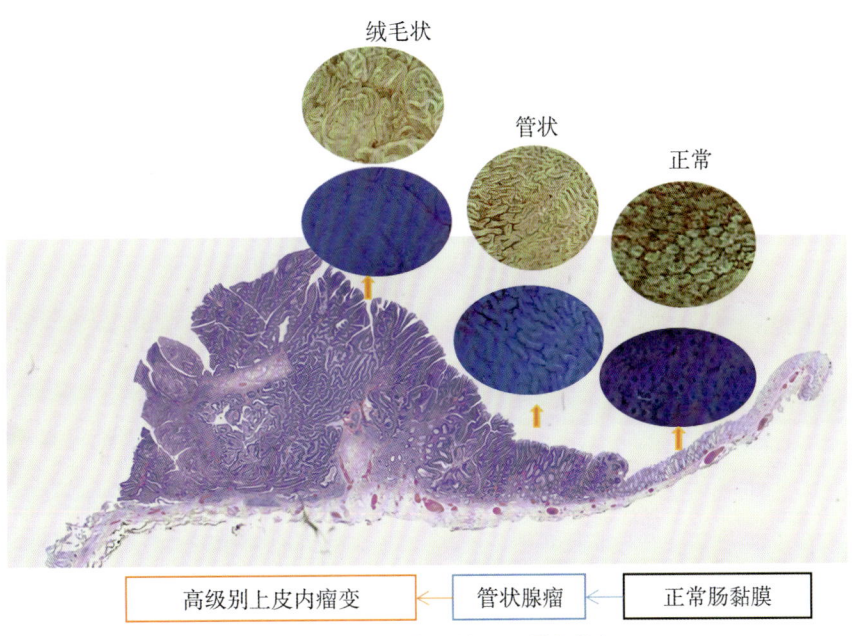

图 3-1-125 病理所见(9号切片)

病理诊断

(直肠肿物 ESD 术后)黏膜组织 1 块,大小 37 mm×36 mm,黏膜表面可见 21 mm×2 mm 隆起区,基底面墨染。

- 结肠黏膜高级别管状腺瘤。
- 未见脉管内癌栓及神经侵犯。
- 病变黏膜组织基底及周边切缘净。
- 周围黏膜组织呈慢性炎。
- 免疫组化结果:CK20(＋),CDX-2(＋),CD31(血管＋);p53[70％弱(－),中(＋)],D2-40(淋巴管＋),Ki-67 index 70％。

诊断体会

色素内镜及放大内镜技术的不断推广普及,提高了我们对病灶的术前诊断精准度,让镜下治疗方式选择更加有的放矢,推进消化道早癌规范化诊疗工作开展,将微创、规范、个体化诊疗完美结合,使患者健康受益最大化。

(病例指导老师:干庆功)

病例 12　直肠高级别管状腺瘤（De novo 癌）

病例提供 ▶ 杨根华　南方医科大学深圳医院

简要病史

性别：男。
年龄：78 岁。
主诉：外院体检发现大肠多发息肉，来我院就诊。
病变部位：直肠。

内镜表现

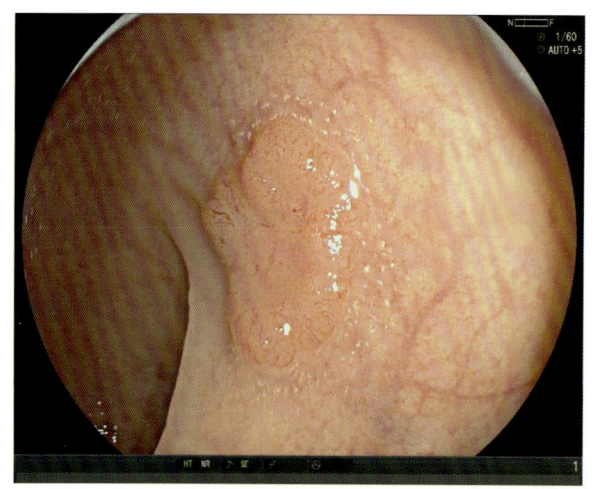

图 2-1-126　白光观察

直肠（Ra）可见一大小约 1.8 cm×1.8 cm，0-Ⅱc+Ⅱa 病灶。色泽微红，周边隆起，中央凹陷，血管纹理模糊。

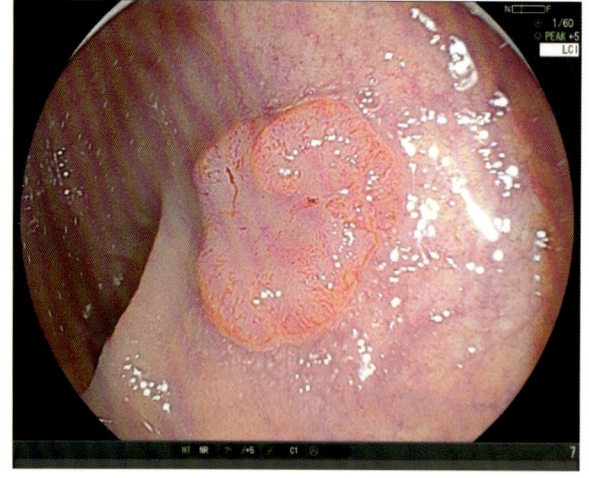

图 2-1-127　LCI 观察

病灶边界更加明显，颜色较周围正常黏膜更深。总体呈紫红色改变，中央表现为淡粉色+紫色。

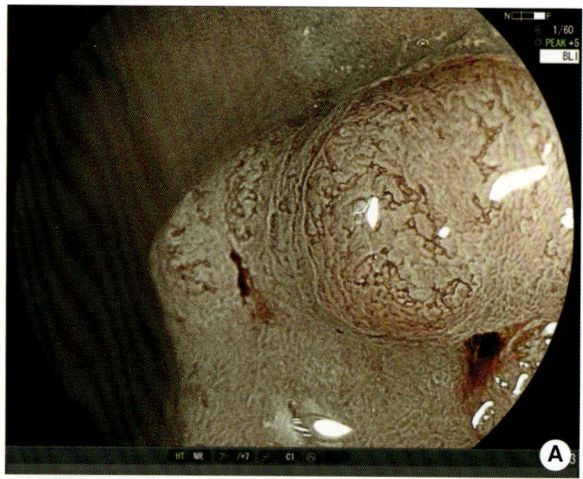

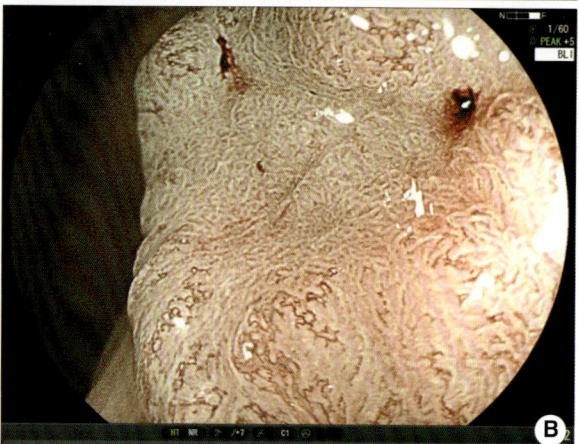

图 2-1-128　BLI 观察

可见 VP 粗细不一、不规则、高密度的毛细血管；SP：棕色血管包绕的卵圆形、分支状白色区域，呈不规则分布（A、B）。

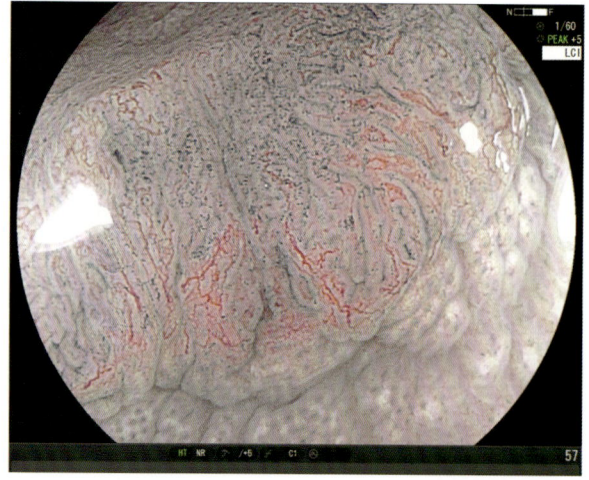

图 2-1-129　LCI+亚甲蓝染色观察

腺管开口处细胞核分布密集，细胞核大小、形状不一。

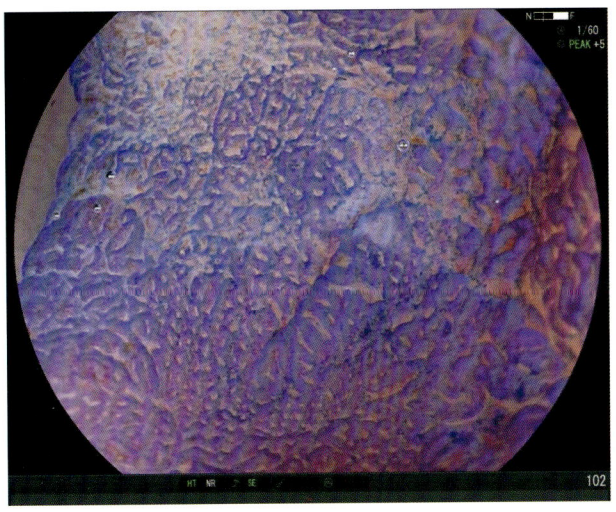

图 2-1-130 结晶紫+亚甲蓝染色观察

中央区域:小型、类圆形的密集分布;周边区域:迂曲、不规则的走行,粗细、长度不均一。

病理所见

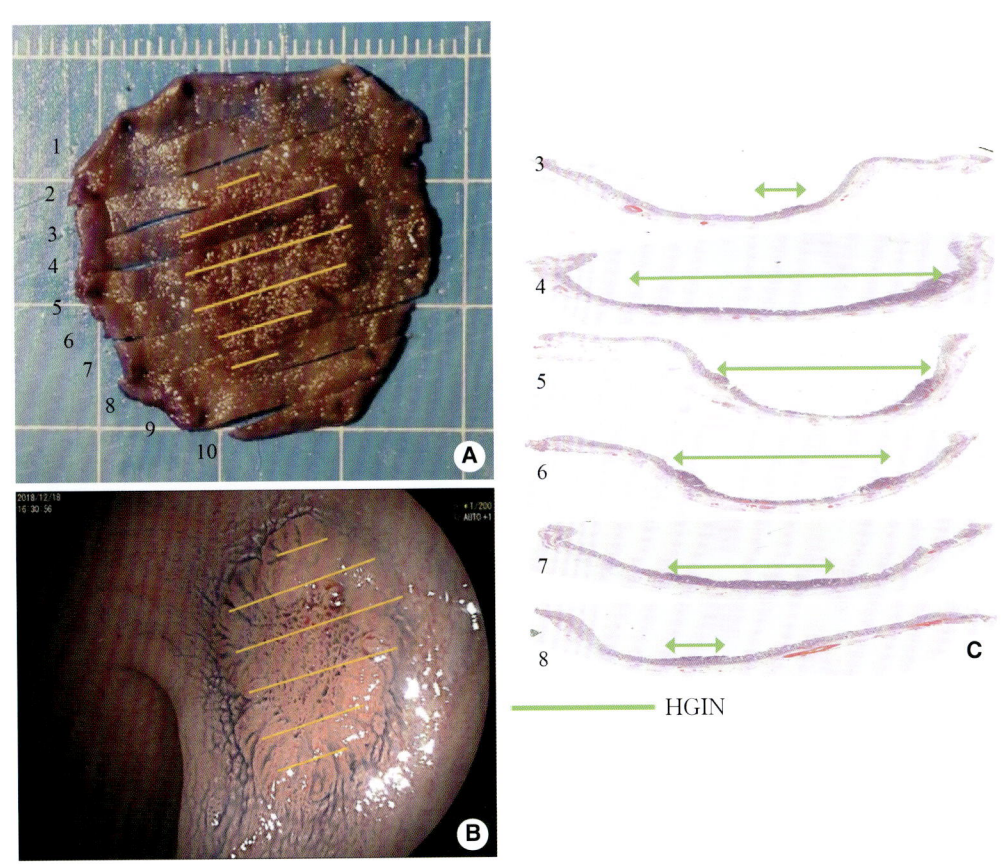

图 2-1-131 ESD 术后病理复原对照

A. 标本大小:3.0cm×3.0cm;B. 病灶大小:1.6cm×1.6cm;C. 病理复原对照。

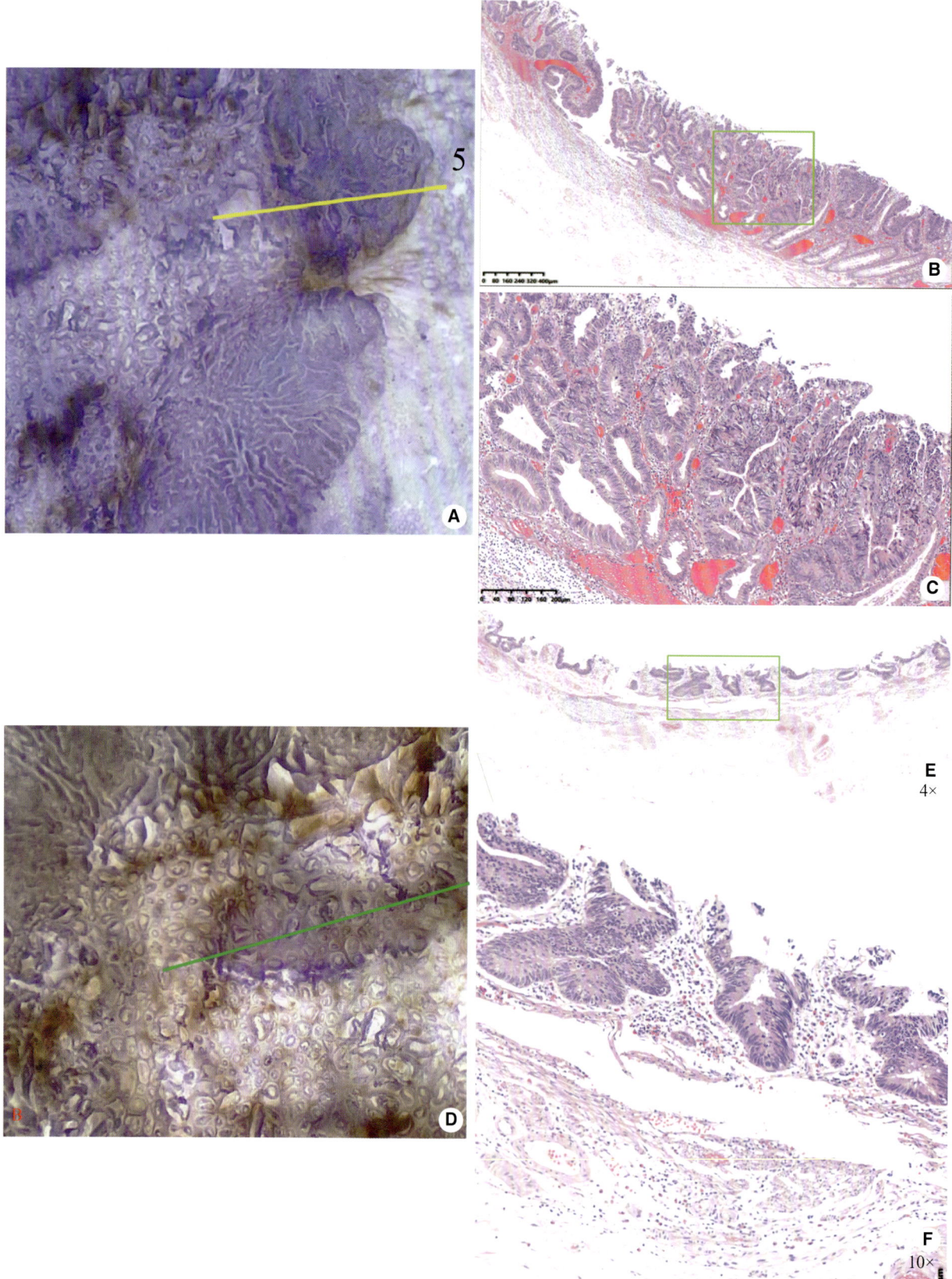

图 2-1-132 病理所见(5号病理切片)(A~F)

病理诊断

(直肠- Ra)黏膜高级别管状腺瘤

- 肉眼分型:0-Ⅱc+Ⅱa。
- 瘤变组织局限于黏膜固有层。
- 病灶范围大小:1.8 cm×1.8 cm。
- 脉管内未见癌栓(Ly0,V0)。
- 标本侧切缘和基底切缘均未见癌组织。
- 病灶周围黏膜组织示慢性非活动性肠炎。

免疫组化:

- CK20(+),p53(95%+),Ki-67(60%+)。
- CD31/CD34/D2-40示脉管内瘤栓(-)。
- Actin示黏膜平滑肌浸润(-)。
- 特殊染色:EVG弹力纤维染色示基底膜破坏(-)。

诊断体会

- 规范化流程:前处置—标准内镜操作—术前诊断—规范治疗—病理复原。
- 特殊光模式(LCI/BLI)配合放大内镜、染色内镜提高病变的发现率,增加诊断的自信。
- 根据大体形态以及 pit pattern 等分型,准确判断大肠凹陷性病变的性质及深度。

(病例指导老师:龚伟)

病例 13 直肠高-中分化腺癌(De novo 癌)

该病例讲解视频二维码

病例提供 » 陈 镇 西安交通大学附属红会医院

简要病史

性别:男。
年龄:57 岁。
主诉:外院发现直肠隆起性病变 2 周。
病变部位:直肠。

内镜表现

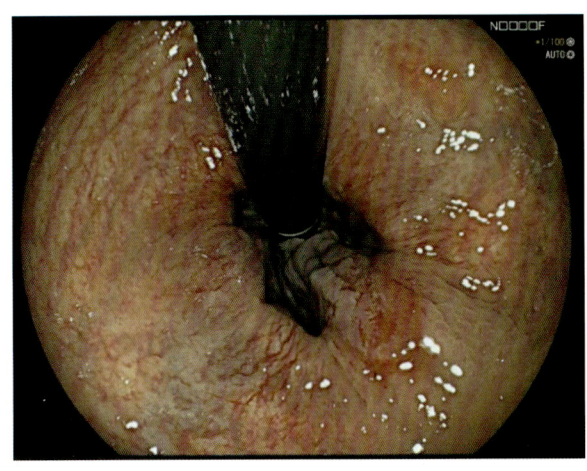

图 2-1-133 白光观察

肠镜检查观察直肠并逐渐退镜到肛管,未见病变,倒镜仍未见,怀疑可能被误诊?进一步仔细查找,倒镜下将镜身向内推进,于视野1点部位可见发红隆起病灶,观察到病灶位于重力低点,因此并不是漏诊,考虑第一次观察未见可能是因为液体遮挡或位于视线盲区,因此提醒直肠至肛管区域易漏诊,需结合正镜/倒镜等多方位旋转内镜,调节气体量,并全面清洗残渣液体后观察。

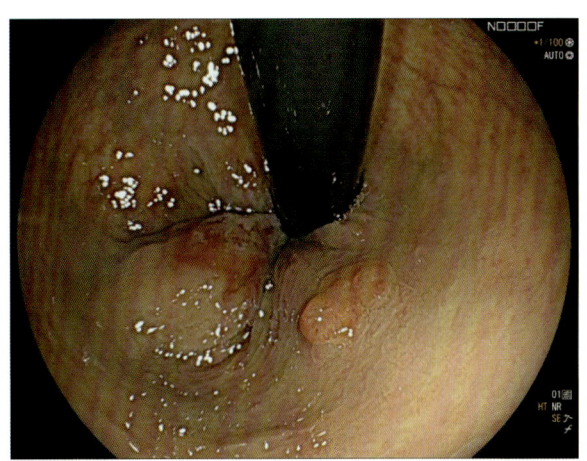

图 2-1-134 LCI 观察

病灶位于直肠近肛管,发红隆起,巴黎分型Ⅱa型。

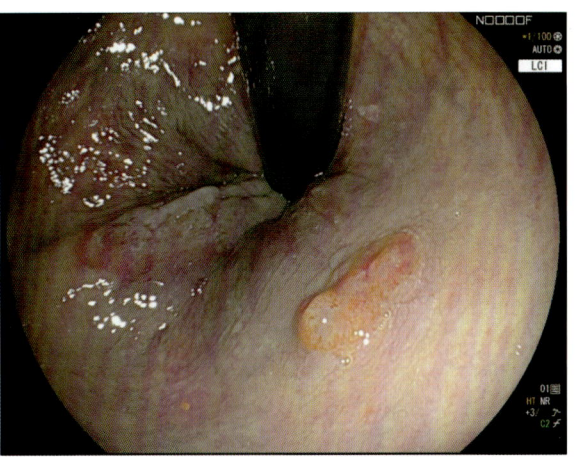

图 2-1-135 LCI 观察

中远景观察,病灶呈紫黄色,有紧满感。

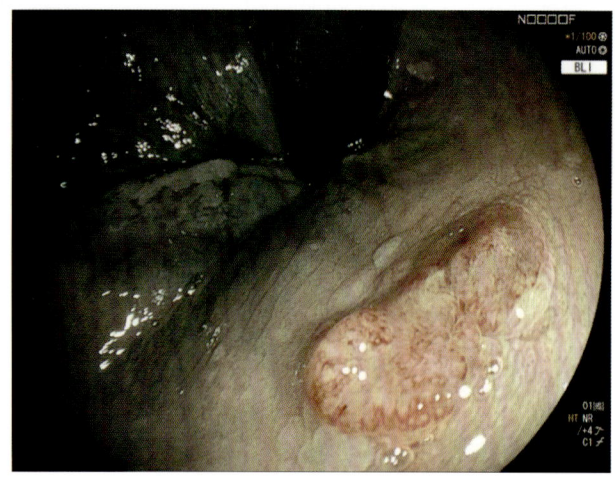

图 2-1-136　BLI 观察

病灶呈茶褐色，表面微血管粗细不一，边缘呈黏膜下肿瘤（SMT）样改变，初步考虑为肿瘤性病变。

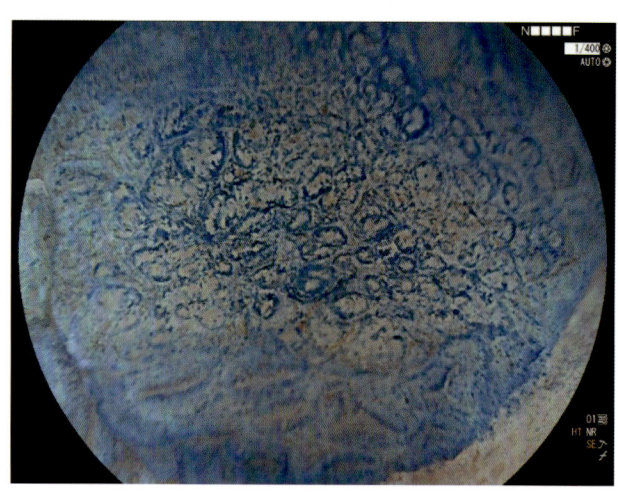

图 2-1-139　亚甲蓝染色

观察病灶口侧，可见大小不一的腺腔结构，排列紊乱。

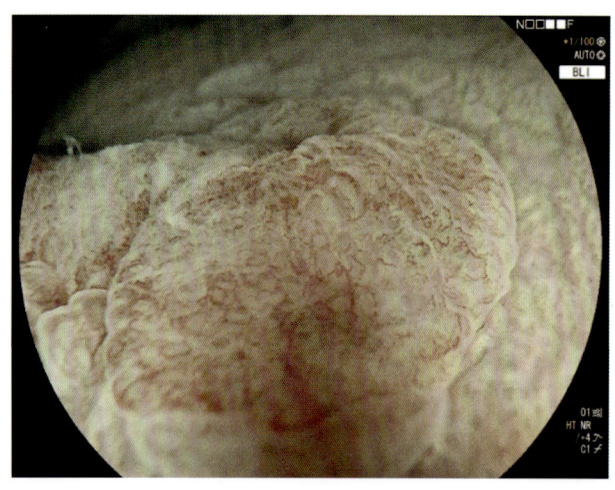

图 2-1-137　BLI 观察

对病灶口侧进行 BLI 放大观察，JNET 分型为 2B 型。

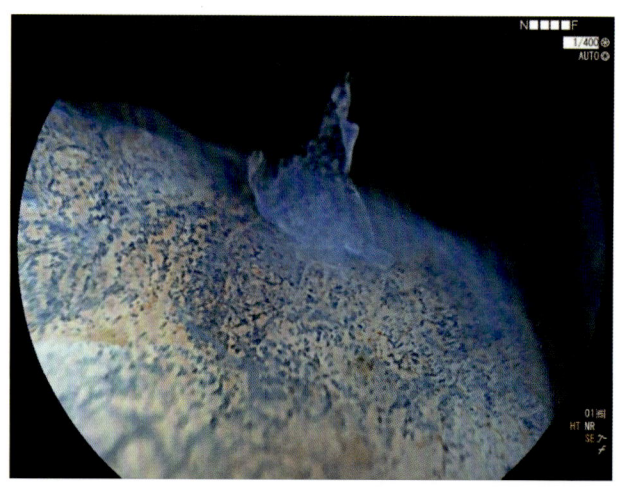

图 2-1-140　亚甲蓝染色

观察病灶肛侧，可见大小不一的腺腔，部分破碎，排列紊乱。

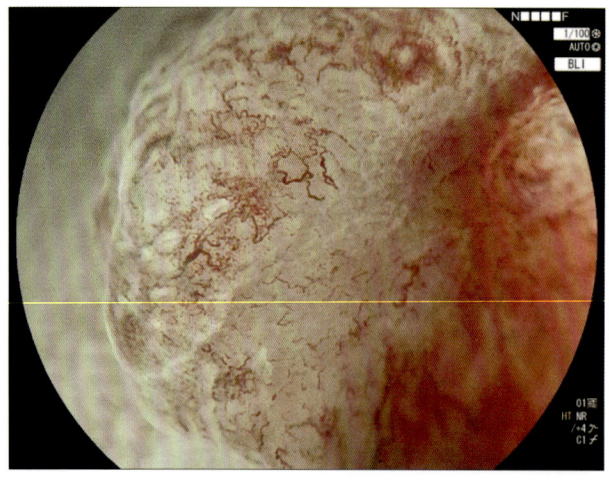

图 2-1-138　BLI 观察

对病灶肛侧进行放大观察，可见中央凹陷区域密集紊乱排列的腺管，血管粗细不一，有少量黏液附着，难以去除，病灶整体呈 2B 型。

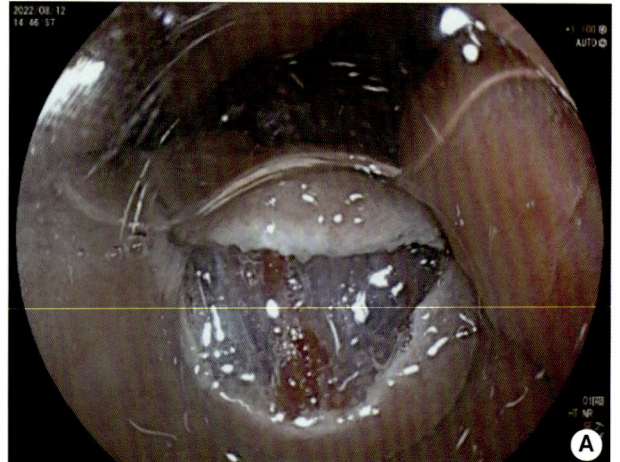

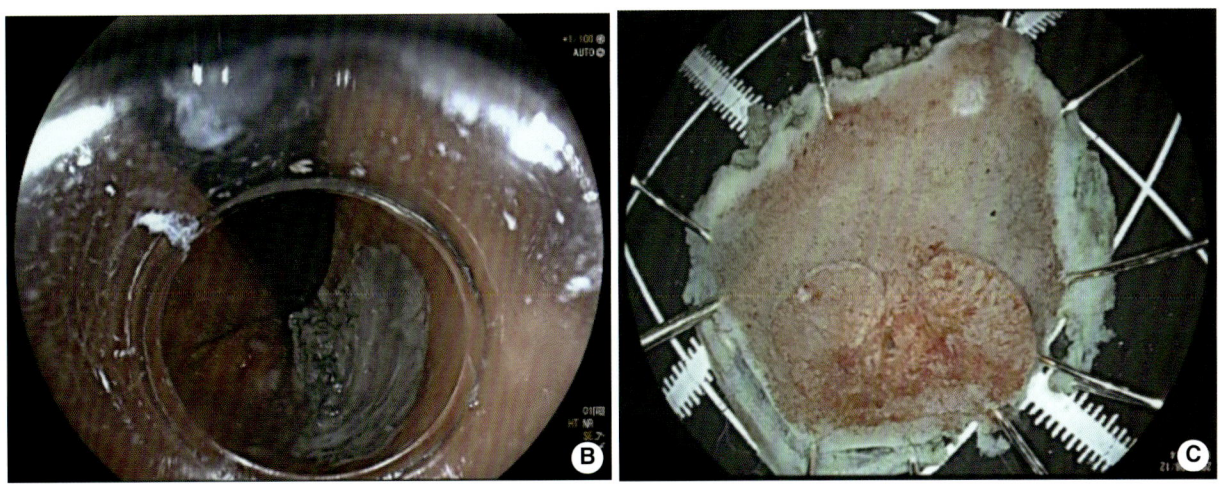

图 2-1-141　ESD 手术过程（A～C）

病理所见

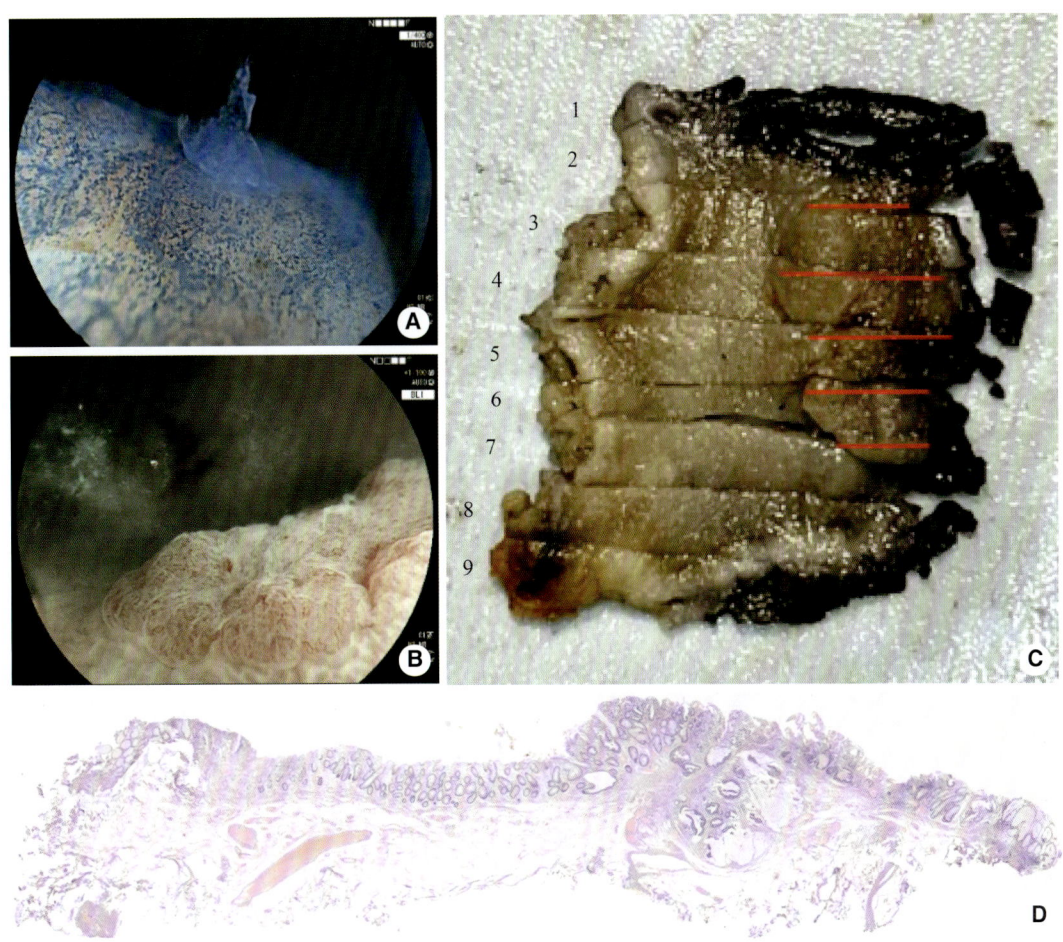

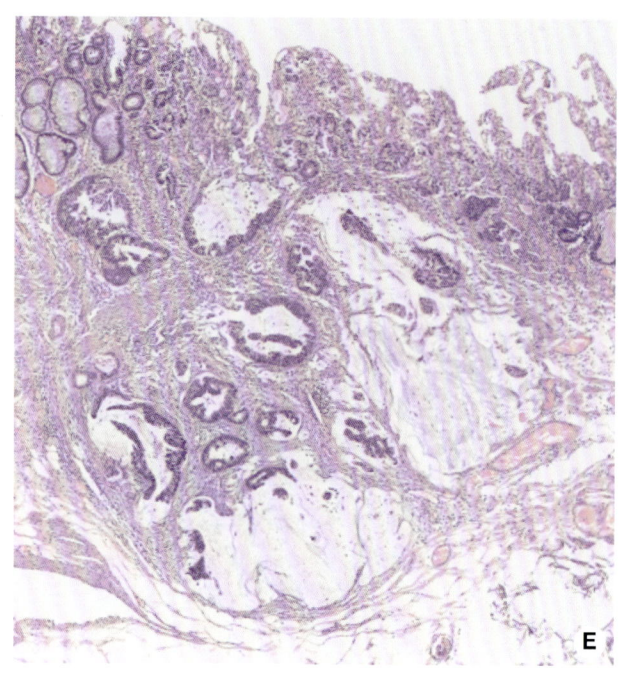

图 2-1-142 病理所见
ESD 术后病理对照(A~E)。

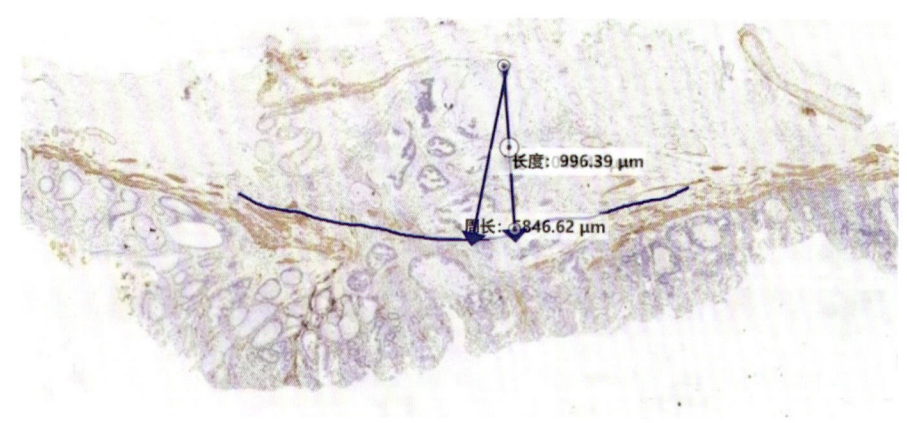

图 2-1-143 病理所见
组织条 5 附近连续取材黏液腺癌,SM 浸润深度:996 μm。

病理诊断

高-中分化腺癌(Tub1>Tub2,De novo 癌),局部黏液腺癌,肿瘤切缘阴性,无脉管浸润。

建议追加外科手术,患者未追加,目前复查未见异常。

诊断体会

- 充分的检查前准备、合理运用 WLI、LCI、BLI 电子染色及化学染色方法。
- 直肠的观察:正镜、倒镜结合观察,警惕直肠近管区域漏诊。
- De novo 癌:过去认为大肠癌的发生途径有两种,一种是腺瘤癌变,即由腺瘤-癌序列引起的癌,另一种是由正常黏膜直接发生的癌(De novo 癌)。De novo 癌组织浸润到黏膜下层(SM)的概率高。

(病例指导老师:韩霜)

病例 14　直肠中分化腺癌

病例提供　▶　张惠晶　中国医科大学附属第一医院

简要病史

性别：女。
年龄：64 岁。
主诉：间断便血 1 个月余。
病变部位：直肠。

内镜表现

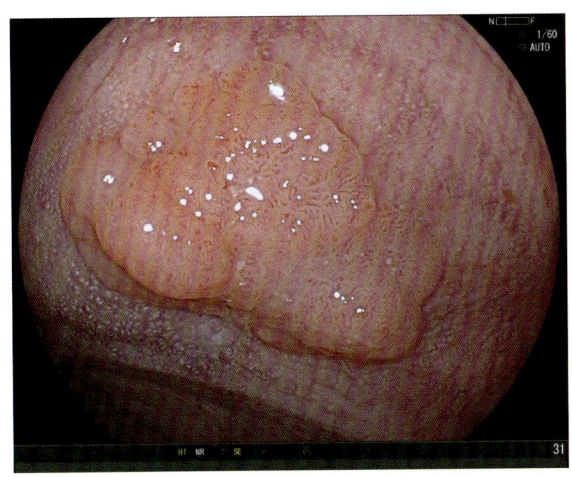

图 2-1-144　白光观察

距肛缘约 4 cm 偏左侧壁处可见一处侧向发育型隆起，范围约 2.2 cm×1.5 cm，表面呈大小不等结节状。近距离观察，病灶中央处呈紧满感，黏膜色泽略白，局部可见粗大血管。

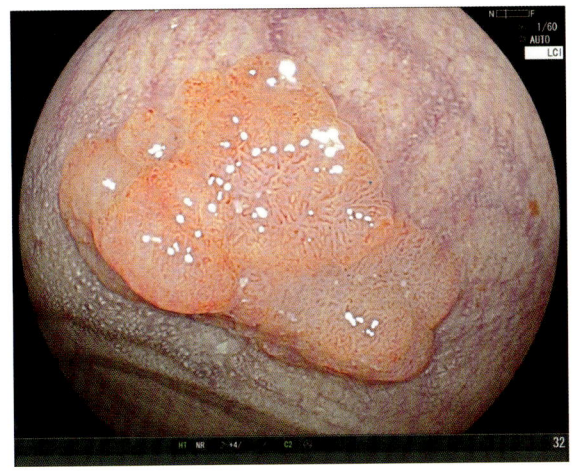

图 2-1-145　LCI 观察

病灶界限更为清晰，中央发白处与周边色泽对比更为鲜明，血管强化更为明显。

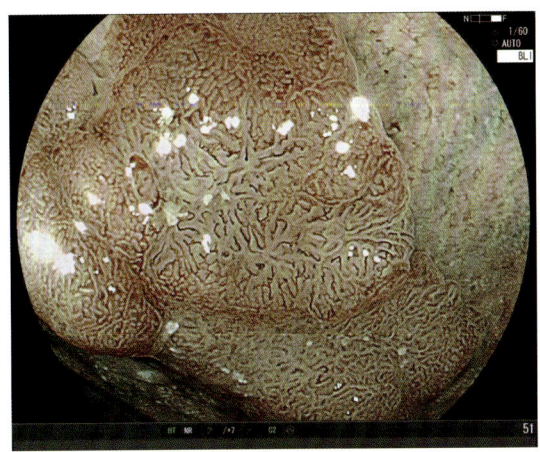

图 2-1-146　BLI 观察

病灶界限更为清晰，中央发白处与周边色泽对比更为鲜明，血管强化更为明显，判断为 JNET 2A+2B，CPⅡ+ⅢA。

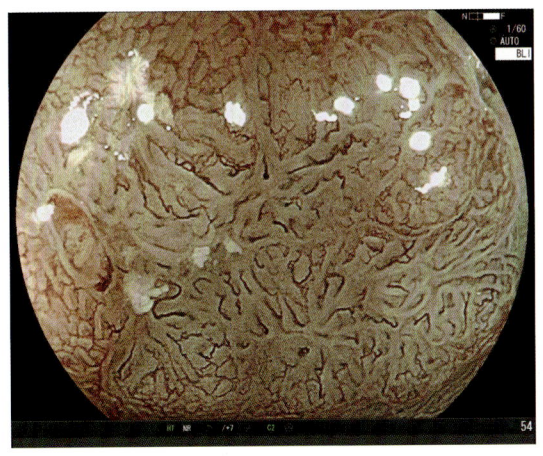

图 2-1-147　BLI 观察

病灶界限更为清晰，中央发白处与周边色泽对比更为鲜明，血管强化更为明显。判断 JNET 2A+2B，CPⅡ+ⅢA。

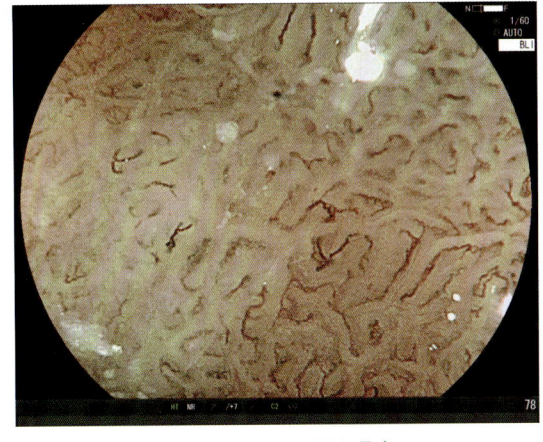

图 2-1-148　BLI 观察

对图 2-1-147 进一步放大，可以看到此处血管密度减低，表面结构模糊。

消化道早期肿瘤内镜诊治思路与策略

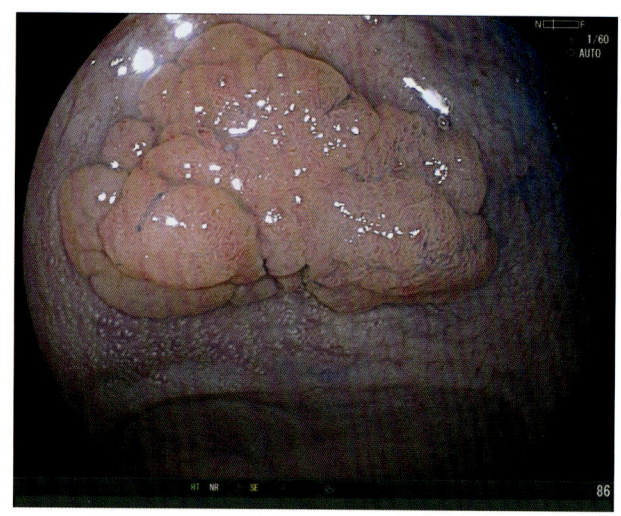

图 2-1-149　白光＋靛胭脂染色观察
腺管开口分型为ⅢL型＋Ⅳ型及 Vi 型（工藤分型）。

病理所见

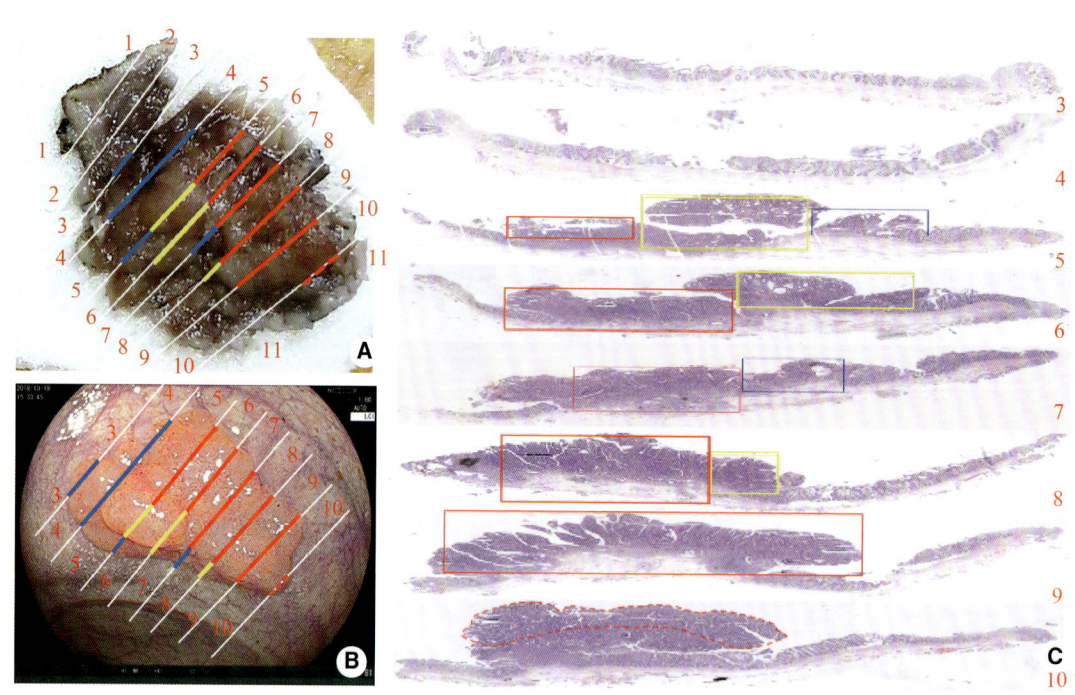

图 2-1-150　ESD 术后病理复原对照（A～C）
―――― 癌（局部 SM 浸润），------- 黏膜内癌，―――― 高级别上皮内瘤变，―――― 低级别上皮内瘤变。

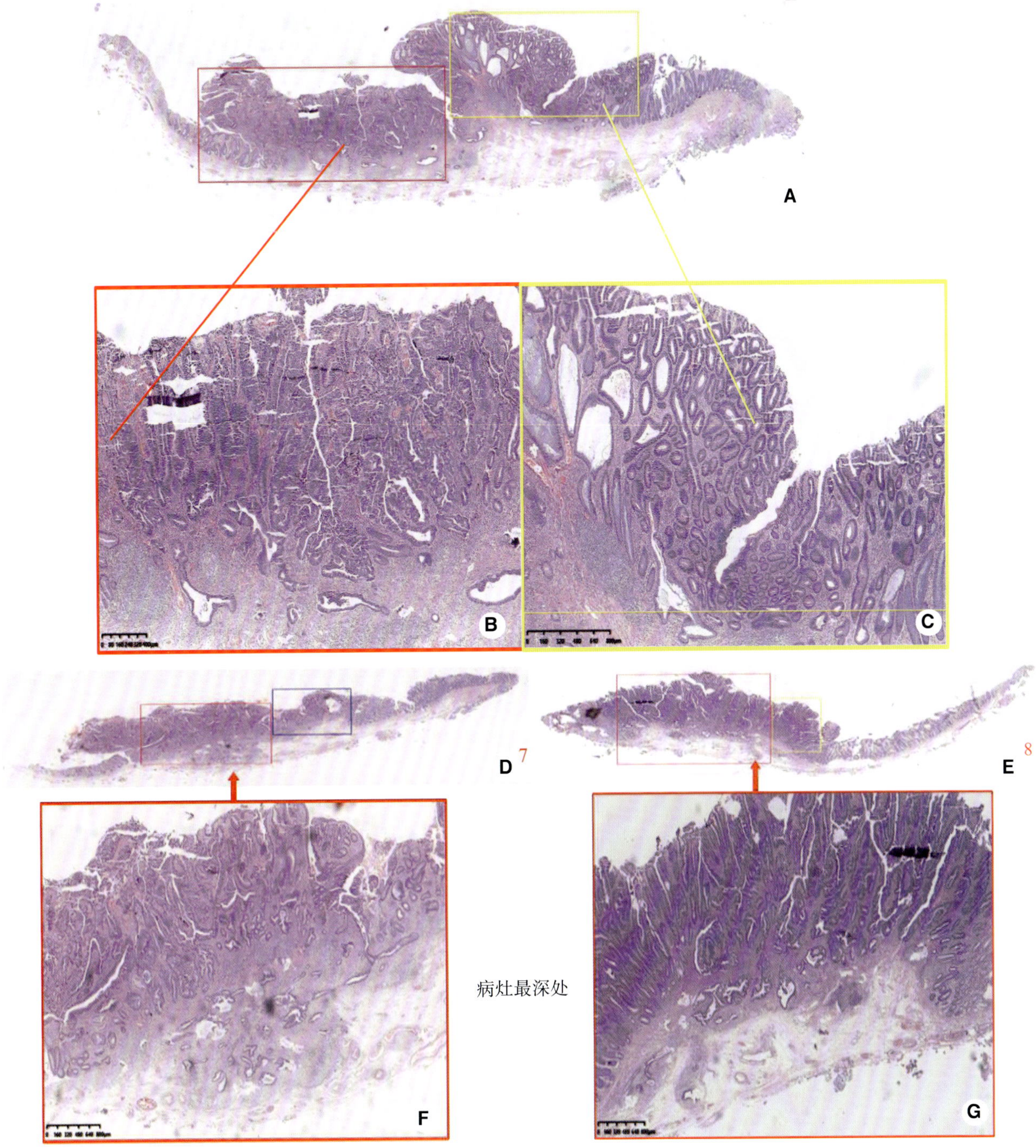

病灶最深处

图 2-1-151 病理所见(6、7、8号病理切片)(A~G)

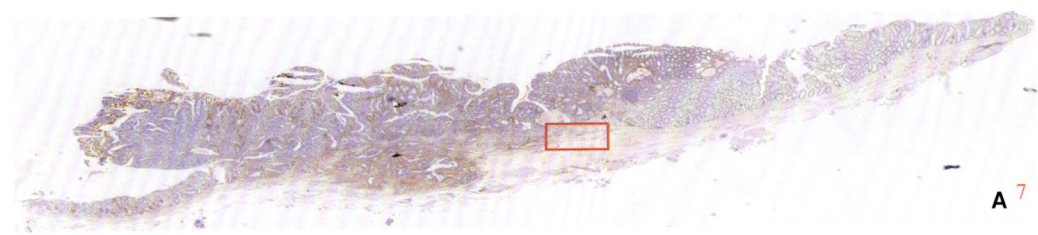

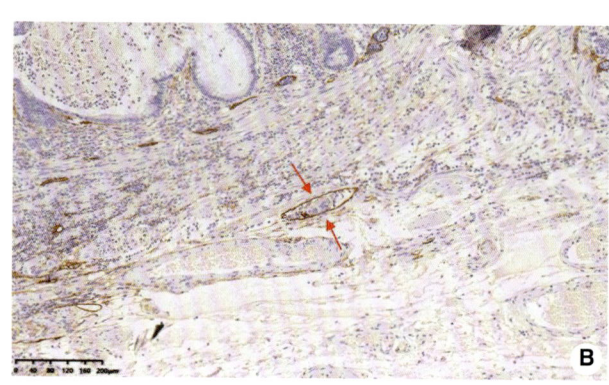
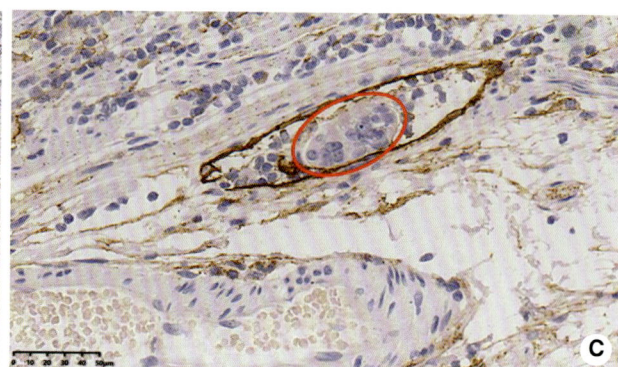

图 2-1-152 病理所见
D2-40 染色 脉管癌栓（+）（A~C）。

病理诊断

- （直肠）结肠黏膜中分化腺癌。
- 隆起型。
- 脉管癌栓（+）。
- 水平切缘 2 000 μm 及垂直切缘 400 μm 未见癌。

根据《中国早期结直肠癌及癌前病变筛查与诊治共识（2015 年）》，ESD 术后 1 个月，该患者行腹腔镜下腹会阴联合直肠癌根治术（Miles 手术）。

诊断体会

对于侧向发育型病变，我们应在白光观察基础上结合 LCI、BLI 放大及染色，对病变的性质及浸润深度进行初步预判，但每种判定方法都有其局限性，并且受主观影响较大，因此对于实行了 ESD 的患者，一定要重视术后的病理结果，根据病理评估疗效，从而可以为患者合理制订下一步治疗或随访方案。

（病例指导老师：孙明军）

病例 15 结肠中分化腺癌

该病例讲解视频二维码

病例提供 » 黄　旭　武汉大学人民医院

简要病史

性别：女。
年龄：61 岁。
主诉：因"腹痛、腹胀伴大便性状改变 2 个月"在门诊检查肠镜，提示结肠多发息肉，拟行内镜治疗入院。
病变部位：结肠。

内镜表现

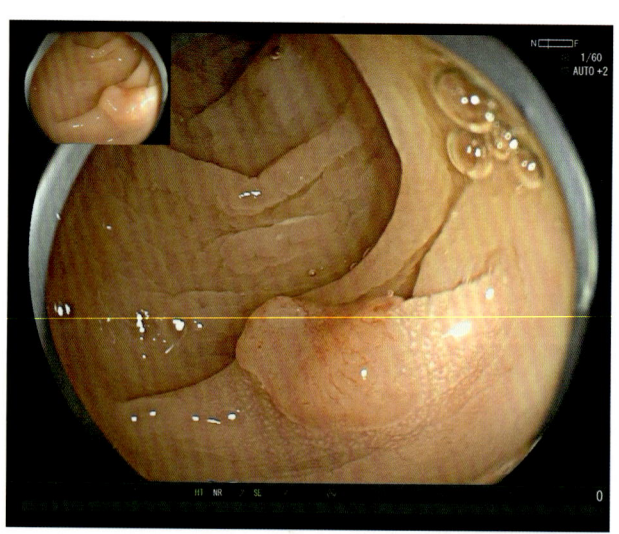

图 2-1-153 白光观察
可见乙状结肠 Ⅱa+Ⅱc 型病变，大小约为 0.5 cm×0.6 cm，周边基底部可见鸡皮样改变，中央略有发红。

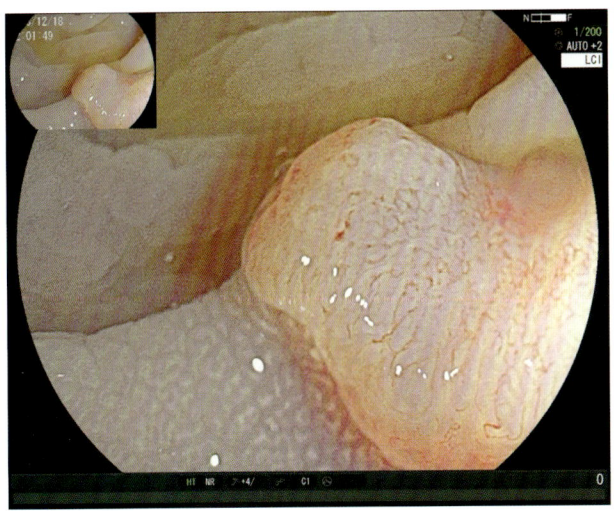

图2-1-154 LCI观察

可见病灶色调呈"苍白色"外观,pit pattern 主要为Ⅳ型,JNET 分型为2B型。

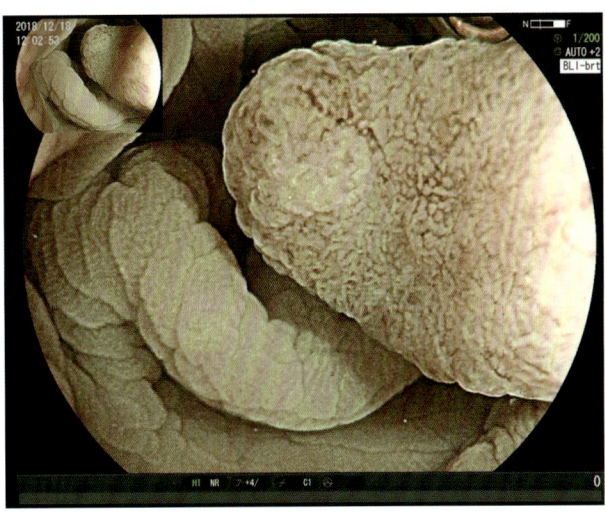

图2-1-157 BLI观察

模式下放大观察,可见病灶为茶褐色改变,pit pattern 主要为Ⅳ型,JNET 分型为2B型。

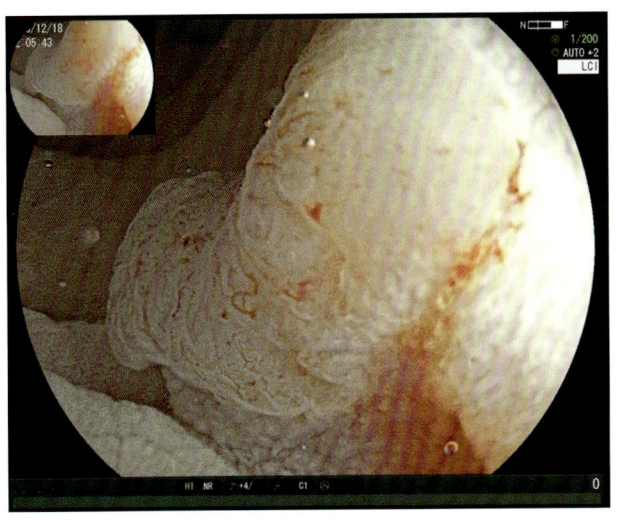

图2-1-155 LCI观察

可见病灶色调呈"苍白色"外观,pit pattern 主要为Ⅳ型,JNET 分型为2B型。

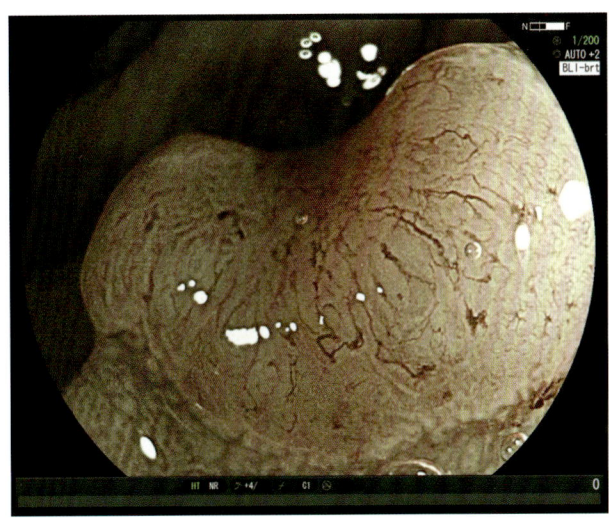

图2-1-158 BLI观察

可见病灶为茶褐色改变,pit pattern 主要为Ⅳ型,JNET 分型为2B型。

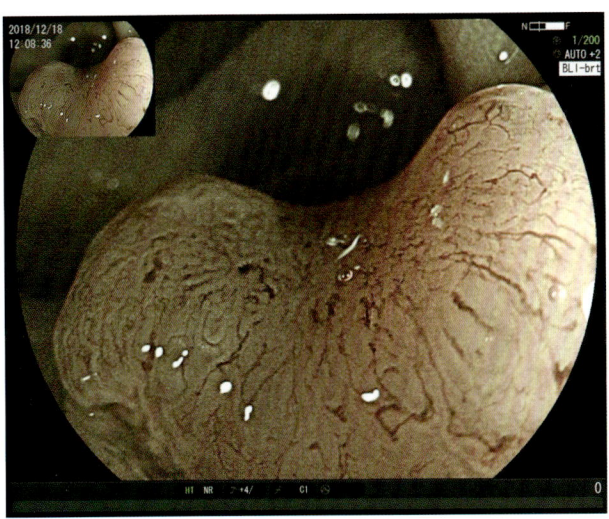

图2-1-156 BLI观察

可见病灶表面血管粗细不均,腺管开口排列不规则。

病理所见

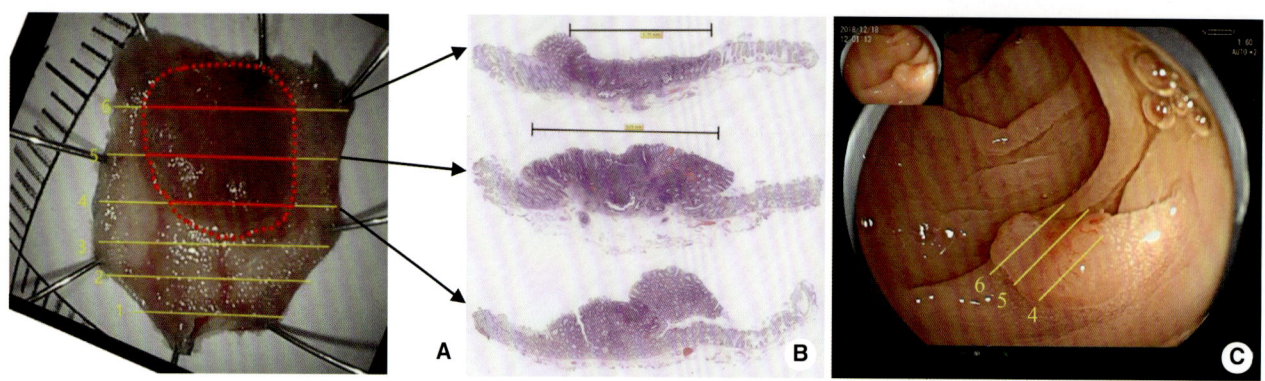

图2-1-159 ESD切除组织及对照(A~C)

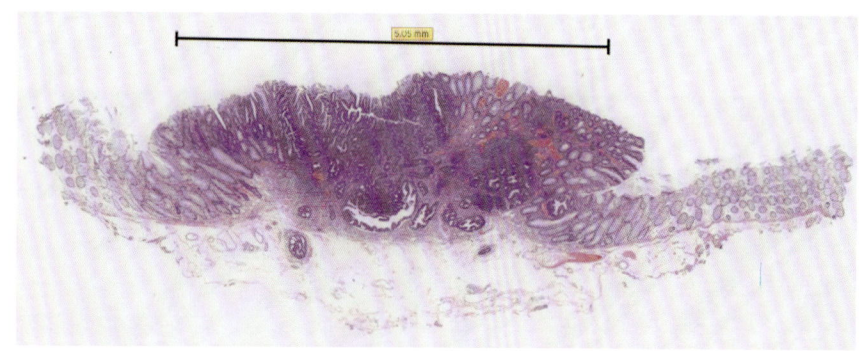

图2-1-160 病理所见
5号片最大肿瘤直径约为5.05mm。

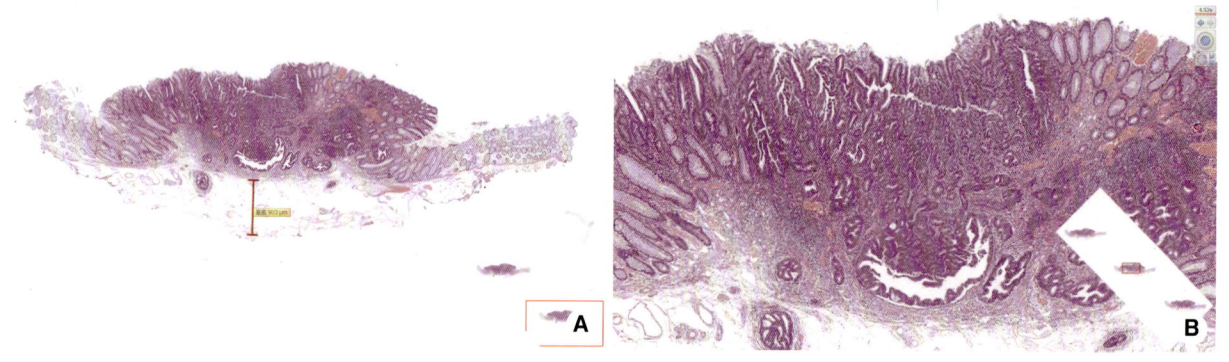

图2-1-161 病理所见(5号片)
病灶最深处距离基底部>500μm(A、B)。

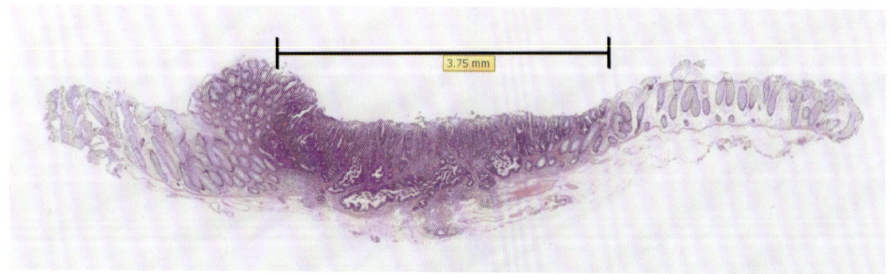

图2-1-162 病理所见(6号片)
病灶中央凹陷,周边隆起。

病理诊断

- 病变部位:乙状结肠。
- 大体分型:0-Ⅱc+Ⅱa。
- 病灶大小:0.5 cm×0.4 cm。
- 病变性质:结肠黏膜中分化腺癌(结肠黏膜恶性息肉),起源于普通型管状腺瘤恶变。
- 浸润深度:浸润至黏膜下层 pT1a-SM1,距离底切缘>500 μm。
- 切缘:水平切缘(一)、垂直切缘(一)。
- 脉管内癌栓(一)。

诊断体会

- 乙状结肠是微小病变的好发部位,注意观察该部位,减少漏诊率。
- 清晰的肠道准备可以为发现病变提供保证。
- LCI 模式在腺瘤的筛查中有重要意义。

(病例指导老师:沈磊)

病例 16 直肠中-高分化腺癌

该病例讲解视频二维码

病例提供 ≫ 刘义鸣 中国医科大学附属第一医院

简要病史

性别:男。
年龄:67 岁。
主诉:腹痛半年余。
病变部位:直肠。

内镜表现

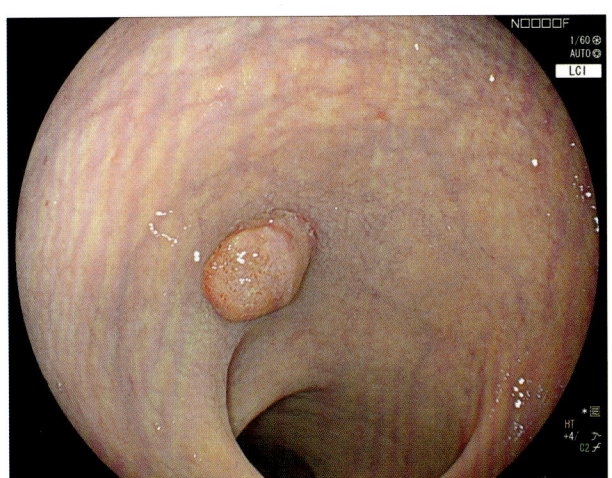

图 2-1-164 LCI 观察
病灶与周边色泽对比更为鲜明,血管强化更为明显。

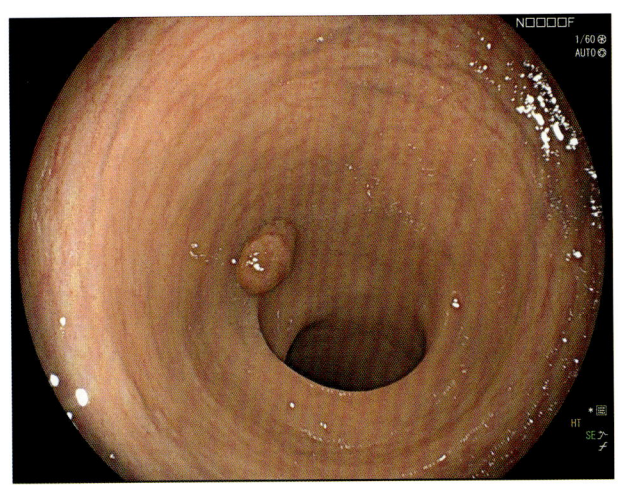

图 2-1-163 白光观察
距肛缘约 8 cm(第二横皱襞)处可见一处Ⅰs病灶,大小约 1.0 cm×1.0 cm,近距离观察可见紊乱血管。

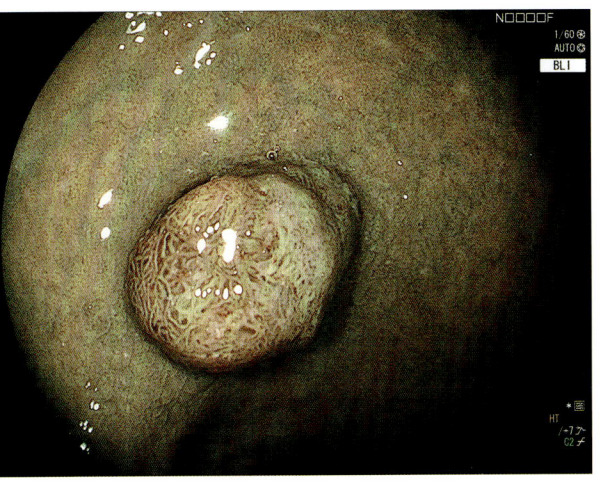

图 2-1-165 BLI 观察
病灶对比度增强,表面血管凸显更明显。

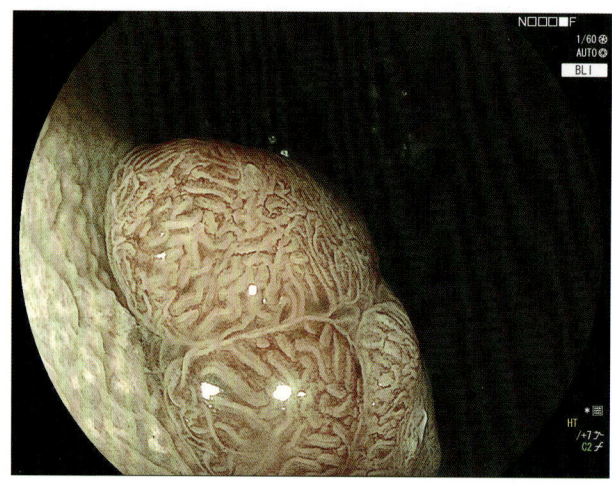

图 2-1-166 BLI 观察
可看到病灶为 JNET 2A+2B-low,CP Ⅱ+ⅢA。

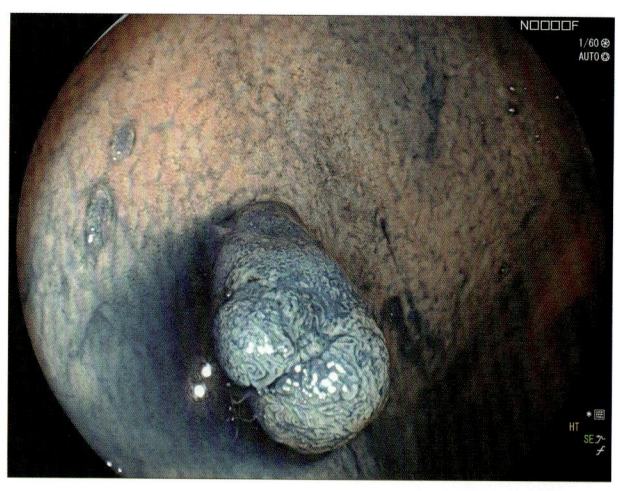

图 2-1-169 靛胭脂染色
病灶分界明显,腺管开口 pit pattern 分型为 Ⅳ+Vi 型(工藤分型)。

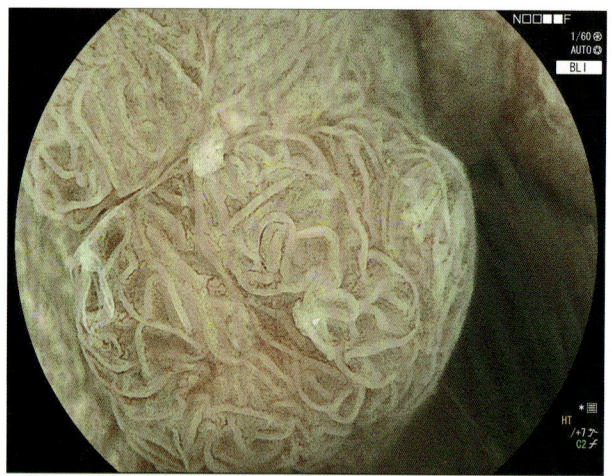

图 2-1-167 BLI 观察
可看到病灶为 JNET 2A+2B-low,CP Ⅱ+ⅢA。

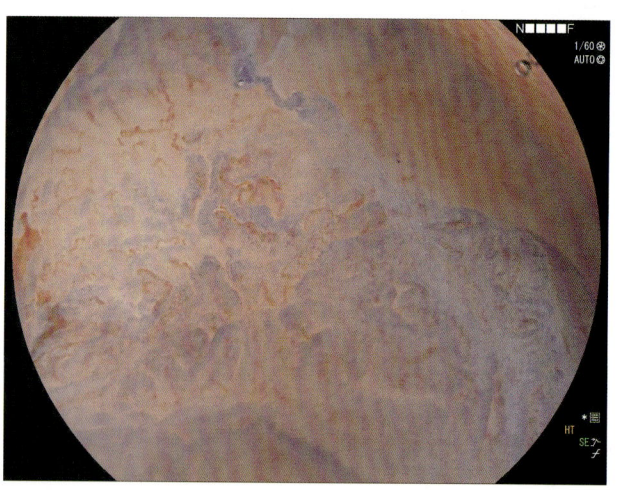

图 2-1-170 结晶紫染色
病灶血管凸显更加明显。

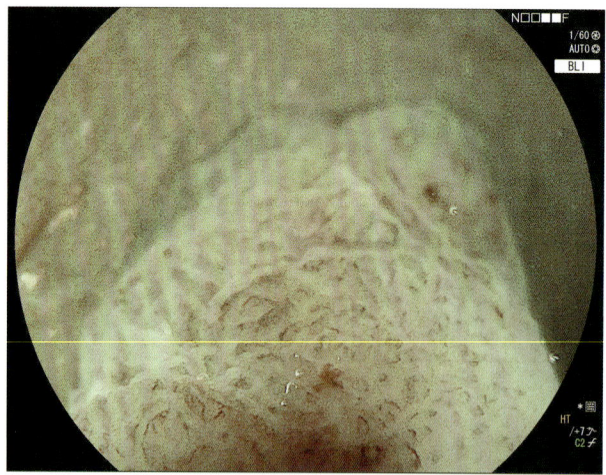

图 2-1-168 BLI 观察
可看到病灶为 JNET 2A+2B-low,CP Ⅱ+ⅢA。

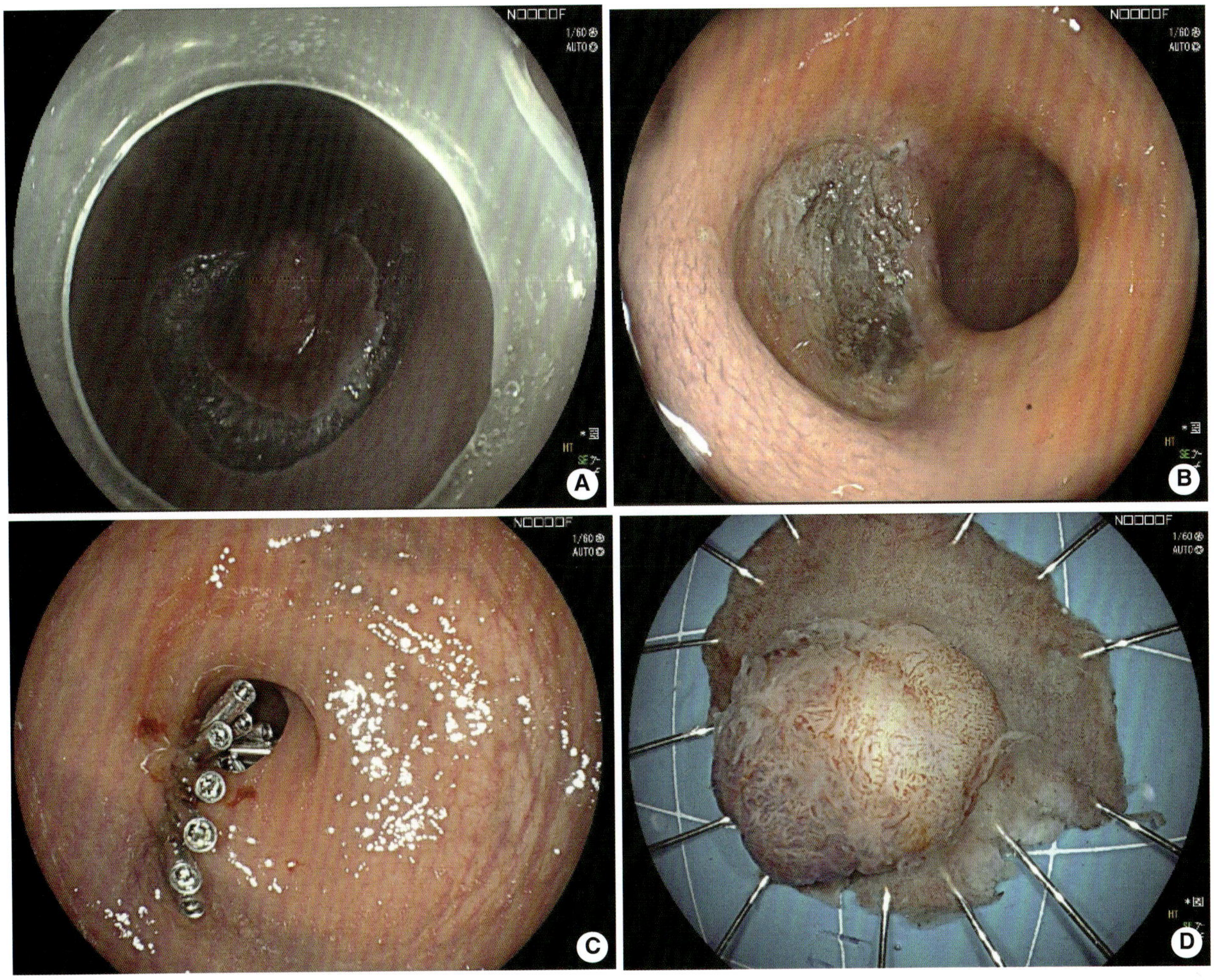

图 2-1-171 ESD 手术过程(A~D)

病理所见

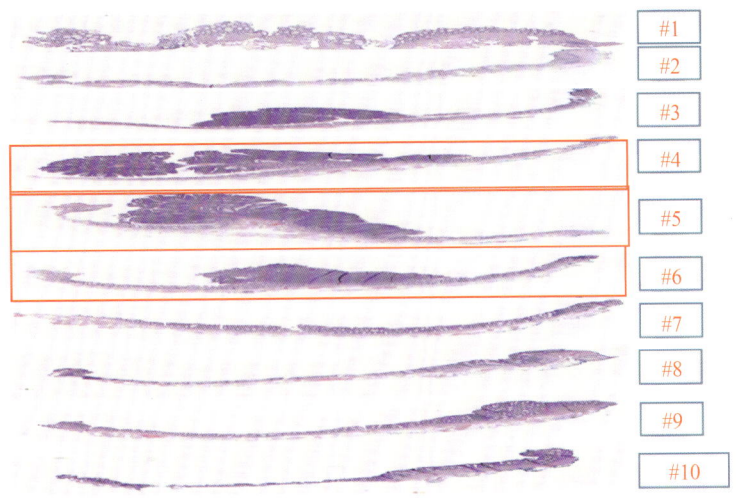

图 2-1-172 术后病理所见

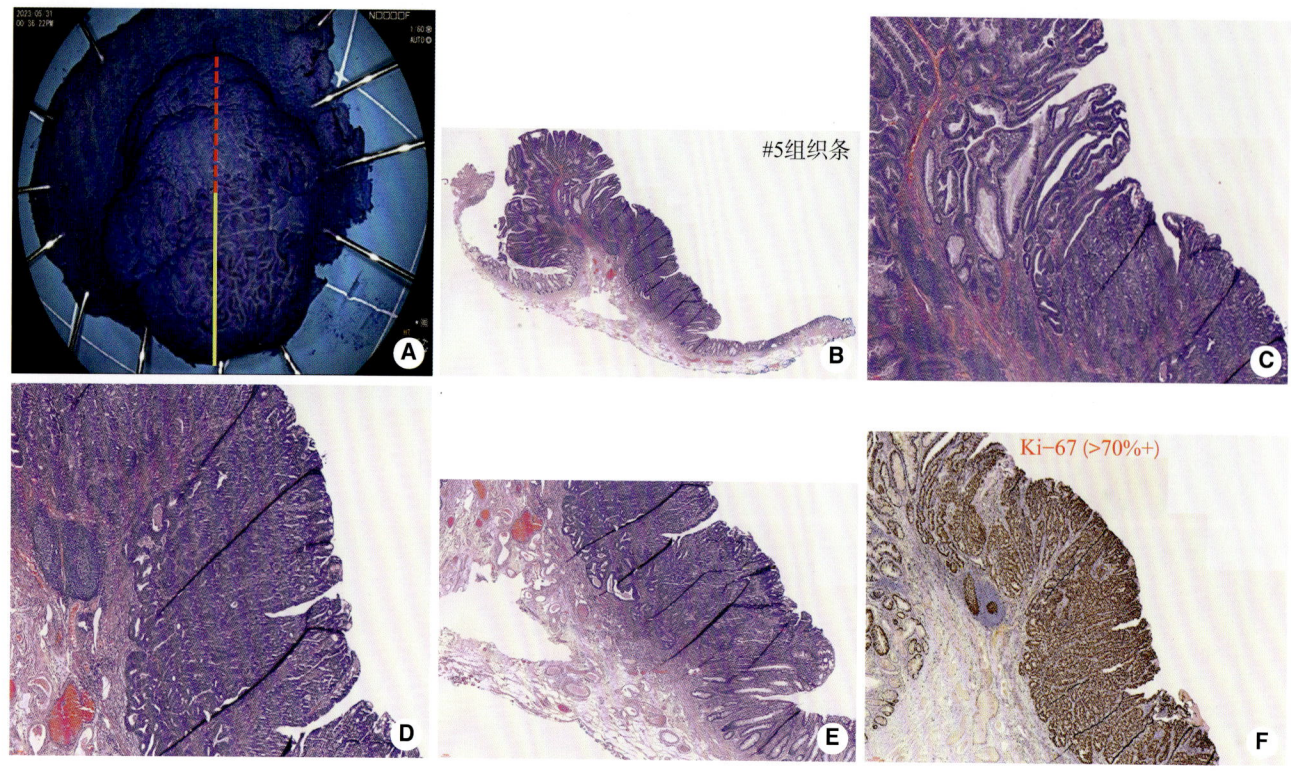

图2-1-173 病理所见(5号组织条)(A～F)

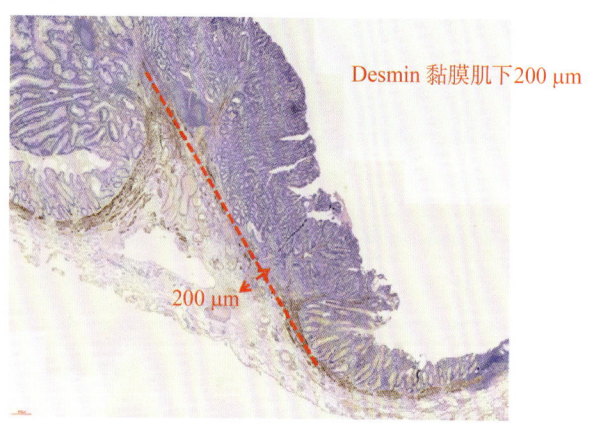

图2-1-174 病理所见(5号组织条)

病理诊断

大体所见
- 病变部位:直肠。
- 切除标本大小:2.0 cm×1.8 cm。
- 肉眼病灶大小:1.0 cm×1.0 cm×0.5 cm。
- 肉眼分型:0～Ⅰs。

镜下所见
- 癌组织范围:0.9 cm×0.5 cm×0.8 cm。
- 组织学分型:中-高分化腺癌。
- 浸润深度:黏膜下层浸润深度约200 μm(pT1a-SM1)。
- 癌旁病变:高级别异型增生。
- 血管癌栓(一),淋巴管癌栓(一)。
- 口/肛/左/右侧水平切缘(μm):4 000/5 000/4 000/8 000(一)。
- 垂直切缘(μm):1 000(一)。

免疫组化
- Ki-67(>70%+),p53(>70%+),CDX2(>70%+),CEA(+++),CA19-9(灶+),血管腔内皮细胞CD31(+),其内未见癌栓,淋巴管腔内皮细胞D2-40(+),其内未见癌栓;Desmin(+),黏

膜肌下 200 μm 见到癌组织。

病理诊断

● 直肠癌（SM1），0-Ⅰs 型中-高分化腺癌，脉管癌栓（一），水平切缘 4 000 μm 及垂直切缘 1 000 μm 未见癌。

诊断体会

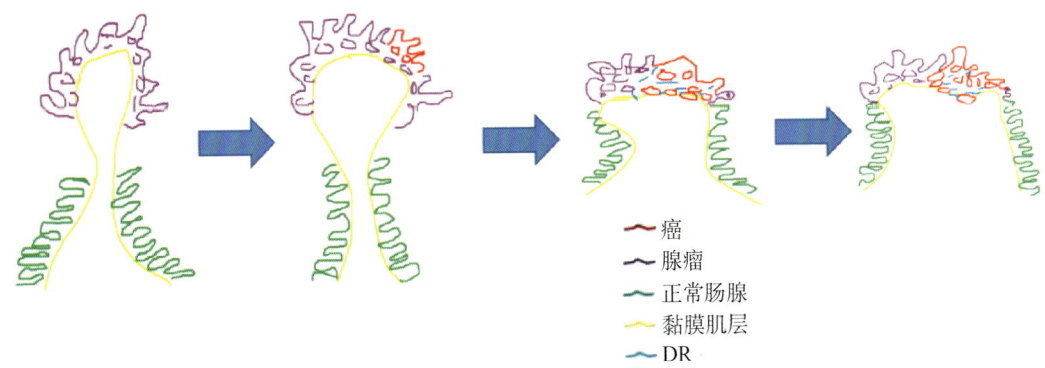

图 2-1-175 笔者自画思考

腺瘤-癌途径的进展过程——肉眼观察Ⅰs？病变真的是Ⅰs 来源？还是Ⅰsp 还是Ⅰp？

腺瘤-癌途径的临床意义

● De novo 癌：

推测Ⅰb 状态初始---Ⅱa 或Ⅰs------部分形成Ⅰp--------------------Borrmann 2/3

初始　　　　　　1 cm　　　　　　2 cm

● 腺瘤来源的癌：

扁平隆起----------------息肉样Ⅰp/Borrmann 1

初始　　　　　　2 cm

临床中发现的 2 cm 左右的有蒂腺瘤癌化并向 Borrmann2 进展的病变极为罕见

Ⅱa 或Ⅰs　➡　Ⅰp　　　缺失环节　　　Borrmann 2/3

初始　　　　　　2 cm

<2 cm 的腺瘤癌变多呈Ⅰp　　　　　　>2 cm 的进展期癌多呈 Borrmann 2/3

（病例指导老师：李异玲）